传承·创新·展望

中国医院感染管理卅年（1986—2016）

顾　问　陈增辉　朱士俊　巩玉秀
主　审　薛晓林　郭燕红　刘玉村
主　编　李六亿　吴安华　付　强　刘运喜　李卫光
副主编　胡必杰　王力红　武迎宏　文建国　索继江　徐　艳

U0197070

北京大学医学出版社

图书在版编目（CIP）数据

传承·创新·展望 中国医院感染管理卅年：1986—2016/李六亿等主编.
—北京：北京大学医学出版社，2016.9
ISBN 978-7-5659-1464-5

Ⅰ.①传… Ⅱ.①李… Ⅲ.①医院–感染–卫生管理–概况–中国–1986—2016
Ⅳ.①R197.323

中国版本图书馆 CIP 数据核字（2016）第 206170 号

传承·创新·展望　中国医院感染管理卅年（1986—2016）

主　　编：李六亿　吴安华　付　强　刘运喜　李卫光
出版发行：北京大学医学出版社
地　　址：（100191）北京市海淀区学院路 38 号　北京大学医学部院内
电　　话：发行部 010-82802230；图书邮购 010-82802495
网　　址：http://www.pumpress.com.cn
E - mail：booksale@bjmu.edu.cn
印　　刷：北京佳信达欣艺术印刷有限公司
经　　销：新华书店
责任编辑：靳新强　　责任校对：金彤文　　责任印制：李　啸
开　　本：787mm×1092mm　1/16　　印张：30.25　字数：716 千字
版　　次：2016 年 9 月第 1 版　　2016 年 9 月第 1 次印刷
书　　号：ISBN 978-7-5659-1464-5
定　　价：118.00 元

《传承·创新·展望 中国医院感染管理卅年》
编委会

张卫红　江苏省人民医院

张流波　中国疾病预防控制中心环境与健康相关产品安全所

陈　辉　北京积水潭医院

武迎宏　北京大学人民医院

林　玲　黑龙江省疾控中心

罗晓黎　江西省儿童医院

宗志勇　四川大学华西医院

胡必杰　复旦大学附属中山医院

侯铁英　广东省人民医院

姜亦虹　南京大学医学院附属鼓楼医院

秦小平　首都儿科研究所附属儿童医院

索继江　中国人民解放军总医院

高晓东　复旦大学附属中山医院

黄　勋　中南大学湘雅医院

曹晋桂　中国人民解放军空军总医院

执行编委（以姓氏笔画为序）

乔　甫　四川大学华西医院

刘　晓　河北医科大学第四医院

李春辉　中南大学湘雅医院

孟黎辉　首都医科大学附属北京安贞医院

姚　希　北京大学第一医院

徐　艳　贵州省人民医院

徐亚青　武汉大学人民医院

梅卫玲　中国人民解放军第113医院

谢多双　湖北医药学院附属太和医院

编　　委（以姓氏笔画为序）

于　磊　首都儿科研究所附属儿童医院

于明红　烟台市口腔医院

马文晖　首都医科大学宣武医院
马红秋　安徽医科大学第一附属医院
王　菲　西安交通大学口腔医院
王力红　首都医科大学宣武医院
王佳奇　中国疾病预防控制中心环境与健康相关产品安全所
文建国　郑州大学第一附属医院
文细毛　中南大学湘雅医院
邓　敏　中南大学附属协和医院
邓明卓　首都医科大学附属北京友谊医院
申俊萍　山西大医院
付　强　国家卫生计生委医院管理研究所
付陈超　中南大学湘雅医院
白丽霞　山西省儿童医院
冯秀兰　广州市第一医院
邢玉斌　中国人民解放军总医院
巩玉秀　国家卫生计生委医院管理研究所
吕　华　浙江大学医学院附属儿童医院
朱艳秋　贵州省人民医院
乔　甫　四川大学华西医院
任　南　中南大学湘雅医院
刘　坤　北京大学国际医院
刘　波　江苏省人民医院
刘　剑　甘肃敦煌市人民医院
刘　爽　北京积水潭医院
刘　瑶　中南大学湘雅医院
刘卫平　内蒙古自治区人民医院
刘运喜　中国人民解放军总医院
刘欣健　郑州大学第一附属医院
刘思娣　中南大学湘雅医院
刘海鹏　安徽省立儿童医院

刘彩红　郑州大学第一附属医院

刘聚源　北京医院

刘翠梅　北京大学口腔医院

孙　建　山东省立医院

花朝阳　郑州大学第一附属医院

杜明梅　中国人民解放军总医院

李　阳　南京大学医学院附属鼓楼医院

李　莹　北京大学第一医院

李　雯　南京大学医学院附属鼓楼医院

李卫光　山东省立医院

李六亿　北京大学第一医院

李延伟　郑州大学第一附属医院

李春辉　中南大学湘雅医院

李俊艳　郑州大学第一附属医院

李莉莉　吉林大学口腔医院

杨　芸　山西大医院

杨　怀　贵州省人民医院

杨　琳　北京积水潭医院

杨亚红　甘肃省人民医院

杨廷秀　贵州省人民医院

杨雪松　北京大学第三医院/北京大学国际医院

吴安华　中南大学湘雅医院

何文英　石河子大学医学院第一附属医院

何晓锋　中国人民解放军空军总医院

何惠英　天津市口腔医院

汪玺正　郑州大学第一附属医院

沈　瑾　中国疾病预防控制中心环境与健康相关产品安全所

张　玉　广东省人民医院

张　宇　国家卫生计生委医院管理研究所

张　青　北京协和医院

张　波　中国人民解放军第三军医大学西南医院
张　曼　贵州省人民医院
张　满　贵州省人民医院
张　慧　四川大学华西医院
张　磊　安徽医科大学第一附属医院
张卫红　江苏省人民医院
张永祥　江苏省人民医院
张苏明　江苏省人民医院
张秀萍　安徽省立儿童医院
张京利　首都医科大学宣武医院
张流波　中国疾病预防控制中心环境与健康相关产品安
　　　　全所
陆　坚　深圳市第三人民医院
陈　辉　北京积水潭医院
陈文森　江苏省人民医院
陈宝敏　中国医学科学院肿瘤医院
陈美恋　北京大学人民医院
陈夏容　福建医科大学附属第二医院
陈惠清　首都医科大学附属北京友谊医院
陈黎媛　贵州省人民医院
邵亦波　安徽医科大学第一附属医院
武迎宏　北京大学人民医院
范珊红　中国人民解放军第四军医大学唐都医院
林友结　复旦大学附属公共卫生学院
林金兰　北京清华长庚医院
周　彬　国家卫生计生委医院管理研究所
周春莲　首都医科大学附属北京友谊医院
宗志勇　四川大学华西医院
郎耀雄　山西大医院
孟黎辉　首都医科大学附属北京安贞医院
赵　烁　国家卫生计生委医院管理研究所

赵　霞　首都医科大学宣武医院
赵东蔼　山西省儿童医院
赵会杰　首都医科大学宣武医院
赵秀莉　北京大学第一医院
胡必杰　复旦大学附属中山医院
胡继华　广州中医药大学深圳医院
钟振锋　中山市人民医院
段弘扬　中国疾病预防控制中心环境与健康相关产品安
　　　　全所
侯铁英　广东省人民医院
姜亦虹　南京大学医学院附属鼓楼医院
姜宏敏　山东大学口腔医院
姚　希　北京大学第一医院
秦　文　新疆维吾尔族自治区人民医院
秦小平　首都儿科研究所附属儿童医院
袁晓宁　北京大学第三医院
索　瑶　西安交通大学附属第二医院
索继江　中国人民解放军总医院
贾会学　北京大学第一医院
夏天娟　武汉大学口腔医院
顾安曼　山东省立医院
徐　华　山东省立医院
徐　艳　贵州省人民医院
徐丹慧　北京大学第一医院
殷　环　北京大学第一医院
高晓东　复旦大学附属中山医院
黄　勋　中南大学湘雅医院
曹　洋　北京大学国际医院
曹晋桂　中国人民解放军空军总医院
崔　霞　中国人民解放军空军总医院
葛姝囡　北京电力医院

蒋　伟　中国人民解放军总医院第一附属医院
韩　叙　首都医科大学宣武医院
韩中将　郑州大学第一附属医院
谢建忠　福建医科大学附属肿瘤医院
赖新峰　阳江市人民医院
翟红岩　中国人民解放军第307医院
薛文龙　山西大医院

序 一

保障患者安全、持续改进医疗质量关系到人民群众的健康利益和对医疗服务的切身感受。加强医疗质量安全管理是医院管理的核心和永恒主题，是深化医改和医疗卫生发展的重要内容。预防和控制医院感染是保证医疗质量和患者安全的一项非常重要的工作。随着医学技术的发展，医院感染防控工作面临愈来愈多的挑战：医疗卫生工作的发展使得整个医疗系统愈加庞大和复杂，新的病原体、多重耐药菌感染不断增多，侵入性诊疗技术广泛应用，由慢性非传染性疾病患者、老年人以及儿童构成的易感人群队伍在迅速增加，导致医院感染的传染源、传染途径和易感人群都发生了很大改变。医院感染的问题愈来愈突出，管理的难度逐步加大。因此，对医院管理者、医院感染管理专业人员和医务人员提出了更高的要求。

我国自 1986 年在全国范围内有组织地开展医院感染管理。30 年来，医院感染管理工作在法规政策、组织管理、标准体系、队伍建设、学科发展、国际交流等方面取得了显著成效。近年来，中国政府高度重视医院感染防控和医疗安全工作，采取一系列措施加强医院感染防控工作。一是完善法规和标准体系。2004 年修订的《传染病防治法》中，预防和控制传染病在医院内的感染问题成为其中一项重要内容。2006 年颁布实施《医院感染管理办法》，从管理层面进一步明确卫生行政管理部门和医疗机构在预防和控制医院感染方面的责任、义务以及应当遵循的原则，还颁布了一系列针对医院感染重点部门、重点环节的技术性规范和标准，加强规范管理，有效预防和控制医院感染。二是加强组织管理和人员培训。建立了国家级和省级医院感染质量控制中心，协助开展技术性工作，开展人员培训，提高医院感染防控能力，特别是对基层医疗机构开展了大量的指导性工作。三是加强医院感染监测，完善医院感染暴发的报告和处理机制。四是在国家层面开展《预防与控制医院感染行动计划（2012—

2015 年）》，加强医院感染的科学防控工作。在全国医院管理者、医院感染管理专业人员和医务工作者的共同努力下，医院感染的发生率明显降低，为人民群众健康和患者安全保障做出了积极贡献。

中国医院协会医院感染管理专业委员会在广泛文献回顾和调研的基础上，编制了《传承·创新·展望中国医院感染管理卅年1986-2016》，这本书记载了我国医院感染管理工作走过的历程，反映了医院感染管理专业工作者辛勤耕耘、锐意进取的职业风范，以及为医院感染预防与控制所作出的不懈努力。谨希望广大医院管理者、医院感染管理专业人员和医务工作者不断传承创新，继续前行，为维护和促进人民群众的健康、实现健康中国做出更大贡献。

序 二

弹指间，我国医院感染管理工作已经走过了30年历程：1986年，医院感染管理工作在我国悄然起步，开启了中国医院感染防控事业的新篇章；2016年，我国医院感染管理工作，带着令人瞩目的骄人业绩站到了世界感染防控的大舞台上。

30年前，伴随着我国卫生事业的迅速发展和人民群众健康需求的日益增长，以原卫生部主办的"医院内获得性感染培训班"为标志，拉开了我国系统开展医院感染监控和管理工作的序幕。30年不忘初心，栉风沐雨、砥砺前行，全国感染管理人员始终秉持全心全意服务患者和广大医务工作者的理念，努力探索医院感染的流行规律，积极制定、推行医院感染防控规范、指南，从默默无闻到备受关注，从最初的萌芽探索到基本形成独立学科体系，我国感染管理法规标准逐步规范，专业领域精准发展，国际交流日益频繁，更重要的是培育了一支爱岗敬业、业务精湛、能打敢拼、无私奉献的感控专业队伍。在日常的医疗保健服务中，在一次次重大传染病疫情防控中，这支队伍成功地维护了患者的生命安全和医务人员的身体健康，使我国感染控制事业发展壮大，并走出国门，在援非抗埃的工作中，取得了医务人员"零"感染的骄人业绩，得到世界卫生组织的高度赞扬，并得到党和国家的隆重表彰，为我国卫生事业的发展做出了不可磨灭的贡献。

推动感控事业进步，需要我们承前启后。今天，站在感控队伍不断壮大、感控事业蓬勃发展的时间节点对过去的历程进行总结，记录下发展中的点点滴滴是当代感控人的责任。

确定未来发展方向，更需我们殚精竭智。中国医院协会医院感染管理专业委员会组织编撰《传承·创新·展望 中国医院感染管理卅年 1986—2016》这本书，契合了时代、专业和管理的要求，对中国感控实践具有重要的现实意义并将产生深远影响。

在我国医院感染管理事业 30 岁生日之际，我衷心祝贺本书的顺利出版！衷心希望中国医院协会医院感染管理专业委员会不忘初心，继续前进，以崇高的责任感和使命感，继续引领我国感染管理事业筑梦远航，再创辉煌，为实现"健康中国"的战略目标做出积极的贡献！

前　言

　　1986 年，我国医院感染管理工作正式起步，到今年正好走过了 30 年历程。30 年间，伴随着医学科学突飞猛进的发展和进步，医院感染成为了备受关注的世界性公共卫生问题和临床医学、预防医学等学科的研究热点。三十而立，在这重要历史节点，回顾总结过去，展望谋划未来，对医院感染管理这一年轻学科的发展乃至整个卫生事业的推进都有着深远的意义。

　　在国家卫生和计划生育委员会医政医管局的指导和中国医院协会的领导下，中国医院协会医院感染管理专业委员会勇担历史重任，组织开展了一批大样本调查。调查对象来自全国七大区、14 个省、自治区、直辖市和军队系统共计 400 余家医疗机构，调查的主题涵盖了医院感染管理法律法规、组织体系建设、医院感染监测、预防与控制、高风险部门的医院感染管理、关键环节的医院感染防控、学科发展及学术研究等近 40 个专项，首次系统、全面地梳理和总结了我国医院感染管理这 30 年所取得的的巨大成就和经验。与此同时，这批系列调查也冷静客观地挖掘和分析了我国医院感染管理工作各专题方面存在的不足和问题，结合国际先进经验和我国医院实际，提出了相应的解决建议和对策，同时对学科发展趋势进行了大胆的预测，在贯彻医院感染管理先进理念、促进学科衔接合作、提倡精准防控、明确医院感染防控战略目标等方面，做出了有益的尝试。

　　本书集结了该系列调查的精髓，既是我国医院感染管理 30 年历史的一次全面巡礼，也是一部集医院感染管理理念、理论和实用技术的参考书。希望本书的出版能够促进我国医院感染管理工作的科学化发展进程，为医院感染管理工作者和关心、支持医院感染管理工作的各界人士提供有益的帮助。

　　牵头负责每项调查和书稿撰写的各位专家，都是我国医院感染管理领域的知名学者，他们在工作非常繁忙的情况下，不辞辛苦，日夜奋战，为本书的出版倾注了大量的心血；全国参与调查的 400 余家医疗机构负责人也给予了大力的支持和协助，展示了感控同道团结拼搏、锐意进取的精神，在此一并表示由衷的感谢！

由于编写时间仓促，谬误在所难免，恳请指正。

李六亿　吴安华　付　强　刘运喜　李卫光
2016 年 8 月 1 日

目　　录

上　篇　中国医院感染管理与学科发展

下　篇　中国医院感染预防与控制实践

上 篇　中国医院感染管理与学科发展

第一章

医院感染法律法规体系

第一节 医院感染管理法律法规体系建设

一、法律法规在医院感染管理30年发展中的作用与意义

医院感染的发生威胁人民的安全与健康，增加社会医疗负担、甚至会带来社会的不稳定，医院感染管理是一个以降低医院感染发生为目的的学科，它涉及面广、内容丰富，与医疗、护理、微生物、检验、流行病、消毒等多个专业相关，医院感染防控的效果不仅涉及医院，而且与医疗相关企业、为医院提供服务的检测机构、消毒供应机构、保洁机构等都相关。医院感染管理的学科特点决定了法律、法规在其发展和规范中起到不可或缺的重要作用。

各个国家在医院感染管理领域都在建立法律、法规、规范与标准体系，以规范医疗机构中传染病的防控、医疗器械的管理、抗菌药物管理和多重耐药菌防控，以及医疗操作中医院感染的预防与控制等。

依法治国是中国共产党领导全国各族人民治理国家的基本方略，法律法规是国家管理的大政方针。制定和完善相关法律、法规、规章、标准、规范性文件来规范医疗机构对医院感染预防与控制工作的管理、规范医务人员行为，是国家卫生行政部门规范医院感染防控工作的基本方针。

自1986年我国开展有组织的医院感染管理工作以来，医院感染管理工作快速发展，逐步建立和完善了医院感染相关法律、法规、标准、规范，有力地推进了医院感染预防与控制工作的快速发展，对预防与控制医院感染发挥了重要作用。本研究通过回顾历史资料，梳理了我国医院感染管理30年中法律法规体系逐步建立与完善的过程，总结了30年的成果，分析了现状和未来的发展。

二、中国医院感染管理法律法规体系30年发展历程

我国医院感染管理发展的30年历程中，重大进步与重要的法律法规的发布是分不开的，制定法律、完善配套法规、规章、标准与规范文件是推进医院感染防控工作逐步落实的前提，起到了方向性和指导性的作用。30年来，我国医院感染管理法制建设推进快速，取得了瞩目的成绩和长足的进步，大致可以分为以下三个阶段。

（一）第一阶段（1986—1993年）起步阶段

1. 医院感染管理工作的启动

1986年原卫生部医政司成立医院感染监控研究协调小组，同年8月组织召开了第一次全国医院感染管理研讨会。会议研讨和修改了"医院内感染监测、控制研究计划"，并

于 1987 年 2 月下发《关于发送"医院感染监测、控制研究计划"的通知》，其中规定了开展医院感染研究的总体设想、研究内容、组织领导、参加单位等，并纳入了 22 所医院和 7 所防疫站开展医院感染发病率的监测。自此，我国的医院感染管理工作开始启动，进入初始阶段。

2. 发布《关于建立健全医院感染管理组织的暂行办法》

1988 年，为了建立医院感染管理专业队伍以保证工作的顺利开展与落实，原卫生部发布了《关于建立健全医院感染管理组织的暂行办法》，办法中提出 300 张床以上医院应设立医院感染管理委员会，300 张床以下的医院设医院感染管理小组，作为医院感染管理组织的形式。还明确了医院感染管理组织的任务和职责，首次提出了医院要适当配备专职人员。组织的建立和职责的明确让医院感染管理要求有了落实的基础。

3. 通过并颁布《中华人民共和国传染病防治法》

1989 年 2 月 21 日第七届全国人民代表大会常务委员会第六次会议通过了《中华人民共和国传染病防治法》（以下简称《传染病防治法》）。其中第十五条规定了："医疗保健机构、卫生防疫机构和从事致病性微生物实验的单位，必须严格执行国务院卫生行政部门规定的管理制度、操作规程，防止传染病的医源性感染、医院内感染、实验室感染和致病性微生物的扩散。"自此，在法律层面，医院感染管理工作有了母法，作为相应法规、规章、标准制定的依据。医院感染管理的要求也正式纳入了国家依法治国的法律体系中。

4. 发布《医院消毒供应室验收标准（试行）》等感染防控相关文件

1987—1993 年之间，针对当时医院感染防控的重点问题，原卫生部相继发布了《关于推广使用一次性塑料注射器、输液、输血管、针的通知》《医院消毒供应室验收标准（试行）》《关于合理使用抗生素的意见》《关于加强一次性使用输液（血）器、一次性使用无菌注射器临床使用管理的通知》《关于使用一次性医疗器具毁形装置的通知》，并且在 1989 年颁发的《医院分级管理评审标准》中将医院感染管理列为其中一项重要内容，推动了我国医院感染管理工作的发展，标志着我国医院感染全面科学化管理的开始。原卫生部 1992 年发布的规章《消毒管理办法（试行）》中对医疗保健、卫生防疫机构中的消毒问题做出了明确的规定。

这一阶段，医院感染管理通过《传染病防治法》的发布明确了其法律地位。并且通过原卫生部发布的规章和规范性文件要求建立了医院感染管理的组织，并对当时迫切需要规范的内容进行了规定，开启了医院感染管理的法制化进程，完成了法律法规体系从无到有的起始阶段任务。

（二）第二阶段（1994 年—2002 年）逐步规范化管理阶段

原卫生部于 1994 年组织制定了《医院感染管理规范（试行）》，从而给各级医疗机构提供了全面开展医院感染管理工作所遵循的方案，达到在监测的基础上采取相应管理措施，改变一些单位将开展医院感染监测视为开展了医院感染管理的全部工作的错误认识，达到预防和降低医院感染的发病率的目的，自《医院感染管理规范（试行）》颁布之后，医院感染管理方面的法规、技术规范不断发展、健全，为提高各级各类医疗机构预防和控制医院感染工作水平发挥了重要作用，医院感染管理法律法规体系建设也进入了逐步规范化管理阶段。

1. 发布《医院感染管理规范（试行）》

1991、1992、1993 年连续在部分医院发生医院感染暴发事件，特别是 1993 年 9、10 月间发生在某市妇婴医院的新生儿柯萨奇 B 族病毒感染，造成 44 名新生儿感染，死亡 15 名的严重后果。医院感染管理的规范亟待发布，以规范医疗中感染的防控工作。在此背景下，1994 年原卫生部医政司发布了《医院感染管理规范（试行）》，其中涵盖了医院感染管理的管理组织，监测方法，包括消毒灭菌、抗生素管理、重点部门医院感染管理的各项防控措施等。这是我国发布的首个医院感染管理专门的规范性文件，它是 2006 年发布规章《医院感染管理办法》的基础，也是之后发布医院感染防控单项工作规范和标准的基础，因此它的发布是我国医院感染管理法律法规体系建设进入逐步规范管理阶段的标志。

2. 修订《医院感染管理规范（试行）》

1998 年 4 月至 5 月，某市妇儿医院发生了严重的医院感染暴发事件，在该院接受手术的 292 例病人中，发生手术部位感染 158 例，感染率为 54.11%，主要病原体是龟型分枝杆菌。通过对手术过程各个环节的深入调查后证实，暴发的直接原因是手术所使用的刀片和剪刀因灭菌剂配制有误导致的灭菌失败，加之长期以来医院在医院感染管理和控制中存在的明显缺陷，直接引发了这次时间长、感染人数多、后果严重、引起社会各界和国内外的强烈反响的医院感染暴发事件。为进一步加强医院感染的预防与控制工作，原卫生部于 1999 年组织了对全国部分省、自治区、直辖市医院感染管理情况的检查和调研，对各级各类医院在落实《医院感染管理规范（试行）》中存在的问题进行了调查，在此基础上，开始全面修订 1994 年颁布的《医院感染管理规范（试行）》，除在医院感染的组织管理、岗位职责、重点部门和重点环节的医院感染管理方面提出具体规定外，还对医务人员在医院感染防控中的职责和培训要点作了补充规定。2000 年发布了修订后的《医院感染管理规范（试行）》。该规范在促进医疗机构建立健全医院感染管理的规章制度，提高重点部门、重点环节的医院感染管理水平方面发挥了重要作用。

3. 发布《医院感染诊断标准（试行）》

我国开展医院感染监测工作初期，各级医院一直借鉴使用美国疾病预防控制中心制定的《医院感染诊断标准》。在实际工作中，临床医务人员颇感此标准过于繁琐，操作性较差，掌握有一定困难，导致医院感染监测发病率与实际发病率产生误差。为保证医院感染报告发病率的准确性，减少漏报，为医院感染管理决策提供准确依据，原卫生部委托中国医院管理学会（现"中国医院协会"）医院感染管理专业委员会结合我国实际情况制定了《医院感染诊断标准（试行）》，2001 年由原卫生部颁布实施。它的颁布大大增加了医院感染监测的准确性和可比性，是医院感染监测规范的基础。

第二阶段的近 10 年中，以规范性文件的形式发布了一些医院感染管理重要要求：首先，发布并修订了医院感染管理专门的规范性文件《医院感染管理规范（试行）》，全面规范和指导医院感染管理的工作；其次，发布了《医院感染诊断标准（试行）》，奠定了开展规范化医院感染监测的基础；我国医院感染管理法律法规体系完成了"逐步规范化管理阶段"的发展。

（三）第三阶段（2003 年至今）步入法制化管理阶段

2003 年，在我国广东发现了一种新型传染病，重型急性呼吸综合征（简称"SARS"），并迅速在全球蔓延。在我国香港、山西、广东、北京等地都出现了 SARS 的暴发，带来了全社会的恐慌，其中出现了大量的医院感染病例。

SARS 暴发中暴露出了医院感染管理中的问题，用事实证明了医院感染防控的重要性，大力推动了医院感染管理的法治化进程。

1. 颁布《医疗废物管理条例》及相关配套规章、规范性文件

21 世纪初，我国医疗废物乱象丛生，许多用后的一次性注射器、输液器等塑料医疗器械、器具被加工成暖壶外套、衣服中的纤维，有的甚至被制成纯净水桶、食品包装袋。医疗废物的社会危害性引起了国务院的高度重视，要求对医疗废物的管理要"加紧立法，加强管理"。加上 SARS 暴发中涌现出医疗废物管理的问题。2003 年，国务院颁布实施《医疗废物管理条例》，标志着国家对医疗废物的管理步入法制化管理的轨道。该条例明确了医疗废物全程化管理的原则，并对相关机构和部门提出了明确的分工。为贯彻落实《医疗废物管理条例》，原卫生部根据《医疗废物管理条例》的规定，制定颁布了《医疗卫生机构医疗废物管理办法》，并与国家环境保护总局共同下发了《医疗废物管理行政处罚办法》《医疗废物分类目录》和《医疗废物专用包装物、容器的标准和警示标识规定》等配套规章、文件。建立了完善的医疗废物管理法律法规体系，降低了由医疗废物引起的感染传播的风险。

2. 修订《传染病防治法》，完善配套文件

2003 年 SARS 暴发后，针对其中出现的医院感染问题，修订了《传染病防治法》，并于 2004 年 8 月 28 日颁布，其中规定"医疗机构必须严格执行国务院卫生行政部门规定的管理制度、操作规范，防止传染病的医源性感染和医院感染。"并明确了提出了"医疗机构应当确定专门的部门或者人员，承担传染病疫情报告、本单位的传染病预防、控制以及责任区域内的传染病预防工作；承担医疗活动中与医院感染有关的危险因素监测、安全防护、消毒、隔离和医疗废物处置工作"。2005 年原卫生部发布了《医疗机构传染病预检分诊管理办法》对《传染病防治法》中预检分诊的要求进行了细化。

3. 发布《内镜清洗消毒技术操作规范》等技术性规范

内镜诊疗、口腔诊疗以及血液透析是医院感染预防与控制的重点环节，也是医疗机构医院感染管理的薄弱点，为规范医疗机构在这些领域的工作，保障患者诊疗安全，降低血源性疾病传播的危险性，原卫生部组织专家制定了《内镜清洗消毒技术操作规范（2004 年版）》《医疗机构口腔诊疗器械消毒技术操作规范》《血液透析器复用操作规范》《抗菌药物临床应用指导原则》等技术性规范，并于 2003 年至 2005 年陆续颁布实施。为维护医务人员的职业安全，有效预防医务人员在工作中发生职业暴露感染艾滋病病毒，原卫生部于 2004 年颁布了《医务人员艾滋病病毒职业暴露防护工作指导原则（试行）》。

4. 发布规章《医院感染管理办法》

《医院感染管理规范（试行）》的发布和实施为医院感染管理工作提供了指导，但是以规范性文件形式发布，医疗机构的执行情况不理想。只有有了上位法的支持，使得医院

一旦违反技术性规范的要求，就要承担相应的法律责任，才能切实保证各项要求的落实。在此背景下，2006年原卫生部发布了《医院感染管理办法》（以下简称《办法》），从规章的层面规定医院在医院感染管理方面应当承担的责任和预防医院感染工作中应当遵循的原则，管理层面进一步明确医院在预防和控制医院感染方面的责任、义务以及应当遵循的原则，强调卫生行政部门的监管职责，并明确了罚则，从而维护人民群众的就医安全和医务人员的职业安全。《医院感染管理办法》的实施，标志着我国医院感染管理工作逐渐步入法制化管理的轨道。

5. 成立"医院感染标准专业委员会"，组织编制并发布了多项标准

2006年，原卫生部医院感染控制标准专业委员会（以下简称"医院感染标委会"）成立，承担建立我国医院感染控制标准体系、负责与医院感染控制相关的管理、评价、预防技术标准和技术规范，从技术层面保证《传染病防治法》和《医院感染管理办法》落实的职能，至今已立项41项标准，其中8项已发布。医院感染标委会的建立标志着医院感染管理领域标准化工作的开始，并且完善了医院感染管理法律法规体系。

2009年，原卫生部发布了医院感染标委会组织编制的6项标准：消毒供应中心相关的3项强制性卫生行业标准和《医院感染监测规范》《医务人员手卫生规范》《医院隔离技术规范》3项推荐性卫生行业标准。

2012年，原卫生部又发布了《医疗机构消毒技术规范》、《医院空气净化管理规范》两项推荐性卫生行业标准。

除此之外，国家卫生标准委员会其他专业委员会也发布了关于医疗消毒产品、公共场所集中空调系统的国家标准和卫生标准，丰富了医院感染管理的标准体系。

6. 发布了医院感染管理的规范性文件

2006年发布了《办法》，为保证其落实，原卫生部针对医院感染管理的需要发布了多项技术性规范性文件（表1-1-1），提出了更加具体和细化的要求。规范了医院感染防控重点部门的工作要求，包括：重症医学科、手术部、新生儿病室、血液透析室，还对医院感染防控重点环节做出了规定，包括：外科手术部位感染防控、导管相关血流感染防控、导尿管相关尿路感染防控、抗菌药物管理等。这些规范性文件细化了《办法》中的要求，是落实法律、法规、规章的重要支撑文件。

2003年以来，新发传染性疾病不断涌现，一些古老的传染病发病率也有抬头之势，与此同时，多重耐药菌的感染也不断增多，成为医院感染防控中的巨大挑战。为应对这些挑战，做好医疗机构中医院感染的预防与控制，2006年以后相关的规范性文件相继发布。其中涉及的传染性疾病包括了高致病性禽流感、甲型H1N1流感、手足口病、人感染H7N9禽流感、埃博拉出血热、中东呼吸综合征等。

本阶段是医院感染管理法律法规体系建设进程中又一个重要历程。《传染病防治法》修订后明确了医院感染管理的原则，《医院感染管理办法》对《传染病防治法》医院感染管理要求的细化，也是医院感染管理标准和规范性文件的上位法和编制依据，推动了体系中的技术性要求的落实。我国基本建立了包括法律、法规、规章、标准和规范性文件在内的完整的体系。自此，医院感染管理已经步入了法制化管理的阶段。

三、中国医院感染管理法律法规体系现状

经过了30年的发展和完善，现在，我国医院感染管理法律法规体系已经基本建立，在法律、法规、规章、标准和规范性文件各个层面都日趋完善，保证了医院感染管理工作能依法管理、依法执行。体系建立的主要脉络在第二部分中做了梳理，由于医院感染管理是一门交叉学科，现行的医院感染管理法律法规体系中除了上述的法规以外，还包括了卫生应急、传染病防控等其他领域的内容，这些文件也是体系中的重要组成部分，共同构成了医院感染管理的法律法规体系。现行的法律法规体系中包括了法律2部，即《中华人民共和国传染病防治法》和《中华人民共和国职业病防治法》，法规6项，规章9项、标准18项、规范性文件40项，详见表1-1-1。

表1-1-1　现行医院感染管理法律、法规、规章、标准、文件汇总表

名称	发文字号/标准编号	发布时间
法律		
中华人民共和国传染病防治法	中华人民共和国主席令第17号	2004.8.28
中华人民共和国职业病防治法	中华人民共和国主席令第52号	2011.12.31
法规		
突发公共卫生事件应急条例	中华人民共和国国务院令第376号	2003.5.9
医疗废物管理条例	中华人民共和国国务院令第380号	2003.6.16
病原微生物实验室生物安全管理条例	中华人民共和国国务院令第424号	2004.11.12
艾滋病防治条例	中华人民共和国国务院令第457号	2006.1.29
医疗器械监督管理条例	中华人民共和国国务院令第650号	2014.3.7
规章		
消毒管理办法	中华人民共和国卫生部令第27号	2002.3.28
医疗卫生机构医疗废物管理办法	中华人民共和国卫生部令第36号	2003.10.15
医疗废物管理行政处罚办法	国家环境保护总局令第21号	2004.6.2
医疗器械说明书、标签和包装标识管理规定	国家食品药品监督管理局令第10号	2004.7.8
医疗机构传染病预检分诊管理办法	中华人民共和国卫生部令第41号	2005.2.28
医院感染管理办法	中华人民共和国卫生部令第48号	2006.7.6
抗菌药物临床应用管理办法	中华人民共和国卫生部令第84号	2012.4.24
医疗机构临床用血管理办法	中华人民共和国卫生部令第85号	2012.6.7
结核病防治管理办法	中华人民共和国卫生部令第92号	2013.2.20
标准		
临床实验室安全准则	WS/T 251-2005	2005.5.8
医疗机构水污染物排放标准	GB 18466-2005	2005.7.27
实验室生物安全通用要求	GB 19489-2008	2008.12.26

续表

名称	发文字号/标准编号	发布时间
医疗废物专用包装袋、容器和警示标志标准	HJ 421–2008	2008.2.27
血源性病原体职业接触防护导则	GBZ/T 213–2008	2009.3.2
医务人员手卫生规范	WS/T 313–2009	2009.4.1
医院感染监测规范	WS/T 312–2009	2009.4.1
医院隔离技术规范	WS/T 311–2009	2009.4.1
医院消毒供应中心第1部分：管理规范	WS 310.1–2009	2009.4.1
医院消毒供应中心第2部分：清洗消毒及灭菌技术操作规范	WS 310.2–2009	2009.4.1
医院消毒供应中心第3部分：清洗消毒及灭菌效果监测标准	WS 310.3–2009	2009.4.1
医疗器械的灭菌制造商提供的处理可重复灭菌医疗器械的信息	YY/T 0802–2010	2010.12.27
医疗机构消毒技术规范	WS/T 367–2012	2012.4.5
医院空气净化管理规范	WS/T 368–2012	2012.4.5
医院消毒卫生标准	GB 15982–2012	2012.6.29
公共场所集中空调通风系统清洗消毒规范	WS/T 396–2012	2012.9.19
公共场所集中空调通风系统卫生规范	WS 394–2012	2012.9.19
医院洁净手术部建筑技术规范	GB 50333–2013	2013.11.29
文件		
卫生部关于印发《医院感染诊断标准（试行)》的通知	卫医发〔2001〕2号	2001.1.3
关于印发《医疗废物分类目录》的通知	卫医发〔2003〕287号	2003.10.10
卫生部关于印发《内镜清洗消毒技术操作规范（2004年版)》的通知	卫医发〔2004〕100号	2004.4.1
卫生部关于印发《医务人员艾滋病病毒职业暴露防护工作指导原则（试行)》的通知	卫医发〔2004〕108号	2004.4.6
关于施行《抗菌药物临床应用指导原则》的通知	卫医发〔2004〕285号	2004.8.19
卫生部关于卫生行政许可项目清理结果的通知	卫政法发〔2004〕277号	2004.8.19
卫生部办公厅关于印发《二级以上综合医院感染性疾病科工作制度和工作人员职责》和《感染性疾病病人就诊流程》	卫办医发〔2004〕166号	2004.10.19
卫生部关于印发《医疗机构口腔诊疗器械消毒技术操作规范》的通知	卫医发〔2005〕73号	2005.3.3
卫生部关于印发《消毒产品标签说明书管理规范》的通知	卫监督发〔2005〕426号	2005.11.4
卫生部关于明确医疗废物分类有关问题的通知	卫办医发〔2005〕292号	2005.12.28
卫生部关于印发《血液透析器复用操作规范》的通知	卫医发〔2005〕330号	2005.8.11
卫生部关于印发《公共场所集中空调通风系统卫生管理办法》的通知	卫监督发〔2006〕53号	2006.2.10
卫生部关于印发《人感染高致病性禽流感应急预案》的通知	卫应急发〔2006〕197号	2006.5.26

续表

名称	发文字号/标准编号	发布时间
卫生部关于印发《群体性不明原因疾病应急处置方案》（试行）的通知	卫应急发〔2007〕21 号	2007.1.16
卫生部办公厅关于加强多重耐药菌医院感染控制工作的通知	卫办医发〔2008〕130 号	2008.6.27
卫生部办公厅关于印发《重症医学科建设与管理指南（试行)》的通知	卫办医政发〔2009〕23 号	2009.2.13
卫生部办公厅关于抗菌药物临床应用管理有关问题的通知	卫办医政发〔2009〕38 号	2009.3.23
卫生部办公厅关于印发《人感染猪流感预防控制技术指南（试行)》的通知	卫发明电〔2009〕54 号	2009.4.29
卫生部办公厅关于印发《甲型 H1N1 流感医院感染控制技术指南（2009 年修订版)》的通知	卫发明电〔2009〕124 号	2009.7.10
关于印发《医院感染暴发报告及处置管理规范》的通知	卫医政发〔2009〕73 号	2009.7.20
卫生部关于印发《医院手术部（室）管理规范（试行)》的通知	卫医政发〔2009〕90 号	2009.9.18
卫生部关于印发《狂犬病暴露预防处置工作规范（2009 年版)》的通知	卫疾控发〔2009〕118 号	2009.12.11
卫生部关于印发《新生儿病室建设与管理指南（试行)》的通知	卫医政发〔2009〕123 号	2009.12.25
卫生部关于印发《医疗器械临床使用安全管理规范（试行)》的通知	卫医管发〔2010〕4 号	2010.1.18
卫生部关于印发《医疗机构血液透析室管理规范》的通知	卫医政发〔2010〕35 号	2010.3.23
卫生部办公厅关于印发《手足口病诊疗指南（2010 年版)》的通知	卫发明电〔2010〕38 号	2010.4.20
卫生部办公厅关于加强非结核分枝杆菌医院感染预防与控制工作的通知	卫办医政发〔2010〕88 号	2010.5.22
关于印发《产 NDM-1 泛耐药肠杆菌科细菌感染诊疗指南（试行版)》的通知	卫办医政发〔2010〕161 号	2010.9.28
卫生部办公厅关于印发《外科手术部位感染预防与控制技术指南（试行)》等三个技术文件的通知	卫办医政发〔2010〕187 号	2010.11.29
卫生部办公厅关于印发《多重耐药菌医院感染预防与控制技术指南（试行)》的通知	卫办医政发〔2011〕5 号	2011.1.17
卫生部办公厅关于印发《三级综合医院评审标准实施细则(2011 年版)》的通知	卫办医管发〔2011〕148 号	2011.4.18
卫生部关于印发《三级综合医院评审标准（2011 年版)》的通知	卫医管发〔2011〕33 号	2011.4.18

名称	发文字号/标准编号	发布时间
卫生部办公厅关于认真贯彻落实医院感染管理相关技术标准的通知	卫办医政发〔2012〕70 号	2012.6.1
卫生部办公厅关于印发《手足口病聚集性和暴发疫情处置工作规范（2012 版)》的通知	卫办疾控发〔2012〕80 号	2012.6.21
关于印发《人感染 H7N9 禽流感医院感染预防与控制技术指南（2013 年版)》的通知	卫发明电〔2013〕6 号	2013.4.2
国务院办公厅关于印发国家卫生和计划生育委员会主要职责内设机构和人员编制规定的通知	国办发〔2013〕50 号	2013.6.9
国家卫生计生委办公厅关于加强医疗机构卫生间管理工作的通知	国卫办医发〔2013〕7 号	2013.7.12
国家卫生计生委办公厅关于加强植入性医疗器械临床使用监管工作的通知	国卫办医函〔2013〕61 号	2013.7.15
国家卫生计生委办公厅关于印发基层医疗机构医院感染管理基本要求的通知	国卫办医发〔2013〕40 号	2013.12.23
国家卫生计生委办公厅环境保护部办公厅关于进一步加强医疗废物管理工作的通知	国卫办医发〔2013〕45 号	2013.12.27

四、关于我国医院感染管理法律法规体系未来发展的思考

我国医院感染管理的法治建设在过去 30 年中取得了瞩目的成绩，完成了从无到有的历史飞跃，在 30 年的新历史起点上，应该进一步落实依法治国的方略，加快社会主义法治建设进程，进一步完善医院感染管理法律法规体系建设。

（一）继续坚持医院感染管理法治化的道路

医院感染管理是一项保障人民生命安全的工作，对于实施防控的医疗机构来说，医院感染防控的工作需要人力、物力和财力的投入，又无法直接创造收入，使得这项工作的开展缺乏动力，因此保证工作的落实必须有法律的保障，过去 30 年中医院感染管理工作的重要进步都与重要法律法规的发布和实施有关。

1989 年颁布《传染病防治法》是从法律层面明确了医院感染的地位，将医院感染的要求纳入了法律体系中。这是医院感染管理起步阶段中的重要事件，为工作的起步奠定了良好的基础。

2003 年 SARS 疫情之后，对《传染病防治法》的修订从法律层面规定"医疗机构必须严格执行国务院卫生行政部门规定的管理制度、操作规范，防止传染病的医源性感染和医院感染。"此次法律上对医院感染管理的要求大大促进了学科的发展和工作的进步。自此医院感染管理步入了规范化管理的阶段。

2006 年《医院感染管理办法》的发布又是医院感染防控又一次发展的标志。《医院感染管理规范（试行)》虽然在医院感染管理的各个环节都做了规定，由于以规范性文件的形式发布不能规定罚则，落实情况不理想。《医院感染管理办法》的发布大大加强了医院感染管理要求的落实力度，同时也加大了以《办法》为依据的各项标准和规范性文件的执行力度。

因此，医院感染管理未来的发展仍然应该坚持法治化的道路，通过法治化进程的不断深入，逐步规范和推进医院感染管理工作的不断进步，为医疗安全保驾护航。

（二）加强医院感染管理法律法规体系的顶层设计

医院感染管理工作起步时，法律法规存在着大量空白，因此法律、法规、规章、标准和规范性文件的制定和发布顺序是优先实际工作急需的，发生医院感染风险高的医院感染管理方面内容。随着体系的不断完善，法律法规体系的框架，涵盖的内容，各种类别文件的侧重点均需要有顶层设计，从而保证各项规范之间的协调一致。

国际上医院感染管理的法律法规体系依据其卫生体制的不同略有不同，但总体上分为三个部分：法律法规类、标准类、推荐指南类，法律法规侧重规定强制性的涉及多个领域和机构的要求，标准类则侧重技术性要求和操作规范，推荐指南类主要是以循证为基础推荐防控措施为主。

如今，我国医院感染管理法律法规体系已经基本建立，法律的空白越来越少，因此通过顶层设计解决体系内部的协调性与体系的完整性是未来体系建设的重点。

（三）加强医院感染管理法律法规相关的研究工作

医院感染管理法律法规会涉及大量的技术问题，随着我国医院感染管理学科的发展，科研工作的重要性日益凸显，目前，我国法律法规制定的依据仍然主要来源于其他国家，但是由于条件、人种的区别和卫生体制的差异使得国际上的规定无法直接套用。而且，我国幅员辽阔，医疗卫生的发展差异较大，制定适用于全国的法律法规需要更多来源于我国不同地区的研究工作做支撑，方可保证法律法规的适用性。加强相关的研究工作是提高法律、法规、规章、标准和规范性文件质量和可操作性的必要条件，也是今后努力的方向。

（姚希 巩玉秀）

第二节 医院感染控制标准化建设

医院感染与医院相依并存，随着诊疗技术的快速发展（侵袭性诊疗技术及免疫抑制剂的广泛应用）、病原体的变异与耐药、疾病谱转变而导致的易感人群基数增大以及对卫生改革的关注的增加，使医院感染的预防与控制的重要性和紧迫性也日益突出。医院感染严重危害医院人群的健康乃至生命安全，增加了患者的医疗费用，也是影响医疗质量的重要因素，已成为国内外医院管理的重要内容。如何加强医院感染的预防与控制，一些国家结合本国实践进行了积极的探讨，如今已经普遍运用标准对医院感染的预防与控制进行规范化管理。

一、我国医院感染控制标准化管理的背景

为降低医院感染发病率，发达国家于 20 世纪 50 年代即开始了医院感染的研究与控制，并逐渐加大医院感染控制标准化管理的力度。欧盟国家及美国等采用国家标准、行业标准、地区标准、国际组织 ISO、EN 等标准。其中 ISO 是全球化的非政府标准组织，由全世界不同国家的专业技术人员组成不同的小组负责制定相关标准，有较为广泛的认可度，全球可自愿采用。目前拥有 19500 个标准，共分为 303 类，其中与医院感染控制关系较为密切的有：医疗用品的灭菌标准、空气及其他气体的净化标准、个人防护标准、外科手术器械标准、医疗用品和导管的设备管理标准、口腔科标准。在美国，由医疗器械促进协会（简称 AAMI）起草，美国国家标准协会（简称 ANSI）发布的标准主要是对医院感染控制相关产品及产品的使用进行规范，例如消毒产品、灭菌设备的要求，最终灭菌包装材料的要求，灭菌过程的监测要求等，多数标准均来源于 ISO。这些标准从对医院的建筑、供水、相关设备设施（生产标准、验证标准及其使用的效果检测标准等）、医院感染的组织管理、制度管理、人员行为的规范化管理，到设备及其诊疗用物的清洗消毒流程等各个方面，对可防可控的医院感染相关因素均予以标准化。经过半个世纪的努力，使医院感染发病率明显下降。

改革开放推进了国家法制的建设与发展，加入世贸组织推进了我国标准化建设的进程。标准化是指在经济、技术、科学及管理等社会实践中，对重复事物和概念通过制定、发布和实施标准，达到统一，以获得最佳秩序和社会效益的活动。我国卫生工作的标准化管理是原卫生部加强卫生法制建设的重要举措。以卫生标准对医疗机构的医院感染管理工作进行规范化管理是卫生标准工作的组成部分，是卫生改革的需要，是医院感染管理发展的需要，也是原卫生部对医院感染管理的方式之一。我国卫生标准是由政府为实施国家卫生法律法规和有关卫生政策、保护人民群众身体健康，而制定的强制性技术规定，是政府的技术性法规。卫生标准与卫生政策、卫生法规共同构成卫生行政管理和卫生执法的基础，是各类卫生行政管理者依法执业，规范自身行为的重要技术依据。卫生标准是卫生法

制建设的重要组成部分，是在预防医学和临床医学研究与实践的基础上，对涉及人体健康和医疗卫生服务事项制定的各类技术规定。标准依据法律、法规制定，如违反标准发生不良后果的，依据法律法规的相关规定进行处罚。医院感染控制的标准化管理植根于原卫生部多年来对医院感染管理的基础上，至今，标准与行政文件相辅相成，互为补充。

我国有组织地开展医院感染管理和研究起步于 20 世纪 80 年代中期，虽然起步晚，但依托政府部门行政管理的优势，发展较快。2003 年发生的传染性非典型性肺炎（SARS），警示我们，传染病的医院感染防控同样关乎医院人群及社会人群的健康、生命安全和社会安定；传染病及医院感染的防控需要遵循科学规律，及时切断其传播途径；原有的传染病病原体在不断演变，SARS、H5N1、H1N1 及寨卡病毒等的不断涌现，说明还有许多病原体未被人类发现和认识，人类在防治感染性疾病方面仍然任重道远。为推动医院感染管理工作的开展，2004 年修订的《传染病防治法》将传染病的医院感染预防与控制从法律层面予以了明确规定。为落实《传染病防治法》，针对医院感染管理存在的如"预防和控制的责任不落实、投入不足、存在诸多隐患、卫生行政部门监管力度不够"等问题，原卫生部于 2006 年颁布了《医院感染管理办法》，从部门规章的层面明确了医疗机构在预防和控制医院感染方面的责任、义务及应当遵循的原则，强调卫生行政部门的监管职责，以维护人民群众的就医安全和医务人员的职业安全；同时确定了制定和完善医院感染预防与控制相关技术性标准和规范的管理思路。原卫生部于 2006 年 11 月批准建立了卫生部医院感染控制标准专业委员会（现更名为国家卫生标准委员会医院感染控制标准专业委员会，以下简称"院感标委会"），赋予院感标委会的主要任务是：研究、建立我国医院感染控制标准框架体系；负责拟定与医院感染控制相关的管理、评价、预防技术标准和技术规范，以达到通过制定各项医院感染预防与控制标准，使医务人员有关医院感染的防范行为有所遵循，医院感染管理有所依据，监督与评价有所依从，确保《传染病防治法》和《医院感染管理办法》的贯彻落实。从此，我国医院感染管理工作进入了法制化管理的阶段。

二、标准工作 10 年回顾

（一）拟定我国医院感染控制标准体系框架，奠定标准工作基础

医院感染控制标准体系框架的作用在于，在国家卫生标准大的范畴内，明确医院感染控制标准的范围，使相关管理者和标委会明确医院感染控制标准工作的总体目标、任务；在此范围内，可根据医院感染控制工作轻重缓急的需要，调整、安排年度标准制修订计划。

1. "十一五"规划的医院感染控制标准体系框架

为夯实基础，明确卫生标准的总体工作范畴，使卫生标准工作更有方向性、全局性，并利于明确各专业标委会间的分工与合作，2006 年院感标委会刚刚建立之时，即根据原卫生部卫生标准管理委员会关于制定卫生标准工作规划的统一部署，制定各专业标委会的"十一五工作规划"（包括标准体系框架）。

2. 2008 年修订的医院感染防控标准体系框架

2007 年，原卫生部第五届卫生标委会换届，成立不到 1 年的院感标委会和其他 6 个专

业标委会也随之进行了换届调整（人员从 23 人调整为 26 人）。2008 年，根据第六届原卫生部卫生标准委员会关于完善各专业标委会标准体系框架的要求，院感标委会在 2007 年标准体系框架的基础上组织专家，以医院感染防控技术标准为核心，涵盖规范医疗机构医院感染防控相关的管理、规范医务人员医院感染防控行为、规范对医院感染防控工作的监督与评价，遵循《传染病防治法》《医院感染管理办法》等法律、规章对医院感染管理的要求，参照"医院感染管理学"研究的范畴和过程控制的思路，结合国情，完善了医院感染控制标准体系框架，将第二版医院感染预防与控制标准划分为以下三大类。

（1）基础（通用）标准：是医院内各科室通用的标准，是医院感染监测、控制和管理的基础，主要涉及医院感染诊断、医院感染监测、医院感染的名词术语、医院感染控制的基本原则、专业人才的培养和医务人员的手卫生、医务人员感染防护和医疗废物管理等方面。

（2）重点部门、重点部位和高危因素相关感染控制标准：主要涉及医院感染高发或医院感染控制的重要部门（如 ICU、产房、新生儿病房、移植病房、血液透析室、手术部、消毒供应中心等），医院感染高发部位（如手术部位等），高危因素（如静脉插管、留置尿管、使用呼吸机、内镜等侵入性诊疗）等操作环节的医院感染控制标准等方面。

（3）终末评价标准：为医院感染控制评价标准。

医院感染控制标准体系框架对医院感染控制相关标准的范畴、层次结构和内在联系，有了较为清晰的描述，增强了医院感染管理领域标准的配套性和指导性，为规划下一阶段医院感染控制标准工作，安排年度计划，提供了比较好的基础。

3. 2014 年标准体系框架课题研究

随着标准工作的开展，纳入制定标准计划的项目逐渐增多，在标准制定中发现标准纵向（即基础标准如《医务人员手卫生规范》《医院隔离技术规范》等）与横向（即重点部门标准如《重症监护病房医院感染预防与控制规范》等）之间存在交叉重复的问题。为进一步完善医院感染控制标准体系框架，经院感标委会秘书处多次申请，2014 年国家卫生计生委（以下简称"卫计委"）法制司批准"医院感染控制标准体系框架研究"项目，由北京大学第一医院牵头，院感标委会秘书处配合，通过对国外医院感染控制相关法律法规、标准、指南现状和我国医院感染控制相关法律、法规、规章、标准体系现状、问题和发展需求的研究，结合我国国情，借鉴其他国家的体系构架，构建与我国法律体系相适应、且与医院感染控制现状与发展相适应的标准体系框架，为今后医院感染控制标准的立项提供科学依据。

经过为期 1 年的研究，结合我国卫生体制特点与现阶段我国医院感染管理工作对标准的需求，第三版医院感染控制标准体系框架将我国医院感染控制标准分为三个部分，分别是：医院感染防控通用标准、医院感染防控诊疗相关标准、医院感染防控技术标准。

4. 2016 年标准体系框架

2016 年，国家卫计委根据国务院部署，对卫生标准工作进行清理，再次提出了"完善各专业标准体系框架"的要求。在课题研究形成的第三版基础上（附件 1-2-1），根据国家卫计委业务主管司局的意见，秘书处组织相关专家再次对标准体系框架进行了修订，使之更为精简，经领导批准形成第四版"医院感染控制标准体系框架"，见附件 1-2-2。

通过对标准体系框架的研究,梳理了在医院内医院感染防控的相关内容、重点和难点,并将根据诊疗技术的快速发展,诊疗环境的改变,以及医院感染防控实践的进展与需求,不断改进和完善,使标准的制定更具有方向性、全局性。

(二) 适应医院感染管理需求,合理安排年度制标计划

标准工作是与国家卫计委业务司局医院感染管理的组成部分,适应医院感染管理需求、从技术管理角度领会和落实主管司局的顶层设计是关键。2006 年院感标委会成立以来,在业务主管司局的领导下,标准制修订工作阶段性规划本着已有行政性规范遵循的暂不考虑标准立项,医院感染管理急需标准予以规范的首先安排,有卫计委或当地前期课题研究基础的优先考虑的原则进行安排。

为使医院感染控制标准制修订工作适应医院感染管理的需求,年度制标计划的安排是关键。为了解临床医院感染管理的需要,并吸纳更多的骨干参与医院感染控制标准制修订工作,日常秘书处注意与专家沟通,了解各地开展医院感染管理研究情况,每年在国家卫计委发出年度标准立项建议公告之前,标委会均先广泛征集制标项目建议,以收集各方面对标准立项的建议或申请。在筛选申报或立项建议时,注意把握:①认真听取委员根据医院感染管理实践需要提出的意见和建议;②配合业务司局的工作规划与管理计划;③考虑“标准体系框架”。据此汇总初步计划,经业务主管司局批准后上报国家卫生标准委员会。

(三) 标准工作进展

2007—2016 年,国家卫生计生委(包括原卫生部)批准本标委会制标项目 41 项(含医院感染 39 项,归口信息标委会的 2 项)。

标准制定需遵循以下程序:

项目组起草——秘书处初审、预审、组织会审——业务司局审查——报批(协调机构审核、法制司审核、国家卫生标准委员会批准)——发布。其中每个环节都需要征求意见、反复修改;报送业务司局审核及报批,需根据管理部门审核意见进行修改。

截止 2016 年 7 月,41 项标准进展如下:

1. 已颁布 8 项,包括

WS 310.1-2009 医院消毒供应中心 第 1 部分:管理规范

WS 310.2-2009 医院消毒供应中心 第 2 部分:清洗消毒及灭菌技术操作规范

WS 310.3-2009 医院消毒供应中心 第 3 部分:清洗消毒及灭菌效果监测标准

WS/T 311-2009 医院隔离技术规范

WS/T 312-2009 医院感染监测规范

WS/T 313-2009 医务人员手卫生规范

WS/T 367-2012 医疗机构消毒技术规范

WS/T 368-2012 医院空气净化管理规范

由于《传染病防治法》《医院感染管理办法》都有关于诊疗器械管理的要求和相关处罚规定,上述 8 项标准中,WS310.1～3 为强制性卫生行业标准,用于规范医院对消毒供应中心(CSSD)的管理、规范 CSSD 人员清洗、消毒与灭菌的操作行为和质量监测;其余

5 项，除考虑上位法律、规章有无处罚性规定以外，基于现阶段医院管理水平、队伍现状及国情（经济、技术、医患关系）等因素综合考虑，确定为推荐性标准。

2. 向卫计委报批 19 项，不久将会发布。包括

医院感染术语；

医院感染暴发控制指南；

软式内镜清洗消毒技术规范；

口腔器械消毒技术规范；

医院医用织物洗涤消毒技术规范；

经空气传播疾病医院感染预防与控制规范；

医疗机构环境表面清洁与消毒管理规范；

医院感染专业人员培训指南；

医院手术部（室）医院感染控制规范；

病区医院感染管理规范；

重症监护病房医院感染预防与控制规范；

WS 310.1～3 医院消毒供应中心 3 项修订标准；

基层医疗机构消毒供应管理规范；

医疗机构门急诊医院感染管理规范；

口腔门诊医院感染管理规范；

医疗废物分类目录；

医院感染控制评价指南。

3. 1 项在业务司局审查中：移植病房（室）感染控制规范。

4. 6 项已通过会审，目前在报批前的修改中，包括：

呼吸机相关肺炎医院感染控制规范；

预防与控制血管导管相关感染规范；

尿管留置相关泌尿道感染控制规范；

血液透析医院感染控制规范；

手术切口医院感染控制标准；

医院感染病例判定：通用原则。

5. 2 项标准在项目组起草中，包括：

硬式内镜清洗消毒技术规范（2015 年项目）；

医务人员手卫生规范（2016 修订项目）。

6. 3 项标准，在 2016 年标准清理中决定终止计划，包括：

医疗机构预防多重耐药菌传播指南；

产房、新生儿病房医院感染管理规范；

医院感染病例判定：手术部位。

7. 2 项归口信息标委会、由本标委会申报起草的标准中，1 项（医院感染信息系统基本功能规范）已经报批；1 项在起草中（医院感染监测基本数据集，2015 年项目）。

上述标准从多个角度针对医院感染的基础管理以及高发科室或高发环节，为医院感染预防与控制提供了依据；其中有的标准如：医院医用织物洗涤消毒技术规范、医疗机构环

境表面清洁与消毒管理规范等，填补了医院管理的空白。相信标准颁布后，必将使医疗机构医院感染管理进一步完善有所依据，使医务人员防控医院感染有所遵循，同时对卫生行政部门、卫生监督部门加强对医疗机构医院感染管理的评价和监督提供了依据。

（四）开展标准相关课题研究，为标准的制定、修订提供科学依据

医院感染控制标准经专家申报、卫计委组织论证、批准计划，分别由获准的专家（项目负责人）组织起草。为保证标准的科学性、适用性，每项标准都是建立在课题研究基础之上，收集国内外相关标准、政策，进行管理现状调查、开展基础研究，以理清标准所规范方面的发展趋势、管理现状及问题，从而确定标准的基本框架；又会根据标准制定需要组织开展相关的测试研究，如手卫生标准是建立在原卫生部与 WHO 合作的研究课题基础之上；口腔器械消毒技术规范、医院医用织物洗涤消毒技术规范、医疗机构环境表面清洁与消毒管理规范等标准起草组，也都根据标准制定需要做了测试研究，为标准制定提供技术依据。以下研究是标准制定中开展研究的一部分：

1. 酸性氧化电位水在器械消毒中的应用

在医院 CSSD3 项标准的制定中，手工清洗医疗器械的初步消毒是一个有待解决的问题。起草组经讨论确定了热力、乙醇用于初步消毒的方法，根据消毒技术的进展，有专家推荐采用酸性氧化电位水（简称酸化水）。鉴于 2008 年有关酸化水生成器的国家标准尚未出台（制定中），为测试、研究酸化水用于手工清洗诊疗器械初步消毒的可行性（腐蚀性、有效性）和基本参数标准、使用注意事项等，为制定 CSSD 3 项标准提供科学依据，项目组组织开展了酸化水清洗消毒课题实验研究。课题组由 3 项标准主要成员、专家和北京市卫生局主管医院感染的领导组成；参与测试工作的单位有中国疾病预防控制中心环境与健康相关产品安全所、北京协和医院、北京大学第一医院及第三医院、北京市普仁医院和健宫医院。该项研究分测试、验证两个阶段进行，先由北京协和医院、北京大学第一医院进行酸化水消毒和腐蚀性测试；然后由北京大学第三医院和普仁医院、健宫医院共同进行酸化水消毒参数的验证。课题设计科学，组织周密，结果可靠。经测试证实，酸化水腐蚀性较小，在确保性能稳定、彻底清洗的前提下具有较好的消毒效果；并明确了酸化水的使用方法、技术参数、注意事项等要求。据此，酸化水作为手工清洗器械后初步消毒可选择的方法之一，纳入《医院消毒供应中心 第 2 部分：清洗消毒及灭菌技术操作规范》附录 C。

在《软式内镜清洗消毒技术规范》的制定中，虽然酸化水生成器的国家标准已经颁布，并规定可用于内镜的消毒，但要求不够具体，操作性需要进一步明确。为此，以解放军总医院负责的项目起草组，再次组织了对酸化水用于软式内镜的消毒测试研究。经研究确定了需密切监测酸化水性能，保持技术参数的稳定，消毒前彻底清洗，消毒后需用灭菌水冲洗的要求，为标准的制定提供了依据。

2. 中美新发、再发传染病项目相关子项目

2012 年至 2014 年，受原卫生部委托，在中美新发和再发传染病合作项目资助下，标委会秘书处与北京大学第一医院合作承担呼吸道传染病医院感染防控项目，以探索我国综合医院呼吸道传染病医院感染防控的培训和干预模式。选择呼吸道传染病监测中医院感染相对高发的省份，对具有呼吸道传染病医院感染防控的临床诊疗、护理和感染控制专家师

资骨干开展培训，以提高呼吸道传染病医院感染监测、暴发调查及应对能力，带动辖区工作开展。在北京大学第一医院和内蒙古自治区人民医院开展了呼吸道传染病医院感染防控干预研究，以探索提升综合医院对呼吸道传染性疾病医院感染的管理能力、临床医务人员对新发和再发呼吸道传染性疾病医院感染防控的技术能力，达到探索提升综合医院呼吸道传染病医院感染防控整体能力的目的。

项目成果得到中、美 CDC 项目主管部门及相关专家的充分肯定和高度评价。针对医疗机构对呼吸道传染病医院感染防控缺乏认识、急需规范的问题，经申报并获得批准，在项目研究与实践的基础上"呼吸道传染病医院感染防控规范"（后改为"经空气传播疾病医院感染预防与控制规范"）纳入国家卫计委 2014 年制标计划。该项课题研究为标准的立项和制定提供了有力依据。

3. CSSD 3 项标准实施追踪评价项目

医院 CSSD 3 项标准于 2009 年颁布，截止 2012 年标准颁布已有 3 年，为了解 3 项标准的具体执行情况、实施成效及在落实中存在的问题等，受原卫生部监督中心委托，标委会秘书处负责对 3 项标准开展实施效果的追踪调查及评价，为标准 5 年后的修订提供科学依据，为卫生行政部门推进标准的实施，提供参考和建议。

根据《卫生标准管理办法》（卫政法发〔2006〕228 号）第八条"卫生部负责组织卫生标准的宣传贯彻与实施。县级以上地方人民政府卫生行政部门负责组织辖区内卫生标准的宣传贯彻与实施"的规定，从卫生行政部门、医院领导、CSSD 3 个层面，对我国 9 省市 365 所（含 326 所综合、39 所专科）医院进行了书面调查，对其中 3 省市 18 所医院进行了实地调查，在 3 个层面了解标准实施的情况、问题及修改建议。调查发现，多数卫生行政部门能够主动宣传标准，并积极采取措施落实标准；各级卫生部门和 90% 以上的医院充分肯定了 3 项标准的科学性、适用性，对各方面人员转变观念、增强对 CSSD 医院感染防控中作用的认识、推动辖区或医院 CSSD 集中管理、提高器械清洗及消毒灭菌质量、预防器械相关感染等方面起到了积极的作用。书面和实地调查证实，医院依据标准加强了对 CSSD 的管理和投入，CSSD 的建筑及布局、设备等基础设施有了迅速改进；CSSD 在管理和工作质量以及专业建设方面有了显著进步；各地对标准的修订提供了积极的建议。同时发现，医院存在对外来器械管理不到位、厂商不能按要求提供产品使用说明及相关技术参数（直接影响清洗及灭菌质量）、厂商人员跟台甚至上台的现象，均为医院感染埋下隐患。部分医院 CSSD 在岗位职责、操作流程管理等方面落实标准仍不够到位、操作需要进一步认真。标准实施的追踪评价为 3 项标准的修订提供了依据。

（五）强化卫生标准宣传贯彻，是医院感染规范化管理的关键

标准如不贯彻落实，等于废纸一张，国家的前期投入、行政及专家们的辛勤劳动都会付之东流，更达不到卫计委对医院感染进行法制化和规范化管理的目标，根据原卫生部相关领导开展标准培训的指示，面对无经费支持、行政部门及医院对标准尚缺乏了解等困难，为使医疗机构及相关人员能正确理解和掌握标准的内容与要求，标委会采用多种方式推进标准的宣传贯彻（简称宣贯）工作。

1. 举办培训班

为保证标准的正确贯彻实施，方便学员就近参加培训，针对 2009 年颁布的 6 项标准，

在全国 7 大片区，举办了 7 期培训班（含应广西卫生厅要求，专为该自治区举办的一期），期望为各地培训师资和骨干，共注册学员 3301 人，实际听课人员 5000 余人，主要来自医院，卫生监督和疾病预防控制机构也有代表参加。针对 2012 年颁布的《医疗机构消毒技术管理规范》和《医院空气净化管理规范》，以及与医务人员职业防护密切相关的《血源性病原体执业接触防护导则》（原卫生部职业卫生标委会制定），在四川、安徽、新疆举办 3 期培训班，培训学员 600 多人。

2. 召开研讨会

标准实施过程中，各地急需相互借鉴经验、答疑解难和分享标准实施中难点与问题的解决方案。2010 年 9 月，标委会在广州与中华预防医学会消毒分会、中国医院协会医院感染管理专业委员会联合召开"2010 年全国消毒供应工作研讨会"，围绕标准实施的经验、问题、技术难点等进行了探讨与交流。参会代表 500 多人，普遍反映会议内容丰富，贴近实际，实用性强，对标准的贯彻落实起到了较好的促进作用。

3. 配合培训

配合地方和军队卫生行政部门、省质控中心或相关学术团体举办的标准培训班，标委会在师资等方面予以支持，仅 2010 年至 2012 年 7 月底即组织师资参加培训 60 余次。

4. 利用学会平台宣传标准

参与医院感染相关学术团体举办的学术年会或"医院感染标准、规范培训班"，就标准进行解读或针对标准实施中的问题提出建议，起到宣贯作用。

5. 利用杂志进行宣贯

在《中国护理管理》杂志通过"特别策划栏目"组织多期专题，从标准的起草背景、该领域的国际进展、国内现状、重点内容、实施经验等进行专题介绍，扩大了标准宣传范围，推进标准的落实。

6. 以点带面，推进 CSSD 3 项强制性卫生标准的落实

鉴于 CSSD 管理基础薄弱，基本的岗位设置、人员职责、各类器械及物品的清洗消毒与灭菌的操作规程、质量标准及人员培训等方面严重滞后，与医院感染管理要求和标准的落实差距颇大。在原卫生部主管司局的领导下，本标委会秘书处组织相关专家开展以下工作，以推进标准的落实：

（1）编写 CSSD 人员岗位培训教材，为各地开展岗位培训奠定基础；

（2）建立国家级 CSSD 实践基地。

目的：①实践基地完善自身建设，接受管理培训，针对管理难点开展研究，逐步细化、规范管理，建成几个符合标准要求的 CSSD 实践基地；②实践基地以点带面，为各地开展 CSSD 人员岗位培训或参观，提供师资及实践性教学场所。

2010 年至 2013 年，经制定实践基地标准、医院自愿申报、专家组实地评估、举办师资培训等准备工作，于 2013 年 5 月经领导同意，以"卫生部医院管理研究所、医院感染质量管理与控制中心"的名义，批准了第一批 9 所医院为国家级 CSSD 实践基地，包括：北京协和医院、北京大学第一医院、北京友谊医院、上海瑞金医院、四川大学华西医院、中国医科大学第一附属医院、河南省人民医院、广州市第一人民医院、泰达国际心血管病医院（天津）。

自 2013 年 5 月至 2016 年 7 月，9 所基地共举办培训班 43 期，培训骨干 1515 人（要求每期不超过 30 人）。9 所基地中上海瑞金医院、四川大学华西医院、河南省人民医院、广州市第一人民医院承担了本省市 CSSD 质控中心的工作，配合卫生行政部门依据标准拟定本土化的实施标准、开展培训、协助指导和督查；北京协和医院、北京大学第一医院、北京友谊医院 3 所基地配合北京护理学会建立了 CSSD 专科护士培训制度，协助拟定培训方案、课程设置，并承担培训工作；泰达国际心血管病医院和中国医科大学第一附属医院，也都分别配合当地卫生部门或学会开展了 CSSD 骨干培训工作。通过 CSSD 理论与实践技能相结合的培训，有力地推进了 3 项标准的贯彻落实。

10 年来，通过医院感染防控标准的制定与实施，促进以下几方面发生了显著变化：①促使公共卫生和医院领域专家间的相互理解。以往公共卫生机构的专家认为医院感染发生的原因主要是医院消毒不到位；医院的专家认为公卫专家不了解医院，不了解医院感染及管理，发生医院感染除消毒因素以外，还有患者免疫力（疾病程度、年龄等因素）、医务人员行为（如无菌技术操作）、抗感染药物合理使用等诸多因素。医院感染控制标准的起草，注重了起草组专家的多样性和专业性，根据标准管辖的内容，起草者需涵盖相关专业的专家，如《基层医疗机构消毒供应管理规范》，起草组涵盖医院感染管理、消毒供应、疾病预防控制部门（CDC）、卫生监督、医政管理等方面的专家。在标准制定过程中，共同以保障医疗安全为宗旨，进行研究和探讨，促进了各方面专家在医院感染控制领域的理解和合作，从而更深刻地认识到标准制定的重要性。②促进了卫生行政管理部门间的合作。标准的适用对象不仅是医院，还包括对医院开展监督执法和提供技术支持服务的疾病预防控制中心。医院感染标准从制定的起始阶段，到标准审查阶段，均有卫生监督和疾控人员参与，监督和疾控人员的及早介入，会更好地帮助监督和疾控领域的人员正确理解标准，更好地发挥监督执法职能，从而促进了医政医管、监督和疾控部门间的合作。③促进了医院内多专业、多部门之间的合作。医院感染防控工作绝不仅是医院感染管理部门的事，它涉及医、药、护、技与行政后勤（如医疗废物管理、医院保洁、医用织物管理等），需要多部门、多专业人员沟通、联系与协调。医院感染控制标准的颁布为医院内医院感染管理工作的开展提供了重要依据，提高了医院领导对医院感染管理工作的重视，促使多专业和多部门之间加强合作。④提高了医院管理者和医务人员的标准意识。2009 年以前医院对医院感染的管理主要依据红头文件，对标准的概念和重要性缺乏了解。自 2009 年我国医院感染控制一系列标准的颁布以后，标委会在全国范围内开展标准的宣贯培训，使医院相关管理部门、相关科室负责人等开始了解和学习标准；同时我国医院评审将标准条款纳入评审指标体系之中，使医院管理者和医务人员逐渐加深了对标准的认识，提高了重视标准的意识。

三、对未来标准工作的展望

院感标委会的建立，进一步加强了我国卫生行政部门对医院医疗质量的法制化管理，适应了我国法制化管理的进程。院感标委会虽然成立较晚，但将继续发挥积极作用，科学、严谨地制修订医院感染预防与控制标准，使医院感染控制标准更具有系统性和延续性。

（一）适时制修订标准

将及时了解一线医院感染预防与控制的进展和需求，与国家卫生发展方针相结合，适时制定与医院感染控制相关的管理、基础、防控技术和诊疗相关的标准；根据《卫生标准制修订管理办法》的规定，依据国内外医院感染防控指南、规范和标准，多方收集已颁布标准的修改意见，对标龄超过 5 年的标准，开展复审和调研，及时修订。

（二）加强标准研究

标准是对重复性事物和概念所做的统一规定，它以科学、技术和实践经验的综合成果为基础，经有关方面协商一致，由主管机构批准，以特定形式发布，作为共同遵守的准则和依据。为科学的制修订医院感染防控相关标准，标委会将及时跟踪国外医院感染管理及标准的进展，如美国、欧洲等，并密切关注我国医院感染控制相关领域标准、政策的调整与进展，收集相关文献，开展前期研究；对标准中可能涉及的技术指标开展实验测试，分析相关数据，找出难点和问题，使制修订的标准内容有所循证。

（三）继续加强标准宣贯

宣贯是标准落实的重要推手，对标准贯彻落实起到显而易见的重要作用。院感标委会将一如既往地对陆续颁布的标准开展多种形式的标准宣贯工作，如举办面授培训班、远程培训、录制视频、编写培训教材等，使更多的使用者能够学习和正确理解标准。

（四）进一步加强多部门合作，促进标准的落实

医院感染控制标准的落实，需要医院或医疗机构能够遵循或参考标准规范化实施；需要疾控部门和监督部门正确运用标准，对医院的贯彻实施进行有效的指导和监督。因此疾控、监督和医政医管部门之间应进一步加强合作，及早及时地了解标准，正确运用和使用标准，促进标准的贯彻落实。

附件 1-2-1 医院感染控制标准体系框架（第三版）

一级分类	二级分类	标准建议
医院感染防控通用标准	名词术语	医院感染术语
		……
	医院感染监测	医院感染监测规范
		……
	病例判定	医院感染病例判定通用原则
		……
	产品标准	医疗机构清洁、消毒、灭菌产品要求 *
		清洁、消毒、灭菌监测产品要求 *
		医务人员防护用品产品要求 ^
		一次性使用无菌物品产品要求 &
		……
	防控技术通则	医务人员手卫生规范
		医院消毒卫生标准 *
		医疗机构消毒技术规范
		软式内镜清洗消毒技术规范
		硬式内镜清洗消毒灭菌技术规范
		医疗机构环境、物体表面清洁与消毒管理规范
		可重复使用医用织物洗涤消毒技术规范
		口腔诊疗器械消毒灭菌技术操作规范
		医院消毒供应中心 第1部分：管理规范
		医院消毒供应中心 第2部分：清洗消毒与灭菌技术操作规范
		医院消毒供应中心 第3部分：清洗消毒剂灭菌效果监测标准
		基层医疗机构消毒供应管理规范
		医务人员安全注射操作规范
		医务人员无菌技术操作规范
		医院隔离技术规范
		医院空气净化规范
		医院感染管理信息系统基本功能规范 #
		医院感染控制评价指南
		医院感染暴发控制指南
		医务人员医院感染防控规范
		医院感染管理专职人员培训指南
		多重耐药菌医院感染预防与控制规范
		医疗废物分类目录
		……

续表

一级分类	二级分类	标准建议
医院感染防控诊疗相关标准	手术相关感染防控	手术切口医院感染控制标准
		非传统手术切口医院感染控制标准
		……
	侵入性操作相关感染防控	尿管留置相关泌尿道感染控制规范
		血管导管相关感染预防与控制规范
		呼吸机相关肺炎控制规范
		血液透析相关感染预防与控制规范
		腹膜透析相关感染预防与控制规范
		血管介入诊疗相关感染防控指南
		超声介入相关感染防控指南
		……
	病原检测相关感染防控	病原微生物检测中的感染防控规范
		……
	用药相关感染防控	免疫抑制剂使用的感染防控规范
		……
	传统医学诊疗相关感染防控	传统医学诊疗器具清洗消毒技术规范
		……
医院感染防控技术标准	不同传播途径疾病的感染防控技术	经空气传播疾病医院感染预防与控制规范
		经飞沫传播疾病医院感染预防与控制规范
		经接触传播疾病医院感染预防与控制规范
	监测技术	医院感染监测技术规范
		……
	标准预防	医院感染标准预防规范
		……
其他已立项标准		手术部医院感染管理规范
		重症监护病房医院感染管理规范
		移植病房（室）感染控制规范
		病房的医院感染管理规范
		口腔门诊医院感染管理规范
		产房、新生儿病房医院感染管理规范
		医疗机构门诊医院感染管理规范

注：＊归口国家卫生标准委员会消毒标准专业委员会

&归口全国医疗器械质量管理和通用要求标准化技术委员会

#归口国家卫生标准委员会信息标准专业委员会

^归口全国医用临床检验实验室和体外诊断系统标准化技术委员会

……：根据医院感染防控的发展，需要制定的其他本类别标准

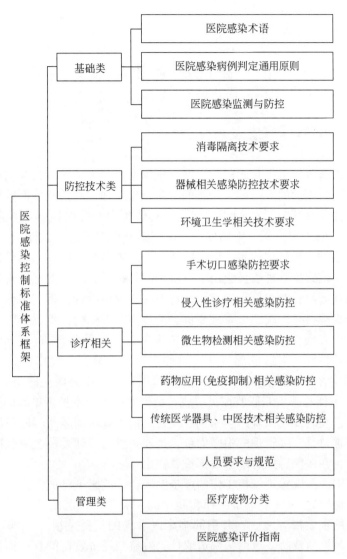

附件 1-2-2 医院感染控制标准体系框架（第四版）

（张 宇 巩玉秀 周 彬）

第三节　医院感染管理组织建设

一、医院感染管理概念及意义

医院感染管理是各级卫生行政部门、医疗机构及医务人员针对诊疗活动中存在的医院感染、医源性感染及相关的危险因素进行的预防、诊断和控制活动。医院感染管理科为赋予一定管理职能的业务科室，协调相关部门，具体负责全院医院感染控制工作的技术指导、管理与监督。2001 年，原卫生部发表《医院感染管理规范（试行）》中[1]，明确提出了医院实行医院感染三级管理体系，即医院感染管理委员会、医院感染管理科、临床科室感染监控小组。医院感染管理委员会由院长或副院长担任，是医院感染管理的领导决策机构；负责定期召开会议，对感染管理工作进行医院内顶层设计，审定工作方案与考评工作成效。医院感染管理科是医院感染管理委员会的具体办事机构；负责全院医院感染管理以及业务工作，具体表现在对医院感染制度与方案的落实以及监督执行，定期监测和检查，强化医院感染培训教育，对医院感染暴发事件进行调查分析，提出控制措施并负责落实等。各临床科室（含相应护理单元）医院感染管理监控小组是医院感染管理的三级组织，由科室（病室）主任与感染兼职监控员组成；负责本科室及本护理单元的医院感染管理制度的落实与执行，及时发现医院感染病例并报告，遇到疑难问题及时联系医院感染管理部门。医院感染管理科是三级管理的中坚力量，是连系感染管理委员会和临床科室医院感染监控小组的纽带，在医院感染管理中发挥重要作用。

随着全球范围内医院感染管控工作的逐步发展，医院感染已成为全球共同关注的公共卫生研究的重要课题之一[2]，也是医疗实践中的一大障碍。医院感染管理已成为衡量现代医院管理水平的重要内容之一，并引起临床医学界的广泛重视[3]。医院感染不仅给患者带来极大痛苦与生命威胁，也给医院造成社会效益与经济效益的双重损失，严重影响医疗质量与医疗安全；医院感染预防与控制也关系到患者和医务人员的安全。医院感染管理科工作质量的高低直接影响医院感染管理工作的水平，因此医院感染管理科的设置至关重要，而医院感染管理工作的健康发展需要一支素质优良、结构合理的专职管理人员队伍作为支撑。全面了解医院感染管理组织体系的发展和准确掌握目前的现状与存在的问题，对于如何优化医院感染管理人员结构，促进医院感染管理科的健康发展，推动医院感染管理学科进步，切实有效地减少医院感染和确保医患感染安全，具有深远意义。

二、国际上医院感染管理组织的现状

（一）拥有健全的医院感染管理组织体系

在美国与欧洲等发达国家与发展中国家中，医院感染管理科也称为医院流行病学控制科或感染预防控制科。多数医院的医院流行病学或感染控制科为大内科下的二级科室，主要负责全院医院感染的预防与控制，部分医院同时负责全院感染性疾病的会诊，制定诊疗方案及随访。在医院层面成立医院感染管理委员会，负责全院性医院感染防控事务的顶层设计与工作效果评估。

（二）优化感染控制人员配备和高素质的感染控制护士

医院感染管理科的医师主要负责全院感染性疾病的会诊、感染性疾病的门诊及医院感染管理。医院感染控制护士主要职责是医院感染的监测、感染性职业暴露和医院感染暴发的调查。医院鼓励感染控制护士获取美国感染控制者学会的资质证书。感染控制护士入职时对于学历、工作经历与工作能力的要求会高于其他护士，所以感染控制护士的薪酬待遇一般也会高于普通临床护士。对于感染控制护士的配备，美国要求加入其全国医疗保健安全网络的医院至少每实际开放 200～250 张病床要配备一名专职医院感染护士。近年这次标准虽然未见文字修改，但会议交流情况显示，医院感染管理专职人员仍呈现增加趋势。

（三）充分发挥作用的医院感染管理委员会

医院感染管理委员会主席是医院流行病学感染控制科主任，组员为各相关科室负责人。委员会会议负责讨论重要的医院感染决策，批准重要的医院感染防控方案；同时医院感染管理科要进行工作汇报，相关科室也需汇报自己在感染控制工作中的落实情况及数据分析，并进行医院感染防控效果评价。医院感染管理工作是全院各科室的职责，由大家共同协作完成。

三、中国开展医院感染管理组织的历史沿革与现状

（一）中国开展医院感染管理组织的历史沿革及各时期的特点

从 20 世纪 80 年代初期开始，我国极少数规模较大的教学医院，已经开展了医院感染课题研究，如北京大学第一医院、中南大学湘雅医院、上海复旦大学中山医院等。至 1986 年，原国家卫生部即发文要求各医院开展医院感染管理，原卫生部成立了医院感染监控研究协调小组，要求医院建立健全医院感染管理组织，配备专职人员开展医院感染防控工作，同时开始组建我国医院感染监测网。至 1989 年原卫生部开始开展医院评审，在《医院分级管理（试行草案）》中[4]，较好地促进了医院对医院感染管理工作的重视。1994 年原卫生部颁发《医院感染管理规范》[5]，2000 年进行修订，以规范的形式较好地系统地指导我国各级医院的医院感染管理工作。但在 2003 年的重型急性呼吸综合征（SARS）暴发疫情中，我国一些医院不同程度地出现了 SARS 医院感染，包括患者在医院内感染 SARS 和医务人员感染 SARS，造成较为严重的后果，充分暴露出我国医院感染防控工作中存在的问题与漏洞。SARS 事件给我们上了一课，于是，我们开始痛定思痛，这极大地促进和推动了我国医院感染管理工作的发展。

1. 1986—1994 年医院感染管理组织萌芽和起步阶段

1986 年 4 月，原卫生部与原北京医科大学联合在北京召开全国重点医院"医院感染

管理研讨会"，并组织有关专家成立"医院感染监控研究协调小组"，组建由 17 家医院组成的全国医院感染监控网，负责全国医院感染控制工作的管理、协调、研究、监测与培训等工作，标志着中国医院感染控制从零散与自发的萌芽状态，发展到了组织管理的起步阶段，开启了中国医院感染预防与控制的新纪元。1988 年 11 月，原卫生部颁布的《建立健全医院感染管理组织的暂行办法》[6]中要求：300 张床位以上的医院设立医院感染管理委员会；300 张床位以下的医院设立医院感染管理小组；将设立医院感染管理组织纳入法律法规中。1989 年 11 月，原卫生部发布《卫生部关于实施"医院分级管理（试行草案）"的通知》[4]，首次将医院感染预防与控制工作纳入医院分级评审标准，很大程度上提高了各级各类医疗机构对医院感染管理工作和医院感染管理专职人员的重视程度。

2. 1994—2003 年——医院感染管理组织全面启动和探索阶段

1994 年原卫生部颁布《医院感染管理规范（试行）》[5]中强调做好医院感染管理工作，必须从组织落实、开展必要的监测、严格管理措施三个关键环节入手，而健全的管理组织是开展医院管理工作的基本条件。为加强医院感染管理，有效预防和控制医院感染，保障医疗安全，提高医疗质量，2001 年，原卫生部相关专家制定并颁布了修订后的《医院感染管理规范（试行）》[1]中指出 300 张床位以上的医院设立医院感染管理科；300 张床位以下的医院设立医院感染管理专职人员；对于医院感染管理专职人员的配备，要求 1000 张床位以上的大型医院不得少于 5 人，500 张床位以上的医院不得少于 3 人，300～500 张床位的医院不得少于 2 人，300 张床位以下的医院不得少于 1 人；基层医疗机构必须指定专人兼职负责医院感染管理工作。此阶段全国越来越多的医院建立医院感染管理组织，原卫生部出台的相关文件及一系列措施使更多的医务人员关注医院感染，感控理念逐渐深入人心，使得我国医院感染管理全面启动起来。

3. 2003—2016 年——医院感染管理组织快速发展阶段

2003 年，"非典"在全国甚至在全世界出现了大规模的暴发，据累计报告重型急性呼吸综合征（SARS）临床诊断病例 5327 例，死亡 349 例；全球因"非典"死亡人数 919 人，病死率接近 11%。面对突如其来的"非典"，为切断传播途径，加强医院感染管理工作成为防止疫情扩散的重要手段。医院感染管理工作受到超乎寻常的重视，医院感染管理也被提到了前所未有的高度。在 SARS 事件中，医院感染管理专职人员对防控医务人员的 SARS 感染起到了重要作用，使各级卫生行政部门和医院管理者认识到医院感染管理的价值，越来越多的医务人员开始重视医院感染管理，越来越多的医院提高了对医院感染管理的认知。SRAS 事件后，许多医院开始成立独立的医院感染管理部门，间接促进了医院感染管理组织体系的快速发展。

2006 年原卫生部发布了《医院感染管理办法》[7]，提出医院住院总床位数 100 张以上的医院应当设立医院感染管理委员会和独立的医院感染管理部门；住院床位总数在 100 张以下的医院应当指定分管医院感染管理工作的部门。2009 年全国横断面调查结果[8]显示有 88.9% 的医院设立了医院感染管理科，本次调研结果显示 99.40% 设立了医院感染管理科，反映了大部分医院都已建立了医院感染管理组织。

2010 年江苏省卫生厅印发了《江苏省医院感染管理专职人员管理办法（试行）》[9]为第一部地方性医院感染专职人员管理办法，从政策层面规定了医院感染科室设置、人员配备，以及医院感染专职人员的职责与管理、培训与考核、待遇与晋升等。该办法大大提升了医院感染管理专职人员的地位、肯定了医院感染管理工作的重要性，也为各地提供了宝贵的借鉴经验。江苏省开创了医院感染管理专职人员管理的先河，走在探索的前列，对各地稳定医院感染专职人员队伍、提高其业务素质及管理能力起到了推动作用。2011 年湖南省也出台了类似文件，加强医院感染管理专职人员的管理。

经过 SARS 的洗礼及 10 年的发展壮大，当 2014—2015 年援非抗埃（埃博拉病毒）上升到了国家层面时，我国医院感染管理专职人员首次走出国门，担负起我国抗击埃博拉医疗队的医院感染防控工作，取得了"打胜仗、零感染"辉煌成就，并赴非洲培训当地感染管理专职人员与医务人员。中国在援非抗击埃博拉工作中取得的成绩得到了世界卫生组织专家的高度认可，这表明中国的医院感染管理达到了世界先进水平，已经进入快速发展阶段。

（二）中国医院感染管理组织体系建设的回顾性调查

本次调查于 2016 年 1～3 月中国医院协会统一向全国抽样省份发放调研表问卷，采取分层抽样的方法，原则上每个省（直辖市、自治区）抽取三个地区，共 12 所综合性医院。本次共纳入了 12 个省（直辖市、自治区）共 166 家医院，其中北京纳入的医院为 11 家医院；贵州省、安徽省分别纳入 16、17 家医院；广东省纳入 25 家医院；江西、内蒙古、山西、湖南、河北、河南、江苏均为 12 家医院。

1. 纳入调查医院的性质类别

166 家医院中二级医院 70 家（42.17%），三级医院 96 家（57.83%）；内蒙古自治区 12 家医院全部为三级医院（100%）；北京仅 1 家医院为二级医院，余 10 家医院为三级医院（90.01%）；其他 10 个省或自治区纳入二级医院与三级医院的比例各占 50% 左右。省部级医院共 33 家（19.88%），地级市医院共 60 家（36.14%），县区级医院为 73 家（43.98%）；主要以地级市医院和县区级医院为主，其中县区级医院所占比例最多。北京有 5 家省部级医院（45.45%）；内蒙古自治区有 11 家地级市医院（91.67%）。

2. 医院感染管理科建科年份

166 家医院中有 1 家医院数据缺失以及 1 家医院尚未建立医院感染管理科，余 164 家医院中医院感染管理科建科年份均为 1986—2014 年，其中北京大学第一医院、中南大学湘雅医院、苏州大学附属第一医院建科较早，均为 1987 年。12 个省（直辖市、自治区）中北京市、江苏省的医院平均建科年份较早，分别为 1992 年和 1993 年；河北省、内蒙古自治区和新疆维吾尔族自治区的平均建科年份由早到晚的省（直辖市、自治区）依次为北京、江苏、江西、安徽、广东、湖南、山西、河南、贵州、河北、内蒙古自治区和新疆维吾尔族自治区。具体详见图 1-3-1。

164 家医院中建科年份在 1995 年之前的共 46 家，在 1995—2005 年之间的共 63 家，在 2005—2015 年之间的共 55 家。1995 年之前建科的医院，北京所占比例较高（81.82%）；其次为江苏省（58.33%）、安徽省（50.00%）及江西省（50.00%）；而内蒙古自治区（0%）和新疆维吾尔族自治区（0%）均无医院在 1995 年之前建科。1996—2005 年之间建科的医院中，湖南省（58.33%）、河南省（58.33%）、河北省（50.00%）所占比例较高；2005—2015 年之间建科的医院中，广东省（58.33%）和新疆维吾尔族自治区（54.55）所占比例较高；内蒙古自治区 50% 的医院建科年在 1996—2005 年，50% 的医院建科年在 2005—2015 年。具体详见图 1-3-2 。

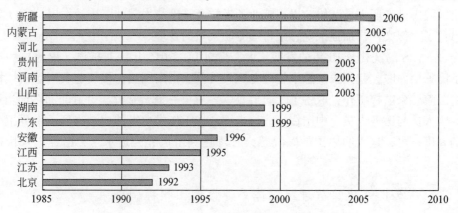

图 1-3-1　各省份医院感染管理科建科年份中位数

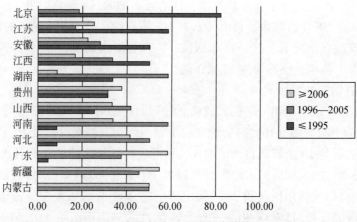

图 1-3-2　各省份在三个阶段建科数构成比

3. 医院感染管理部门的性质

医院部门性质均以行政+业务为主，并且行政+业务性质的占比呈上升趋势，从 1995 年的 59.07% 上升至 2015 年的 77.30%，而单纯行政或业务性质的占比较前下降。具体详见表 1-3-1.

表 1-3-1　医院感染管理科部门性质的变化情况

年份	行政	业务	行政+业务
1995	27.60%	5.00%	59.07%
2005	20.31%	6.06%	72.62%
2015	19.77%	2.92%	77.30%

4. 医院全院开放床位数与每千床专职人员数

本文专职人员是指全职从事医院感染管理的人员。

165 家医院的总床位数从 1995 年的 3 3512 张上升至 2015 年的 19 9972 张，总床位数量增加 6 倍；专职人员从 1995 年 161 人上升至 818 人，约增加 4 倍；每千床专职人员数从 1995 年的 4.80 人下降至 4.09 人。详见表 1-3-2。

表 1-3-2 1995—2015 年每千床专职人员数变化

年份	医院总床位数	专职人员	每千床专职人员数
1995 年	3 3512	161	4.80
2005 年	8 0624	364	4.51
2015 年	19 9972	818	4.09

各省每千床专职人员数中，新疆维吾尔族自治区医院每千床专职人员数从 1995 年的 1.61 人，上升至 2005 年的 3.84 人，2015 年的 3.98 人；北京医院的每千床专职人员数也呈逐渐上升趋势。而大部分省份的每千床专职人员数在 20 年间呈下降趋势，说明由于医院床位数的增加，导致医院感染管理人员相对不足。具体详见图 1-3-3。

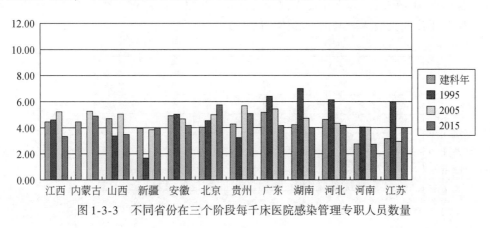

图 1-3-3 不同省份在三个阶段每千床医院感染管理专职人员数量

5. 专职人员类别分布变化

所有医院平均每千床感染管理医师数呈上升趋势，从 1995 年的 1000∶1.23 上升至 2015 年的 1000∶1.5；每千床感染管理护士数呈下降趋势，从 1995 年的 1000∶2.78 下降至 2015 年的 1000∶1.93；其他类人员每千床人员数呈上升趋势，由 1995 年的 1000∶0.53 上升至 1000∶0.7。20 年以来医院感染管理人员仍以护士为主，但所占比例正在下降，目前医师以及其他类别人员正逐渐增多。

6. 医院感染管理专职医师的职称的情况变化

1995 年专职医师中，每千床高级职称医师人数为 0.44 人（千床比人员为 1000∶0.44），中级职称医师人数为 0.54 人，初级职称医师人数为 0.25 人。1995 年医师职称以中级职称医师最多，初级职称医师最少，职称等级分布不均，高级医师与中级医师较多，初级医师最少，中级医师千床比人员约为初级医师的 2 倍。1995 年江西省、河南省医院医院感染管理专职人员中无医师职称（内蒙古自治区医院感染管理科均在 1995 年之后才开始建科）；广东省医院（1000∶3.12）和湖南省医院（1000∶2.98）医师职称人数较多。

2005 年医师职称中高级医师千床比人员为 0.62，中级医师千床比人员为 0.49，初级医师千床比人员为 0.25；2005 年医师职称高级医师最多，初级医师最少，职称等级分布不均，仍以高级医师与中级医师为主，初级医师最少，高级医师千床比人员约为初级医师的 2.5 倍；纵向时间来看，与 1995 年比较，高级医师每千床上升了 0.18 个人员，同比增长 40%；中级医师每千床下降了 0.05 个人员，同比减少 9%；初级医师每千床人员无明显变化。12 个省份均有医师职称，其中北京医院中的医师职称最多（1000：2.43），河南省医院中的医师职称较少（1000：0.54）。

2015 年医师职称高级医师千床比人员为 0.49、中级医师千床比人员为 0.47、初级医师千床比人员为 0.54；2015 年医师职称以初级医师最多，中级医师最少，职称等级分布较均匀；纵向时间来看，与 2005 年比较，高级医师每千床下降了 0.13 个人员，同比下降了 20%；中级医师每千床下降了 0.02 个人员，同比下降 4%；初级医师明显上升，每千床人员上升了 0.29 个人员，同比增长 116%。其中北京医院中的医师职称较多（1000：2.43），河南省医院中的医师职称较少（1000：0.82）。

20 年间，每千床不同职称医师人数分布越来越均匀，初级医师千床比人数较前明显增加，高级医师与中级医师千床比人数变化不大。北京、山西省、贵州省和河南省医院中的专职医师千床比人数逐渐增加。具体见图 1-3-4。

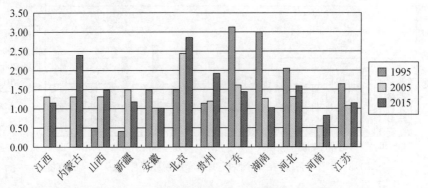

图 1-3-4　各省份三个阶段医师千床比人员数情况

7. 医院感染管理专职护士职称的变化

1995 年每千床高级职称护士人数为 0.22 人，中级护士为 2.22 人，初级护士人数为 0.34 人；职称等级分布不均，以中级职称护士最多，高级职称护士与初级职称护士较少，高级职称护士最少，每千床中级护士人数约为高级护士的 10 倍，为初级护士的 6.5 倍。除内蒙古自治区医院建科均在 1995 年之后外，其余 11 家省份的医院均有护士职称，其中江西省医院（1000：4.62）、河北省医院（1000：4.10）、河南省医院（1000：4.00）以及广东省医院（1000：3.90）每千床护士职称总人数较高；而新疆维吾尔族自治区医院（1000：1.20）每千床护士职称总人数较低。

2005 年专职护士中，每千床高级职称护士人数为 0.67 人，中级职称护士为 1.75 人，初级护士为 0.46 人；职称等级分布不均，仍以中级护士最多，高级护士与初级护士较少，初级护士最少，中级护士人数约为高级护士的 2.6 倍，比例较前下降；中级护士为初级护士的 3.8 倍，比例也较前下降；纵向时间来看，与 1995 年比较，每千床高级护士上升了

0.45 个，同比增加了 204%；每千床中级护士下降了 0.47 个，同比减少了 21.17%；初级护士每千床上升了 0.12 个，同比增加了 35.29%。广东省医院（1000∶3.82）、贵州省医院（1000∶3.74）和山西省医院（1000∶3.71）护士职称总人数较高；而江苏省医院（1000∶1.61）每千床护士职称总人数较低。

2015 年每千床高级职称护士人数为 0.83 人、中级护士人数为 0.88 人、初级护士人数为 0.22 人；2015 年以中级护士最多，初级护士最少；纵向时间来看，与 2005 年比较，每千床专职人员中高级护士人数上升了 0.16 个，同比增加了 23.88%，中级护士下降了 0.87 个，同比减少了 50.2%；初级护士下降了 0.24 个，同比减少了 52.1%。12 个省份的护士职称总人员比相差不大，较高的为北京市医院（1000∶2.27），较低的为河南省医院（1000∶1.50）。

20 年以来，护士职称均以中级护士为主，但每千床中级护士人员下降得最明显，高级护士人员数上升得最快，初级护士变化不明显。具体见图 1-3-5。

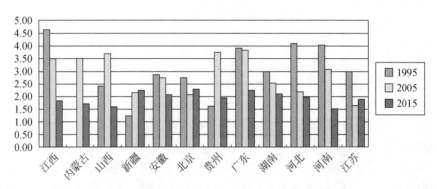

图 1-3-5　各省份三个阶段护士千床比人员数情况

8. 不同其他类别专职人员职称的情况

1995 年每千床其他类别高级职称人数为 0.06 人，中级职称为 0.22 人，初级职称人员为 0.25 人；1995 年以初级职称最多，高级职称最少，职称等级分布不均，初级职称与中级职称较多，高级职称最少，初级职称千床比人员约为高级职称的 4 倍。江西省、新疆维吾尔族自治区、河北省以及河南省专职人员无其他类别职称；而江苏省其他类别职称较高（1000∶2.19）。

2005 年其他类别高级职称千床比人员为 0.03，中级职称千床比人员为 0.28，初级职称千床比人员为 0.10；2005 年中级职称最多，高级职称最少，职称等级分布不均，以中级职称为主，高级职称和初级职称较少，以高级职称最少，每千床中级职称人员数约为高级职称的 9 倍；纵向时间来看，与 1995 年比较，每千床高级职称人员数下降了 0.03 个，同比减少了 50%；中级职称人员变化不大；初级职称人员下降了 0.15 个，同比减少了 60%。内蒙古自治区和山西省专职人员无其他类别职称；而河北省其他类别职称人员较高（1000∶0.86）。

2015 年每千床其他类别高级职称人数为 0.16、中级职称人员为 0.20、初级职称为 0.34；2015 年其他职称以初级职称最多，中级职称和高级职称较少，以高级职称最少；纵向时间来看，与 2005 年比较，每千床高级职称人员上升了 0.13 个，同比增加了 433%；

中级职称下降了 0.08 个，稍有下降；初级职称明显上升了 0.24 个，同比增加了 240%。12 个省份中医院专职人员均有其他类别职称，贵州省每千床其他类别职称人数较高（1000∶1.23），而江西省较低（1000∶0.43）。

20 年期间，其他类别职称基本以初级职称和中级职称为主，每千床专职人员初级职称和高级职称较前明显上升，中级职称变化不大。见图 1-3-6。

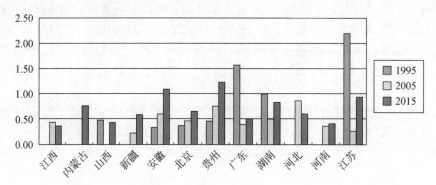

图 1-3-6　各省份三个阶段其他人员千床比人员数情况

9. 专职人员学历情况

学历调查分为博士、硕士、本科及大专及以下 4 种情况：

1995 年，每千床博士学历人员为 0，硕士学历人员为 0.06，本科学历人员为 1.12，大专及以下学历为 3.30；1995 年，专职人员学历普遍较低，以大专及以下学历为主，硕士学历最少，专职人员中暂无博士学历，大专及以下学历千床比人员约为本科学历的 3 倍，约为硕士学历的 55 倍。专职人员为硕士学历的省份有安徽省、北京和江苏省；无本科学历，只有大专及以下学历的省份有江西省、新疆维吾尔族自治区、河南省以及河北省。

2005 年，每千床博士学历人员为 0.01，硕士学历人员为 0.20，本科学历人员为 2.01，大专及以下学历为 2.41；仍以大专及以下学历为主，博士学历最少；纵向时间来看，与 1995 年比较，每千床大专及以下学历人员下降了 0.89 个，同比减少了 27%；本科学历人员上升了 0.89 个，同比增加了 79.5%；硕士学历人员上升了 0.14 个，同比增加了 233%；博士学历从无到有突破。专职人员为博士学历的省份为湖南省；为硕士学历的省份有江西省、新疆维吾尔族自治区、北京、广东省、湖南省以及江苏省；全部省份均有本科和大专及以下学历。专职人员为硕士学历千床比人员较高的为北京（1000∶0.75）；本科学历千床比人员较高的为内蒙古自治区（1000∶3.15）和山西省（1000∶3.06），而本科学历千床比人员较低的为安徽省（1000∶1.01）。

2015 年，每千床博士学历人员为 0.10，硕士学历人员为 0.98，本科学历人员为 2.20，大专及以下学历为 0.85；以本科学历为主，博士学历最少；纵向来看，与 2005 年比较，每千床大专及以下学历人员下降了 1.56 个，同比减少了 64.7%；本科学历人员变化不大；硕士学历人员上升了 0.78 个，同比增加了 390%；博士学历人员相对上升得最明显，上升了 0.09 个，同比增加了 900%。专职人员中无博士学历的省份有江西省、内蒙古自治区和山西省；12 个省份均有硕士以及以下学历。硕士学历千床比人员较高的为北京（1000∶1.90），硕士学历较低的为河南省（1000∶0.64）；本科学历千床比人员较高的为内蒙古自治区（1000∶3.34），较低的为河南省（1000∶1.50）。

　　20年期间，医院感染管理专职人员学历逐渐提高，高学历的人员越来越多，目前以本科学历为主，大专及以下学历人员千床比下降得最明显，而硕士和博士高学历的人员千床比明显上升。详见图1-3-7。

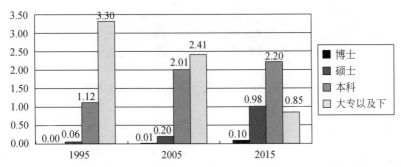

图1-3-7　不同年份专职人员学历每千床位比情况

10. 专业情况

专业调查分为临床医学、护理、公卫、检验和其他（流行病学、统计等）5种专业情况。

1995年，每千床临床医学专业人员为0.86，护理人员为2.71，公卫人员为0.49，检验人员为0.40，其他人员为0.02；1995年，以护理专业为主，公卫、检验、其他专业均较少。江西省、河北省以及河南省均无临床医学专业，其中江西省以及河南省医院感染管理专职人员仅为护理专业。

2005年，每千床临床医学专业人员为1.02，护理人员为2.88，公卫人员为0.34，检验人员为0.28，其他人员为0.11；仍以护理专业为主，公卫、检验、其他专业均较少；纵向时间来看，与1995年比较每千床护理专业和临床医学专业人员数变化不大，其他类别专业人员数较前上升了0.09，同比增加了450%。每个省份专职人员均有临床医学专业和护理专业；5种专业都有的省份为安徽省、北京、贵州省和湖南省；广东省的临床医学专业千床比人员较高（1000∶1.61），江西省的临床医学专业人员千床比最低（1000∶0.58）；广东省的护理专业人员千床比人员较高（1000∶3.82），江苏省的护理专业人员千床比人员较低（1000∶1.79）

2015年，每千床临床医学专业人员为0.91，护理人员为1.90，公卫人员为0.79，检验人员为0.34，其他人员为0.19；仍以护理专业为主，检验、其他专业均较少。纵向时间来看，与2005年比较，每千床护理专业人员下降了0.98个，同比减少了68.7%；临床专业人员变化不大；公卫专业人员上升了0.45个，同比增加了132%；检验专业和其他类别的专业变化不大。江西省、新疆维吾尔族自治区和广东省专职人员中未有其他专业；5种专业在各个省份的人员比相差不大。

20年期间，医院感染专职人员仍以护理专业为主，但是护理专业人员比呈逐渐明显下降趋势，临床医学专业、检验专业变化不大，公卫专业和其他专业人员千床比呈上升趋势。详见图1-3-8。

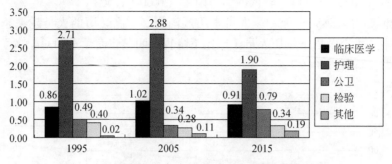

图 1-3-8 不同年份各专业类别人员千床比变化情况

（三）中国医院感染管理工作组织建设工作取得的成绩

1. 医院感染管理组织从无到有，发展壮大

自 1986 年"医院感染监控研究协调小组"及全国医院感染监控网的成立，随后 2 家医院成立了医院感染管理科，到目前几乎所有 100 张床位以上的医院都成立了独立的医院感染管理科。医院感染管理组织经历了从萌芽、发展到祖国大地遍地开花的华丽巨变。这期间还经历了 1989 年"全国医院感染监控管理培训基地"的建立（挂靠中南大学湘雅医院），1992 年"中华预防医学会医院感染控制分会"以及 1994 年"中国医院协会医院感染管理专业委员会"的成立，标志着中国医院感染管理组织为我国医院感染管理人才队伍建设建立了"摇篮"及交流展示的"舞台"。另外，自 1994 年第一个省级医院感染质量控制中心——浙江省医院感染管理质量控制中心的成立以来，到目前全国绝大多数省份成立了省级医院感染质量控制中心，以及部分市州也相继成立了市州级医院感染管理质控中心。2013 年国家卫生计生委医院管理研究所成立了医院感染管理质量控制中心，标志着中国医院感染管理组织建设的新里程。30 年来中国医院感染管理组织从无到有，发展壮大，实现了类似中国经济飞速发展的"中国式跨越"，这一成绩在多次国内外交流大会上被国际同行所称赞。

2. 医院感染管理专职人员数量及素质大幅提升

医院感染管理专职人员是"软件"，也是医院感染管理的核心，医院感染人员的数量和素质是医院感染管理成功与否的关键。从医院感染管理组织发展的历史来看，医院感染管理专职人员数量有了大幅上升；从 1986 年参加北京中丹"医院内获得性感染培训班"的 36 位代表，到目前两大医院感染管理专业年会的数千人大会盛况可以看出，我国医院感染管理专职人员人数，呈现了暴发式增长；本次调查的这一组数据也呈现了这一点，1995 年专职人员数量为 161 人，2005 年为 364 人，到 2015 年为 818 人，绝对数增加了 4 倍。与此同时也在提升的是专职人员的学历；1995 年以前博士学历人员数为 0，以大专及以下学历为主，2005 年以后专职人员学历逐渐提高，高学历的人员数量愈来愈多，到目前总体以本科学历为主，硕士和博士高学历的人员上升明显，其中硕士学位人员增加尤为突出。同时专职人员专业也发生了明显变化，多学科融合，集众家之所长凸显；1995 年到 2005 年护理人员是医院感染管理专职人员中的"一枝独秀"，1995 年以前，不少省份均以护理专业为主，公卫、检验、其他专业较少，临床医学专业人员缺乏，2005 年以前这一现象改变不明显，在 2005—2015 年间一定规模数量的临床医学专业、公卫专业医务人员进入了医院感染管理专职人员队伍。人员数量增加、学历提升、多学科融合的人才队伍为造就我国医院感染管理的一个又一个辉煌成就奠定了基础。

3. 医院感染管理人才队伍建设，既注重基础，又形式多样，呈现百花齐放

专业知识培训是医院感染管理人才队伍建设的根本，自 1989 年全国医院感染管理培训基地在湖南医科大学附一院（现中南大学湘雅医院）建立以来，注重基础知识的培训，至今已举行了 124 届培训班、61 期进修班，为全国各地培训了 16670 名医院感染管理专职人员和业务骨干，被视为我国医院感染管理人员培养的"摇篮"。不仅如此，多种形式的培训，呈现百家争鸣、百花齐放的繁荣景象。由中华预防医学会医院感染控制分会和中国医院协会医院感染管理专业委员会举办的年会，汇集国内外感控名家，每年为参会的约 3000 名代表提供了丰富的专业学习交流盛宴。由北京大学第一医院李六亿教授领衔举办"医院感染管理科主任论坛"，有知识的传授也有思想火花的碰撞，将医院感染管理不断推向新的高地。由中南大学湘雅医院任南教授创建的中国医院感染网论坛和"感染控制大讲堂"，"面向基层，服务大众"开设专题讲座和板块，是感控专职人员学习和交流的新天地。由复旦大学附属中山医院胡必杰教授创建的上海国际医院感染控制论坛，实行学术年会、论坛交流、微信平台等多种方式，旨在为推动中国医院感染预防与控制事业发展的人员提供更多的交流和学习机会。

4. 医院感染管理专职人员思维多元化

中国医院感染管理的创新思维越来越活跃，如何做好管理，与临床沟通，增强医院感染管理工作的可执行性，一直是院感人积极思考的事情。首先，在知识获取上，采取了培训班、交流会、论坛（直接交流和网络交流）、QQ 群、微信群、公众号等多种形式的交流平台；其次，在展现管理成绩上，采取了讲座、读书报告会、品管圈、辩论赛、情景剧等多种多样的交流模式；再者，在管理策略上，采取了多种有效的评价方式，如手卫生依从性的观察，采用了科室兼职感控护士或医生自我监督，医院感染管理科专职人员不定期抽查和招募志愿者暗地随访观察，三种方式来综合评价临床医务人员的手卫生依从性。近 10 年医院感染管理方法不断改进，专职人员思维呈现多元化，不断推陈出新，创造出新的价值

（四）中国医院感染管理工作组织建设及人员配备存在的问题与对策

1. 尽管专职人员数量在增加，但并未跟上医院床位数增加的幅度

从本次调查结果来看，医院感染管理专职人员数量大幅增加，但目前的情况是，由于社会经济状态的发展与医疗保险的覆盖，每年诊疗住院人数不断递升，导致医院大规模扩张床位数，许多二级医院床位都超过 1000 张。从计算数据来看，尽管医院感染管理专职人员数量在增加，但每千床专职人员数仍是下降的，从 1995 年的 4.80，2005 年的 4.51，下降至 2015 年的 4.09，说明尽管医院感染管理专职人员数量大幅增加，但仍然跟不上医院床位数增加的幅度，导致了专职人员的相对不足，加上分布不平衡，少数医院的专职人员数量仍显绝对不足。不过这一现象在其他部分学科也呈现同样尴尬的境地。另外，目前各级医院，绝大多数已基本按要求建立了独立的医院感染管理科，但仍有极少数医院，主

要是二级医院，甚至其床位数几乎接近或超过1000床位的医院，仍然未能配置独立的医院感染管理科，当然，其人员数量肯定明显不足，不能满足基本医院感染管理任务的需要。因此，面对医疗技术进步与医院规模大幅扩张，而医院感染管理专职人员相对不足的情况，如何做好医院感染管理是摆在当前医院管理者和医院感染管理者面前的一道难题。各级医疗机构应该严格按医院感染管理办法要求以及医院感染监测规范的规定，至少每200~250张实际开放床位配备1名专职人员，同时根据现有人员情况合理配备专职人员，注意医师与医院流行病学人员的配备，加强专职人员培训提高专职人员专业素质，是解决这一问题的关键。

2. 专职人员队伍不稳定，流动性大

医院感染管理专职人员队伍不稳定、流动性大也是当前比较严重的问题，这在基层医院尤为突出。某些医院的医院感染管理科专职人员在3-5年几乎完全更换一遍，甚至有些医院的医院感染管理部门负责人还参与医院中层管理干部轮转，经常轮换频繁更换。造成这一现象的主要原因可能有如下几点：第一，是个人喜好的问题，部分专职人员工作1~2年发现此专业并不适合自己，对医院感染管理工作的热情不高，导致退出的现象；第二，某些临床一线医务人员不清楚医院感染管理的工作状态，认为这里是"清闲"的科室，等进入实际工作当中发现工作强度大和涉及知识面太广，不能胜任此工作而退出转岗；第三，医院感染，强调管理，部分专职人员与临床一线医务人员的沟通十分欠缺，不能有效沟通解决实际问题，导致了工作难以开展，管理难以实现，最终退出本专业；第四，专职医师晋升难，医院感染管理科尚未成为独立学科。以上几点说明医院感染管理科工作的复杂性和重要地位，要解决这一问题，首先领导层需充分认识到这些难题，在安排和调动医务人员的之前需充分了解并与加入者进行充分沟通，使即将进入本专业的医务人员充分了解医院感染管理的工作状态，也给予其顺利开展工作的信心。

3. 未设独立的学科，后备力量不足

在西方部分发达国家，已经在大学医学院校设立了医院感染预防与控制专业或医院流行病学专业，而当前我国的医学院校尚未设立医院感染管理专业，培养专业人才。首先，在本科生教育层面，教育部未设立专门的医院感染管理教育课程，未确立统一的教育培训教材，仅少数学校在部分护理、临床专业涉及了零散的相关课程，内容十分有限。其次，在医疗机构内，也未成立独立的学科以及培养高学历人才的医院感染学教研室，当前部分开设医院感染控制专业的硕、博士点都基本挂靠在传染病专业。这就导致了医院感染管理人才一直需要从外引进，没有系统性全面培养专业人才，导致后备力量不足。正是这一情况，医院感染管理专职人员在流行病学、分子生物学、统计学等领域的科学研究有一定欠缺，尽管近几年，部分教学医院做了部分医院感染相关研究，也发表了一些高质量的科研论文，但总体来说，大的形势尚未改变，医院感染管理队伍中缺乏具有丰富临床经验及先进管理理念和科研分析能力的专业人才。目前，解决这些难题的方法主要还是通过再培训和进修学习两种途径，而要根本解决这一难题还有很长的路要走。

4. 专业知识涉及学科多、广，难以全部掌握

医院感染是一门涉及多学科、多部门的新兴学科，所涉及的学科包括，如：内科、外科、护理、妇产、儿科、公卫、管理等；所涉及的专业包括，如：感染、临床微生物、统

计学等。作为一名医院感染专职人员，需要既重业务，又抓管理，需掌握的相关知识十分广泛，但要精通所有知识与技术也较困难。目前专职人员职业构成包括：临床各专科护士、感染病及其他临床各专科医师、公卫医师、临床微生物技师等。对于某一医疗机构的医院感染管理科专职人员，可采取总体全面了解各学科和专业相关医院感染管理知识，重点掌握并精通数种相关业务，各专职人员间采取互补互通，讨论交流的模式建立一套行之有效的感染管理体系，可以从根本上掌握和精通足够多的医院感染管理专业知识，目的为更好地做好医院感染管理，降低医院感染的发生率，预防医院感染的暴发。

5. 医院感染管理人员仍不能受到重视，感染防控措施执行力不够

尽管目前全国医院感染管理工作取得了飞跃式进步，但当前仍有许多医院的医院感染管理人员仍不能受到重视，医院感染防控措施执行力不够，表现为医院感染管理工作难以开展，医院感染相关设施、设备及物品等不能获得。总体来说，这些困难正逐步得到改善，已经获得成功、并有较强执行力的医院有如下经验：一是寻求医院领导支持，只有领导层面重视并将医院感染管理工作提高到一定程度，才能更好地开展工作，得到各级医务人员的良好执行力；二是提高个人专业知识和业务能力，让医院领导与临床医务人员认识到有能力做好医院感染管理工作；三是与临床医务人员充分沟通，做好自己的本职工作，让医院领导与临床医务人员认识到有意愿做好医院感染管理工作。总之，做好医院感染管理需要一点一点积累和充分沟通。

四、我国医院感染管理组织体系建设的展望

1. 医院感染能够形成独立的学科

医院感染是一个交叉学科，又是一个新兴的边缘学科，内容涉及临床疾病学、微生物学、流行病学、消毒学、卫生统计学等。在国外，医科院校内设有感染控制专业，能够授予感染控制专业博士学位，以及感染控制教育是医师、医学生、研修生的必修课程，国际上对医院感染管理有着高度的重视和认知，正逐步形成独立、系统的科学管理模式。而我国医学院校目前还没有设立该专业，没有医院感染学专业的硕士、博士的学历教育，也没有专门开设相关课程，因此迫切希望医学教育中开设感染控制专业课程，通过全面、系统的培训，使得医学生在校期间就能掌握一定的医院感染管理知识，对以后医学生进入临床不管是否从事感染工作，都能掌握医院感染预防与控制基本理论、基本知识与基本技能，就能够更好地运用医院感染知识服务于自己的专科，确保医务人员自身与患者的安全。开设感染病学专业的高层次学历教育，对于专业从事医院感染管理的高层次专职人员显得尤为重要，医院感染管理学科建设必须坚持以人为本的原则。

2. 医院感染组织及人员配备必须适应医院感染管理工作的需要

有组织开展医院感染管理30年来，我国的医院感染管理工作取得了很大的成就，随着绝大部分医院已开始设立独立的医院感染管理科，医院感染已经得到领导及医务人员的认知和重视。但医院感染管理工作是系统工程，涉及各专业领域的医务人员，有大量的工作需要感染管理部门去做。医院感染管理及有关标准规范对如何做好医院感染管理提出了具体的工作要求，比如开展目标性监控、开展多重耐药菌医院感染预防与控制，都需要具

有一定能力的专职人员。因此医疗机构须配置与其医院感染防控要求相适应的专职人员，包括数量和素质。传统的理念认为医院感染管理科是"养老"科室或者是监管科室，不需要临床知识或专业知识，殊不知医院感染管理涉及多学科的知识，多部门的合作，虽然没有独立拥有病人的病区，但也和病人有着直接的联系，需要吸引更多的临床医师、临床微生物人员、医院流行病学家投身到感染控制事业中去。

（李春辉 刘思娣 谢建忠 刘 剑 吴安华）

参 考 文 献

[1] 中华人民共和国卫生部卫医发〔2001〕2号．医院感染诊断标准（试行）．2001.

[2] 毕重秀，王淑芬．医院感染管理的探讨与防治措施．中华医院感染学杂志，2005，(11)：79-80.

[3] 王美琴，李毅本，毛建勋，等．导入PDCA循环提高医疗单位医院感染管理质量．中华医院感染学杂志，2004，(2)：79-81.

[4] 中华人民共和国卫生部卫医字〔89〕2号．卫生部关于实施"医院分级管理（试行草案）"的通知．1989.

[5] 中华人民共和国卫生部卫医发〔1994〕36号．医院感染诊断标准（试行）．1994.

[6] 中华人民共和国卫生部卫医发〔88〕39号．建立健全医院感染管理组织的暂行办法．1989.

[7] 中华人民共和国卫生部第48号令．医院感染管理办法．2006.

[8] 李六亿，贾会学，朱其凤，等．综合医院感染管理科设置现状的调查分析．中华医院感染学杂志，2009，(11)：1386-1387.

[9] 江苏省卫生厅苏卫规医政〔2010〕7号．江苏省医院感染管理专职人员管理办法（试行）．2010.

[10] 易霞云，吴安华，李洁．对医院感染管理机构及专职人员配备状况调查分析．中华医院管理杂志，2005，21（9）：626-627

[11] 徐秀华，吴安华，任南．我国医院感染管理的发展与现阶段任务．中华医院管理杂志，2000，16（9）：534-536

第四节　医院感染管理培训与人才队伍建设

一、中国医院感染管理培训与人才队伍建设工作开展的背景意义

医院感染预防与控制是一门涉及面非常广泛的综合性应用学科，在临床医学专业中开设医院感染学课程的医学院校极少，当前医院感染管理尚未纳入医学学科建设，故人才队伍的建设只能靠再培训和进修学习两种途径。医务人员对医院感染防控知识的了解和掌握比较薄弱[1-2]。因此医疗机构需采取行之有效的培训方法，不断强化医院感染管理专职人员及广大医务工作人员对医院感染预防控制知识的学习，提高感染控制意识。在《医院感染管理办法》中也明确了医院感染培训属于医院感染管理工作中的一个重要部分，目前全国医院感染培训与人才队伍建设工作取得了巨大成绩，同时也面临一些困境。

二、国际医院感染管理培训与人才队伍建设的历史与现状

美国和欧洲发达国家，从事医院感染的人群主要以护理人员为主，经过20世纪80年代的发展，这些国家在医院感染培训方面已经形成了系统流程和管理模式。

以美国宾夕法尼亚州从事医院感染的护理人员为例，这部分人员需要每年参加一定学分要求的各类医院感染培训，同时满五年需要进行一次执业资格的考试，失去资格则意味着该从业人员不能从事相应的工作，同时，一旦颁布新的理论规范都会及时更新培训内容，以规范为蓝本进行宣教。在欧洲许多国家，设有感染控制护士和感染控制医生岗位，以及标准化的培训认证课程，通过课程培训后进行考核持证上岗。

美国芝加哥伊利诺伊州立大学附属库克郡医院内部感染知识培训主要分为[3]：在职人员、新员工、保洁人员三类。在职人员的主要培训方式是充分利用内部网站培训及考核，查看其内网浏览量及时间，并在网上答题考核，针对特殊问题开展专题讲座培训。其中感染控制护士负责新员工培训，每2周1次，培训主要内容是标准预防，培训方式是看录像，做题目约40min。保洁人员的培训根据需要安排，1天培训3场时间（6：00、7：00、16：00）为保洁的交接班时间，主要内容是环境清洁的重要性，如何防护、清洁方法及要求，约1小时。培训有签到、资料、考核；培训后颁发培训证书，一式3份，一份医院感染科留存，一份培训者留存，一份交相关部门领导。新员工及进修人员，岗前培训后均需要取得各部门的培训合格证书，方可进入临床。

国外医院感染培训中采用的方法包括个案分析法、问题导向教学法[4]、网络学习法[5]等培训教育方式。

三、中国医院感染管理培训及人才队伍建设工作开展的历史沿革与现状

（一）全国医院感染管理培训基地

1. 开展培训及人才队伍建设工作情况的历史沿革及现状

1986 年开始湖南医科大学附属湘雅医院（后合并为中南大学更改为中南大学湘雅医院）医院感染科（2003 年更名为医院感染控制中心）开展医院感染管理培训工作，同时面向全国招生。1989 年 1 月原卫生部正式委托湖南医科大学附属湘雅医院建立"全国医院感染培训基地"（卫医司字〔89〕第 3 号），提出培训基地目的为加强医院感染专职人员培训，同时配合医政司承担医院感染管理人员的短期培训和进修培训任务。目前，全国医院感染监控管理培训基地为全国单体面积最大医院感染管理科，拥有建筑面积 500 平方米的办公场地，拥有一间容纳 100 人进行培训的教室，拥有自动录像、录音全自动教学系统，拥有自身 4 个能够进行普通环境流行病学调查实验室，中南大学湘雅医院拥有一间能够容纳 400 人的会议中心，以上为各级各类培训展开提供了有力的物质保障。经过 30 年的发展和创新，全国医院感染监控管理培训基地截止到 2016 年 7 月共举办全国各级各类短期学习班 124 届培训学员 16155 人，61 届进修班，培训学员 480 人，学员来自全国各地（除台湾省、香港外）。同时，全国医院感染监控管理培训基地 2009 年开办网络免费视频医院感染讲座，至今已有 133 讲，并将讲座录像放到网络上，平均每个讲座有 3000 人次的点击率和近 40 万人次的点击率。

2. 开展培训及人才队伍建设的特点及现状

（1）培训内容特点

目前，全国医院感染监控管理培训基地举办的培训项目均为国家医学继续教育正式批准项目（从 1996 年开始申报国家级继续医学教育项目），如医院感染管理基础班、提高班、重点科室医院感染预防与控制班、医院感染检验专题班、抗菌药物合理应用与管理培训班、医院感染高级研修班；部分为承办的原卫生部指定的培训班如全国医院感染评审达标研讨会、全国输血相关感染控制学习班、全国医院废物管理培训班、全国医院感染监控网单位工作研讨会及医院感染高级研修班、全国医院感染暴发流行预防与控制研讨会、全国医院感染管理师资培训班，原卫生部重点联系县医院感染管理人员培训班，原卫生部和世界卫生组织（WHO）联合举办的细菌耐药监测——细菌药敏方法、医院废物管理班，全球基金医院感染管理培训班；四川省市级传染病防治和消毒与医院感染监督首席监督员培训班等各类学习班。由于培训内容既结合实际工作的需要，又反映医院感染控制与管理的新进展，受到学员的普遍欢迎与好评。

（2）培训师资特点

在培训基地师资力量选择方面，培训基地充分考虑到本身师资力量的限制，建立了以中南大学湘雅医院的师资为基础，吸纳全国医院感染管理专家、消毒专家、临床专家、流行病学专家、护理专家、临床微生物专家、杂志主编、重症医学专家、医院建筑专家（包括香港、台湾专家）、并少量邀请外国专家加强师资队伍。邀请了来自北京、上海、广州、

浙江、辽宁、湖北、四川、山东、河南、重庆、山西、海南等全国知名专家教授师资，亲临现场解读各种法律、法规、规范、标准。

（3）培训课程特点

在培训基地课程设置上，一直注意了把握方向，定位准确；因人而异，因材施教；紧贴临床，提高技能；与时俱进，聚焦热点等八大原则，设置了各级各类别培训班。

1）以提高转岗和新上岗医院感染专职及兼职人员的医院感染的监控管理水平为目的，持证上岗的岗位培训班（截止2016年度共举办了22期培训班）。

2）针对医院感染专职人员，组织培训以感染性疾病新进展、内源性感染、多重耐药菌感染、急性传染病应急处理能力、医院消毒与灭菌进展、皮肤软组织与骨科感染、抗菌药物合理应用及论文写作水平为重点。组织旨在提高医院感染专职人员和临床科室医务人员对医院感染预防控制能力的培训班（截止2016年度共举办了16期培训班）。

3）针对医院感染管理科专职和兼职人员、成人及新生儿ICU、手术室、血透室、供应室等负责人和内镜清洗消毒操作人员，以提高医院感染专职、兼职监控人员及有关科室人员对手术室、血透室、新生儿室、供应室、介入治疗室、成人及新生儿ICU及内镜室、口腔科等重点科室的医院感染管理能力为目的的重点科室医院感染管理培训班（截止2016年度共举办了12期培训班）。

4）针对各医院从事医源性感染性疾病会诊、抗菌药物咨询及管理的负责医师、临床药师医院感染管理专职人员，提高对合理应用抗菌药物的认识和管理指导水平，规范医疗机构和医务人员用药行为为目的的抗菌药物临床合理应用培训班（截止2016年度共举办了24期）；

5）针对医院感染管理科专职和兼职检验人员，提高医院感染专职、兼职监控人员及有关科室人员对检验技术的掌握与实际操作能力为目的的检验专题培训班（截止2016年度共举办了7期培训班）。

6）针对感染管理科专职和兼职人员，为提高实践能力为目的的医院感染管理短期培训班［截止2016年度共举办了12期短期培训班（培训7天）］。

3. 培训学员的特点及现状

（1）1986—2016年全国医院感染管理培训基地培训学员人数分布

如图1-4-1所示，1986—1991年5年间（1987年未培训学员）共培训学员402人，1992—1996年共培训学员1541人，1997—2001年共培训学员2581人，2002—2006年共培训学员3089人，2007—2011年共培训学员3914人，2011—2016年共培训学员4776人。数据以每5年分层进行统计，从数据整体来看我国从事医院感染人数持续递增，说明国家和医疗机构层面都在逐渐重视医院感染控制领域尤其是人才队伍的建设；参加培训人员目前很多都已经是各省、自治区、直辖市或基层医疗机构中医院感染管理方面的领军人物。

同时，从图1-4-2每年的培训人数可以看到，每一次医院感染重大事件后都会出现参加培训人员增多的现象。如1993年度沈阳妇婴医院新生儿感染暴发第二年参加培训的人数增加到590人，1998年深圳妇儿医院感染暴发第二年参加人数增加到748人。而随着2003年的SARS医院感染暴发及2006年度的《医院感染管理办法》的颁布，"医院管理年"活动的展开，参加培训的人员都有明显增多的现象。

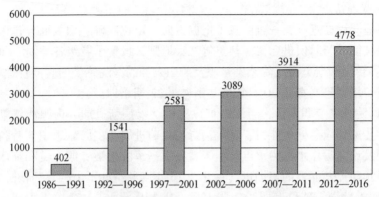

图 1-4-1　1986—2016 年全国医院感染管理培训基地培训学员人数情况

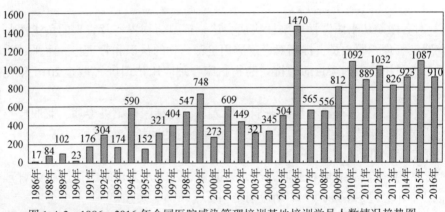

图 1-4-2　1986—2016 年全国医院感染管理培训基地培训学员人数情况趋势图

（2）培训学员的人才梯队特点

全国医院感染管理培训基地培训学员的人才职称数据显示：1986—1989 年间初级职称占 51.72%（105/203），中级职称占 29.56（60/203），高级职称占 18.72%（38/203）。而 2014—2016 年间初级职称上升到 31.54%，而中级和高级职称分别为 41.16% 和 27.29%。整体来看，医院感染管理人员职称水平逐步提高，以最初的初级职称为主逐步过渡到以中级职称为主，高级职称比例也在逐步增大，说明我国医院感染管理人员素质逐步提高。2014—2016 年培训人员分布情况体现了我国目前医院感染从业人员的学历水平逐年增高，从事医院感染人员年龄主要在 30～50 岁这一年龄段（表 1-4-1）。从业人员已经从最初护理人员为主，转变为医疗、医技、公共卫生、管理等多学科人员参与其中。

表1-4-1 2014-2016年度基地培训人员一般资料构成比（%）

项目		2014		2015		2016		合计	
		人数	构成比	人数	构成比	人数	构成比	人数	构成比
专业	医疗	237	25.67	188	17.29	217	23.85	642	21.99
	护理	540	58.5	559	51.43	491	53.96	1590	54.45
	医技	37	4.01	141	12.97	70	7.69	248	8.49
	公共卫生	5	0.54	14	1.29	13	1.43	32	1.10
	其他	104	11.27	185	17.02	119	13.08	408	13.97
性别	女	788	85.38	890	81.88	772	84.84	2450	83.90
	男	135	14.62	197	18.12	138	15.16	470	16.10
年龄（岁）	≤30	172	18.63	210	19.28	218	23.96	600	20.55
	31~40	308	33.37	452	41.59	314	34.51	1074	36.78
	41~50	370	40.1	340	31.31	312	34.29	1022	35.00
	51~60	71	7.69	84	7.73	66	7.25	221	7.57
	大于60	2	0.21	1	0.09	0	0	3	0.10
职称（级）	初级	275	29.79	339	31.21	307	33.74	921	31.54
	中级	357	38.68	485	44.62	360	39.56	1202	41.16
	高级	291	31.53	263	24.17	243	26.7	797	27.29
学历	中专及以下	39	4.23	67	6.16			106	3.63
	大专	280	30.34	298	27.42	172	18.9	750	25.68
	本科	497	53.85	630	57.96	606	66.59	1733	59.35
	硕士	99	10.73	91	8.37	123	13.52	313	10.72
	博士	8	0.87	1	0.09	9	0.99	18	0.62

（二）中国医院协会医院感染管理专业委员会开展培训及人才队伍建设情况的历史沿革及现状

中国医院协会医院感染管理专业委员会从1994年成立以来，在每年的全国范围年会上都举办各类专题性强的会议，进行专题讲座。通过会议形式传达了医院感染管理新理念、新进展。

同时，为突出医院感染管理特色，加强重点人群医院感染管理队伍建设，中国医院协会医院感染管理专业委员会从2013年开始举办科主任论坛，该论坛就国内外医院感染管理的焦点问题进行深入剖析，从医院、科室等不同层面分享提升医院感染管理效果的方法与经验，从多个视角解读如何加强医院感染管理能力建设和促进学科发展。讲座内容图文并茂、生动形象，观点新颖，有很强的指导性和可操作性，激发了参会学员的广泛兴趣和热烈讨论。三年来科主任论坛培训人员共911名，其中专业以护理为主，占50.27%，以女性为主，占82.11%；年龄以41~50岁为主，占42.81%；职称以高级为主，占56.42%；学历以本科为主，占61.58%，见表1-4-2。

表 1-4-2　科主任论坛培训人员一般资料构成比（%）

项目		2013 年		2014 年		2015 年上半年		2015 年下半年		合计	
		人数	构成比	人数	构成比	人数	构成比	人数	构成比	人数	构成比
专业	医疗	25	15.15	78	29.32	85	30.14	42	21.21	230	25.25
	护理	81	49.09	152	57.14	138	48.94	87	43.94	458	50.27
	医技	7	4.24	9	3.38	24	8.51	21	10.61	61	6.70
	公共卫生	8	4.85	6	2.26	14	4.96	13	6.57	41	4.50
	其他	44	26.67	21	7.89	21	7.45	35	17.68	121	13.28
性别	男	32	19.39	34	12.78	52	18.44	45	22.73	163	17.89
	女	133	80.61	232	87.22	230	81.56	153	77.27	748	82.11
年龄（岁）	≤30	24	14.55	19	7.14	9	3.19	6	3.03	58	6.37
	31-40	36	21.82	100	37.59	93	32.98	66	33.33	295	32.38
	41-50	84	50.91	115	43.23	108	38.30	83	41.92	390	42.81
	51-60	21	12.73	32	12.03	72	25.53	43	21.72	168	18.44
	大于60	0	0.00	0	0.00	0	0.00	0	0.00	0	0.00
职称（级）	初级	6	3.64	7	2.63	17	6.03	22	11.11	52	5.71
	中级	26	15.76	69	25.94	56	19.86	47	23.74	198	21.73
	高级	73	44.24	182	68.42	168	59.57	91	45.96	514	56.42
	其他	60	36.36	8	3.01	41	14.54	38	19.19	147	16.14
职务	科员	9	5.45	19	7.14	16	5.67	62	31.31	106	11.64
	科主任	142	86.06	210	78.95	204	72.34	125	63.13	681	74.75
	护士长	2	1.21	11	4.14	5	1.77	8	4.04	26	2.85
	院长/主管院长	5	3.03	2	0.75	14	4.96	3	1.52	24	2.63
	其他	7	4.24	24	9.02	43	15.25	0	0.00	74	8.12
学历	中专及以下	15	9.09	6	2.26	9	3.19	14	7.07	44	4.83
	大专	26	15.76	33	12.41	52	18.44	38	19.19	149	16.36
	本科	105	63.64	183	68.80	169	59.93	104	52.53	561	61.58
	硕士	14	8.48	43	16.17	43	15.25	35	17.68	135	14.82
	博士	5	3.03	1	0.38	9	3.19	7	3.54	22	2.41

（三）中华预防医学会医院感染控制分会开展培训情况的历史沿革及现状

中华预防医学会医院感染控制分会从 1989 年成立以来，在每年的全国范围年会上都举办各类专题性强的会议，进行专题讲座。通过会议形式传达了医院感染管理新理念、新进展。同时，为贯彻落实国家卫生计生委对医院感染管理的新要求，加强感控团队综合能力建设，切实提高我国感染防控专业技术能力，实现防控措施的科学化、专业化、精细化、规范化，提升对医院感染暴发应急处置能力，中华预防医学会医院感染控制分会分别举办了具有专业特色的感染控制与医院流行病学培训班（截止到 2016 年已经举办八届）、"上海市感控医生研修项目"（以下简称"SHIP 项目"）于 2015 年 4 月 19 日在上海启动。通过大量的国内外案例学习和剖析，结合新型的互动教学模式，快速提升学员分析问题、解决问题和文献应用能力，已经成为培训班的特色。

（四）全国 15 个省级医院感染管理培训机构开展培训情况的历史沿革及各时期的特点及现状

1. 全国 15 个省级医院感染管理培训机构基本情况介绍

在对 15 个省级医院感染管理培训机构开展培训情况的调查结果中，15 所培训机构组织基本健全。其中由 12 所培训机构的培训任务由质控中心（其中甘肃、湖南质控中心兼培训基地工作）承担，贵州、湖北、陕西 3 所培训机构的培训任务分别由贵州省培训基地、湖北省医院感染管理委员会、陕西省预防医学会院感分会承担。调查过程中发现，湖南省于 1986 年最早开始全省培训；湖南、湖北、山东 3 所培训机构于 1995 年开始在省级层面开展各市培训工作，截止到 2016 年 1 月 31 日，有 80.00% 的培训机构已开始各市州的培训工作。53.34% 的培训机构总培训次数为 10~20 次；13.33% 的培训机构每年培训次数在 4 次以上，见表 1-4-3。

表 1-4-3　各省培训情况一般资料

项目		数量
培训开始时间	1995 年以前	3
	1995~2000 年	4
	2001~2005 年	4
	2006~2010 年	4
各市开展培训	是	12
	否	3
各市开展培训时间	1995 年以前	3
	1995~2000 年	1
	2001~2005 年	2
	2006~2010 年	4
	2011 年以后	2
培训负责单位	培训基地	1
	质控中心	10
	培训基地兼任质控中心	2
	各委员会	2
总培训次数	10~20 次	8
	21~30 次	1
	31~40 次	2
	41~50 次	1
	大于 50 次	3

续表

项目		数量
每年接受培训	≤2 次/年	5
	2~3 次/年	8
	≥4 次/年	2

2. 全国 15 个省级医院感染管理培训机构近五年培训班培训人员基本情况

在对 2011—2015 年调查情况的总结中，本次共调查 33728 名培训人员，女性 27669 人，男性 6059 人；专业以护理为主，占 63.30%；职称以中级为主，占 43.96%；年龄 41 -50 岁为主，占 41.30%；职务以科主任为主，占 32.50%；学历以本科为主，占 50.56%，见表 1-4-4。

表 1-4-4　全国近 5 年医院感染培训人员一般资料构成比（%）

项目		2011 年		2012 年		2013 年		2014 年		2015 年		合计	
		人数	构成比	人数	构成比	人数	构成比	人数	构成比	人数	构成比	人数	构成比
专业	医疗	860	15.50	889	14.76	803	14.56	1307	17.98	1512	16.13	5371	15.92
	护理	3332	60.05	3760	62.45	3413	61.86	4778	65.73	5568	59.41	20851	61.82
	医技	683	12.31	634	10.53	671	12.16	481	6.62	696	7.43	3165	9.38
	公共卫生	283	5.10	360	5.98	314	5.69	290	3.99	672	7.17	1919	5.69
	其他	391	7.05	378	6.28	316	5.73	413	5.68	924	9.86	2422	7.18
性别	男	1035	18.65	1138	18.90	821	14.88	1159	15.94	1906	20.34	6059	17.96
	女	4514	81.35	4883	81.10	4696	85.12	6110	84.06	7466	79.66	27669	82.04
年龄（岁）	≤30	754	13.59	1111	18.45	744	13.49	975	13.41	1171	12.49	4755	14.10
	31-40	2057	37.07	1758	29.20	2054	37.23	3042	41.85	3022	32.24	11933	35.38
	41-50	2412	43.47	2538	42.15	2313	41.92	2846	39.15	3821	40.77	13930	41.30
	51-60	309	5.57	592	9.83	393	7.12	364	5.01	1268	13.53	2926	8.68
	大于60	17	0.31	22	0.37	13	0.24	42	0.58	90	0.96	184	0.55
职称（级）	初级	1265	22.80	1554	25.81	856	15.52	1350	18.57	2379	25.38	7404	21.95
	中级	2696	48.59	2556	42.45	2348	42.56	3196	43.97	4030	43.00	14826	43.96
	高级	1075	19.37	1351	22.44	1593	28.87	1702	23.41	2704	28.85	8425	24.98
	其他	513	9.24	560	9.30	720	13.05	1021	14.05	259	2.76	3073	9.11
职务	科员	1903	34.29	2664	44.25	1272	23.06	1776	24.43	2924	31.20	10539	31.25
	科主任	1734	31.25	1566	26.01	2223	40.29	2305	31.71	3135	33.45	10963	32.50
	护士长	1020	18.38	1244	20.66	1287	23.33	1313	18.06	1964	20.96	6828	20.24
	院长/主管院长	166	2.99	136	2.26	157	2.85	243	3.34	582	6.21	1284	3.81
	其他	726	13.08	411	6.83	578	10.48	1632	22.45	767	8.18	4114	12.20

项目		2011 年		2012 年		2013 年		2014 年		2015 年		合计	
		人数	构成比	人数	构成比	人数	构成比	人数	构成比	人数	构成比	人数	构成比
学历	中专及以下	580	10.45	1197	19.88	712	12.91	887	12.20	929	9.91	4305	12.76
	大专	2067	37.25	1782	29.60	1711	31.01	2252	30.98	2599	27.73	10411	30.87
	本科	2676	48.22	2753	45.72	2827	51.24	3770	51.86	5027	53.64	17053	50.56
	硕士	219	3.95	274	4.55	241	4.37	344	4.73	683	7.29	1761	5.22
	博士	7	0.13	15	0.25	26	0.47	16	0.22	134	1.43	198	0.59

3. 全国 15 个省级医院感染管理培训机构师资基本情况

表 1-4-5 提示全国近 5 年培训班师资情况，从表 1-4-5 我们可以看到各省培训中多以本省医院感染防控专家为主，占 68.07%，而邀请的国外及省外培训专家分别只有 0.77% 及 28.86%。在培训课程设计上，专业课程设计较多，而针对管理方面课程涉及较少，仅占 26.78%，见表 1-4-5。

表 1-4-5　全国 15 个省级医院感染管理培训机构师资近 5 年培训班师资情况（%）

项目		2011 年		2012 年		2013 年		2014 年		2015 年		合计	
		人数	构成比	人数	构成比	人数	构成比	人数	构成比	人数	构成比	人数	构成比
师资	国外院感专家	0	0.00	4	2.68	1	0.68	1	0.83	0	0.00	6	0.77
	省外院感专家	30	20.55	49	32.89	52	35.37	36	30.00	59	26.70	226	28.86
	本省院感专家	110	75.34	94	63.09	90	61.22	81	67.50	158	71.49	533	68.07
	行政管理专家	11	7.53	9	6.04	13	8.84	11	9.17	26	11.76	70	8.94
	总授课者	146	100.00	149	100.00	147	100.00	120	100.00	221	100.00	783	100.00
课程	专业课程	132	75.43	143	79.89	133	73.89	112	70.89	158	67.52	678	73.22
	管理课程	43	24.57	36	20.11	47	26.11	46	29.11	76	32.48	248	26.78
	总课程	175	100.00	179	100.00	180	100.00	158	100.00	234	100.00	926	100.00

（五）中国医院感染管理培训与人才队伍建设工作取得的成就

作为一个没有设立学科的专业队伍，人才队伍的建设目前主要依赖于工作后的继续医学教育模式，故人才梯队建设主要是依靠我国已建立的适合国情的一套自上而下的医院管理培训体系，依靠一支集理论知识、实践能力和管理才干于一体的医院感染专业培训队伍和团队；中华医院感染学、中国感染控制等期刊杂志和学术交流会议也为医院感染的培训提供了经验交流和再教育的平台，促进了医院感染管理人才队伍建设工作的有序发展[6-7]，并向着有序化和规范化发展。

全国医院感染管理培训基地的培训内容既结合实际工作的需要，又反映医院感染控制与管理的新进展。在培训基地课程设置上：把握方向，定位准确；因人而异，因材施教；紧贴临床，提高技能；与时俱进，聚焦热点等八大原则，设置了各级各类别培训班。对转岗和新上岗医院感染专职及兼职人员持证上岗的岗位培训班和针对不同人群采取不同培训方式为基地培训的一大亮点，此人才建设亮点也与国际目前的培训人才建设相接轨。

中国医院协会医院感染管理专业委员会致力于我国医院感染管理学科的发展，对医院感染管理中的难点、重点问题开展学术探讨与专题研究，促进医院感染管理学科发展。举办科主任及院长的论坛培训，使这些领头人能够更好地推广医院感染管理工作。

中华预防医学会感染控制分会每年举办与国际接轨的医院感染控制 SIFIC 会议，会议紧跟时代步伐，根据当前医院感染现状制定不同主题，会议邀请国际国内知名院感专家进行授课，设立多个分会场根据个人需求听课。近年来，SIFIC 通过举办全国学术年会，"微生物检验在感染控制中的应用"等特色培训班，身行力践，稳步推进了中国医院感染预防与控制循证化的发展。

中国老年医学会感染管理质量控制学术会基于我国人口老龄化，为提高老年感染管理质量控制水平，搭建老年感染管理质量控制学术交流的平台而成立，适应了时代要求。全国各省级医疗培训机构都已经设立了适合各省、自治区、直辖市的培训与人才队伍建设的模式，为推动当地医院感染管理事业的发展起到极大的推动作用。

（六）中国医院感染管理培训工作存在的问题

1. 全国医院感染培训面临以下问题

（1）新形势下对医院感染的预防与控制要求越来越高

医院感染是新学科，理论和实践发展均快，涉及临床各科，已成为临床诊疗学科中不可缺的学科之一。大多数医科院校尚未将其列入医学教育的教育大纲，各级学生期间未受过医院感染相关知识的系统教育，不了解医院感染的发生发展特点、易感因素及预防控制措施，各级各类医务人员需要在上岗前及工作期间进行医院感染知识的继续医学教育，以适应临床工作的需要。尤其是近年来各种感染性疾病带来的新的冲击，对医院感染预防与控制培训内容提出了新的挑战。

（2）医院感染管理专业人员知识结构存在一定问题

国内从事医院感染管理工作的人员不是在取得相关执照后从事医院感染预防与控制工作，很多都是转岗从事此方面工作，由于自身背景不同，且知识结构存在一定问题，直接导致学科发展不平衡。同时，医院感染管理方面从业人员流动性很大。从全国医院感染监控管理培训基地的数据也可以发现，每年基础岗位培训班参加人员是最多的，如何保持整个医院感染管理从业人员的稳定性是需要考虑的一个问题。而建立针对不同医院感染管理专业人才根据其自身背景设计不同培训体系是培训管理人员需要考虑的一个主要问题。

（3）医院感染预防与控制教师队伍人才结构不合理

目前从事医院感染预防与控制教师队良莠不齐，许多知识缺乏不断更新，对于各种标准规范的解读有不同版本，直接导致受教育人员在运用新知识方面无从运用，如何保证同质化培训仍然是需要考虑的重要问题。

（4）培训效果的评估体系不完善

在培训过程中，如何保证培训真正做到达到效果一直以来都是培训工作的难点，如何建立一套良好的教学评估体系是决策层需要考虑的问题。

2. 医院内部培训工作的难点及问题

（1）在职医院感染知识的培训

因为目前很多基层医院的学习风气不浓，组织全院医务人员进行知识培训，参加的人员很少，加上相关的职能部门不能很好地配合，所以培训效果欠理想。

（2）医院感染监管工作不到位

由于大多数医院感染管理科人员相对不足，也存在结构不尽合理，绝大多数为非感染管理专业人员，缺乏专业培训，且更换频繁，以至许多工作不能落实到位。

（3）医院感染管理知识缺乏[8]

医院工作人员对院感知识的缺乏，不重视院感管理的继续教育，学习流于形式和走过场。

四、医院感染管理培训及人才队伍建设工作的发展趋势

（一）建立规范的医院感染管理培训队伍

医院感染管理是医疗质量管理的重要组成部分，医院感染管理的成效已成为评价医院综合医疗质量的重要指标。因此，我们必须认清形势，在开展医院感染管理工作的同时，建立规范的医院感染管理培训队伍。

医院感染管理科应建设成为赋予一定管理职能的业务科室，增加具有专业知识能力和多种专业背景的人员，形成合理的专业队伍。医院感染管理人员需掌握：全面的流行病学、微生物学、传染病学、消毒学、抗菌药物合理使用以及医院感染管理学等各专业的基础知识；医院感染的发病机制，预防、治疗医院感染疾病的方法及手段；医院感染性疾病的正确评估，在治疗中发生的医院感染性疾病患者的预后进行综合性评价；细菌耐药的发生机制和抗菌药物的合理使用，指导临床合理用药；各种无菌操作技术方法，制订正确的消毒隔离制度和职业卫生安全防护制度等。专职人员并不是一个完全的行政管理工作者，但一定是一个医院感染管理的专家。

（二）医院感染培训及人才队伍建设的发展趋势

1. 培训过程中更加注重以下几点

（1）更加注重学以致用

医院感染管理科的管理人员应该紧密联系医院内医院感染的特点，尤其是不同科室存在的不同特色，运用所学理论和知识指导实践，不断增加医院感染预防与控制工作的原则性、系统性、预见性和创造性，切实提高广大医务人员解决实际问题的能力。

（2）更加注重培训质量

坚持从严治学，加强对培训需求的调研，制定切实可行的教育培训计划，优化培训内容，努力提高师资水平，积极改进教学方法，加强教学管理，建立和完善教育培训考核体系，严格考核制度。

（3）更加注重按需施教

要以人为本，因材施教。把握不同类型医务人员的成长规律和教育培训需求，分级分

类地开展医务人员教育培训，不断激发医务人员学习的内在动力和潜能，增强医务人员教育培训的针对性和实效性。实现组织需求、岗位需求和个人需求有机结合。组织需要什么就培训什么，医务人员干什么就学什么、缺什么就补什么的原则。

（4）更加注重改革创新

树立素质教育、终身教育的观念，按照理论创新、体制创新、科技创新和教学创新的要求，遵循医务人员教育培训规律，改革人才培养的模式和医务人员教育培训的内容、方法、机制，增强针对性和实效性。实现医务人员教育培训规模、质量、效益的有机统一。

2. 培训医院感染管理专职人员更加注重技术与管理并重

控制医院感染涉及医院的各个部门、多种学科，全面普及医院感染知识，人人了解预防与控制医院感染的重要性，是有效地实施控制医院感染的基础保证。医院感染管理科是集职能与业务于一体的科室，感染工作的好坏，在很大程度上取决于感染管理人员的组织、协调能力及专业水平。因此医院感染管理人员要按要求配备到位，相对固定，定期安排参加有价值的感染管理培训班及学术交流活动，通过不断学习了解国内外新的医院感染管理信息，掌握更多新的医院感染管理知识[9]。同时，可以借鉴国外的方式，医院感染管理专职人员必须持证上岗，同时每年接受一定时间的培训，定期更新培训合格证书，而合格证书的获取，能够纳入医院感染管理和医院评审方面的规范中。

与其他医学专业相比，感染管理专业人才奇缺，如何打造一批专业的学术带头人，是带好队伍的关键。医院领导者应该选拔一批懂专业、懂管理、愿意做好感染管理工作的人员，给予重点培养。另外医学院校应重视感染控制专业课程教育，培养医院感染管理的专业人才。医院感染管理是涉及多种基础学科的专业，要求工作人员具有多元的知识结构、高度的责任感和主动的管理意识，才能够适应现代化医院不断发展的需要。

对偏远地区、外出学习困难及网络不发达地区倾斜培训政策，在当地开班培训班，并进行现场指导。

加强与国际医院感染管理组织的联系，国家能从政策上支持邀请知名专家进行专题讲座，及时掌握全球医院感染管理的新理论，并宣传我国医院感染管理的新进展、新成果。

3. 医院内医务人员的培训更加具有针对性

对新上岗人员、进修生、实习生进行医院感染知识的岗前培训，可以借鉴美国、欧洲等经验，考核合格后方可上岗，做到人人都有医院感染管理概念，都能熟练运用医院感染管理技能。

在培训形式选择上，应注意灵活多样，不单采取集中式纯理论授课的方式，还应结合操作演示、情景模拟、观看录像、知识竞赛、病例讨论等多种模式的教育方式，吸引受训人员主动参与培训活动，以达到培训成效[10]。只有重视感染控制相关知识培训的技巧和手段，才能优化培训效果，保证感染控制措施的落实[11]。

同时，不同层次的人员应该考虑采用不同的培训方式，进行分层培训[12]，加强各级各类人员的在职教育，提高广大医务人员乃至陪护、探视者以及病人对医院感染、新传染病的认识，全员动员预防和控制医院感染及其他突发感染事件[13-16]。

4. 医院感染培训方法更加灵活多样

教育培训要摒弃陈旧的、不合时宜的传统观念，树立科学的、与时俱进的教育观念。

要改变传统的单向灌输式和只注重单一的理论学习的方法，更好地把读书学习与研讨问题结合起来，把课堂教学与实践锻炼结合起来，把传统教学方法与现代教学手段结合起来，进一步提高教学质量和培训效果。未来常用的几种培训方法包括：

（1）基本研讨法

研讨法是指由指导教师组织研习人员以团体的方式对工作中的课题或问题进行讨论，得出共同的结论，让研习人员在讨论过程中互相交流启发，以提高研习人员知识和能力的职工教育方法。讨论作教学方式、作为一种培训职工的教育方法，以其显著的培训效果，在实际中有非常重要的地位，与授课法并称职业培训两大培训法。一个人的知识总是有限的，虽然提倡通才的培养，但个人的力量毕竟是有限的，赶不上有组织的群体的力量。"集思广议"是讨论法的基础，收集众人之智慧，并相互激发。可以达到1+1>2的效果。培训方式有多种，其中最为常见的方式包括：

1）课题讨论法，针对某一个课题，设计出一些问题让大家来讨论，比如呼吸机相关性肺炎的预防与控制，有很多种情况，不同的情况又有不同的方法，让大家讨论起来兴趣盎然，最后选择比较好的方法推荐给大家，大家取长补短。

2）对立式讨论法，设置问题的两个对立面让大家来讨论，比如导尿管相关尿路感染的预防——使用抗菌药物或不用抗菌药物进行预防。

（2）头脑风暴法

经各国创造学研究者的实践和发展，至今已经形成了一个发明技法群，如奥斯本智力激励法、默写式智力激励法、卡片式智力激励法等。

（3）参与式培训法

这类方法的主要特征是：每个培训对象积极主动地参与培训活动，从亲身参与中获得知识、技能和正确的行为方式。其主要方法有：

1）会议：参加会议也是一种培训方式。实际上，参加会议能使人们相互交流信息，启发思维，了解到某一领域的最新情况，开阔视野。

2）小组培训：目的是树立参加者的集体观念和协作意识，教会他们自觉地与他人沟通和协作，齐心协力，保证感染预防与控制目标的落实。

3）案例研究：比如新生儿医院感染暴发事件，让大家自觉找出问题的症结来分析问题，提出解决问题的方法。

4）角色扮演：采用这种方法时，按照参加者的实际工作中应有的权责来担当与其实际工作类似的角色，模拟性地处理工作事务。比如医院感染暴发流行的应急预案过程中各人根据岗位职权负责相应工作。

5）模拟训练法：模拟训练法更侧重于对操作技能和反应敏捷的培训，它把参加者置于模拟的现实工作环境中，让参加者反复操作装置，解决实际工作中可能出现的各种问题，为进入实际工作岗位打下基础。

6）参观访问：职工有针对性地参观访问，可以从中得到启发。巩固自己的知识和技能。如不同ICU之间进行参观学习、取长补短，对相关感染预防与控制的措施就会有更进一步的认识。

（4）集体培训

集体培训是改变复杂组织的行为过程。这种方式适用于新的医院感染规范的宣教与落实、新发病原体的预防控制、卫生行政部门下达的必须执行的标准、规范等。

5. 医院感染培训评估体系更加科学、完善

在今后医院感染培训过程中，建立一套完善的教学评估体系是非常关键的，在评估体系建立过程中，应该注意教学目标与医院要求、人才梯度全面发展、人才的质量与医院感染管理要求等目标符合程度。需要包括以下内容：

（1）师资队伍数量与结构状态与发展趋势。

（2）主讲教师：考核主讲教师资格。

（3）教材选用和评估。

（4）教学方法与手段。

（5）教学管理队伍。

（6）教学质量监控体系：确定目标、各主要教学环节质量标准的建立、信息统计与测量、评估、信息反馈、调控等六个方面。

（7）教学效果评估体系：主要评估学员的理论、技能掌握情况，特别强调解决实际问题的能力；综合运用知识分析、解决问题的能力；运用各种工具获取各种信息的能力等。

（黄　勋　杨亚红）

参 考 文 献

［1］Yilmaz G，Caylan R，Aydin K，et al. Effect of education on the rate of and the understanding of risk factors for intravascular catheter-related infections. Infect Control Hosp Epidemiol，2007，28（6）：689-694.

［2］Huang Y，Xie W，Zeng，et al. Limited knowledge and practice of Chinese medical students regarding health care associated infections. J Infect Dev Ctries，2013，7（2）：144-151.

［3］徐敏，易文婷. 美国医院感染管理运行机制及启示. 中华医院感染学杂志，2013，23（7）：1638-1640.

［4］Hartling L，Spooner C，Tjosvold L，et al. Problem-based learning in preclinical medical education：22years of outcome research. Med Teach，2010，32（1）：28-35.

［5］Ruiz JG，Mintzer MJ，Leipzing RM. The impact of E-learning in medical education. Acad Med，2006，81（3）：207-212.

［6］盛传伦，安治国. 医院感染现状及应对策略. 中国实验诊断学，2010，14（12）：2063-2064.

［7］韩黎，胡小华，尹丽霞. 医院感染控制—重要公共卫生问题. 中国感染控制杂志，2009，8（5）：331-335.

［8］刘丽杰. 一个大型医院院内感染监测信息系统的设计［J］. 中华临床医学研究杂志，2007，13（5）：698.

［9］朱士俊，郭燕红，李六亿，等. 医院感染管理工作现状与展望. 特别策划，2006，11：6-9.

［10］Walker JT，Martin TM，et al. Preferences for teaching methods in a baccalaureate nursing program：How second-degree and traditional students differ. Nurs Educ P respect，2007，28（5）：246-250.

［11］Beers GW，Bowden S. The effect of teaching method on long-term knowledge retention. J Nurs Educ，2005，44（11）：511-514.

［12］钟巧，侯庆中，李晖，等. 医院感染专业培训在医院感染管理中的应用研究. 中华医院感染学杂

志，2010，20（6）：831-833

[13] 朱士俊，韩黎．突发公共卫生事件预防体系中医院感染管理的研究．中华医院感染学杂志，2004，4：361-364.

[14] 易霞云，吴安华，李洁．对医院感染管理机构及专职人员配备状况调查分析．中华医院管理杂志，2005，21（9）：626-627.

[15] 刘丽杰．一个大型医院院内感染监测信息系统的设计．中华临床医学研究杂志，2007，13（5）：698.

[16] 李六亿，贾会学，朱其凤，等．综合医院感染管理科设置现状的调查分析．中华医院感染学杂志，2009，19（11）：1386-1387.

第五节　医院感染管理质量控制中心建设

一、中国医院感染管理质量控制中心建设现状

医院感染已经成为全世界所有医疗机构都无法回避的公共卫生问题。随着医学科学的进步和发展，有创、侵入性操作和诊疗手段日益普及，医院感染也不断改变自身特点，不仅增加了治疗和护理难度，延长患者住院时间、加重个人和社会经济负担，甚至导致患者死亡。

本节通过回顾近 20 年来我国各级医院感染管理质控体系发展建设，客观评价管理现状，总结经验，分析存在问题，可以为进一步做好新时期医院感染管理质控工作提供有力的依据和参考。

（一）国际医院感染管理体系现状

美国的医院感染管理是通过疾病控制中心、医院联合鉴定委员会以及各州的卫生管理机关共同实现的。疾病控制中心起技术指导和监测作用，同时提供人员培训、实验室诊断等各种服务。医院联合鉴定委员会以及各州的卫生管理机关，制定识别、衡量和分析院内感染的原则，并重点采用管理计划来监测院内感染。医院联合鉴定委员会要求各种规模和隶属关系的医院和保健机构建立感染管理委员会，并明确提出关于委员会的组成、主席的人选及选择感染管理委员会成员的原则，对委员会有明确的会议和议程的要求，并委托该委员会评议感染管理医师收集的全部资料以及规定、制定的工作实施步骤和有关医院受到感染威胁的文字材料，由此实现全国范围内的监测和管理。

随着信息化程度的不断推进，2005 年，美国 CDC 将医院感染监测系统（NNIS）与透析监测网（DSN）、国家医务人员监测网（NASH）3 个监测系统进行整合，形成了国家医疗安全网（NHSN）。2007 年，参加医院感染监测的医疗机构由 1999 年 285 家医院增加至923 家医院，管理者依据数据采取有效针对性控制措施，并持续更新监测方法：在全面监测基础上针对重点人群展开目标性监测（成人及小儿 ICU，新生儿室和外科病房），定期公布感染数据及相关危险因素，发布一系列临床防控指导措施，使医院感染率一直维持在5% 的水平。

德国医院感染监测体系（KISS）1996 年成立，起始时间虽晚，但起点高，管理早期即实现电子信息化，利于标准数据采集，在美国 NNIS 基础上，增加监测研究对象，并于2001 年制定保护医院感染监测的法律。20 世纪 90 年代，法国、英国、加拿大、澳大利亚等发达国家先后在美国之后建立各自医院感染监测系统，在医院感染的预防与控制工作中发挥了积极作用。

（二）我国医院感染管理质量控制中心建设和工作开展情况

1. 我国医院感染管理质量控制中心的建设情况

1994年原卫生部下发了《医院感染管理规范（试行）》，同年，浙江省医院感染管理质控中心成立，该中心挂靠于浙江大学第二附属医院，是我国首家医院感染管理质控中心（以下简称院感质控中心）。随后各省级院感质控中心相继成立，迄今为止，我国31个省、直辖市、自治区和新疆生产建设兵团均建立了院感质控中心，部分工作经费由当地卫生计生委下拨，配备有经验丰富的工作人员负责日常技术管理工作。

院感质控中心主要负责本地区院感管理质量控制技术指导工作，对该地区指定医疗机构医院感染监控的数据进行收集、汇总、分析和反馈，组织制定当地医疗机构医院感染管理评价标准和专项检查标准，定期开展交流活动、培训以及研讨。和当地政府卫生行政部门保持紧密的联系，通过专项检查等各种手段，在促进医院感染管理三级网络监控体系建设、人力资源建设、保障医院感染管理工作组织构架等方面发挥了积极的作用。

2. 我国医院感染质量控制中心的工作成效

我国医院感染质控中心建设，起步于90年代前期，晚于欧美发达国家，但近20年来发展迅速，尤其在2003年SARS疫情后，各级院感管理机构在实践的基础上，根据危险因素的变化，不断总结经验、调整策略，完善自身管理体系建设，对我国基层院感管理组织工作起到了积极引领及推进作用。

首先，促进了当地院感监测工作的进展和质量的提高。院感质控中心要求医疗机构对院感数据进行上报，覆盖医院范围广，促进了我国医院感染监测数据的完整性，并且利用信息化的方式提高监测工作效率。如山东省院感质控中心利用信息系统实现了监测的全部覆盖。2005年，北京市医院感染管理系统试运行，2007年10月，北京市医院感染监控网正式上线，至2008年北京市参与医院感染监测的病例已可覆盖全北京市医院出院人数的80%以上。院感质控中心集中掌握医院感染监测基础数据，对数据进行质量控制，对标准及报告流程进行审核，根据监测结果了解医院感染发生发展规律，以及医院感染各种危险因素，及时采取干预措施，使医疗质量及安全得以有效提升。近年来，医院感染暴发、应对突发公共卫生事件的预警能力、医务人员职业暴露风险防范意识均有明显加强。

其次，院感质控中心促进了目前医院感染管理组织规模化发展。通过各种行业标准的制定、各项专项检查，推进了各地医院感染管理的组织建设。如长沙市院感质控中心抽查医院感染管理组织的设置率由2006年的34.28%升至2011年的71.10%[1]，2009年全国36家医院医院感染管理工作调查显示，各医院均设立院感管理委员会，88.9%的医院设立医院感染管理科，80.6%的医院内医院感染管理科为一级科室，直接上级主要为主管医疗的副院长[2]。

另外，院感质控中心促进了院感学科发展和专业人员知识层次的完善。美国医院感染评价研究（SENIC）表明，成功的感染控制计划需要由经过培训的专业医师领导，每250张床位配备一名专职护士。20世纪90年代初期，院感管理专职人员多以大、中专学历，护理人员改行为主，数量不足，结构欠合理，随着各地院感质控中心和重症医学控制中心、护理质控中心的交流，院感人力资源建设逐渐开阔完善，博士、硕士等专职管理人才的引进有了不断的增加，人才梯队构成逐渐规范化，医院感染管理专业梯队基本形成，三级医院院感专职人员在年龄、学历、职称、工作年限方面分布日趋合理。

（三）我国医院感染管理质量控制中心的发展趋势

30 年间，院感质控中心在引领区域内发展、促进交流中起到了重要的作用，但是，在保证医院感染监测质量、建设规范医院感染管理人员队伍、推进技术学科发展等方面仍有许多亟待解决的问题。

和发达国家相比，目前各省级院感质控中心监测水平发展不均衡，医院感染监测尚未能完全实现同质化的管理，数据采集耗时费力，获取资料统计途径不一，缺乏对感染高危患者危险因素分级，由于没有普遍采取标准化感染率，各家医院感染数据缺乏可比性；在感控指标的设立，如医院感染发病率、器械相关感染率的计算、抗生素使用量化等方面数据质量参差不齐，与国外相比有一定的差别。另一方面，专职人员流行病学、统计学知识欠缺，也进一步影响了监测资料收集的完整与准确性[3]。

医院感染管理工作具有鲜明的业务特点，已经成为独立的交叉学科，但是目前我国医学高校尚未开展医院感染控制专业课程，缺乏对感控专职人员的业务及专业素质培养，造成专职院感管理人员数量不足、质量不高等情况。大部分医院感染管理科只配备了医生或护士，缺乏有微生物学和流行病学专业知识的专职卫生技术人员参与感控管理工作[4]，使得医院感染业务职能发挥受到制约。鉴于此，院感质控中心在完善人员准入、提高从业人员质量等方面和目前实际情况要求有一定的差距。另外，医院感染管理中耐药菌管理工作、手卫生工作，已经有非常完善的工作制度和模式，但是各区域在推动落实方面成效不佳。院感质控中心工作多停留在培训和督导检查等阶段，在针对区域内重大医院感染管理问题上，在创新性的举措和行为上，有待各质控中心组织统筹专业人士进一步推动和实现。

二、调研总结报告

以省级院感质控中心作为调查对象，发放半结构化调查问卷，对中心的成立时间、管理体制、组织体系（本地区质控中心设置层级与数量）、人员配置和经费来源等基础状况进行调研。并抽样选取不同地区、级别和类型的接受医院感染质控的医疗机构作为调研对象，开展问卷调查，对中心工作职责、工作机制（包括各阶段工作重点、主要质控形式、工作开展情况等）、工作成效、主要问题，以及受控医疗机构对质控工作的基本评价等展开"背对背"的针对性调查。

本次医院感染质量控制中心调研共涵盖了全国 31 个省、自治区、直辖市和新疆生产建设兵团，全部问卷回收后，进行数据分析，其中海南省、吉林省、青海省的数据部分缺失，剔除不完整资料，汇总如下：

（一）我国医院感染管理质量控制中心建设现状

1. 省级医院感染管理质量控制中心的设置情况

1994 年，浙江省医院感染管理质控中心成立，挂靠在浙江大学第二附属医院，是我国最早建立的省级院感质控中心。1996 年，天津市医院感染管理质量控制中心正式成立。挂靠于天津医科大学总医院，负责对天津辖区内医疗机构的医院感染控制工作进行技术指导、咨询和督导检查。1999 年，上海市院内感染管理质控中心成立，此后，各省市通过竞争上岗、上级部门指派等形式，陆续成立省级院感质控中心，到 2016 年，除西藏以外，全国各省、自治区、直辖市和新疆生产建设兵团均成立了院感质控中心（表 1-5-1）。

表 1-5-1　各省级院感质控中心挂靠单位列表

省级地区	院感质控中心挂靠单位	省级地区	院感质控中心挂靠单位
北京	北京大学人民医院	湖北	华中科技大学同济医学院附属同济医院
天津	天津医科大学总医院	湖南	中南大学湘雅医院
河北	河北医科大学第四医院	广东	广东省人民医院
山西	山西大医院	广西	广西壮族自治区人民医院
内蒙古	内蒙古自治区人民医院	海南	海南省人民医院
辽宁	中国医科大学附属第一医院	重庆	重庆市大坪医院（第三军医大学第三附属医院）
吉林	吉林大学第二医院	四川	四川省人民医院
黑龙江	黑龙江疾病预防控制中心	贵州	贵阳医学院附属医院
上海	复旦大学附属中山医院	云南	云南省第一人民医院
江苏	南京市鼓楼医院	西藏	——
浙江	浙江大学医学院附属第二医院	陕西	西安交通大学第一附属医院
安徽	安徽医科大学第一附属医院	甘肃	甘肃省人民医院
福建	福建医科大学附属协和医院	青海	青海省人民医院
江西	江西省儿童医院	宁夏	银川市第一人民医院（宁夏医学院第二附属医院）
山东	山东省立医院	新疆	新疆医科大学第一附属医院
河南	郑州大学第一附属医院	新疆兵团	石河子大学医学院第一附属医院

2. 省级医院感染管理质量控制中心的组织体系建设

各省级院感质控中心，在竞争上岗和上级指派过程中，均充分考虑了挂靠单位的综合实力和防控能力，目前省级院感质控中心中，黑龙江省的院感质控中心挂靠在黑龙江疾病预防控制中心、江西省的院感质控中心挂靠在江西省儿童医院，其他省份质控中心均挂靠在当地三级甲等综合医院。

20 年间，各省级院感质控中心为了更好地发挥职能，各自根据自身情况，分别设立地市级质控中心等分支机构，进一步细化管理职能和职责。目前，除海南省医院感染管理质量控制中心以外，各省市质控中心均有地市级分中心，其中四川省医院感染管理质量控制中心、河北省医院感染管理质量控制中心、江西省医院感染管理质量控制中心分别建立了地市级质控、片区质控等三级质控中心，对辖区内医疗机构进行层级指导。

3. 省级医院感染管理质量控制中心人员配制情况

各省市质控中心主任的行政职务分布，6 人为医疗机构院长或副院长，其他为医院中层主任。从专业划分，医疗 21 人，护理 2 人，医技或者公共卫生 7 人。从职称划分，均为高级职称。

质控中心工作人员中，涉及专业包括有临床、护理、检验、药学、管理等，专职人员最多的是湖北省医院感染管理质量控制中心，达 17 人。

4. 省级医院感染管理质量控制中心的资金来源

各省市院感质控中心中，18 个省市有来自卫生行政部门的资金支持，13 个省市（含陕西）没有专项行政拨款（图 1-5-1）。7 家质控中心有来自医疗机构的配套资金支持。历年间，上海市医院感染管理质控中心资金最多，为 57.5 万元。

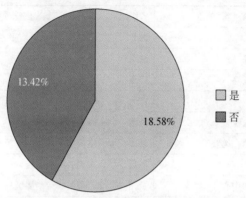

图 1-5-1　31 家省级质控中心上级拨款情况

（二）医院感染管理质量控制中心工作开展情况

1. 医院感染管理相关培训

各院感质控中心均开展了医院感染知识培训工作（图 1-5-2），培训对象覆盖地市级质控机构及医疗机构内院感管理专职人员、医疗机构高级管理人员（领导班子成员）、临床医护人员、临床检验（微生物检验）人员、药学人员等。以综合培训、分专业培训、专项技术培训等各种形式进行。培训内容涉及医院感染管理相关法律、法规和规章制度，医院感染管理与质控理论、方法与工具，医院感染管理与质控专业技术操作与实践，医院感染管理与质控结果及案例分析等，以提高受训人员的基础理论、基础知识和基本技能。

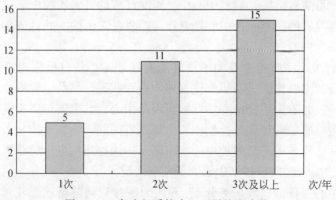

图 1-5-2　各省级质控中心开展培训次数

2. 医院感染监测

各院感质控中心均开展了医院感染监测工作，27家（87%）开展全面综合性监测（图1-5-3），除3家以外全部开展了目标性监测，目标监测涉及ICU医院感染监测、器械相关感染监测、手术部位医院感染监测、手卫生依从性监测、多重耐药菌感染监测、围术期抗菌药物预防使用监测、血培养送检率监测等方面。其中四川省医院感染质量控制中心还开展了呼吸机相关性事件的目标性监测。

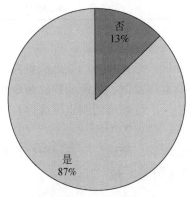

否
13%

是
87%

图1-5-3　各省级院感质控中心开展全面综合性监测情况

3. 医院感染信息化监测平台的建设

全国31家省级院感质控中心中，16家进行了院感质控中心的信息监测平台建设，15家省级院感质控中心没有医院感染信息化监测平台（表1-5-2）。信息平台建设基本在近5年开始，所采用的信息支持技术相对比较分散，基本以季度上报为主。在运行中分别存在监测系统不方便统计计算、监测系统无逻辑检错能力，易导致数据录入错误等情况。

31家省级院感质控中心均开展了医院感染暴发流行的上报工作，其中3家质控中心从未上报过医院感染的暴发流行事件。

表1-5-2　各省级院感质控中心信息监测平台建设情况

省级地区	是否建立省级院感信息监测平台	省级地区	是否建立省级院感信息监测平台
北京	是	湖北	是
天津	是	湖南	是
河北	否	广东	否
山西	是	广西	是
内蒙古	是	海南	否
辽宁	否	重庆	否
吉林	是	四川	是
黑龙江	否	贵州	否
上海	是	云南	否
江苏	是	西藏	—
浙江	是	陕西	否

续表

省级地区	是否建立省级院感信息监测平台	省级地区	是否建立省级院感信息监测平台
安徽	是	甘肃	否
福建	是	青海	否
江西	是	宁夏	否
山东	是	新疆	否
河南	否	新疆兵团	否

4. 质量控制工作

各家省级院感质控中心均开展了形式多样的院感质量控制检查工作，包括医院感染标准化建设、发布本区域医院感染监测数据、抗菌药物临床应用专项整治、医院废弃物药品包装处置等内容，同时协助卫生计生行政部门制定辖区内相关文件（如地方法规、指南），协助卫生计生行政部门开展督导、检查等工作。

质控对象涉及全省县市综合医院、全省所有基层医疗机构、所有社会办医疗机构、质控工作频率一年内 2～4 次不等（图 1-5-4）。

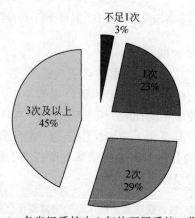

图 1-5-4　各省级质控中心年均开展质控工作情况

（三）我国医院感染质量控制的成功经验和成功实践

1. 逐步建立医院感染监测质控指标体系

30 年间，院感质控中心组织体系逐步完善，各省市逐渐建立符合自身特点的医院感染监测质控指标体系。部分省份制定了医院感染相关的地方标准。

2. 建立了医院感染管理队伍

系统地开展了院感岗位培训、专职人员岗位考核，提高院感专职人员的专业素养，医院感染管理人员队伍逐渐稳定。

3. 提高了医院感染控制意识

经过长期的培训，每年定期或不定期督导检查，逐步使各级医疗机构院感防控意识加强。

4. 显著提高医院感染监测水平及范围

以"医院感染监控管理系统"为平台，收集大量日常监测、现患率调查、目标性监测数据，开展医院感染现患率调查，了解医院感染情况。

5. 医院感染暴发事件处置能力提高

建立了医院感染暴发上报工作平台，发生医院感染暴发后主动上报，积极处置的能力显著提高。

6. 医院感染重点部门管理

重点部门管理逐步规范，医院感染重点部门建筑布局趋于合理。

（四）院感质控中心存在的不足和问题

1. 经费不足

在28个、地区的数据中，被提及最多的问题是经费不足（20个）。部分地区院感质控中心挂靠在医院，中心工作的投入全靠医院自行承担。且有些项目没有事先在年度计划里体现，导致不能全面开展各项活动。

2. 人员缺乏

15个质控中心提及专职人员缺乏。一方面感控任务繁重，专职人员不足且晋升困难，造成人员流动性较大，另一方面很大比例的工作人员属于兼职，另有本职工作，不能将全部精力投入质控中心的工作。

3. 各级领导不够重视或制度执行未落到实处

12个质控中心认为各级领导不够重视或制度执行未落到实处。部分地区的卫生行政管理部门没有重视感控问题，没有引导基层医疗机构开展感控工作。医院领导、临床感控意识不足，对疑似医院感染暴发的调查处置应急能力不足。

4. 信息化水平不能满足监测、统计的需求

10个质控中心提及信息化水平不能满足监测、统计的需求。各医院硬件投入不足，尤其在信息化方面参差不齐，严重影响医院感染信息调查的准确性和监控工作效率。

5. 专职人员知识结构不合理

专职人员知识结构不合理（8个）。部分专职人员学历层次不高，且不具备基本的临床技能，人才队伍水平参差不齐。

6. 多部门协作机制欠缺

多部门协作不足，单兵作战（6个）。存在地方卫生行政部门和委员会的规范冲突、医院感染部门联系临床医护人员不够紧密等问题，各个部门之间不能达成统一，导致逐级开展工作联动性不足。

7. 质控工作无统一标准

质控工作无统一标准（5个），部分质控指标缺乏科学性（比如漏报率、Ⅰ类切口手术部位感染率），一些基层单位没有培训基地、培训教材，也少有外出学习的机会，以至于质控工作无统一标准，结果缺乏客观性。

除此之外，不同地区或同一地区不同医疗机构发展不平衡、空间及硬件设施不足等也在一定程度上局限了质控中心工作的开展。

（五）质量控制中心质控风险

1. 医院感染暴发

医院感染暴发，继而引发一系列公共卫生案件、医疗纠纷，不利于树立医院形象，增加社会知名度，提高总体效益。

2. 复用医疗器械的管理

器械清洗消毒储存、一次性物品的管理不当可导致医院感染暴发事件。

3. 职业暴露隐患

医务人员防控意识淡漠、手卫生等管理不足，职业暴露后处置及防范有待加强，缺乏法律保障。

4. 人才队伍能力建设

领导的不重视或感控流于形式，难以留住医院感染专科优秀人才。

5. 协作机制建立

多部门发挥医院感染管理协作机制、长效机制较欠缺，制度、措施及质控标准多元化，操作可行性不强、不协调。

6. 医院感染重点部门管理

对ICU、新生儿科、血透室、手术室等重点部门需着重管理。

（六）建议与展望

1. 医院感染管理是医疗质量的一部分

未来希望社会大众、医疗机构领导者、医务人员能够真正认识到医院感染的重要性，医院感染管理者也能够通过自己的知识和感控手段帮助医院提高医疗质量。

2. 卫生计生行政部门支持

包括院感质控中心职能的划分、工作模式的建立、经费的支持，保证院感质控工作质量。

3. 修订《医院感染诊断标准》

随着时间的发展、疾病谱的变化，2001年版的《医院感染诊断标准》需要结合临床和院感工作实际情况进一步修订，真正方便临床使用。

4. 提高医院感染信息化管理水平

在全国范围内建立统一的医院感染信息监测标准，保证院感监测数据的一致性、真实性和及时性。

5. 加强院感人才队伍建设

包括解决人才职称晋升问题、对不同层级人员开展有针对性的培训。

（付　强　孟黎辉　侯铁英　高晓东　赵　烁）

参考文献

［1］潘慧琼，颜仕鹏. 医院感染管理质控中心对医院感染控制工作的促进作用分析. 卫生管理与论坛，

2012，12（19）：1917-1918.

［2］李六亿，贾会学，朱其凤等．综合医院感染管理科设置现状的调查分析．中华医院感染学杂志，2009，19（11）：1386-1387.

［3］丁艳，张皖瑜，尹湘毅等．中、美、德三国国家医院感染监测体系的比较分析．医学与哲学，2007，28（8）：50-51.

［4］张培珺．国外医院感染管理的组织领导现状．国外医学．医院管理分册，1986；3：8-13.

第二章

学科发展与学术研究

第一节 医院感染管理学术组织的发展与进步

自 1989 年 10 月中华预防医学会流行病学分会医院感染控制学组成立开始，我国医院感染管理学术组织经过近 30 年的不断发展，全国性学术组织（二级分支机构）已发展至 6 个：中国医院协会医院感染管理专业委员会、中华预防医学会医院感染控制分会、中华护理学会医院感染管理专业委员会、中国老年医学学会感染管理质量控制分会、中国卫生监督协会消毒与感染控制分会和中华预防医学会消毒分会。

中华预防医学会消毒分会成立于 1988 年，早于 1989 年成立的中华预防医学会流行病学分会医院感染控制学组，但消毒分会早期的工作主要集中在疾病预防与控制工作中消毒领域的研究与应用，涉及医院感染预防与控制的工作较少。因此，我国医院感染学术组织以中华预防医学会流行病学分会医院感染控制学组成立为正式起步。

一、创业伊始，砥砺前行，铸就中国感控的历史基石

1. 我国最早的医院感染管理组织——医院感染监控协调小组

1986 年 4 月，原卫生部与北京医科大学在北京联合召开全国重点医院"医院感染管理研讨会"，并酝酿成立"医院感染监控协调小组"，从而开启了我国医院感染管理的新纪元，因此，1986 年成为了我国系统开展医院感染管理工作的纪元年。

1987 年 2 月原卫生部医政司下发了《医院感染监测、控制研究计划》，并同时成立了医院感染监控协调小组，即"四人小组"（原卫生部医政司护理处严渭然处长任组长、原中国预防医学科学院王枢群教授、原北京医科大学的刘振声教授、中丹中心的王克乾教授），负责全国医院感染控制工作的管理、协调、研究、监测与培训工作。该小组是我国第一个医院感染管理组织，推动着中国医院感染控制开始走上了有序组织、科学管理的道路。

2. 我国第一个医院感染管理学术组织——中华预防医学会流行病学分会医院感染控制学组

1989 年 10 月 23 日，在王枢群、张邦燮和徐秀华等教授的倡议下，中华预防医学会流行病学分会成立了医院感染控制学组，1992 年 5 月 19 日升格为中华预防医学会医院感染控制分会。中华预防医学会流行病学分会医院感染控制学组是我国第一个医院感染管理方面的学术组织，学组的成立极大地促进了我国医院感染预防与控制的学术交流工作，使我国医院感染管理的学术交流有了组织者，构建了学术交流的平台，该组织举办了每年一次的学术交流会，并且建立了与国际学术组织交流的渠道，促进了我国医院感染防控的国际交流，引进了医院感染防控的新理念和新技术，加快了我国医院感染管理事业的向前推进。

3. 全国医院感染管理者之家——中国医院协会医院感染管理专业委员会

1993 年 3 月 5 日，在原卫生部医政司的指导和协调下，在陈增辉、周惠平、巩玉秀等

15 名教授的倡议下，中华医学会医院管理学会成立了医院感染管理专业委员会筹备组，1994 年 5 月 18 日～21 日，原卫生部医政司在大连与该学组联合召开"全国医院感染管理工作研讨会暨中华医院感染管理专业委员会成立大会"，中华医学会医院管理学会第一届医院感染管理专业委员会宣布成立，并由原卫生部医政司书面发文至各省（市）卫生厅（局）。1995 年 1 月，中华医学会医院管理学会正式成为国家一级学会，更名为中华医院管理学会，中华医学会医院管理学会医院感染管理专业委员会升格为中华医院管理学会的二级学会，通过各地卫生行政部门推荐的委员，分布于全国 30 个省、市、自治区。2005 年 6 月，因国家卫生行业管理和医药卫生管理制度的改革需要，中华医院管理学会更名为中国医院协会，中华医院管理学会医院感染管理专业委员会正式更名为中国医院协会医院感染管理专业委员会，同时作为中国医院协会下属的分支机构，具有医院感染管理行业管理的职责。每年召开一次全国医院感染管理学术年会，每年举办 1～2 次培训班，贯彻我国医院感染管理的政策、规范，促进学术交流。该专业委员会是卫生行政部门在医院感染管理方面的参谋和助手，也是全国医院感染管理者之家。

4. 医院感染防控的坚定执行者——中华护理学会医院感染管理专业委员会

中华护理学会医院感染管理专业委员会也是我国早期成立的医院感染管理的学术组织之一，先后经历了以耿丽华、李秀华、蔡虻等为主任委员的历届委员会，每年组织全国性医院感染护理学术研讨会，引导广大护理人员全面掌握感染防控知识，学习标准操作规程。在我国医院感染预防与控制方面，尤其是在消毒、隔离、无菌操作技术、手卫生和环境清洁等感染控制措施的落实方面，发挥了主力军作用，有力保障了医院感染防控工作的落实。

5. 关注老年感染，唱响灿烂的"夕阳红"——中国老年医学学会感染管理质量控制分会

随着我国已进入老龄化社会，关注老年感染，保障患者安全，已成为社会高度重视的问题。老年人由于器官生理功能的退化、基础疾病多，以及接受各种侵入性的医疗操作较多等原因，不仅使得老年人有更多机会获得感染，而且更难以控制。2015 年 5 月 7 日，根据中国老年医学学会范利会长的提议，解放军总医院刘运喜教授等 36 名全国医院感染管理方面的专家作为发起人，向中国老年医学学会申请成立中国老年医学学会感染管理质量控制分会。2015 年 10 月 30 日在北京召开中国老年医学学会感染管理质量控制分会成立大会暨第一届全国老年感染管理质量控制学术年会，第一届中国老年医学学会感染管理质量控制分会共有委员 211 名。同时成立中国老年医学学会感染管理质量控制分会青年委员会，委员 103 名。分会的成立为提高老年感染管理质量控制水平，搭建老年感染管理质量控制学术交流的平台，促进老年医学事业发展和老年感染管理事业的进步发挥重大作用。

6. 医院感染防控的有力支撑——中华预防医学会消毒分会

中华预防医学会消毒分会成立于 1988 年，是中华预防医学会领导下的专业学会，第一至三届挂靠在军事医学科学院疾病预防控制中心，第四、五届挂靠在中国疾病预防控制中心环境与健康相关产品安全所。

消毒分会致力于为广大消毒分会会员和消毒工作者服务，通过定期和不定期召开学术交流会议、举办消毒知识培训班、编辑出版有关学术期刊和书籍，推介国内外消毒学新思维、新概念、新标准、新技术、新方法和新药械；协助政府部门制定消毒标准和技术规

范，在发生传染病疫情时做好卫生行政机构的参谋并积极投身于扑灭传染病疫情的工作中；开展消毒与卫生健康知识的宣传普及工作；为消毒产品生产企业提供咨询服务等工作，积极推进消毒学科的发展。消毒与灭菌是切断医院感染传播途径、有效预防和控制医院感染的重要举措，是医院感染预防与控制的坚实基础和有力支撑。

7. 医院感染防控的坚强保障——中国卫生监督协会消毒与感染控制专业委员会

2015 年，在中国疾病预防控制中心环境与健康相关产品安全所张流波教授的倡议下，中国卫生监督协会消毒与感染控制专业委员会正式成立。它是中国卫生监督协会领导下的分支机构，挂靠单位为中国疾病预防控制中心环境与健康相关产品安全所。

消毒与感染控制专业委员会由卫生监督机构、疾控机构、医疗机构、科研院所以及生产企业中从事消毒与传染病和感染性疾病防控卫生监督、管理、研究、生产、使用等单位和人员自愿组成。在中国卫生监督协会领导下，在政府、社会、行业和会员之间发挥桥梁和纽带作用，履行服务政府、服务社会、服务行业和服务会员的职能，促进消毒与传染病和感染性疾病防控卫生事业改革与发展，完善消毒与传染病和感染性疾病防控卫生监督体制，组织开展消毒与传染病和感染性疾病防控卫生监督和行业自律活动，推动消毒与感染控制卫生行业自身建设与管理，提高消毒与感染控制卫生监督工作能力和水平，维护行业会员的合法权益，为保护公众健康、促进经济发展和构建和谐社会服务。

二、创新发展，追求卓越，撑起中国感控的蔚蓝天空

1. 勇于担当，做好卫生行政主管部门的参谋和助手

纵观我国医院感染管理事业以及学术组织的发展，无一不是在政府的强力推动下进行的。"四人小组"的成立，中华预防医学会医院感染控制分会和中国医院协会医院感染管理专业委员会的建立，重大的医院感染暴发事件现场调查和责任追究、等级医院评审中医院感染管理的纳入，全国医院感染预防控制标准委员会的成立，全国医院感染管理质量控制中心的成立，《医院感染管理办法》等各种法律、法规、制度、规范和指南的制定，各种医院感染防控措施落实情况的督导检查和飞行检查等，政府的推动与管理对这些医院感染管理的重大事件和举措有着至关重要作用，这也是我国医院感染管理事业的突出特点之一。因此，发挥医院感染管理学术组织的学术优势，当好政府卫生行政主管部门的参谋和助手，发挥专家团队优势和专业优势，协助卫生行政部门做好工作，成为了我国医院感染管理学术组织的重要任务。

在我国开展医院感染管理工作的早期，中华医学会医院管理学会医院感染管理专业委员会筹备委员会协助原卫生部于 1994 年底颁布《医院感染管理规范（试行）》。该规范使我国医院感染管理工作有章可循，有法可依，为迈向规范化和科学化铺垫了良好的开端。1999 年协助原卫生部对全国医院感染管理工作的开展情况和《医院感染管理规范（试行）》的执行情况进行抽样调查，其中有六分之五的调查成员为专业委员会的专家，促进了医院感染工作的组织建设、感染监测、管理措施等方面的有效落实。1995—1998 年，中华医学会医院管理学会医院感染管理专业委员会（中国医院协会医院感染管理专业委员会前身），承担了我国第一部适合国情的医院感染诊断标准的编写工作。经两次全国性学术

会议讨论和 15 次学会委员会讨论与易稿，最后形成原卫生部发布的《医院感染诊断标准（试行）》，对防范医院感染暴发及医疗事故、提高医院管理质量都有着十分重要的意义。

近年来，国家卫生和计划生育委员会（原卫生部）医院感染控制标准委员会成立后，配合开展了医院感染相关标准的制订包括：医院感染监测规范、医院隔离技术规范、医务人员手卫生规范、医院消毒供应中心管理规范、医院消毒供应中心清洗消毒及灭菌技术操作规范、医院消毒供应中心清洗消毒及灭菌效果监测标准、医院空气净化管理规范、医疗机构消毒技术规范、医院感染诊断标准、医院消毒卫生标准、手术切口医院感染控制规范、医院手术部的医院感染管理规范、呼吸机相关肺炎的控制规范、ICU 医院感染控制规范、导管血流相关感染防控指南、新生儿室感染控制标准、尿道导管相关感染防控标准、口腔科感染控制标准、软式内镜感染防控标准、骨髓移植病区感染控制标准和血液透析医院感染标准等标准。

积极参加卫生行政部门组织的各项督导检查工作。学术组织中的医院感染管理专家参加了历年卫计委医政医管局（原卫生部医政司）组织的各项督导检查工作，如抗菌药物的专项检查、质量万里行、三好一满意，医院感染管理专项检查和医院等级评审等，展示了医院感染管理专家的专业素养和业务水平，促进了我国医院感染管理事业的发展。

承担医院感染暴发事件的现场处理。不论是 1993 年沈阳柯萨奇病毒感染事件、1998 年深圳妇幼医院手术切口感染事件，2005 年安徽宿州眼球铜绿假单胞菌感染事件、2008 年西安交通学第一附属医院新生儿感染事件等，均组织医院感染管理专家赶赴现场实地调查，配合卫生行政部门进行流行病学调查，指导现场控制，查找感染隐患，规范防控管理。SRSA、Ebola、Mers、禽流感等重大传染病疫情发生时，患者的隔离救治，医护人员的职业防护，关键时刻都有医院感染专家们的身影，为了人民的生命安全，他们总是挺身而出，英勇拼搏，奋战在防病除疫的第一线。尤其是每当国家遭遇到不幸的天灾人祸时，如汶川地震、舟曲泥石流、新疆暴恐事件、杭州公交车燃烧事件等，医院感染防控专家仍会出现在伤病员抢救的现场，默默地守候在他们身边，协助医护人员进行医疗救治，加强隔离防护，切断感染传播途径，减少患者感染风险，确保医务人员职业安全。

2. 加强交流沟通，举办各种学术交流会议

（1）全国及各地学术组织积极开展各种医院感染管理学术交流活动

近年来，随着我国经济发展和人民生活水平的提高，社会对医院感染管理工作也日益重视，医院感染管理专职人员队伍的不断壮大，我国医院感染领域的学术交流非常活跃，目前，全国性的学术大会每年达 6 次，各地学术组织每年也进行 1~2 次的学术交流大会。全国性的学术会议规模已从当初的 100~200 人参会，发展到 2000~3500 人的大型会议，规模空前，如中国医院协会医院感染专业委员会举办的全国医院感染管理学术年会，已举办 23 届，吸引了全国各地的医院管理者、医院感染管理专业人员、医院感染重点部门的医务人员、卫生防疫人员和卫生监督人员，目前规模达 1500 人以上。规模最大的是中华预防医学会医院感染控制分会学术年会，举办了 25 届，2016 年的苏州年会参会人员达 3500 人以上。彰显了我国医院感染管理事业的蓬勃发展和无限生机。

学术交流年会是学术组织最主要的活动方式。每年均以不同主题的讨论和交流，推动学术和专业发展。如中国医院协会全国医院感染管理学术年会，近年来均以"依法管理，

科学防控"为大主题，在此主题下，每年又设副主题。2015 年第 22 届全国医院感染管理学术年会的主题是"依法管理，科学防控——适应新常态，重点在基层"。2016 年中华预防医学会医院感染控制分会苏州年会的主题是"培养微生物思维，倡导精准化感控"。但2000 年以前的学术年会一般没有设立明确的主题。从这点也可以看出，医院感染知识传播与交流理念的进步与发展。

学术年会的交流形式也出现了巨大的变化，从会议的形式上，分会前会、大会、卫星会、午餐会、学术沙龙等；从会场的设置上，有主会场、分会场。从会议内容上，有主旨报告、专题报告、青年论坛、专家面对面、专题研讨、论文交流会、壁报、新技术新产品展示会等。专家与代表围绕近年我国医院感染预防与控制的难点和热点认真交流与切磋，共享在医院感染防控领域的经验与技术，内容丰富、针对性强，使与会人员开阔了视野和思路，受益匪浅。

另外，每年的各个学术组织年会均有对优秀论文的评选和奖励，颁发优秀论文证书，以鼓励专业人员多写论文，写好论文，积极参与学术交流。

（2）其他的学术交流会议

除学术年会以外，学术组织会根据形势需要召开不同专题的研讨会和高峰论坛。如原卫生部医政司、中国医院协会医院感染管理专业委员会和中华预防医学会感染控制分会等单位联合举办"患者安全与医院感染控制工作研讨会"。中国医院协会医院感染管理专业委员会和全军医院感染专业委员会共同主办了五届"中国医院感染管理——院长高峰论坛"，倡导医院管理者重视、支持和参与医院感染管理工作。

（3）加强国际医院感染管理的交流

我国最早的医院感染管理国际学术交流，应该从 1986 年中丹培训中心开始，中丹培训开启了我国医院感染预防和控制规范化培训的新里程。最早在国内举办的国际医院感染学术会议，是 1994 年 10 月中华预防医学会医院感染控制分会主办的首届亚太地区国际医院感染控制会议。有包括美国、英国、丹麦等 16 个国家和地区的专家参会，为亚太地区各国医院感染国际建立了联系的桥梁，搭建了合作的平台。中国医院协会医院感染管理专业委员会与日本和韩国相关学术组织共同举办了十届的"东亚国际医院感染控制与预防会议"，中华预防医学会医院感染控制分会举办了 12 届的上海国际医院感染控制论坛（SIFIC），以及北京国际医院感染预防与控制论坛等。同时，随着我国经济发展和国家科研实力的增加，许多专家走出国门参加国际学术会议，与国际同行共同主持相关研讨，介绍我国医院感染发展的特点和取得的成绩，加强了中外医院感染防控专家的交流和了解，引进和借鉴了国外先进感控理念和知识，推动了我国医院感染管理的进步。时至今日，中国的医院感染管理不仅在国内取得了很好的成绩，而且在国际上，也有了中国感染防控的话语权，听到了中国感染防控的声音，树立了中国感染防控的形象。

3. 开展医院感染防控知识培训

我国早期的医院感染知识传播和培训，均由各级学术组织承担。自从各地成立了医院感染管理质量控制中心，医院感染基础知识的培训任务向各级质量控制中心转移，但特色鲜明的专项防控知识培训，仍然由学术组织主导。

中国医院协会医院感染管理专业委员会在 90 年代初期，积极开展高层次、高质量的全国性医院感染专业培训。如专职人员的医院感染管理高级研修班、消毒专题班、供应室管理班。注重对领导层的开发，及时举办全国性的医院感染知识院长班。为了配合原国家卫生部颁布施行的与医院感染管理相关法律法规、规范指南的执行，受原卫生部医政司的委托，进行了10年的全国医院感染管理及新法规高级培训班。2012年开始进行了医院感染科主任培训班。中华预防医学会医院感染控制分会举办多期医院感染流行病学培训班、微生物检验与医院感染管理培训班和临床医师感染防控培训班。中华预防医学会消毒分会多年来一直在进行消毒知识培训和医院消毒与感染培训班。这些培训活动为我国医院感染管理专业培训了一大批合格的医院感染专职人员和骨干，他们当中的不少人已经成为当地该项工作的领军专家。

目前，我国基层医疗机构的医疗资源相对比较匮乏，医院感染防控力量薄弱，许多在大医院能够执行和落实的医院感染防控措施，在基层小医院由于各种原因不能完全做到，甚至一些基本的院内感染防控措施也不能落实到位，由此而引起医院感染的发生，甚至因为感染蔓延导致医院感染暴发。已引起国家和各地卫生行政部门的高度重视，出台了相关的文件、规范和要求。学术组织的专家积极配合国家提高基层医疗机构医院感染防控知识和能力，中国医院协会医院感染管理专业委员会在2015年组织12名专家制作了15个专题讲座，通过中国医院协会教育网引导基层医院感染专兼职人员和相关医务人员进行免费网上学习，引起了基层人员的高度关注，目前已有约5万感控同仁通过了网上考核，起到了传播医院感染基础知识和技能的作用，对提高基层医疗机构的感染防控具有一定的促进作用。

4. 引进他山之石、吸收和推广先进的医院感染防控理念

我国的医院感染管理从最初的粗犷浅显，跌撞学步的起步阶段，发展到全面展开，不断进步，壮大成势的成长阶段，再到近年的依法管理、科学防控的快速发展阶段。早期我国院感领域的新老专家远涉重洋，艰辛采集、奔走呼号，为引进、吸收和推广国际先进的医院感染防控知识付出了极大的心血，奠定了我国医院感染发展的坚实基础，也看到了结出的丰硕成果。

从80年代刘振声教授的美国访问游学、王枢群教授澳大利亚研修开始，到朱士俊教授的美国进修，还有徐秀华、周惠平等教授到美国研修医院感染预防与控制等，多位中国医院感染管理的前辈，不畏艰辛，不辞劳苦，排除万难，从不断的学习和探索中，获取了大量文献资料，带回国内并翻译成专著或内部资料，以供国内同仁们学习和掌握原始的医院感染管理知识。早期的作品有：1989年刘振声教授的《医院内感染及管理》，在2000年又由刘振声、金大鹏和陈增辉教授联合全国多名医院感染管理专家编写出版《医院感染管理学》。1990年王枢群和张邦燮教授主编的《医院感染学》。1994年朱士俊教授的《新编实用医院感染学》等专著，详细阐述了医院感染管理的理论和院感的预防与控制，具有很强的科学性和实用性，对后来的医院感染管理工作者具有很高的指导价值，成为了当时医院感染管理专职人员的必备书籍。

随着以患者为中心、标准操作规程（SOP）、防控流程再造、多学科协作、加强手部卫生、循证感控、集束化干预、精准感控、感控标准化、全过程监测、感控信息化、区域监控平台、感控大数据、感控的数据导航、决策支持、PDCA、追踪检查法、品管圈、质

量持续改进、抗菌药物合理应用、微生物思维和 ASP（抗菌药物管理工作组）等新的理念不断地引进中国，开阔了国内感控同仁的视野，加快了知识更新的步伐，也加快了中国感染管理与国际的接轨。

据不完全统计，目前，我国医院感染管理专家们陆续出版了近百部医院感染管理方面的专业书籍，极大地丰富和发展了我国医院感染知识库，为广大感控专职人员掌握医院感染知识和技能、广大医务工作者和社会大众了解医院感染发生的原因、预防要点发挥了良好的作用，对提高我国医院感染管理事业的发展水平起到了促进作用。

5. 倡导创优争先，表彰先进，激励从业人员

为弘扬医院感染管理工作者顽强拼搏、无私奉献的崇高精神，激励广大基层医院感染管理专业人员的工作热情，进一步做好全国各级医院感染管理经验交流活动，宣传医院感染管理预防控制知识，作为全国感控工作者之家的行业管理学术组织，在开展创优争先活动的基础上，对在全国医院感染管理工作中涌现出的先进分子和对中国医院感染管理事业做出了具有开创性工作的突出贡献者予以表彰。除原卫生部在 1995 年 9 月在广东珠海召开全国医院感染管理先进单位表彰会等几次高规格的全国卫生行政部门的表彰外，各学术组织也在不同时期对做出突出贡献者进行了鼓励表彰。如中国医院协会医院感染管理专业委员会 2003 年全国医院感染管理系统抗击"非典"先进个人和先进集体表彰、2006 年全国医院感染管理 20 周年先进集体和先进个人表彰，包括全国医院感染管理事业突出贡献者 30 名，先进个人 53 人，先进集体 46 家医院。2013 年中国医院协会对全国医院感染管理工作者进行表彰，全国共有 50 名医院感染管理工作者荣获"第一届医院感染优秀管理者"光荣称号。中华预防医学会医院感染控制分会评选 2012—2013 年度全国基层医院优秀感控工作者 10 名、第一、二届百佳青年感控之星、2016 年授予 10 名老专家中国感控终身贡献者称号。

6. 自强不息，学术组织的自身建设

我国医院感染管理的各级学术组织，以严谨、科学、民主办会的思想，坚持学会制度化管理，重大事情集体决定，努力为基层服务的宗旨，进一步开阔学术视野，活跃学术氛围，开展高层次、高水平、高质量的学术活动，培养学术专家，树立学术交流主渠道的社会地位。

在人员管理和财务管理方面，严格遵守国家的法律法规，做到依法依规办事，严格落实国家的人员管理政策和财务管理政策。

增强服务意识和水平，建立学术机构的运营管理制度，会议制度，定期召开全体委员会议，总结学术组织每年的工作，制定经费预算和下一年度的工作计划。通过短信、微信、邮件、信函、报告等多种形式，加强学术组织与卫生行政部门、上级学术组织、有关专家和各地委员的信息沟通与交流，将学术组织的最新动态及国内外医院感染防控信息及时通报。努力使学术组织成为全国医院感染管理者之家。以医院感染研究为基础，医院感染控制为主题，医院感染管理为动力，调动全国委员和青年委员的积极性。

7. 精彩纷呈的地方学术组织蓬勃发展

全国各地以各省医院协会和预防医学会为主，包括医学会、护理学会、医师协会、中西医结合学会、中医药学会、医学科普学会、卫生监督协会和口腔医学会等学术组织相继

成立了 50 余个分支机构，如上海市医院协会感染管理专业委员会、天津市预防医学会医院感染分会、广西医学会感染管理学分会、河南省护理学会医院感染护理管理分会、山东省医师协会医院感染分会、甘肃省中西医结合学会医院感染管理专业委员会、福建省中医药学会医院感染控制分会、河南省医学科普学会感染预防与控制专业委员会、四川省卫生监督协会消毒与感染专业委员会和河南省口腔医学会医院感染管理专业委员会等。从各地建立的学术分支机构的隶属来看，各地医院协会下属的医院感染管理专业委员会最多，达17 个；其次是各地预防医学会下属的医院感染控制分会也达到了 15 个。

各地医院感染专业委员会或分会积极开展学术交流和医院感染知识的培训活动，参加当地医院感染管理法律法规、规范指南的宣教，医院感染的学术研究，医院感染新理念、新知识和新举措的传播，医院感染聚集性事件的处置调查、医院感染预防措施的督导检查等，充分发挥了专业特长和专家群体的作用，推动了当地的医院感染管理事业的发展，也对全国医院感染管理整体水平的提高，起到了极大的促进作用。

8. 关注未来，重视培养青年学者

我国的学术组织从 2000 年以后开始重视青年学者的作用和力量，认为青年是事业进步的动力和开展工作的活力，只有为他们提供展示才华、尽快成长和发展的良好舞台，才能够充分发挥青年学者的作用，我国的医院感染管理事业才能有光辉的明天。最早从中华医学会部分二级分支机构开始设立青年专家委员会。医院感染相关管理领域的青年委员会最早筹划从 2005 年的中国医院协会医院感染管理专业委员会主任办公会上提出，经过 4 年的筹备，2009 年中国医院协会医院感染管理专业委员会成立了第一届青年委员会，共145 名青年委员当选，2013 年第二届青年委员会委员人数达 240 名，极大地吸引了广大医院感染管理的青年人才，促进青年们积极参加到医院感染管理的实践和研究中。其后全国性医院感染管理学术组织陆续成立了青年委员会。

为了加强人才队伍建设，各类医院感染管理学术组织，积极发展青年委员，调动青年委员的积极性。在学术年会上专门设立青年专家论坛，安排部分青年委员参与大会主持工作，为青年专家的成才提供学术讲座的锻炼机会。对院感工作做出突出贡献的青年专家，给予特别的鼓励，如中国医院协会医院感染管理专业委员会连续五次对工作在第一线成绩突出的青年学者进行"全国医院感染管理优秀青年学者"的评选表彰，中华预防医学会医院感染控制分会的百佳青年感控之星，为医院感染管理的青年工作者树立了榜样，激发广大青年工作者投身医院感染预防与控制行列，关爱患者，服务临床，扩展自我发展空间，在医院感染领域做出实事、大事，追求院感人的感控梦想。

三、不忘初心，追逐梦想，创造中国感控的震撼掘起

（一）回顾过去，发现不足，面对现实需要清醒的思考

中国感染管理经过了 30 年的风雨洗礼，在全体院感人的共同努力拼搏下，取得了举世瞩目的骄人成绩，值得自豪。但我国医院感染所面临的挑战依然艰巨，仍然存在着很多尚未解决的问题，对学术组织来讲，任务仍然艰巨，我们仍需努力。

1. 基层医疗机构的医院感染防控能力薄弱

我国基层医疗机构的医疗资源相对比较匮乏，医院感染防控力量薄弱，不仅医院感染防控措施落实不到位，院感意识淡薄，医院感染基础知识培训和学术交流未列入日常工作计划安排，甚至导致严重的医院感染事件，给患者带来痛苦，造成重大损失。近年来，国家卫生行政部门越来越认识到问题的严重性，也让基层医疗机构的管理者和医院感染防控人员认识到这一薄弱环节，为此卫生计生委组织制定了《基层医疗机构医院感染管理基本要求》，防止由于小的纰漏而导致重大医院感染恶性事件的发生，为基层医疗机构的医院感染管理提出了明确的要求，具有指导作用。

2. 学科建设和人才队伍建设

尚未成为国家学科分类认可的二级学科，专职人员的职称晋升存在诸多障碍，感染防控人员的待遇普遍较低，

3. 信息化水平低，没有可靠数据导航和决策支持

目前国内医院感染防控缺乏数据的支撑，许多医院没有医院感染实时监测系统，不能进行实时和全过程的监测，不能了解医院内整体和感染防控风险；有的医院虽然有信息化系统，但各系统没有标准字典，未按基本数据集对数据进行标化，不能互联互通，提取不出过程数据；尚未建成过程数据监测的区域或国家级的医院感染监测数据平台，不能进行多中心的数据分析，不能从数据分析的角度提出中国医院感染最大的挑战在哪里，对引进国际先进感染防控措施的效果如何，不能进行有数据支撑的客观评价。我们的感控的成绩如何，成本效益分析如何等，均不能以数据进行循证说明。没有可靠数据导航和决策支持，无法实现精准、科学的感控管理。

4. 部分医院管理者对医院感染管理重视不够。

部分医院管理者对院感重视不够，防控意识淡薄，在医院感染防控的投入不足，包括在人力、物力、财力方面的投入少，特别是手卫生设施少。另外，个别医院追求医院规模的扩大和先进技术的发展，但医院感染管理人员未增加，院感专职人员数量不能与医院发展规模相匹配。

5. 目标性监测与全面综合性监测失衡。

由于对医院感染监测工作存在认识上的局限，一些地方和医疗机构出于全面综合性监测费时费力、各医院人员紧张且成本上升等方面的考虑，许多医院的感染管理专职人员受到国际目标性监测的影响，采取只进行重点部门的目标性监测的模式，强调关注医院感染管理重点部门和重点环节的感染防控问题，但对整个医院的医院感染情况不了解，无法及时发现医院感染暴发事件，不能及时发现本医院的全部医院感染风险，存在医疗安全隐患。

综上所述，这些问题即是医院感染管理领域的问题，也是医院感染学术组织急需要解决的问题。

（二）展望未来，扬长避短，信心满怀再创辉煌的明天

中国感控经过30年的积淀，不仅铸就了令人瞩目的成就，更为未来发展打下了坚实的基础。从组织上讲，一是国家卫计委将全国医院感染管理工作由医政司护理处转隶到医

政司医疗质量管理处，设立专员管理，从国家层面上加大了管理力度；二是建立了医院感染控制标准委员会，使我国医院感染管理工作的科学化、规范化和标准化有了保障；三是建立了全国医院感染管理质量控制中心，完善了国家、省市区的医院感染管理质量控制体系，从质量控制方面加强了引导和监督的力量；四是各级医院建立了医院内的医院感染管理三级监控组织网络机构。二级以上医院均设置了感染管理科，有的地区要求三级医院设置医院感染控制处。五是医院感染管理专职人员具有较好医院感染防控能力，形成了一支经验丰富、具有工作热情和奉献精神的队伍。因此，我国医院感染管理学术组织的发展具备良好的基础。

1. 依靠政府，强势推进感控事业发展

在未来的工作中，学术组织要引导行业专家和广大专业人员积极配合各级卫生行政部门的工作，继续做好政府卫生部门的参谋和助手，为政府决策提供理论基础和数据支持。因为我国崛起的特点之一是具有强大的管理能力和组织能力，这是世界任何国家都无法比拟的。行业管理的发展能够借助政府之力，以此推动医院感染管理事业发展和学科发展，是我国医院感染管理人员的重要遵循。

另一方面，也要认清目前尚有部分医院管理者对医院感染管理重视不够问题。学术组织要利用组织和专家的影响力，引导医院管理者认识到医院感染管理工作的重要性，使他们知晓医院感染的预防与控制是保证医疗质量、医疗安全的重要内容，医院感染不仅是影响病人安全、增加医疗费用的重要原因，还是医疗高新技术开展的主要障碍之一，因此，必须高度重视医院感染防控，为医院感染防控提供必要的人力、物力和财力支持。

2. 有为有位，砥砺实现感控学科发展

学术组织要找对位置，向政府有关部门反映医院感染管理工作者的意见和要求，提供相应的对策和建议，维护医院感染管理工作者的合法权益，特别是医院感染管理尚不是独立学科的情况下，将学科建设纳入行业管理的重要目标。要通过行业组织的影响力，通过宣传医院感染管理工作的重要作用，了解建立学科发展的必要条件，引导学科发展和壮大，为医院感染管理的学科建设出力，使医院感染管理学科尽快成为国家认可的二级学科。

3. 依法依规，努力加强自身建设

随着国家对学术组织与行业学会管理政策的改变，我国医院感染管理的学术组织发展出现了百家争鸣的快速发展时期，在自身发展上的基础上，医院感染管理的各个学术组织一定要严格遵守我国的法律法规，坚持制度管理，通过现代化新媒体手段，建立与专家和从业人员的联系，发挥民主办会、科学办会理念。确实履行行业管理职责，真正成为医院感染管理人之家。

4. 厚植开放，拓宽国内外学术交流与合作

学术组织负责人和专家团队要解放思想，秉持开放发展理念，开拓视野，瞄准国际医院感染防控发展前沿和最新进展，不断引入国际医院感染防控的新理念、新技术、新方法、新项目和新课题，拓展国际合作的新空间，实现医院感染管理与国际全面接轨。同时要将国外的新理念与中国医院感染管理实现情况相结合，形成具有我国特色的医院感染管理事业发展的新模式。

加强国内外学术交流，要注意提高学术交流的质量，充分利用新媒体的优势，进行强强联合，快速传播新的感染防控理念、技术和措施。采取共享的理念，使广大医院感染管理从业人员尽快分享到，并落实到实现工作中，使患者体验真实的服务与感受。

5. 崇尚创新，全面提升感控的科研实力

学术组织要不断推进医院感染管理领域的创新发展。目前，我国医院感染管理的专家队伍人员结构呈现明显变化，国内医院感染团队迅速壮大，人员增多，三级医院感控团队一般在 10 人左右，有的医院感控团队近 20 人。团队结构也在发生质的变化，越来越多的临床医学、药学、公共卫生、医学微生物、流行病学等专业的博士后、博士、硕士进入到医院感染防控领域，同时，还有一大批有经验的临床医生也进入了医院感染防控领域，这些有经验、高素质人才的引入，增加了医院感染防控领域的科研实力，优秀论文发表的增多反映了这一趋势。同时，学术组织要引导专业人员进行观念创新、技术创新、方法创新，将创新的思维融入到医院感染管理工作，使创新发展成为驱动我国医院感染事业跨越式发展的最强助力。

6. 因势利导，大力推进感控信息化建设

学术组织应配合卫生行政部门推进医院感染信息化建设，实现数据采集方式由人工填报向"信息系统抓取"转变，建立标准统一、功能完备、反应灵敏的国家和区域性医院感染监控信息平台，满足不同层级、地域和主体之间的数据共享与交换要求，通过多中心大数据的统计分析，为国家和地方政府全面掌握医院感染聚集或暴发情况、纵向对比研判医院感染发生趋势、横向对比研判医院感染发生态势，继而制定科学应对措施，提供决策支持，从而解决目前国内医院感染防控缺乏数据支撑的困境，改变当前追求循证感控，却没有数据支持，只讲宏观管理的现实。

7. 夯实基础，全面提升基层医疗机构感控能力

学术组织要积极配合国家卫生行政部门，全面提升基层医疗机构感控能力，根据《基层医疗机构医院感染管理基本要求》，开展各种形式的宣传教育和培训活动，加强基层医院管理者和感染防控专兼职人员的感控知识和技能培训，如中国医院协会医院感染管理专业委员会 2015 年开展的远程基层医院感染基础知识培训课程，受益者已达近 5 万人。使广大基层医疗机构中的医院感染管理专兼职人员和医务人员了解基层医疗机构医院感染风险在哪里，有的放矢地落实医院感染防控措施，防止各种医院感染管理工作的小纰漏，避免重大医院感染恶性事件的发生。

8. 指标牵引，综合性监测和目标性监测并举

学术组织要引导行业制定和完善质控指标体系建设，建立医院感染基本数据集和指标体系指南。结合我国医院感染管理工作实际，不断完善医院感染质控指标体系，补充医院感染质控过程指标及其他重要医院感染质控评价指标，完善医院感染指标在信息化体系数据所需的基本数据集。同时，引导行业人员利用医院感染实时监测系统开展医院感染的综合性监测和目标性监测。随着医疗机构的精细化管理，目标性监测数据也越来越成为医院感染质控更为关注的内容，通过目标性监测能够更为准确地反映突出问题，开展针对性的医院感染质控工作非常必要。

总之，30 年来，我国医院感染管理工作成绩斐然，历经三十载风雨的中国感控事业，

已步入了而立之年，从无到有，从有到优的成长轨迹，意味着已经进入到一个发展的成熟时期，回顾过去医院感染管理艰辛、奋进的发展过程，每一位参与者脑海中都充满了奋斗的心酸、成功的喜悦，失去的不舍，收获的感恩。行路方能致远，砥砺助于前行。中国医院感染管理学术组织伴随着我国医院感染防控事业的发展而诞生、成长、进步、壮大，也历尽了创业坎坷，度过了疫情危难，收获了成功喜悦。在从业专家和同仁的共同努力下，迎来了发展的春天，我们为中国医院感染管理事业的发展呐喊，为每一个成功欢呼。在SARS防控中，医院感染防控从业人员在当时的条件下挺身而出，冲在疫情的第一线，不怕牺牲，为了保护患者和医护人员的安全，默默奉献，做出了突出贡献。埃博拉病毒在西非流行时，我国感控专家走出了国门，组成代表我国医院感染领域的专家队伍，展现了中国感控人的风采，而且真正实现了"零感染"这个非常艰巨的目标，为祖国赢得了荣誉，获得了世界的好评。

我们深知未来的发展充满着挑战，任重道远。随着我国经济、文化、科技等方面的全面崛起，国家在医院感染管理方面的经费投入也会有较大变化，目前由于城镇化发展迅速，国家快速进入老龄化社会，易感人群增大，特别是内源性感染和交叉感染如何控制，将是极大的挑战。疾病谱的变化，新发传染病的不断出现，细菌耐药和多重耐药菌已成公共卫生问题，再加上大量介入性诊断、治疗技术普遍应用于临床，放疗、化疗以及抗菌药物广泛应用等，医院感染的问题愈来愈突出，管理的难度逐步加大，对医院感染管理和专业人员的专业技术水平提出了更高的要求。

我们也深知机遇与挑战并存，展望未来。中国感控三十年的发展历程，为今后的工作打下了坚实的基础，我们有强有力的政府指导和支持，有负有进取拼搏精神的专家团队和勤劳奉献的从业人员鼎力支持和奋进，我们掌握的医院感染防控的核心内容没有改变，为患者安全服务的目标没有改变。中国的医院感染管理事业将作为创建"文明型国家"，实现伟大民族复兴的一部分，保持快速发展的良好势头，中国医院感染管理学术组织一定将成为当今时代进步的促进者、弄潮儿，引领广大医院感染从业者将中国的医院感染预防与控制事业推向世界领先水平。

中国感控，不忘初心，继续前进，追求卓越，实现梦想！

（索继江 刘运喜 李六亿 贾会学 赵秀莉 武迎宏 邓铭卓 刘卫平）

第二节　医院感染管理的科研发展

一、背景意义

医院感染伴随着医院的形成而产生[1]，因其具有易流行、易致命、难预测、难控制的特点[2,3]，近年来，逐渐引起临床、护理、保健、健康教育等部门的重视。

尽管近年来医学卫生领域先后成立了不少医院感染管理专业组、专业委员会或分会，为整合医院感染研究资源、提高研究质量提供平台，但是现阶段我国各地区医疗机构开展的医院感染科研研究仍以分散的个体研究为主。本研究依据卫计委（原卫生部）医院管理研究所、北京大学第一医院等部属、部管单位和部分三级医院的医院感染管理专家负责编写的《医院感染管理学》的分类方法，对1986年以来的医院感染相关研究成果按照医院感染的流行病学与统计学、医院感染病原学、抗菌药物合理应用的管理、医院感染主要发病部位的预防与控制、医院重点部门的医院感染管理、医院感染的预防与控制、医务人员的职业暴露与防护等进行分类整理，并结合问卷调查的方法，系统收集、查阅医院感染的相关文献，了解和掌握1986年以来医院感染管理的研究现状、流行动态和发展趋势，为今后提高我国医院感染管理研究能力提供依据。

二、国际医院感染研究历史与现状

国际上，医院感染越来越受重视，医院感染管理方向的研究队伍也逐渐发展壮大。1958年，美国医院协会建议每所医院成立感染管理委员会[4]，其宗旨是降低医院感染的发生，同时强调预防病人与医务人员发生感染的重要性。1961年，第一届有关医院感染管理的会议在英国伦敦召开，会议分析、探讨了造成医院感染流行的原因，并制定了预防和控制措施，由此揭开了现代医院感染管理时代。医院感染管理是在抗生素的广泛使用、临床出现抗生素耐药的细菌，并且对新的抗生素耐药的细菌不断产生、传播的背景下产生并发展起来的。因此医院感染病原体的预防、控制工作是研究的热点。在20世纪60年代末期，美国CDC组织了8所医院参加医院感染监测试点，并采用英国早已提出的"医院感染控制护士"的办法，雇佣了专职的医院感染控制护士来贯彻这项计划，在取得基本经验之后，于1970年召开了第一届医院感染国际会议[5]，建立了世界上第一个约有80所医院参加的全国医院感染监测系统，这个监测系统大量收集、积累信息资料，进行各种分析、研究，为推动全美的医院感染监控工作提供可靠依据。1990年9月在伦敦召开了"第二届国际医院感染管理学术会议"，会议就当时存在的问题研讨了10个方面的内容：医院感染造成的损失；医院感染控制的法规、标准、政策；新的实验技术和分子生物学技术在医院感染调查研究中的应用；细菌的耐药性；消毒与灭菌；医院的食物传播性疾病；医院感染空气传播问题研究的进展；医院卫生学；医院感染暴发的流行病学调查及预测和医院感染信息处理系统等，并由塞尔温教授作了题为"医院感染的历史回顾与展望"的专题报告。

使用"hospital infection""nosocomial infection""healthcare associated infection"等在PubMed上检索到1986—2015年医院感染相关外文文献5497篇，删除重复和与医院感染无关论文1162篇，有4335篇论文与医院感染相关，其中检索到我国发表的英文论文172篇。对4335篇论文进行汇总分析发现，国际上发表文献最多的是医院感染预防控制方面的论文[6]，共918篇，占论文总数的21.94%，其中又以传染病医院感染防控为最多[7]，共有473篇，占医院感染预防控制方面论文总数的51.50%，其次为多重耐药菌医院感染防控[8,9]，共有285篇，占医院感染预防控制方面论文总数的31.00%。传染病医院感染防控方面论文中，以艾滋病[10]、病毒性肝炎[11]、流行性感冒（含H1N1、H5N1等不同类型流感)[12,13]、结核病院内防控为主，分别占传染病医院感染防控方面论文总数的50.95%、22.83%、12.26%、11.21%。1989—1992年，艾滋病医院感染防控英文论文每年发表数量明显多于其他年度。2000年以前，流行性感冒在医院感染防控相关论文少见有公开发表，2011年和2012年此类论文显著多于其他年份。病毒性肝炎和结核病院内感染相关英文论文，各年度发表数量较为均衡，无明显增多趋势。多重耐药菌防控相关论文以耐甲氧西林金黄色葡萄球菌为主，占多重耐药菌防控相关论文总数的53.68%，从各年度发表论文数量来看，2007年最多，其次为2010年、1997年。

对通过PubMed检索到的4335篇医院感染相关英文论文进行分类分析，其中，有关医院感染的病原学研究681篇，研究最多的是艰难梭菌医院感染，共有172篇，发表年度主要集中在2011年以后，研究重点为艰难梭菌医院感染的流行病学特征、危险因素及控制措施的研究。国际上对呼吸道病毒（如：合胞病毒）、肠道病毒（如：轮状病毒、诺如病毒）、眼部感染病毒（如：腺病毒）等病毒引起的院内感染的研究也逐渐增多，发表论文数最多的年份是2014年，是近年来国际研究的热点。

在已检索到的4335篇医院感染相关英文论文中，医院感染流行病学分析方面论文共有575篇，其中，医院感染流行病学特点相关论文最多，共有243篇，占42.30%，其次为医院感染监测分析和医院感染暴发的调查与控制，分别占40.5%、15.00%。医院感染流行病学分析方面的论文主要侧重于医院感染传染源、传播途径等的调查分析，其中1993年以后，每年均有医院感染分子流行病学方面的文章公开发表，约占医院感染流行病学分析方面论文总数的15.60%。医院感染监测分析方面论文主要侧重于医院感染危险因素分析和发病率监测，自2000年以后，每年发表的论文数量有增加趋势。检索到的99篇医院感染暴发调查与控制相关论文中[14]，涉及耐甲氧西林金黄色葡萄球菌、铜绿假单胞菌、肺炎克雷伯菌、肠球菌等细菌引起的医院感染暴发；沙门菌、结核分枝杆菌、流感病毒等传染病相关病原体引起的医院感染暴发；新生儿病房、烧伤科、重症监护病房等重点部门的医院感染暴发事件。

在已检索到的4335篇医院感染相关论文中，医院感染主要发病部位防控相关论文共有561篇[15]，其中泌尿系统、手术部位、血液系统、呼吸道医院感染相关论文，分别有175篇、139篇、128篇、119篇，依次占31.19%、24.78%、22.82%、21.21%。泌尿系统、血液系统医院感染相关论文自 2012 年以后有显著增加。手术部位医院感染相关论文在 2005—2007 年发表篇数相对较多。呼吸系统医院感染论文以 2012 年最多，其余年份分布较为均衡。

通过 PubMed 已检索到的医院感染英文论文中，针对重症监护病房的研究[16]在医院重点部门感染控制研究方向中论文数量最多，其次为儿科/儿童医院、血液透析，依次占论文总数的 53.93%、40.65%、5.42%。重症监护病房医院感染相关论文在 2004—2010 年期间每年发表数较其他年度显著增多，重症监护病房侵入性操作相关医院感染是研究的热点，其次为医院感染危险因素研究和医院感染监测数据分析。儿科/儿童医院感染相关论文中以新生儿医院感染控制研究为主，占全部儿童医院感染研究论文总数的 54.67%，儿童呼吸道感染和呼吸道细菌、病毒的预防控制是此类研究的重点，从各年度发表论文数量来看，2004 年和 2008 年论文数远超其他年度。血液透析医院感染相关论文主要集中在病毒性肝炎，特别是病毒性丙肝患者在透析过程中的医院感染防控问题，发表此类论文较多的年份为 2007 年和 2008 年。

国际上对于医务人员职业暴露与防护的研究[17]，现在主要集中在医务人员的教育培训、暴露后感染风险评估、医务人员结核病感染数据分析等方面。

三、中国医院感染研究开展的历史沿革与现状

（一）中国医院感染研究开展情况的历史沿革及各时期的特点

在我国 20 世纪 80 年代，医院感染管理作为一门学科逐渐发展起来。通过 NoteExpress 3.2 软件的在线检索方式，以"医院感染""院内感染""医院内交叉感染""手术部位感染""血流感染""呼吸机相关肺炎""职业暴露"等医院感染管理专业相关的单个或组合关键词，在中国知网（CNKI）上共检索到 1986 年以来共发表各类论文数 96781 篇，剔除与感染管理无关论文 26311 篇，有 70470 篇文章与医院感染管理有关。在 70470 篇论文中，1986 年以前医院感染相关论文共 19 篇[18]，1986—2000 年共有论文 5266 篇，2001—2015 年共有论文 65204。最早的关于医院感染方面的文章是 1979 年祖述宪在《国外医学流行病学传染病学分册》上发表的"医院感染的预防——主要涉及隔离问题"[19]，文中提出"各种医院感染同样需要隔离"。1986 年以前的阶段为我国医院感染研究的萌芽阶段，当时的内容已涉及医院感染的预防、消毒剂的使用、外科手术感染防治、国外医院感染理论方法介绍、内窥镜消毒、医院感染暴发事件报道等，发表论文的机构以医学院校的流行病教研室/所为主，其次为医院的传染病科。在参加"医院感染管理工作 30 周年总结"全国调研的 170 家医院中，湖南省中南大学湘雅医院是最早开始医院感染研究的医院，其开展的题为"医院内交叉感染的研究"，于 1984 年获得湖南省医药卫生科技成果三等奖。

1986—2000 年，我国医院感染方面的研究处于一个稳步上升的阶段。根据国家号召，全国各地的医院纷纷成立独立的医院感染管理部门，特别是三级医院。由中华预防医学会、中国人民解放军总医院主办，创刊于 1991 年的《中华医院感染学杂志》成为医院感染研究论文发表的重要期刊。通过将 CNKI 上检索到的 70470 篇全部论文导入到 excel2010

中生成数据库，利用 excel2010 编写函数功能对 1986—2000 年发表的 5266 篇文献进行分类汇总发现，这一时期医院感染研究的内容已经涉及抗菌药物合理应用的管理、医务人员职业暴露与防护、医院感染病原学、医院感染的预防与控制、医院感染流行病学分析、医院感染主要发病部位的预防与控制、医院重点部门的医院感染管理、医院重点人群医院感染管理等医院感染管理研究的各个方面，其中医院感染预防与控制方面的论文最多，占总数的 29.45%，其次为医院感染流行病学分析、医院感染病原学，分别占 18.69%、14.58%。在医院感染预防与控制方面的论文中，最多的为医院感染管理经验分享，其次为消毒灭菌及其监测与管理、多重耐药菌感染的预防与控制。从论文发表的期刊来看，《中华医院感染学杂志》收录的医院感染管理相关论文最多，《护士进修杂志》《中华医院管理杂志》《中国医院管理杂志》《中国医院管理》等 600 余种国内杂志中均有医院感染相关论文刊登。从撰写医院感染论文的人员上来看，这个时期医院感染专职人员撰写论文的数量明显上升，而临床科室、检验人员、护理人员、医院管理人员也开始关注医院感染管理领域，积极从事相关科研、论文的申请和撰写工作。从各年度发表的论文数量来看，无论是总数还是医院感染研究的各个方面的论文，均呈逐年上升趋势。通过 PubMed 检索到我国医院感染相关文献 10 篇，其中 2 篇为 SCI 论文[20,21]，分别发表在 The Journal of hospital infection 和 Journal of clinical microbiology 上，影响因子分别为 3.631、2.655，两篇论文均为医院感染病原体的分子流行病学研究。"医院感染管理工作 30 周年总结"全国调研的 170 家医院中，中南大学湘雅医院发表论文数最多，达到了 153 篇，其次为北京大学第一医院 44 篇，共有 32 家三级甲等医院的医院感染管理专职人员在此期间至少公开发表了 1 篇论文，占所有参加调查的三级医院的 30.84%，其中有 7 家医院发表论文数超过 10 篇。有 1 家二级甲等医院的医院感染专职人员也发表了 3 篇论文。在医院感染管理著作方面，中南大学湘雅医院主持编著了 4 部医院感染管理方面专著，郑州大学第一附属医院编写了 1 部专著。各医院感染管理专职人员积极申请课题，中南大学湘雅医院和邯郸市中心医院各申请了 3 项局级以上医院感染方向的课题，首都医科大学附属宣武医院申请了 1 项课题。在参与调查的 170 家医院中有 6 家医院的医院感染专职人员的 18 项科研课题或论文获得了奖励，其中 5 项为医院感染监测方面的课题/论文，占获奖总数的 27.78%。

2001—2015 年是我国医院感染管理快速发展阶段，在这个时期，各地医院感染管理质控中心纷纷成立，各种学术团体积极整合医院感染管理资源，开展医院感染管理学术活动和科研工作。国内第二个医院感染专业杂志，《中国感染控制杂志》于 2002 年 10 月创刊，该杂志由中华人民共和国教育部主管，中南大学、中南大学湘雅医院主办。自 2011 年起《中华医院感染学杂志》与上海利康消毒高科技有限公司联合发起的中华医院感染控制研究基金，为感染管理专职人员开展医院感染相关科研课题提供了资金支持，从一定程度上激发了医院感染管理人员从事科学研究的热情。对通过 CNKI 已检索到的，这个时期国内公开发表的 65204 篇[22~24]医院感染相关论文进行分析发现，除 2001 年以外，每年发表的论文数量均达到 2000 篇以上，特别是 2009 年以后，每年论文数量均达到 5000 篇以上。医院感染的预防与控制、医院感染病原学、医院重点部门的感染管理防控是这个时期发表论文最多的三个研究方向。与 2001 年以前相比，医院重点部门的感染管理防控、医院感染病原学、医务人员职业暴露与防护、医院感染主要发病部位防控方面的研究构成比均有不同程度的上升，分别上升了 7.10%、6.19%、1.88% 和 1.53%；医院感染流行病学分析、医院感染的预防与控制、医院重点人群医院感染管理和抗菌药物合理应用管理方面的研究构成比均有不同程度的下降，分别下降了 6.17%、3.80%、2.49%、1.19%。从研究方向的二级分类来看，前十位研究热点依次为：多重耐药菌感染的预防与控制；医院感染病原体特征、种类、分布；手术相关医院感染的防控；消毒、灭菌及其监测与管理；医院感染管理经验分享；医院感染监测数据分析；消毒供应中心（室）医院感染管理；护理在医院感染中的作用；重症监护病房的医院感染管理；医院感染相关因素。《中华医院感染学杂志》、《中国消毒学杂志》、《中国感染控制杂志》、《中外健康文摘》和《医学信息》为医院感染相关论文发表 5 个最主要的期刊，发表论文数占该时期医院感染管理论文总数的 28.58%。从发表论文的人员来看，这个时期医院感染专职人员逐渐成为发表医院感染管理专业论文的主体，其次为护理人员。通过 PubMed 检索到我国医院感染相关文献 149 篇，其中 53 篇为 SCI/SCIE 论文。参与全国调研的 170 家医院中，92 家三级医院感染专职人员发表中文论文 2101 篇，发表论文的三级医院占所调查三级医院总数的 85.98%；18 家二级医院发表了 95 篇，发表论文的二级医院占所调查二级医院总数的 28.57%。中南大学湘雅医院、济南军区 33 分部第 159 中心医院和北京大学第一医院发表中文论文较多，论文数量均超过了 100 篇，除此以外有 7 家医院超过了 50 篇论文，12 家论文发表数量介于 30~50 篇之间。国内医院感染学者积极与国际接轨，被调查单位这个时期共发表 SCI 论文 41 篇，其中三级医院发表 34 篇，二级医院发表 7 篇，其中 2003 年北京大学第一医院李六亿在 JAMA 发表的医务人员 SARS 感染防控，影响因子高达 21.45。SCI 论文发表篇数最多是 2015 年，共 17 篇，其次为 2013 年、2014 年，每年均发表了 7 篇 SCI 论文。这个时期，被调查医院共编写了 64 部医院感染管理方面书籍，其中中南大学湘雅医院编写了 8 部，南京医科大学第一附属医院、空军总医院和北京大学第一医院各编写了 5 部。2001 年以后被调查医院共申请各类课题 213 项，其中三级医院 208 项，二级医院 5 项。科研课题数量居前三位的课题依次是多重耐药菌、手卫生和医院感染标准制定相关的课题。2001 年以后，被调查医院的医院感染专职人员获得各类科研/论文奖励 199 项，其中三级医院 190 项、二级医院 9 项。

（二）中国医院感染管理研究工作的现状及成就

1986 年原卫生部组织召开的第一次全国医院感染管理研讨会上，讨论制定了"医院内感染监测、控制研究计划"，并先后颁布了《建立健全医院感染管理组织的暂行办法》《消毒供应室验收标准》《医院感染管理规范（试行）》《医院感染诊断标准》《医疗废物管理条例》《消毒管理办法》等法律、法规、技术规范，为医院感染管理科研的开展提供了依据，特别是《医院感染诊断标准》的颁布，并以此标准为依据开展的全国范围的监测，是医院感染研究开展的根基。

近年来，医院感染管理研究的广度、深度和热点问题与国际接轨。对 2011—2015 年通过 CNKI 已检索的 29262 篇医院感染管理相关论文进行分析发现，这五年每年度发表论文数量均在 5000 篇以上，其中医院感染的预防与控制方面论文最多[25~27]，其次为医院重点部门的医院感染管理、医院感染流行病学分析、医院感染主要发病部位的预防与控制、医院感染病原学、医务人员职业暴露与防护等。发表论文数居前五位的期刊依次为《中华医院感染学杂志》《中国消毒学杂志》《医学信息》《中国医药指南》《中国感染控制杂志》。在医院感染的预防与控制方面，多重耐药菌感染防控、医院感染管理经验介绍、护理在医院感染中的作用、消毒灭菌及其监测与管理、手卫生与医院感染的控制、医院感染管理知识的培训、传染病院内感染防控、利用管理工具进行医院感染管理、医院病房医院感染管理、医疗废物管理等方面是现在研究的热点问题。在多重耐药菌感染防控中，对于多药耐药的鲍曼不动杆菌、耐药的铜绿假单胞菌、耐甲氧西林金黄色葡萄球菌的研究较多，且多从耐药性分析和分布特征方面开展[28~30]。近5年，医院重点部门的医院感染管理研究中，关于消毒供应中心（室）医院感染管理、重症监护病房医院感染管理、新生儿病房医院感染管理、血液透析室医院感染管理和口腔科医院感染管理等方面的研究发表论文最多。消毒供应中心（室）医院感染管理方向的研究[31~33]主要关注医疗器械回收、清洗、消毒、灭菌与发放的全流程管理，特别是手术器械的清洗、灭菌工作。重症监护病房医院感染管理[34~38]发表论文较多是器械相关目标性监测、医院感染危险因素分析及预防控制措施。

医院感染管理科研成果的国际交流逐渐加大，通过PubMed检索到我国2011—2015年医院感染相关文献84篇，其中39篇为SCI/SCIE论文[39,40]。这39篇SCI/SCIE论文的影响因子分布在0.642~3.631，其中发表在 Am J Infect Control 上5篇，发表在 Int J Infect Dis、J Clin Microbiol 和 PLoS One 杂志上各3篇；从研究方向上来看，有10篇论文与重症医学科相关，其中的4篇为器械相关性感染研究。本次参加调查的170家医院发表的39篇英文论文中，有33篇是发表在2011年以后。

地区间医院感染管理学术交流与合作不断发展。每年中华预防医学会医院感染管理专业委员会和中国医院协会医院感染管理分会均召开学术年会，活跃了全国学术气氛、加强了地区间的交流、对提高医院感染防控的研究水平起到了很大的推动作用。近年来我国医院感染涉及多个省的多中心、联合研究课题越来越多，此次的医院感染管理30周年学术活动就是涉及13个省份及军队系统医院的大型科学研究，精选的37个研究项目也是当今医院感染管理研究的重点问题或反映我国医院感染管理发展历程的问题。

（三）中国医院感染管理研究工作存在的问题与对策

随着医学科学技术的快速发展，新技术、新理念不断应用于临床，医院感染的预防与控制面临着更多的挑战。我国医院感染管理体系已经基本建成，医院感染诊断标准、监测规范、操作流程等需根据医学的发展不断更新，达到与临床医学与时俱进，并且能与国际接轨，为医院感染管理科研的开展提供坚实的理论基础和科学的数据来源。

医院感染管理涉及流行病、传染病、病原微生物、消毒隔离等多个学科知识，关注医院管理者、临床医生、护士、后勤人员、保洁人员等医院内部的各方面人员。目前，国内已开展的研究多是针对医院感染某个方向或某个人群的研究，未见到医院感染管理科研设计、统计分析方法等的方法学的研究。为了提高医院感染管理整体科研水平和研究结果的科学性，医院感染管理专家可以联合流行病学、卫生统计学专家共同开展方法学方向的研究。

尽管近年来，医院感染管理的国际交流不断增加，但是发表在国际期刊的论文总体数量不多。这可能与语言文字障碍、科研思路、论文撰写水平有关，在每年医院感染管理学术年会和各地区培训中都比较注意科研的培训，随着培训知识逐渐应用于实际工作，发表在国际期刊的论文数量应该会越来越多。

医院感染研究地区间及不同等级医院间发展不平衡。从本次调查的结果来看，近 5 年，北京、江苏、贵州等省份填报的论文数明显多于其他省份，而且发表的论文主要集中在省级、市级三级医院，二级医院感染管理人员发表论文较少。可以通过开展学术交流、申报多中心研究课题等方法，促进不同地区、不同等级医院的共同发展。

四、中国医院感染管理研究工作的展望

（一）医院感染管理研究的深度和广度将进一步扩大

在今后很长的一段时间，以下研究方向可能依然是热点：多重耐药菌感染防控、医院感染管理经验分享、护理在医院感染管理中的作用、消毒灭菌及其监测与管理、手卫生与医院感染的控制、医院感染管理知识的培训、传染病院内感染防控、利用管理工具进行医院感染管理、医院病房医院感染管理、医疗废物管理。

（二）循证医学研究在医院感染管理领域的应用将更为广泛

如标准预防、手卫生、抗菌药物合理应用、消毒灭菌、医院建筑与感染等方面。随着医院感染管理专职人员专业技术能力的不断加强，循证医学方向的研究将会越来越多。

（三）多中心、联合性研究课题的开展会越来越多

此次医院感染管理 30 周年学术活动就是涉及 13 个省份及军队系统医院的大型多中心研究。通过有代表性的医院提供的高质量医院感染数据，经过科学的统计分析，能够更好地发现医院感染的流行病学特征、总结医院感染防控的经验等，从而获得高水平的科研成果。

（四）大数据将为医院感染管理的科研奠定更加坚实的基础

随着大数据时代的到来，医院感染管理大数据技术将逐渐应用到科研领域，并给新时代医院感染管理研究方法带来新的研究范式，即通过计算机等设备收集和产生数据后以软件分析处理，供科学家们审视。采用大数据技术开展医院感染管理研究，将大大提高医院感染管理研究中的现状描述和预测水平。

（五）传染病防控是公共卫生领域的重点工作

新发、再发传染病的医院感染防控直接关系到医务人员、患者以及健康人群的安全，因此在传染病医院感染防控相关研究，特别是艾滋病、病毒性肝炎、流行性感冒、结核病等的研究将会继续深入开展。

（六）　医院感染管理的成本效益与成本效果的研究可能会得到进一步的发展

随着医院感染管理工作的开展和深入，新的消毒方法、消毒药械、一次性使用物品、医疗废物的处理方法等不断涌现，医院需要根据特定情况，进行成本效益和成本效果的核实，以达到以最少的成本，取得最大的经济效益和社会效益。医院感染经济损失的研究，还能有效促进医院管理层对医院感染管理的重视程度。

（七）　医院感染目标性监测相关研究将进一步发展

近 10 年来，在国家卫计委（原卫生部）的指导下，各地纷纷开展目标性监测，但是各地目标性监测发展不平衡，使用的监测标准也不完全一致，而且现在国际上各国的监测标准也不统一。因此，借鉴和引进国际最新标准，结合我国实际情况，开展目标性监测及干预措施的研究将是医院感染监测发展的重点。

（邓明卓　陈惠清　周春莲）

参 考 文 献

［1］颜建吾，李志中，梁享生，等. 某医院 2000—2006 年医院内感染病原菌监测分析. 中国实用医药，2008，3（19）：190-191.

［2］邹丽华. 新形势下现代医院感染管理策略研究. 南方医科大学，2010.

［3］刘玲. 医院感染管理的实践与体会. 中国卫生事业管理，1997，（1）：33-34.

［4］李洪山，郭燕红. 加强能力建设预防医院感染. 中国感染控制杂志，2015，14（8）：505-506.

［5］李六亿. 医院感染监测的发展与展望. 中华医院管理杂志，1999，15（6）：343.

［6］Hu BJ. Changing concepts and reforming health care system to target 'zero tolerance' nosocomial infection. Zhonghua Nei Ke Za Zhi，2007，46（9）：708-709.

［7］Worm AM，Smith E，Sorensen H，et al. Contact tracing as a part of HIV infection prevention. Current practice and attitudes of general practitioners and hospital physicians；preliminary results. Ugeskr Laeger，1998，160（8）：1174-1178.

［8］Cadena J，Richardson AM，Frei CR. Risk factors for methicillin- resistant staphylococcus aureus skin and soft tissue infection in MRSA-colonized patients discharged from a Veterans Affairs hospital. Epidemiol Infect，2016，144（3）：647-651.

［9］Cadena J，Thinwa J，Walter EA，et al. Risk factors for the development of active methicillin-resistant Staphylococcus aureus（MRSA）infection in patients colonized with MRSA at hospital admission. Am J Infect Control，2016.［Epub ahend of print］

［10］Adam GK，Ahmed MA，Ali AA. Human immune deficiency virus（HIV）infection during pregnancy at Gadarif hospital，Eastern Sudan. J Obstet Gynaecol，2016：1-5.［Epub ahend of print］

［11］Buchner A，du Plessis NM，Reynders DT，et al. Nosocomial outbreak of hepatitis B virus infection in a pediatric hematology and oncology unit in South Africa：Epidemiological investigation and measures to prevent further transmission. Pediatr Blood Cancer，2015，62（11）：1914-1919.

［12］Louriz M，Mahraoui C，Azzouzi A，et al. Clinical features of the initial cases of 2009 pandemic influenza A（H1N1）virus infection in an university hospital of Morocco. Int Arch Med，2010，3：26.

［13］ Veenith T, Sanfilippo F, Ercole A, et al. Nosocomial H1N1 infection during 2010—2011 pandemic：A retrospective cohort study from a tertiary referral hospital. J Hosp Infect, 2012, 81 (3)：202-205.

［14］ Arnold C. Outbreak breakthrough：Using whole- genome sequencing to control hospital infection. Environ Health Perspect, 2015, 123 (11)：A281- A286.

［15］ Villalobos JM, Castro JA, Aviles A, et al. Candida parapsilosis：A major cause of bloodstream infection in a tertiary care hospital in Costa Rica. Rev Chilena Infectol, 2016, 33 (2)：159-165.

［16］ Alimehr S, Shekari EAH, Fallah F, et al. Candida infection in the intensive care unit：A study of antifungal susceptibility pattern of Candida species in Milad hospital, Tehran, Iran. J Mycol Med, 2015, 25 (4)：e113-e117.

［17］ Wicker S, Cinatl J, Berger A, et al. Determination of risk of infection with blood-borne pathogens following a needlestick injury in hospital workers. Ann Occup Hyg, 2008, 52 (7)：615-622.

［18］ 周达生. 通过测定医院感染率来看回顾性图表复查的精确度. 铁道医学, 1981 (5)：276.

［19］ 祖述宪. 医院感染的预防——主要涉及隔离问题（综合）. 国外医学. 流行病学传染病学分册, 1979, (3)：108-114.

［20］ Wang CC, Chu ML, Ho LJ, et al. Analysis of plasmid pattern in paediatric intensive care unit outbreaks of nosocomial infection due to Enterobacter cloacae. J Hosp Infect, 1991, 19 (1)：33-40.

［21］ Liu PY, Lau YJ, Hu BS, et al. Use of PCR to study epidemiology of serratiamarcescens isolates in nosocomial infection. J Clin Microbiol, 1994, 32 (8)：1935-1938.

［22］ 王宗升, 刘金淑, 韩全乡, 等. 医院感染预防控制措施效果评价研究. 中华医院感染学杂志, 2001, 11 (1)：53-54.

［23］ 陈德生, 李士民, 刘延杰, 等. 医院感染管理存在的问题及对策. 中国卫生工程学, 2003, 2 (4)：244-245.

［24］ 杨晓枫, 彭懿, 汪丽红. 2010 年医院感染现患率调查结果与分析. 中华医院感染学杂志, 2011, 21 (5)：870-871.

［25］ 毛镭簌, 肖盟, 王贺, 等. 全国多中心细菌耐药监测网中血流感染相关金黄色葡萄球菌的分子流行病学研究. 中国感染与化疗杂志, 2015, 15 (2)：120-125.

［26］ 王新炜. 浅谈小儿麻疹预防与医院感染管理对策. 医学信息, 2015, 28 (9)：100-101.

［27］ 贾会学, 胡必杰, 吴安华, 等. 多重耐药菌感染干预效果多中心研究. 中国感染控制杂志, 2015, 14 (8)：524-529.

［28］ 朱小燕, 张敏, 王四利, 等. 鲍曼不动杆菌医院感染的临床分布及耐药性分析. 检验医学, 2012, 27 (9)：788-790.

［29］ 李平. 耐甲氧西林金黄色葡萄球菌（MRSA）的院内感染和耐药性研究. 中国医药指南, 2014, 12 (33)：223-224.

［30］ 龙绍芬, 黎铁斌. 铜绿假单胞菌的耐药性分析与医院感染控制措施. 中外健康文摘, 2011, 8 (24)：170-171.

［31］ 莫元春. 消毒供应室各环节与院感控制：中华护理学会第 8 届全国消毒供应中心发展论坛, 长沙, 2012.

［32］ 栾慧罗. 消毒供应室加强手卫生与预防院内交叉感染. 中华医院感染学杂志, 2011, 21 (20)：4361.

［33］ 艾力, 艾海提. 消毒供应室控制医院感染的措施探讨. 医学信息, 2015, 25 (40)：190, 191.

［34］ 蒋景华, 庄晓伟. 重症监护病房鲍曼不动杆菌医院感染危险因素. 中国消毒学杂志, 2011, 28 (1)：38-39.

［35］荆文华，王书会，刘怡然，等．重症监护病房老年患者下呼吸道医院感染调查．中国消毒学杂志，2012，29（12）：1102-1104．

［36］王安云．重症监护病房目标性监测分析及护理．中国药物经济学，2014，（1）：297-298．

［37］杜娟，旷婧，肖显俊，等．重症监护病房耐亚胺培南非发酵菌医院获得性肺炎临床分析．中华医院感染学杂志，2011，21（11）：2192-2195．

［38］张辉，冯明亮．重症监护病房脑出血患者院内感染现状分析．中国医师进修杂志，2013，36（17）：44-45．

［39］Su D，Hu B，Rosenthal VD，et al. Impact of the International Nosocomial Infection Control Consortium（INICC）multidimensional hand hygiene approach in five intensive care units in three cities of China. Public Health，2015，129（7）：979-988．

［40］Tao XB，Qian LH，Li Y，et al. Hospital-acquired infection rate in a tertiary care teaching hospital in China：A cross-sectional survey involving 2434 inpatients. Int J Infect Dis，2014，27：7-9．

第三节　医院感染管理的成本-效益研究

一、卫生经济学评价的概念与工作开展的背景意义

卫生经济学评价是指将某卫生规划或卫生活动每个方案的成本与效果相联系进行分析与评价，为卫生决策和评价提供依据，减少或避免资源浪费，使有限的卫生资源得到合理的配置和有效的利用。

卫生经济学评价的基本内容包括：投入的测量、产出的测量、将投入与产出相联系进行评价。投入是指为实施这项方案所投入的全部人力资源和物质资源，在卫生经济学评价中主要使用成本来表示投入，成本的计量主要通过成本核算来完成。产出则可以分为3个层次，第一是效果，是指相关卫生规划或卫生活动的方案实施所取得的结果，如医院感染率降低的百分比，医院感染减少的总例数等；第二是效益，相关卫生规划或卫生活动方案实施所获得的有用结果的货币表现，既包括给医院带来的收益，也包括给患者带来的收益。由于发生医院感染会导致各种费用的增加，因此控制医院感染所带来的收益体现在所降低的费用上。如降低的患者的经济损失，减少的医疗赔偿费用等；第三是效用，指人们对不同健康水平和生活能力的满足程度，可通过致残率和归因死亡率等指标体现。

医院感染是指住院患者在医院内获得的感染，包括在住院期间发生的感染和在医院内获得而出院后发生的感染，但是不包括入院前已开始或入院时已存在的感染。医院感染伴随着医院的建立而出现，随着现代医疗技术的发展，各种侵入性检查和操作日益增多，抗菌药物使用的合理性欠佳导致各种耐药菌的出现等情况，均使医院感染的风险增加。医院感染不仅威胁患者的健康与生命，影响医院的医疗质量、社会声誉等，还为患者及医院均带来额外的经济负担。

发达国家住院患者的医院感染率约为2%～6%，发展中国家约为12.6%～18.9%[1]，在发达国家和发展中国家医院感染都已成为医院急需解决的公共卫生问题。1986年，中国开始了有组织的医院感染管理工作。在30年中，逐步开展了医院感染管理的各项工作，涵盖了医院感染监测、防控措施的推进、防控效果的评价等；成立了各级学会的医院感染管理学术组织以及医院感染控制标准专业委员会，发布了一系列医院感染防控的法律法规，全国医院感染管理工作逐渐走上了法制化、规范化、科学化的道路。各级各类医疗机构成立了医院感染管理委员会，并配备了医院感染管理专、兼职人员，投入了相应的人力和物力。

医院感染管理由一些具体的活动组成，包括组织架构的建立、制定规章制度、开展培训、督促各项防控措施的落实等，由兼职和专职人员来执行，需要医院投入人力、物力、财力等资源。随着医院感染管理工作的逐渐开展，越来越多的研究开始关注医院感染管理工作取得的效果。20世纪70年代，美国有研究证实了配置感染管理专职人员、开展医院

感染监测与结果反馈、落实控制措施能减少约三分之一的医院感染。中国的监测数据也显示，通过数十年的努力，医院感染率有大幅度的下降，从开展全国现患率调查以来，例次现患率从 2001 年的 5.58%[2]，逐步下降到 2012 年的 3.22%[3]。

　　然而，由于医院感染管理没有直接的效益收入，医院管理者往往只关注投入，没有意识到通过医院感染管理而减少的医疗支出，使得医院感染管理得不到应有的重视，从而阻碍医院感染管理工作的开展。近年来中国不断推进医疗体制改革，按疾病诊断组付费（DRGs）和总额预付制度已经成为今后医疗保险改革的主要方向，如何控制医疗服务的成本，已成为医院管理者的关注重点之一，而医院感染管理与控制是降低医疗成本举措中的一个重要方面。因此，对医院感染管理工作进行卫生经济学评价有利于认识医院感染管理工作的经济效益，为医院管理者提供决策支持。

　　目前，医院感染的卫生经济学研究已经引起了国内外专业人士的关注，包括对医院感染管理进行成本核算、经济损失研究、成本效果分析、成本效益分析、成本效用分析等。

二、国际医院感染管理卫生经济学评价的历史与现状

　　国外早期出现的针对医院感染管理的卫生经济学评价是经济损失研究。自 1934 年以来，国外就有学者开始对医院感染的经济损失进行调查[4]。美国在 20 世纪 70 年代对医院感染损失进行了报道，当时其他国家很少有关于医院感染管理经济学评价的研究。

（一）医院感染管理的成本研究

　　关于医院感染管理成本的文献报道较少，清楚地界定成本的对象和范围，对于成本核算十分重要。成本核算的对象中，人力投入包括专职和兼职人员；物力投入包括办公设备、监测设备以及各种耗材等。计算时要考虑到兼职人员的时间，办公设备的折旧等情况。成本核算的范围可以是一个科室、一项措施或一家医院等。

　　美国 1985 年医院感染控制的成本为每 250 张床位约 6 万美元，全国感染控制程序的总成本为 2.43 亿美元[5]。1993 年 Shaheen Mehtar[6] 首次对英国开展医院感染控制的成本进行了核算，核算了当时英国医院感染防控项目的预算，包括：①感控医生、感控护士的工资（根据投入在感控工作上的时间来计算）；②办公设备、监测设备的费用和折旧；③监测和筛查所用的耗材。

（二）医院感染的经济损失研究

　　相比于成本核算，对医院感染的经济损失的研究较多，美国 2009 年一篇综述报道[7]，手术部位感染的平均经济损失为 10443～25546 美元，中心导管相关性血流感染的平均经济损失为 5734～22939 美元；呼吸机相关性肺炎的平均经济损失为 11897～25072 美元，导尿管相关尿路感染的平均经济损失为 589～759 美元。J. Undabeitia 等[8] 对西班牙一家三级医院的脑瘤患者进行了调查，结果显示 210 例次住院中发生医院感染 34 例次（16.25%），和非医院感染的脑瘤患者相比，医院感染患者平均总住院费用多 17097 欧元（$P<0.01$），住院时间延长 15.45 天（$P<0.01$）。Misal 等人[9] 对印度的三级医院的研究发现，ICU 患者

发生医院感染后仅抗感染治疗平均要花费 255 美元。

对国家而言，发生医院感染造成的医疗费用损失数额巨大。2007 年美国因医院感染产生的额外医疗费用为 284 亿~338 亿美元。日本每年约有 4000 万住院患者，其中约 200 万发生医院感染，额外的医疗费用在 20 亿美元以上。新西兰每年因医院感染产生的额外医疗费用为 560 万美元，其中外科患者感染产生的费用达 480 万美元。英国每年因医院感染产生的额外医疗费用为 17 亿美元。

医院感染经济损失的研究使用最多的方法是将医院感染病例与未感染病例匹配进行费用比较的研究方法，虽然这种方法可能会夸大真正由医院感染导致的费用，但该方法可以在一定程度上排除原发疾病等因素对经济损失计算的影响，可操作性也较好。

（三）医院感染管理的成本效果与成本效益研究

在医院感染管理整体工作的成本效益方面，美国疾控中心早在 20 世纪 70 年代开展了医院感染控制的效果研究（SENIC）[10]，研究发现，实施如下医院感染管理措施：重视监测和控制措施得力，每 250 张床至少配备一名专职感染控制人员、一名训练有素的医院流行病学家，将外科手术部位感染反馈给外科医师，就可以预防近 1/3 的医院感染。1970 年到 1975 年间，没有干预措施或干预措施不得力的医院，医院感染呈上升趋势，5 年感染率约上升了 18%，而采取有效的干预措施之后，医院感染率平均大约下降了 32%。鉴于并不是所有的医院都采取了有效的感控措施，在 1975—1976 年时，美国实际上仅有 6% 的医院感染被有效地预防。

然而目前对医院感染管理整体工作进行成本效果与成本效益的研究尚不多，多针对某一类感染、某一项感控措施进行。2004 年，Hong Zhiyong[11] 等对加拿大预防血液透析患者医院血流感染进行成本效益分析，结果显示，在加拿大医院中建立和维持透析患者血流感染防控工作的年成本大约为 100225 美元。如果能避免 16.6% 的血流感染，效益成本比将达到 1∶1，如果避免 30% 的血流感染，则效益成本比将达到 1.8∶1。如果感染控制项目能够同时防止除血液感染以外的一些其他医院感染的发生，效益成本比将会更高。

三、中国医院感染管理卫生经济学评价开展的历史沿革与现状

（一）中国医院感染管理卫生经济学评价工作的历史沿革与现状

1. 医院感染管理的成本研究

成本研究通常仅作为卫生经济学评价研究的一部分，单独进行的实用性不强。目前中国国内有关医院感染管理成本的研究较少，且计算的角度不同。汤璐瑜[12] 的一项研究结果显示，2010 年床位数为 2600 的某三级甲等综合医院全年投入到医院感染管理的人力成本为 54 万元，手卫生产品成本为 126.5 万元。张卫红[13] 等人将消毒、医疗废物处理的费用纳入医院感染管理成本，得出某院 2011 年医院感染管理成本为 1383.76 万元。

2. 医院感染的经济损失研究

中国的医院感染管理开展初期，为了评估开展医院感染管理工作的必要性，李六亿

等[14]在 80 年代末对心脏外科医院感染的经济损失进行了报道，证明医院感染造成了医疗资源的浪费。20 世纪 90 年代起，国内关于医院感染经济损失的研究开始出现，研究对象和方法不尽相同，多采用回顾性流行病学方法，对医院感染患者与未感染患者进行影响医疗费用和住院时间因素方面的匹配后，由于研究方法的差异，对医院感染所致经济损失的估算结果波动很大，样本量大小、医院特点、患者总数、感染源、经济模型、支付方式、医院感染的诊断标准等都会对研究结果产生影响。

医院感染所造成的经济损失包括直接经济损失和间接经济损失（图2-3-1）。直接经济损失是指与医院感染事件直接相联系、能用货币计算的损失，如用于治疗感染而产生的医药费和由于感染加重基础疾病所增加的基础疾病诊疗费用，不包括医院感染所造成的死亡、缺勤、家属陪护及其他间接费用。间接经济损失的计算较复杂，容易产生偏倚，现阶段大多数医院的感染经济损失研究主要是针对直接经济损失。

对患者来讲，直接经济损失包括直接医疗费用损失，直接非医疗费用损失。直接医疗费用损失包括：床位费、住重症监护室（ICU）费、检验费（如血液、生化、微生物学、放射学等）、抗菌药物及其他药物费、治疗费、外科费用、输血费、输氧费、营养支持费用的增加，以及由于医院感染加重基础疾病导致基础疾病医疗费用的增加。其中抗菌药物的使用是医院感染医疗费用提高的主要原因，其次是住院日延长导致的治疗费用的增加。直接非医疗费用损失体现在住院时间延长所增加的陪护费、伙食费等。间接经济损失主要指医院感染导致住院时间延长，患者和家属的误工费，以及患者后期因劳动能力降低甚至丧失所造成的收入的减少。目前，对直接非医疗费用和间接经济损失的研究相对较少。

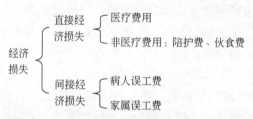

图 2-3-1 医院感染所致患者经济损失构成图

关于医院感染经济损失的研究结果波动较大，下呼吸道感染的直接经济损失为 3230～21701 元，上呼吸道感染为 2900～3598 元，泌尿道感染为 3279～9434 元，胃肠道为 2128～12797.63 元，血液系统感染为 2339～11150 元，手术部位感染为 2266.49～17994 元。

以上为医院感染对患者导致的经济损失，而对医院而言，发生医院感染将导致患者平均住院日的延长，从而导致收治患者数减少，降低医院的医疗收入。此外，患者入院后的前 13～18 天，为高效住院日，其住院费用高，而 18 天以后的住院费用低于平均住院费用，因此收治新患者能够给医院带来更多的收益。有研究发现住院期间发生医院感染，平均住院日将增加 11 天，如果控制这些感染的发生，则能够收治更多的患者。

但是在全国范围内研究医院感染经济损失的文献还少有报道，吴安华等[15]报道在 2003 年，我国医院感染总的直接经济损失的估计在 150 亿元以上。

3. 医院感染管理的成本效果与成本效益研究

武迎宏等[16]对北京市 2008—2012 年的医院感染管理工作进行了成本效益分析，得出结论，医院感染管理工作投入 1 元，即可得到 8.2 元的经济收益。该市每年医院感染率仅需降低 0.14%，所节约的费用即可超出所支付的管理成本。

殷环等[17]等对某三级甲等综合医院 2008 年和 2013 年的医院感染情况进行比较，得出医院感染率从 2008 年的 2.3% 下降至 2013 年的 1.0%；2013 年医院感染管理工作共避免了 918 例医院感染的发生和为患者节约了 2739.9 万元的经济损失，为医院带来了 1552.7 万元的经济效益。639 元的医院感染控制的投入可以减少 1 例医院感染；在医院感染防控上投入 1 元，可以为患者节省 46.7 元的医疗费用，为医院减少 44.1 元的损失。证明了医院感染管理的投入有很好的成本效果和成本效益。

周炯[18]对预防颅脑手术部位感染进行了成本效益分析，结果显示每例颅脑手术患者发生医院感染的经济损失为 32389.3 元。在单病种付费的政策下，床位数为 40、年手术量为 800 例、SSI 发生率为 4% 的病房中，降低 5% 的 SSI 感染率，就足以支付感染控制项目的成本，如果减少 30% 的手术部位感染，效益成本比将达到 6.17：1。

此外，对某项感控措施的成本效益分析也较多见。如胡侠翔[19]等对 ICU 推进洗手措施改革的成本效益分析，洗手措施改革仅以"外科洗手液"代替肥皂，其他洗手条件与设施（如洗手池、肘关节控制水龙头、消毒擦手毛巾等）及医务人员的洗手习惯不变。结果发现 3 个月改革后，ICU 医院感染率较上年同期未实施改革期间降低了 5.63%，因为洗手措施改革降低医院感染而减少的总医疗费用为 2439241.37 元，成本效益比远大于 1，证明了外科洗手液进行手卫生的成本效益。赵秀莉[20]等人的研究也得出类似的结论。

4. 中国医院感染管理卫生经济学评价的现况

鉴于以往我国医院感染卫生经济学评价多局限于一所医院或一个地区，缺乏全国性大规模的调查，无法知悉全国整体水平。2016 年中国医院协会医院感染管理专业委员会对全国 7 大地区（东北、华北、华中、华东、华南、西北、西南）的 14 个省（市）、自治区和军队的 68 所医院（省部级医院 16 所，地市级医院 28 所，区县级医院 24 所）的医院感染管理卫生经济学情况，包括医院感染导致的直接经济损失和延长的住院时间、医院感染管理工作的成本效果与成本效益等进行了调查，调查的感染部位包括下呼吸道感染（含 VAP）、泌尿道感染（含 CAUTI）、消化系统感染（包括感染性腹泻、胃肠道感染和抗菌药物相关性腹泻）、手术部位感染和血流感染（含 CLABSI）5 个部位和主要多重耐药菌医院感染的经济学情况。通过调查得到如下重要结果：

（1）医院感染所致直接医疗费用

通过调查发现医院感染患者平均每例费用为 25845.30 元，未发生医院感染患者的平均每例费用为 12006.14 元，两者相差 13839.16 元，也就是说每例医院感染平均增加直接医疗费用 13839.16 元；在增加的各项费用中，以药费增加最多，平均每例增加 5304.06 元。

1）不同地区医院感染所致直接医疗费用增加不同。每例增加的直接医疗费用波动在 9725.42～18909.59 元，以华北地区最多，达到 18909.59 元，其次为西北和华南地区，分别为 16839.92 元和 15471.18 元，以华中地区最少，为 9725.42 元；不同省份医院感染所致的直接医疗费用也各不相同，增加的直接医疗费用波动在 6485.37～47490.73 元，以军队医院增加得最多，达到 47490.73 元，其次为北京市和新疆维吾尔族自治区，分别为

23778.37 元和 22875.04 元，以湖南省最少，为 6485.37 元。

2）不同级别医院医院感染所致直接医疗费用：以省部级医院增加的直接医疗费用最高，每例医院感染平均增加 21409.83 元，地市级医院居中，每例医院感染平均增加 13858.46 元，区县级医院最少，每例医院感染平均增加为 8474.00 元。

3）不同部位医院感染所致直接医疗费用：不同部位医院感染所致直接医疗费用的增加不同，波动在 7323.22～23190.09 元，以血流感染（含 CLABSI）增加的医疗费用最多，达到 23190.09 元，其次为下呼吸道（含 VAP）感染和泌尿道感染（含 CAUTI），分别增加 18194.50 元和 13502.11 元，以消化系统医院感染增加的医疗费用最少，为 7323.22 元。

4）医院感染所增加的医疗费用随引起感染病原体的不同而异：多重耐药菌感染增加的直接医疗费用波动在 14786.72～60491.86 元，平均每例增加 26667.13 元，远高于每例医院感染所致医疗费用增加的平均水平 13839.16 元。而不同的多重耐药菌感染增加的直接医疗费用也不相同，以耐万古霉素肠球菌感染增加的医疗费用最多，达到 60491.86 元，其次为耐碳青霉烯类鲍曼不动杆菌感染和耐碳青霉烯类肺炎克雷伯菌感染，增加的医疗费用分别为 59008.81 元和 54994.89 元，以产 ESBLs 肺炎克雷伯菌感染增加的医疗费用最少，为 14786.72 元。

（2）不同地区医院感染所致住院时间延长

医院感染组住院日为 23.3 天，非感染组为 11.9 天，平均每例医院感染患者住院日延长 11.44 天。不同地区医院感染组相对于非感染组住院日平均增加 8.2～12.6 天，其中西北地区最短，为 8.2 天，华南地区最长，为 12.6 天。不同省份感染组相对于非感染组住院日平均增加 6.3～20.3 天，黑龙江省最短，为 6.3 天，军队医院最长，为 20.3 天。不同级别医院医院感染组相对于非感染组住院日平均增加 9.7～10.9 天，区县级医院最短，为 9.7 天，省部级医院最长，为 10.9 天。不同感染部位医院感染组相对于非感染组住院日平均增加 6.7～12.8 天，消化系统感染住院日增加最短，为 6.7 天，血流感染住院日增加最长，为 12.8 天。多重耐药菌所致住院日平均增加 14.0 天，非多重耐药菌感染所致住院日平均增加 12.2 天，小于多重耐药菌感染的住院日平均增加值 14.0 天。不同多重耐药菌医院感染病例住院日平均增加 9.7～26.5 天，其中耐甲氧西林表皮葡萄球菌所致住院时间延长最短，为 9.7 天，耐碳青霉烯类铜绿假单胞菌所致住院时间延长最长，为 26.5 天。

（3）医院感染病例住院时间及住院费用与全院平均水平比较分析

在调查的 68 所医院中，医院感染病例组平均住院费用为 33273.62 元，较医院所有住院患者的平均水平增加 22703.01 元，医院感染病例组平均住院日为 25.7 天，较医院所有住院患者的平均水平延长 16.5 天。

5. 医院感染管理工作的成本效果和成本效益

（1）医院感染管理工作的成本效果

我国在原卫生部医政司的领导下，于 1986 年开始进行了 9 省市 16 所医院参加的医院感染监控工作，该 16 所医院 1987 年 12 月—1988 年 10 月医院感染发病率为 5.17%[21]，本调研以 5.17% 为当时全国医院感染平均发病水平，通过感染率的降低水平来计算可减少的医院感染例数，从而计算产生的直接经济效益，通过分析，调查医院感染管理的总人力成本为 3161 万元，共避免了 80722 例医院感染。即每增加 1 万元投入可以降低 25.54 例医院感染；或每391.59元的投入就可以降低1例医院感染。

不同类型医院中，地市级医院降低1例感染所需人力成本最低，为183.22元，区县级医院最高，为627.14元。不同地区中，华中地区降低1例感染所需人力成本最低，为254.51元；西南地区最高，为887.61元；不同省份中军队医院降低1例感染所需人力成本最低，为127.05元，贵州最高，为887.61元。

（2）医院感染管理工作的增量成本效益

从患者角度来看，每发生1例医院感染，将导致患者13839.16元的经济损失，则降低80722例医院感染，给患者避免的总经济损失为111712.08万元。效益成本比为35.34，即每投入1元可为患者节省35.34元的花费。

从医院的角度来看，每发生1例医院感染，可延长16.5天住院日，根据调研所得的医院平均9.2天住院日，医院将少收治1.8名患者，而每例患者的平均医疗费用为10570.61元，因此降低80722例医院感染能够给调研医院带来的总收入为8.5亿元以上，效益成本比为26.99。即每投入1元，可为医院带来26.99元的收入。不同医院可为医院带来的收入在60万～1.9亿元不等，平均为4000多万；每投入1元，即可为医院带来9.56元～943.62元的收入，平均为100元。

不同类型医院中，区县级医院效益成本比13.51，为最低，地市级医院为75.64，为最高；不同地区中，西南地区效益成本比为12.99，为最低，西北地区为50.19，为最高；不同省份中贵州省效益成本比最低，为12.99，解放军医院最高，为373.80。

6.30年来全国医院感染管理所取得的经济效益

通过监测1987年全国医院感染平均发病率为5.17%，本次调查结果显示2015年我国医院感染的发病率为1.46%。医院感染发病率降低了3.71个百分点。根据2015年中国卫生和计划生育统计年鉴数据，2014年我国综合医院的出院患者数为1.18亿，假设我国未开展相应的医院感染防控工作，我国综合医院医院感染发病率仍然停留在1987年的水平，那么2014年1.18亿综合医院出院患者中，将发生610万例医院感染，实际上2016年的医院感染发生率为1.46%，发生172万例医院感染，也就是说通过30年的医院感染管理工作，仅在我国综合医院就预防了438万例医院感染的发生。按照本次调研平均每例医院感染患者的经济损失为13839.16元，那么减少的438万例医院感染病例，将为国家避免的直接经济损失达到606亿元，这是一笔可观的卫生资源，尤其是在我国卫生资源紧缺的情况下，这是医院感染管理工作作出的重大贡献。

（二）医院感染管理卫生经济学研究取得的成绩

1.量化了医院感染带来的经济损失和对住院日的影响

医院感染会给患者带来痛苦，造成医疗资源的浪费。医院感染经济损失的研究，利用科学的方法，量化了医院感染带来的经济损失，调查中医院感染造成的经济损失平均每例为13839.16元，而且发现省部级医院医院感染所致的经济损失要高于低级别的医院，医院内的血流感染造成的经济损失要高于其他的感染部位，多重耐药菌感染所致的经济损失要远高于非耐药菌医院感染所致的平均经济损失。通过量化医院感染带来的经济损失，可以从减少经济损失的角度来识别医院感染防控的重点。

2. 证明了医院感染管理工作有良好的成本效果和成本效益

我国有组织的医院感染管理工作已经开展了30年，从卫生经济学角度看，这项工作成果如何，需要通过成本效果和成本效益的研究做支撑。通过对医院感染管理工作成本效果和成本效益的分析证明了医院感染管理工作的卫生经济学意义。通过投入医院感染管理工作，可以有效减少医院感染的发生。另外，通过在医院感染管理工作上投入，可以减少患者的医疗费用，为医院带来收入，效益成本比为61.02。

3. 评价了不同的医院感染防控措施的经济学效益

通过医院感染经济学的方法对于某类医院感染防控工作或者某个医院感染防控措施进行成本效益的评价，是对以往从防控效果上评价感染防控措施的一个必要的补充。医院感染防控措施的选择不仅要考虑防控效果是否明显，经济效益也是一个重要的方面，从而对防控措施做到了全方位的评价。

4. 从卫生经济学的角度总结了感控工作的成绩

尽管很多研究表明医院感染管理工作卓有成效，但由于医院感染管理工作并不能直接为医院创造收益，其效益往往容易被忽视。但对医院感染管理进行卫生经济学评价，以探究其投入与产出的关系，为医院资源的配置提供科学依据。根据全国范围内68所医院的医院感染经济损失的调查，推算通过感染控制工作，在全国范围为国家节省了600余亿元的医疗费用，从卫生经济学角度总结了感控工作的成绩，为相关政策的制定提供了依据。

（三）医院感染管理卫生经济学评价工作存在的问题与对策

1. 医院感染管理卫生经济学评价的研究有待加强

目前对于医院感染管理卫生经济学评价研究较对医院感染管理其他方面的研究还比较薄弱，分析原因，一方面对卫生经济学的理解不足，在日常工作中更关注防控的效果和防控措施的落实，对卫生经济学关注度不够；另外对分析的方法缺乏足够的认识，国际上对医院感染卫生经济学评价的方法也不太成熟；除此之外，进行卫生经济学评价对医院信息化程度和人员统计学知识有一定的要求，这也限制了研究的人群范围。

针对以上问题，从管理层面需要鼓励各医院积极开展卫生经济学评价相关工作，尤其是各地区卫生行政部门需了解本地区医院感染管理的卫生经济学状况，防控经济效益如何；从学术角度，需要探讨适于我国国情的卫生经济学评价方法，从各级学会方面进行相关的培训和指导；从医院层面，需要加强信息化建设，能够快速准确提取相关数据，另外医院感染管理人员需加强自我素质提升，学习相关评价知识和统计学方法。

单纯进行成本研究、经济损失、防控效果的研究都比较片面，无法全面衡量医院感染管理工作的投入和产出的关系。且仅从流行病学角度，使用患病率/发病率、死亡率来衡量疾病的负担，评价卫生项目的干预效果已经远远不能满足现代卫生评价的要求。从经济学的角度出发，探索如何利用有限的卫生资源开展更有效的疾病干预方案成为目前卫生项目研究的一个热点。一项卫生干预项目是否应该执行，需要同时考虑到它的成本和效益，任何投资者都希望获得最大的成本效益，即投入最少的金钱获得最大的收益。通过比较不同项目的投入及产出，可以为决策部门挑选最合适的方案提供科学依据。因此探索合适的成本效益分析的方法，进行医院感染的成本效益分析十分必要。

2. 医疗支付制度有待向体现医院感染防控的经济价值的方向调整

目前我国医疗服务付费制度的基本模式是按诊疗项目付费，医院感染防控使用的手卫生用品、防护用品以及备皮器等其他降低医院感染率的设备器材，因不能在医疗收入中直接体现而不能引起医疗机构的重视。如果付费制度的改变可以让医院感染防控产生的经济价值直接体现，将有助于医院感染防控措施的落实。例如，单病种付费或者 DRGs 付费的模式都将激励医疗机构做好医院感染的防控。

另外医疗保险支付制度也将影响医院感染防控经济价值的体现。如全面实施总额预付制，医院感染造成的医疗费用增加将由医疗机构承担，降低医院感染医疗费用的作用将会显现。另外，可以借鉴美国联邦医疗保险与医疗救助服务中心的经验，出台类似于"停止向医院支付部分医院感染诊疗费"的明确规定，这将对医疗机构和医务人员起到很好的指导作用，有利于加强医疗机构和医务人员对医院感染防控工作的重视。

四、医院感染管理卫生经济学评价工作的发展趋势

1. 随着医改的不断深化，卫生经济学评价研究将更全面深入

目前大部分的医院感染管理专家经常强调医院感染管理工作涉及医疗质量和医疗安全，然而却很难拿出具体数据来反映医院感染在多大程度上影响医疗质量和医疗安全。有些临床医师甚至仍然认为医院感染像许多医疗操作的并发症一样不可避免，患者发生感染也不以为然。随着医改的深化，以及公立医院改革的推进，改变了按项目付费的医疗付费制度，通过感染防控来节约成本成为医院领导者不得不考虑的问题。

各项相关研究证明医院感染管理工作是一项投资少、回报多的工作，不仅具有很好的成本效果和成本效益，同时可以降低平均住院日、提高床位周转率、减少医疗纠纷，对于提高医疗质量、保障患者安全起到积极的作用。医院领导者无论是从经济的角度还是从自身发展的角度都应该加强对医院感染管理工作的重视程度和投入。因此，通过开展医院感染管理卫生经济学的研究，其结论可以帮助医院领导者更加理性地进行决策，对推动医院感染管理工作起到很好的支持作用。

虽然关于医院感染管理卫生经济学评价的研究较少，但近些年来的研究越来越多，各医疗机构已开始关注此问题，并尝试去评价本单位或本地区的医院感染管理成本效益和成本效果，而且研究越来越深入，在今后发展中，会有更多学者从事这方面的研究，从而总结出成体系的医院感染管理卫生经济学评价方法。

2. 卫生经济学评价将成为评价医院感染管理工作的重要手段

目前采用的医院感染管理的措施主要是经过循证研究证明的对医院感染防控有效的措施，如预防中心静脉导管相关血流感染需要使用的大铺巾等一系列措施，花费时间较多，成本较高，容易受到临床医务人员的质疑，依从性难以提高。今后将卫生经济学评价的手段引入医院感染管理工作的评价中，将各项措施花费的时间和货币成本纳入评价，对于措施的选择依据将更加全面，也为措施的全面推进提供更有力的证据。

3. 卫生经济学的评价将大力推进我国医院感染管理工作的落实

通过卫生经济学评价，各个国家、各个地区、医疗机构，通过客观的数据，看到医院

感染管理的经济效益和社会效益，会更加认识到医院感染管理工作的重要性，会投入更多的人力和物力进行管理，并且对医院感染管理的重视程度会大大提升，医务人员的防控意识和落实将更上一层楼。如通过 2016 年全国性的医院感染经济损失的调查发现，每年医院感染对全国造成的经济损失高达 600 余亿元，换句话说，每年我们通过医院感染的预防与控制，为国家节约了 600 余亿元的卫生资源。这样一笔经费，对于发展中的国家来说是个不小的数字，这充分说明 30 年来医院感染管理工作的重大意义。

（贾会学　姚希　陈美恋　李莹　陈夏容　殷　环　李六亿）

参 考 文 献

［1］ Allegranzi B, Bagheri NS, Combescure C, et al. Burden of endemic health-care-associated infection in developing countries: Systematic review and meta-analysis. Lancet, 2011, 377（9761）: 228-241.

［2］ 吴安华，任南，文细毛，等. 193 所医院医院感染现患率调查分析. 中华医院感染学杂志，2002，12（8）: 561-563.

［3］ 吴安华，文细毛，李春辉，等. 2012 年全国医院感染现患率与横断面抗菌药物使用率调查报告. 中国感染控制杂志，2014，13（1）: 8-15.

［4］ 吴风波，王福明，郑新华，等. 医院感染经济损失的病例对照研究. 中华医院感染学杂志，1996，6（2）: 83-85.

［5］ CDC, NClC, HlP, 等. 医院感染监测、预防和控制的成本效益分析. 国外医学·医院管理分册，1993，（4）: 174-175.

［6］ Mehtar S. How to cost and fund an infection control programme. J Hosp Infect, 1993, 25（1）: 57-69.

［7］ Scott RD, Promotion DOHQ, National Center For Preparedness DACO, et al. The Direct Medical Costs of Healthcare-Associated Infections in U. S. Hospitals and the Benefits of Prevention. In 2009.

［8］ Undabeitia J, Liu BG, Catalan G, et al. Clinical and economic analysis of hospital acquired infections in patients diagnosed with brain tumor in a tertiary hospital. Neurocirugia, 2011, 22（6）: 535-541.

［9］ Misal DD, Maulingkar SV, Bhonsle S. Economic burden of antibiotic treatment of healthcare-associated infections at a tertiary care hospital ICU in Goa, India. Trop Doct, 2016, 15: 1-5.

［10］ Haley RW, Culver DH, White JW, et al. The efficacy of infection surveillance and control programs in preventing nosocomial infections in US hospitals. Am J Epidemiol, 1985, 121（2）: 182-205.

［11］ Hong Zhiyong, Wu Jun, O'Leary Crystal. 2004 年加拿大预防血透病人医院血流感染的成本-效益分析. 中国药物经济学，2010，（1）: 52-57.

［12］ 汤璐瑜. 三级甲等综合医院医院感染成本核算的研究. 第三军医大学，2011.

［13］ 张卫红，王虹，王水，等. 医院感染控制成本投入分析与改进. 中国卫生经济，2013，（8）: 63-65.

［14］ 李六亿，王枢群. 心脏外科院内感染经济损失的研究. 医院感染管理，1989，1（5）: 13.

［15］ 吴安华，任南，文细毛，等. 159 所医院医院感染现患率调查结果与分析. 中国感染控制杂志，2005，（1）: 12-17.

［16］ 武迎宏，林士惠，刘荣. 医院感染管理经济效益分析. 中华医院感染学杂志，2013，（20）: 5004-5006.

［17］ 殷环，贾建侠，赵艳春，等. 某三级甲等综合医院医院感染管理工作的效果和效益分析. 中华医院感染学杂志，2015，25（21）: 4993-4995.

[18] 周炯. 预防颅脑手术部位感染的成本效益分析. 北京协和医学院，2012.

[19] 胡侠翔，赖瑞南. ICU 洗手措施改革的成本效益分析. 卫生经济研究，2004，(10)：19-21.

[20] 赵秀莉，任军红，贾会学，等. 手卫生成本效益与成本效果分析. 中国护理管理，2009，9 (6)：14-16

[21] 王枢群. 我国 16 所医院 1987 年 12 月—1988 年 10 月医院感染监测报告. 中国公共卫生学报，1990，9 (1)：35-37.

下　篇　中国医院感染预防与控制实践

第三章

医院感染监测

第一节 医院感染监测工作的发展及变化趋势

一、医院感染监测的概念与工作开展的背景意义

(一) 医院感染监测的概念

流行病学方法是糅合了社会学和卫生统计学的一种医学调查分析方法，是一种具有群体特征的宏观分析方法，广泛应用于疾病的预防和健康促进、疾病的监测、疾病病因和危险因素的研究、疾病的自然史、疾病预防效果评价等方面。监测是"为了监控公众健康问题而持续、系统地收集、分析、解释和传播记述的信息过程"，是卫生保健流行病学科学基础的核心。医院感染监测是指长期、系统、连续地收集、分析医院感染在一定人群中的发生、分布及其影响因素，并将监测结果报送和反馈给有关部门和科室，为医院感染的预防、控制和管理提供科学依据。医院感染监测的性质决定了这项工作的长期性，医院感染监测方法的科学与否又直接决定了医院感染监测的效果。

(二) 开展医院感染监测的背景

20 世纪 50 年代中期葡萄球菌感染在全美国医院流行，美国疾病预防与控制中心 (CDC) 的人员基于历史上对疾病监测的成功经验，将监测应用到这个事件当中。1958 年美国由于医院内金黄色葡萄球菌感染暴发流行，进一步促进了监测的发展，并取得了成效。由此，当几年后研究医院感染时，监测出现在医院感染的预防计划之内，并在 20 世纪 70 年代初期美国建立了国家医院感染监测系统 (NNIS)。但监测在医院感染预防中的作用仍然受到很大的质疑，鉴于此，美国 CDC 在 1976 年至 1983 年进行了标志性的"医院感染控制效能研究 (SENIC)"[1]，结果表明主动积极的监测使医院感染率减少了 32%。从此，医院感染监测作为医院感染预防计划中的重要组成部分被越来越多的人所接受，并应用到实际工作中，初步建立了医院感染监测的体系。随着时间的推移，医疗技术变得越来越复杂，耐药细菌、条件致病菌以及新的病原体的出现，新技术的引进，老年患者的增多，免疫低下患者存活时间的延长、易感性的增加等，这就需要通过有效地改进监测计划来监控不断变化的感染危险因素。

(三) 医院感染监测的意义

医院感染监测是医院感染预防中一个十分重要的部分，需要通过有效的监测来掌握不断变化的医院感染危险因素，从而提高医疗卫生质量和安全性。因此医院感染管理是以监测为基础，控制为目标。Richard Wenzel 曾经指出[1]："没有监测为依据的控制措施是盲目的，只有监测而不采取行动是无意义的。也许存在没有监测系统的感染控制，但那是没有

任何措施的人……就像没有任何设备而乘坐飞船环游太空的宇航员一样，不能识别他们当时的方位、发生危险的可能性以及他们旅行的方向和速度。"除此外，通过医院感染监测所获得的相关指标可以作为医院感染预防质量的指示器，它有三个用途：提供可作为基准的本底率，可对改进效果进行评价，可在一定范围内进行比较。通过这些比较可评估持续改进的效果以及医院感染预防工作的好坏。医院感染监测的作用主要有以下几个方面：

1. 降低医院感染率，减少获得医院感染的危险因素。

2. 提供医院感染的本底率，建立医院的医院感染发病率基线。90%～95%的医院感染都是散发的，而不是流行，因此监测的主要目的除及时发现流行或暴发流行苗头外，就是降低医院感染散发率。有许多报告认为，感染控制人员经常出现在病房，可以降低病房的医院感染率。绝大多数医院报告他们的医院感染散发基线都是来自于监测。

3. 鉴别医院感染暴发。一旦确定散发基线，可以据此判断暴发流行。5%～10%的医院感染属暴发流行。需要注意的是局部暴发流行更多的是依靠对临床和微生物实验室的资料的监测。

4. 说服医务人员。利用调查资料说服医务人员遵守感染控制规范与指南；用监测结果，增强临床医务人员和其他医院工作人员（包括管理者）有关医院感染、细菌耐药的意识，可以使医务人员理解并易于接受推荐的预防措施，降低医院感染率。

5. 评价控制措施。不管采取什么控制措施，只有通过持续的监测，才能判断控制措施是否落实以及效果。有的措施看起来应该有效，但通过监测发现是无效的，如对留置导尿管的患者每日进行尿道护理预防尿路感染。

6. 满足管理者的需要。监测可以发现新的预防措施的不足，发现患者医疗护理过程中需要改进的地方，调整和修改感染控制规范。

7. 为医院在医院感染方面受到的指控辩护。有时医院会接到患者在医院感染方面的投诉或法律指控，完整的监测资料能反映医院感染存在与否，以及是否违反相关的法律、法规、操作规范，为医院进行辩护。

8. 比较医院内部或医院之间的医院感染率。美国CDC的研究提示，感染率的比较有利于减少医院感染的危险因素，但这种比较需考虑不同感染不同部位、不同危险因素，按危险因素调整感染率。在美国联合医院评审委员会（JCAHO）的评审标准中，选择了三个感染控制指标，即外科手术患者手术部位感染率、呼吸机相关肺炎、中央血管导管相关的原发性血流感染。

二、国际医院感染监测的历史与现状

医院感染监测最早可追溯到19世纪早期对患者截肢后感染死亡率的监测。但直到19世纪中期，著名的Semmelweis对产妇产褥热的研究[2]，奠定了现代医院感染监测方法的基础。1847年，Semmelweis服务的维也纳妇产医院孕产妇的高死亡率已经持续了至少20年，面对这一问题，Semmelweis首先通过回顾性调查发现自1823年开展解剖教学后，孕产妇的死亡率显著增加，然后建立了一个前瞻性监测系统监测产褥热，提出了产褥热传播的原因可能是尸体上的某种感染性物质被转移至产妇，并且通过监测对用含氯消毒剂洗手控制产褥热的效果进行了评估，监测数据显示孕产妇的死亡率立即得到控制。Semmelweis 的研究充分说明了监测的作用是发现问题、描述问题、形成假设、验证假说、制定并落实控制措施、评估控制措施的有效性。Semmelweis 的收集、分析和使用监测数据的方法是建立现代监测方法的重要起点。但该发现没有得到广泛重视，由于缺乏持续的监测，产褥热迅速恢复并持续到 20 世纪早期。

20 世纪 50 年代，由于葡萄球菌感染的流行，美国开展了相应的监测与控制，并取得了成效。由于医院感染带来的挑战，1964 年至 1973 年美国波士顿城市医院每隔 3 年以时点患病率调查方法调查了医院感染和抗菌药物使用情况。1969 年美国疾病预防与控制中心组织 8 所医院参加的医院感染监测试点，雇佣了专职的医院感染控制护师，每 4 个月调查 1 次医院感染综合项目，1974 年，美国建立了国家医院感染监测系统（The National Nosocomial Infection Surveillance System，NNIS），倡导连续性、前瞻性的发病率监测方式，至 2000 年有 315 所医院参加 NNIS，参加医院都是急性病医院，没有包括长期的医疗保健机构如康复医院、精神病院、护理院等。该系统是一个自愿参加，对医院及患者数据保密的监测系统。参加的医院向 NNIS 报告医院感染资料，其目标是了解美国医院感染的流行病学、描述细菌的耐药趋势、建立用于比较感染率的标准，促进医院流行病学监测工作的开展。2005 年，美国 CDC 将 NNIS 的监测系统与透析监测网（DSN）、国家医务人员监测网（NaSH）3 个监测系统进行整合，形成了国家医疗安全网（NHSN），2007 年参加的医疗机构达 923 所，医疗机构类型也得以扩展，包括长期急性病医院、精神病医院、康复医院、门诊透析中心，日间手术中心和疗养院等。最初 NISS 系统采用全面综合性监测方法，20 世纪 80 年代，由于经济学与管理学的引入，需要最大限度地发挥有限资源的效率，认为应将付出努力的程度与医院感染问题的严重性相匹配，医院感染监测倾向于特定医疗区域、感染部位、某些重要微生物感染、手术后感染以及特定器械相关感染等方面，目标性监测应运而生。1999 年 1 月起美国停止全面综合性监测，而开展了外科患者监测、成人和儿童 ICU 监测、高危新生儿监测及抗微生物药物使用及其耐药性监测。器械相关感染监测中重点关注中心静脉插管相关血流感染、导尿管相关泌尿道感染和呼吸机相关性肺炎；微生物关注的焦点为多重耐药菌感染和艰难梭菌感染；另外，血液透析相关事件监测和医务人员职业暴露的监测也在持续开展。

随着监测计划的持续改进，目前医院感染监测中，也开始关注过程监测。如在监测中央静脉相关血流感染的发生情况时，同样关注中央静脉操作的过程，评估控制措施的落实情况以及有效性。世界卫生组织（WHO）发表了监测手卫生依从性的方法，评估 5 个时刻的手卫生依从性。在数据分析方面，通过记录关键风险因素的相关信息，进行风险因素调整，使得监测数据能在不同机构间进行比较。

目标性监测从长期趋势看来，局限了医院感染的关注点，限制了对新发感染的发现能力，对全院范围的医院感染总体情况无法作出正确的预估，近年来，美国疾病预防与控制中心开始对患病率调查的作用进行重新评估，并开展了相应的调查工作，对医院感染的损失进行了估计[2]。

与美国模式不同，20 世纪 90 年代，法国、英国、德国、加拿大、澳大利亚等发达国家建立了各自的医院感染监测系统。这些监测系统基于美国的经验，以目标性监测为监测主体,同时发展了各自的特点。如德国医院感染监测系统（KISS）[3]是西欧最晚成立医院感染监测体系的国家之一,KISS是在美国NNIS基础上建于1996年。开始主要选择病房ICU和手术患者2项内容进行监测;后来发展到4个专题项目:ICU、手术室、新生儿监护病房及骨髓和造血干细胞移植病房。欧洲一些国家对于全院的医院感染情况主要采用横断面调查来收集医院感染监测数据。由于欧洲大多数医院的医院感染管理负责人具有微生物学背景,对于特殊多重耐药菌（如耐甲氧西林金黄色葡萄球菌,MRSA）的主动筛查成为其医院感染监测的一部分,尽管存在一些争议,但在重点患者中常被建议开展主动筛查。此外,2011年至2012年欧洲疾病预防控制中心组织了近30个国家开展时点患病率调查,包括医疗保健相关感染患病率、抗菌药物的使用情况和病原体耐药情况[2]。有一些现患率调查也针对特定的感染部位、病原体或特殊人群,如MRSA感染、艰难梭菌感染、新生儿、儿童或长期护理机构患者的医疗保健相关感染。

三、中国医院感染监测开展的历史沿革与现状

（一）中国医院感染监测开展情况的历史沿革及各时期的特点

1. 1986年之前我国医院感染监测的萌芽阶段

在1986年之前,我国与医院感染相关的监测工作始于早期的针对医院中空气、物体表面和医务人员手的细菌学监测。在20世纪80年代早期,有零星的医院开展了医院感染的全面综合性监测,主要为研究性质。

2. 1986年至1994年我国医院感染监测起步并发展

我国真正意义上的有组织的系统性医院监测是自1986年开始,在原卫生部医政司的领导下,成立了医院感染监控协调小组,负责全国医院感染监控工作的组织、指导和监督管理。协调小组参照美国NNIS系统,成立了由17所医院和8所防疫站组成的医院感染监控系统,1987年发展到26所医院;1989年原卫生部医政司要求各省（市）自治区选派省、地、县三级具有代表性的医院各一所参加,监测系统扩大到103所医院,1992年发展到134所医院[4],开展医院感染的全面综合性监测。全国医院感染监控系统的建立,标志着我国医院感染监测工作正式起步。协调小组还编印了《医院感染信息》,反馈、总结医院感染监测和管理工作中的成绩和经验,介绍国际医院感染的新发展。当时医院分级管理评审标准中将医院感染纳入评审标准,让大家认识到了医院感染这一问题。开始按照原卫生部颁发的《关于建立健全医院感染管理组织的暂行办法》的要求配备医院感染专职人员开展监测工作。

虽然我国医院感染监测工作起步较晚,但发展迅速。通过原卫生部的宏观组织管理,监测系统工作人员的艰苦努力,医院感染监测方法逐步建立并完善,已成为其他医院开展该项工作的样板。在中国医院感染监测30年回顾与展望项目调查的184所医院中,1986年至1990年有7.07%的医院开展了全面综合性监测,而同时期开展环境卫生监测的有9.78%,开展消毒效果监测的医院有15.22%。但是1991年至1996年间,开展全面综合性监测的医院数迅速增长到24.46%,而同时期开展环境卫生学监测和消毒效果监测医院

才分别增长到29.89%和29.35%。在此期间,1992年昆明某医院新生儿痢疾志贺菌感染事件、1993年黄山市某医院柯萨奇病毒感染事件和沈阳市某医院柯萨奇病毒感染事件造成了很大的反响,1994年原卫生部组织召开了第一次医院感染工作会议,发布了《医院感染管理规范(试行)》,一些省市也相继成立省内的医院感染监控网,如湖南、四川、浙江、上海等,都组建了当地医院感染监测系统,按照全国医院感染监测网的模式和方法,开展医院感染的监测、控制和管理工作。这一时期我国绝大多数医院开展的是全面综合性监测,同时开始了医院感染监测数据计算机报告和处理,是医院感染监测的迅速推广期。

3. 1995年至2006年我国医院感染监测转型期

由于普遍存在监测内容单薄、监测与管理脱节、人力物力的限制以及对监测质量的质疑等问题。一方面有些医疗机构开始依照全国医院感染监测网介绍美国目标性监测的方案,尝试开展目标性监测,如手术医生感染专率监测、成人和儿童ICU医院感染的监测及新生儿医院感染监测。世界卫生组织开始在国内推动细菌耐药性监测以应对不断增加的细菌的耐药困境。另一方面,不断努力加强医院感染监测的质量,推行前瞻性医院感染监测方法,1999年3月召开的全国医院感染监测网工作会议,提出了"科学监测、及时准确、仔细分析、保证质量、采取措施、评价效果、加强合作、循序渐进"的监测方针,对监测内容进行调整,制定了新的监测方案,引入医院感染目标性监测,推广医院感染管理计算机系统,进一步规范了我国医院感染的监测。由于1998年深圳某医院发生手术部位龟分枝杆菌感染的暴发流行[5],造成了巨大的影响和经济损失;1999年原卫生部在福州召开了第二次医院感染工作会议,并于2000年修订的《医院感染管理规范(试行)》中,明确提出"在全面综合性监测的基础上开展目标性监测",鉴于各医院医院感染专职人员数不能满足医院感染监测和管理要求,为争取更多的时间推行医院感染目标性监测,落实干预措施,全国医院感染监测网将全面综合性监测数据报告改为每季度报一个月的资料。到2000年开展全面综合性监测、环境卫生监测和消毒灭菌监测的医院仍在增长,分别达到了40.22%、51.09%、47.83%。开展外科手术部位感染监测、儿童和成人ICU医院感染监测以及新生儿医院感染监测的医院分别有6.52%,2.17%和0.58%。这一时期开始反思和探索我国医院感染监测的发展方向。

由于医院感染监测质量不高,全国医院感染监测网开始尝试借鉴国外经验,结合我国转变监测模式的实际情况,2001年设计并组织了全国医院感染横断面调查工作,全国二级和二级以上的193所医院参加了调查,掌握了我国医院感染现患率、抗菌药物的使用情况,以及相对重要的危险因素[6]。在这个调查方案的设计中要求开展床旁调查、要求有高年资的医生参加、要求临床做好感染患者的相关检查,以提高监测质量,同时让医院感染专职人员懂得前瞻性调查与临床相结合的重要性,并且搭建一个与医生自由交流的平台,让医生了解医院感染的诊断标准。现患率调查简便易行,只调查一天中存在医院感染状态的患者,便于组织必要的人力短期内保质保量地完成调查,每两年进行一次横断面调查工作可不断评估我国医院感染控制成效;现患率调查设计灵活性,调查内容可根据医院感染工作重点的变化而变化,能及时关注更多与医院感染相关的新内容。2003年突如其来的SARS,拷问着我国医院感染管理体系,原卫生部组织国内专家对我国的医院感染发展进行了顶层设计,着手建立医院感染管理标准规范体系。到2005年开展外科手术部位感染监测、成人和儿童 ICU 监测、新生儿医院感染监测以及抗菌药物使用监测的医院分别达到了 13.04%、4.89%、1.63%、15.22%。

随着我国医院感染管理工作的不断深入，国内外学术交流的增加，医院感染监测理念发生许多变化，目标性监测、前瞻性监测、基于数据可供相互比较的监测已经成为国内外医院感染的监测重点。2006 年原卫生部组织 18 所国内大型医院培训，由香港大学玛丽医院设计调查方案，开展血管导管相关血流感染的监测。有力地推动了我国医院感染监测的深入发展。同年，《医院感染管理办法》实施，我国医院感染监测转向目标性监测。

4. 2006 年至今年我国医院感染监测规范发展期

2008 年 7 月全国医院感染监测网开始全面改变监测方法，重点开展目标性监测，制订了《全国医院感染监测方案》，项目包括手术部位感染监测、成人和儿童 ICU 患者感染监测（主要包括发病率、中央静脉导管相关血流感染、呼吸机相关肺炎、导尿管相关泌尿道感染等）、高危新生儿感染监测（主要包括发病率、中央静脉导管相关血流感染、呼吸机相关性肺炎等）等。为了建立有效的医院感染监测与通报制度，及时诊断医院感染病例，分析发生医院感染的危险因素，采取针对性的预防与控制措施，并将医院感染监测控制质量纳入医疗质量管理考核体系。原卫生部医院感染控制标准专业委员会组织有关专家制定了《医院感染监测规范》[7]，并于 2009 年 12 月 1 日实施，规范了我国医院感染全面综合性监测和目标性监测的管理和技术要求。由于 2009 年全国医院发生多起医院血液透析患者感染丙型肝炎病毒事件，受到各方关注。2010 年全国医院感染监测网组织了全国血液透析相关感染的横断面调查，425 家医院参加，395 家医院进入统计，掌握了我国医院中血液透析相关经血传播疾病感染的情况[8]。这期间，医务人员针刺伤等职业暴露的监测在我国医院广泛开展。2010 年外科手术部位感染监测、成人和儿童 ICU 监测、新生儿医院感染监测、多重耐药菌感染的监测、手卫生依从性监测以及抗菌药物使用监测医院分别达到了 52.72%、53.80%、30.41%、48.37%、22.83% 和 36.41%，建立了医院感染现患率调查和目标性监测（包括过程监测）相结合的医院感染监测新模式。

5. 信息化发展对我国医院感染监测的促进

为提高医院感染监测的工作效率和上报数据的准确性、及时性，我国自 1990 年开始努力推动医院感染管理信息化建设，全国医院感染监测网编制了基于 dBASE 数据库的医院感染全面综合性监测数据分析系统，1999 年前后全国医院感染监测网、浙江医院感染管理质量控制中心、江苏徐州医学院附属医院先后研发了包含目标性监测在内的医院感染监测数据报告分析软件，2006 年基于互联网的"医院感染监测与数据直报系统"和"医院感染数字化管理网页系统"在全国医院感染监测网部分医院以及部分省市医院感染监测网使用。随后基于医院内信息化的"医院感染实时监控系统"如雨后春笋般被研发出来并应用到医院感染监测实践中。基于移动互联网和物联网的医院感染过程监测系统也于 2015 年问世。

（二）中国医院感染监测工作的现状

中国医院感染监测 30 年回顾与展望项目调查显示，二级医院有感染管理专职人员 0.99 人/250 张床位，三级医院有专职人员 0.94 人/250 张床位，这一调查结果近似达到了我国医院感染管理要求中，每 250 张床位 1 名医院感染管理专职人员的标准。根据 1976

年至 1983 年 SENIC 的研究结果，推荐每 250 张床位一名感染控制人员，但随着医学的进步、医疗保健方式的改变、管理和依从性要求的提高，距离近年来 APIC 建议[2]每 100 张床位配备 0.8～1.0 名感染控制人员还存在差距，可从增加人员或者应用现代信息化工具提高效率弥补差距。近年来，预防医学专业人员逐步充实到我国医院感染管理专职人员中，二级医院的预防医学专业人员达到了所有医院感染管理专职人员的 9.88%，三级医院更达到 21.72%。但二级医院感染管理专职人员最少为 0.36 人/250 张床位，三级医院感染管理专职人员最少为 0.27 人/250 张床位，说明我国各医院的医院感染管理人力发展不平衡，有较大差异。

中国医院感染监测 30 年回顾与展望项目调查结果显示二级医院的发病率为 0.78%，例次发病率为 0.81%；三级医院的发病率为 1.58%，例次发病率为 1.80%；表明我国医院感染病例监测中漏报情况依然较普遍。从医院感染横断面调查的结果二级医院的患病率为 1.91%，三级医院的患病率为 3.28%，从另一方面证实了日常医院感染监测中漏报率较高。

以 2006 年为界，我国早期的医院感染相关监测中，主要是环境卫生学监测、消毒效果监测、全面综合性监测，特别是环境卫生学监测在我国开展较早。在早期的医院感染控制实践中，认为无生命的环境上污染物对病原体的传播很重要，因此对物体表面和控制进行采样和常规培养认为是可降低风险的一种必要措施。尽管在 20 世纪 70 年代早期，美国 CDC 建议停止这些昂贵的环境培养，但我国一直在强调国情的特殊性，而沿用至今。2003 年美国 CDC 出版了《医疗机构环境控制指南》，支持无生命环境对病原体传播具有一定作用，转而又开始重视这一问题。但这些传播是否得以完成，需要考虑环境表面病原体污染的量、病原体生存与环境表面的毒力和能力，以及适合传播到宿主的模式。常规的环境细菌培养仍然有许多在具体实践中的缺陷，中国医院感染监测 30 年回顾与展望项目调查结果表明有一部分环境细菌学采样是依赖于临床护士，但这监测结果的可靠性被广泛质疑，并且得到细菌培养结果的时间较慢。在我国，紧随前述监测内容的是手术部位感染监测、ICU 医院感染监测、新生儿医院感染监测，这些监测属于目标性监测范畴。近年来，多重耐药菌监测、手卫生依从性监测和抗菌药物监测的作用逐步提升，并且在国家的推动下，有关这些监测的工作推进较快，2011—2015 年间，开展这些监测的医院达到了 90% 以上。在其他监测内容中，现患率调查、医务人员职业暴露监测、细菌耐药监测基本已成为常规工作。中国医院感染监测 30 年回顾与展望项目调查还显示，2009 年发布的《医院感染监测规范》[7]中，关于全面综合性监测只要求不少于 2 年，但在人力不足的情况下 184 所医院中仍然只有 24 所在后续的监测中停止该监测方法，从另一个角度说明医院感染专职人员担心目标性监测的短板，需要靠全面综合性监测来弥补。监测多重耐药菌的医院中，有 125 所医院针对全部多重耐药菌进行监测，51 所医院则只监测特殊多重耐药细菌。

我国大多数医院按照世界卫生组织（WHO）设计的洗手 5 个时机的监测表开展手卫生监测。中国医院感染监测 30 年回顾与展望项目调查显示 66 所二级医院开展手卫生监测，其中监测手卫生依从性的医院 21 所，监测手卫生用品消耗量的医院 2 所，两方面都监测的医院 43 所。172 所三级医院开展手卫生监测，其中仅监测手卫生依从性的医院 22 所，仅监测手卫生用品消耗量的医院 0 所，两方面都监测的医院 84 所。

我国医院感染监测质量存在问题，除从发病率和患病率偏低的结果中推断外，从医院感染暴发流行的报告情况也能得到佐证。中国医院感染监测 30 年回顾与展望项目调查2013 年至 2015 年 3 年间医院感染暴发的发现情况，结果二级医院中 12 所医院报告了 17起医院感染暴发流行事件，三级医院中 37 所医院报告了 125 起医院感染暴发流行事件。还有 135 所医院 3 年未发现疑似医院感染暴发事件，说明监测系统存在较大问题。但有医院感染实时监测系统的医院发现医院感染暴发较无实时监控系统的医院高，说明信息化系统能通过建立医院感染暴发预警模型来及早发现暴发流行。

医院感染监测资料的应用是预防医院感染的重要措施之一，及时分析、及时反馈，使相关人员及早掌握情况，促进相关人员重视并落实医院感染控制措施。本次调查结果显示对于医院感染监测资料的分析，主要集中在每月分析 1 次和每 3 个月分析 1 次，而向本院主管领导和临床反馈的频率主要集中在每月 1 次和每 3 个月 1 次，存在反馈滞后的问题；并且通过行政例会通报和发送监测报告，难以使相关人员都掌握相关情况；需要改进分析和反馈方式，近来有研发者利用移动互联网技术在这方面进行了积极有益的探索，将会引领这一方面的发展。

（三）医院感染监测工作取得的成就

1. 医院感染专职人员队伍不断充实

中国医院感染监测 30 年回顾与展望项目调查 184 所医院数据显示，近年来，除了医院感染管理专职人员不断增多，预防医学专业人员也逐步充实到我国医院感染管理专职人员中，填补了我国医院感染管理人员的知识结构缺陷。通过比较医院感染管理专职人员中有无预防医学专业人员情况下统计所得出的发病率和患病率，发现有预防医学专业人员时监测结果要更准确，说明预防医学专业人员在其中能起到一定的良好作用。

2. 医院感染监测体系不断完善

以 2006 年为界，我国早期的医院感染相关监测中，主要是环境卫生学监测、消毒效果监测、全面综合性监测，特别是环境卫生学监测在我国开展较早。由于环境细菌学监测存在一些缺陷，发展快速而经济的环境污染评估方式，逐步开始在我国医院感染监测中进入实践，如 ATP 监测。随后，立足于将有限的资源用在高风险部门和人群，以取得较好的成本效益比的目标性监测，如手术部位感染监测、ICU 医院感染监测、新生儿医院感染监测被广泛开展。近年来，我国紧跟国际医院感染研究进展，并且立足于我国医院感染控制现状，多重耐药菌监测、手卫生依从性监测和抗菌药物监测的作用逐步提升。在其他监测内容中，现患率调查、医务人员职业暴露监测、细菌耐药监测基本已成为常规工作。有部分医院在高风险人群中开展了多重耐药菌的主动筛查，并联合多学科对多重耐药菌感染和定植的患者的防控措施进行监控，取得了良好的成效。

3. 从结果监测转向结果和过程同时监测

近年来，在监测中一个大的变化是，从过去只有结果监测转向既有结果监测又有过程监测[9]，手卫生监测中手卫生依从性和手卫生用品消耗量的监测被推进，并且为减少"霍桑效应"，有部分医院采用志愿者、医学实习生等作为观察者，评估手卫生的依从性。

除手卫生监测外，多重耐药菌感染和定植的措施监控、呼吸机相关肺炎及防控措施的监测、中央静脉相关血流感染及防控措施的监测、导尿管相关泌尿道感染及防控措施的监测，这些都既关注了结果，也关注了过程，有力地促进了医院感染率的下降。中国医院感染防控能力建设项目评估结果显示，取得了良好的成效。

4. 完善丰富了医院感染监测内容

其他监测内容中，95.14%（176/185）的医院开展了细菌耐药监测，97.30%（180/185）的医院开展了医务人员职业暴露监测。细菌耐药监测促进了临床合理使用抗菌药物，并且促进国家建立了中国细菌耐药监测网，目前已覆盖全国1000多所医院。医务人员职业暴露监测，促使各方力量介入，推动建立了医务人员职业暴露监测以及处置体系，对于保障医务人员的身心健康起到了良好作用。

医院感染横断面调查，自2001年举行全国性调查以来，到2014年已进行了7次，2014年参加统一调查的医院更达到1937家。2001年全国医院感染横断面调查方案关注医院感染发生情况以及危险因素，将抗菌药物使用列入了调查内容；2003年的调查方案除关注医院感染以外，特别关注了住院患者中经血液传播疾病及病原体（乙型肝炎病毒、丙型肝炎病毒、人类免疫缺陷病毒）的携带情况，同时关注了静脉输液的情况，得到我国第一个住院患者静脉输液的数据，除此外，特别关注了为使用抗菌药物患者做细菌培养的情况；2005年的调查方案使用DDDs评估我国的抗菌药物使用强度；2008年的方案除继续关注医院感染外，还关注了社区感染，并且对于MRSA进行了调查；2010年的调查方案关注了手术后肺炎以及特殊多重耐药细菌的感染；2012年关注呼吸机相关性肺炎、中央静脉导管相关性血流感染、导尿管相关泌尿道感染的评估；2014年评估多重耐药细菌感染；2008年建设医院感染相关数据库平台，提升了数据处理效率，全国医院感染监测网按床位数分层，统计不同床位数医院的各种指标的中位数和百分位数，建立了可比较的数据标杆体系，便于各医院评估本单位防控重点与成效。同时还利用平台，2010年全国医院感染监测网组织了全国血液透析相关、感染的横断面调查。掌握了我国医院中血液透析相关、经血传播疾病感染的情况。并且在横断面调查中得到了我国以前没有的全国性数据，如住院患者静脉输液率、经血传播病原体携带率、抗菌药物使用指数、细菌培养送检率、社区感染现患率、手术后肺炎现患率、特殊多重耐药菌感染现患率、血液透析患者主要经血传播病原体携带率等。其中形成的一些指标推动了我国相关工作的发展，抗菌药物使用指数（DDDs/100住院日）、细菌培养送检率为推动我国抗菌药物管理起到了积极作用；特殊多重耐药菌感染现患率推动了我国对多重耐药菌感染的重视。其中许多指标被纳入国家医院感染评价指标体系。现患率和实查率纳入了相关评审的指标。自此，在我国建立了完整的医院感染监测体系。

5. 不断推进医院感染监测信息化

当前医院感染信息化中"医院感染实时监控系统"占有很重要的地位，中国医院感染监测30年回顾与展望项目通过比较有无医院感染实时监测系统情况下发病率和患病率间的差异，说明在有医院感染实时监控系统时，能在一定程度上提高监测的准确性。这一成绩得益于医院感染病例预警模型的建立，同时这一模型也在不断地优化，以期能更好地满足监测的准确性。在多重耐药菌管理的实践中，研发了多重耐药菌的判断模型，湘雅医院经4000余细菌的验证，无一错误。医院感染暴发流行预警模型的建立对于快速识别医院感染暴发起到了良好的作用；医院感染高风险患者判别模型的建立使得医院感染监测的目标更清晰。基于移动互联网和物联网的医院感染过程监测系统，使得过程监测更方便实用，同时利用了移动互联网和物联网的强大功能，及时点对点或点对面反馈监测结果，及时落实医院感染的防控措施。湘雅医院的医院感染的大数据研究正在开展。相信随着医院感染监测的信息化不断发展，将为提升我国医院感染监测效率提供有力的支持。

（四）医院感染监测工作存在的问题与对策

1. 医院感染监测工作存在的问题

经过 30 年的医院感染监测实践，在取得成绩的同时，仍然存在不少问题，制约医院感染监测工作的发展。其主要有以下几个方面。

1）部分医院领导仍然不够重视。当前医院管理中经济和管理考量占据着主导地位，由于医院感染预防工作未向患者收取相关费用，医院感染管理部分被认为是不能为医院带来收入的部门。因此，医院领导不愿投入人力、物力、经费，如二级医院感染管理专职人员最少为 0.36 人/250 张床位，三级医院感染管理专职人员最少为 0.27 人/250 张床位，与当前医院感染预防复杂和艰巨程度明显不符合。对于医院感染管理专职人员的培训不重视，医院感染管理专职人员不能持续学习医院感染预防的新知识、新方法。同时医院感染专职人员虽然做的工作有很强的专业性，但在晋升时没有上升的通道，严重地影响了感染管理专职人员的积极性，导致专业人员队伍不稳定，影响监测质量。有部分医院由于人力不够仍停留在回顾性调查阶段，不能及时发现医院感染监测中存在的问题，导致监测漏报严重。

2）医院感染监测工作发展极不平衡。自 1986 年我国有组织地开展医院感染管理工作以来，二级和二级以上医院开展了医院感染监测工作，但在基层医疗机构、长期护理机构等单位，医院感染监测工作还未起步，只有零星的研究报道。大、中城市由于资源相对较好，能引进专业人员，也能送专职人员出去培训，医院感染监测工作相对较好，而对于资源缺乏的地区和医院，由于医院感染监测相关知识不够，导致了监测质量的差距。

3）临床医生参与医院感染监测不够，存在误区。临床医生专注于本专业患者的诊断和治疗。而对感染相关的症状描述不详细，可以明确感染的检查和检验不做，导致监测中诊断困难。并且考虑医院感染会带来负面影响或者是医院感染诊断相关知识不够，排斥医院感染管理专职人员的诊断。医院感染控制措施落实不到位，如手卫生，多个研究表明，医生的手卫生依从性要比护士差；甚至抵制医院感染专职人员观察手卫生依从性。

4）部分医院感染管理专职人员责任心不强，工作粗糙。本次调查结果显示，二级医院的医院感染的发病率为 0.78%，例次发病率为 0.81%；三级医院的发病率为 1.58%，例次发病率为 1.80%；低于国外相关报道的感染率，如比利时为 14.8%、澳大利亚为 8.6%、西班牙为 8.6%、法国为 9.0%、挪威为 6.5%、英国为 11.2%、德国为 4.4%、瑞士为 11.6%、泰国为 7.6%。

5）监测目的不明确。有些医院为监测而监测，为检查而监测，花了很大精力收集了许多宝贵的有用资料，但不知如何利用，不能为本院的医院感染控制和预防决策服务。发现问题，不寻找原因；分析资料，不反馈资料；总结报告年年都是老样子。这些现象均充分说明监测者对为什么要监测的目的不明确，资料未能被很好利用。美国 20 世纪 70 年代初期开始开展全院综合性监测，直到 1999 年才转变为目标性监测，主要监测成人和儿童 ICU、高危新生儿、外科手术部位感染等。我国目前已有大部分医院开展了目标性监测。

目标性监测是在全院综合性监测的基础上针对重点问题（如住院费用高或病死率高或发病率高等）而采取的监控方法。但从监测资料看，有的医院的重点部门的医院感染发病率极低，看不出是重点，这样的目标性监测似乎缺少明确的目标，没有节约人力、物力，甚至是浪费人力、物力。有些医院的全院综合性监测质量较差，感染率偏低，不能反映实际问题，也是导致不能正确评价目标性监测的原因之一。

6）科学监测相关理念与知识缺乏。监测是一项长期的工作，某些医院的监测工作缺乏长期的计划。对监测方法的可靠性也不了解，坐等临床医生报告，或长期使用回顾性调查方法，导致监测资料的准确性差，漏报严重，不但不能说明问题，甚至产生误导。由于医院感染管理人员绝大多数都是从临床医生或护士中转行而来，多数缺乏流行病学、卫生统计学、计算机应用等学科的知识，不能很好地设计和实施监测项目。并且由于监测中诊断标准掌握不一致，收集资料的方法不统一，对监测中各项目的理解多种多样，使得医院监测的资料之间缺乏可比性，起不到应有的作用。在进行监测资料分析时，往往只简单计算医院感染发病率，而对影响医院感染发生的危险因素未进行分析，或未进一步分层分析，不能很好地分离出危险因素及相对危险度。

2. 医院感染监测工作存在问题的对策

1）保证医院感染管理专职人员的数量和质量。医院感染管理人员的数量依据医疗机构的规模及科室类型的多少、收治患者的病情复杂程度、提供服务需求的多少决定。每个医院的医院感染管理部门至少配备1名预防医学专业人员或具备预防医学专业知识的人员。

2）正确引导监测方向，制定切实可行的监测计划。医院感染监测计划应有长期目标，确定能反映问题、简便易获得的特定监控指标，明确选择这些监控指标的缘由、获得方式、定义以及数据库管理策略。切实引导监测计划为降低医院感染发生率服务。

3）加强相关部门的协调，提高源头数据的质量。与医疗质量管理相关的部门合作，提高源头数据的质量，如病程记录完整、病原体送检及时、抗菌药物使用目的明确等。

4）加强医院感染相关培训，使医院感染管理专业人员熟练掌握医院感染诊断标准，掌握正确的医院感染监测方法。定期评估监测系统质量，持续改进。

5）推进新的技术在医院感染相关监测中的应用，提升效率与质量。如移动互联网、物联网技术、简易快速环境污染评估技术等。

6）定期评价医院感染管理专职人员工作，提高资料准确性：医院感染监测最重要的是资料的准确性，只有反映真实情况，才能做出正确决策。感染率的准确性反映感染管理专职人员的素质，是主要的考评指标。

7）建立可比较的医院感染监测指标体系，按统一的诊断标准执行，查找差距与问题，提升监测质量与医院感染控制能力。

四、中国医院感染监测工作的发展趋势

（一）随着信息化技术以及医院感染相关数学模型的建立，将极大地提高医院感染监测的准确性和效率

医院感染大数据的建立，为更好地甄别重点人群、重点环节、重点部门，判断医院感

染病例、预警医院感染流行，落实医院感染措施，正确评价医院感染控制效果起到无可估量的作用。

（二）将建立新的医院感染监测方法

如物联网的手卫生依从性监测系统，可以自动定位医务人员的位置及操作，自动追踪并提示手卫生的落实，将手卫生依从性相关的监测结果直接发送到电子移动端，方便评价管理。

（三）将建立新的医院感染监测模式

尽管时点现患率调查有简便、快捷、容易实施的优势，但仍然存在难以衡量真正导致感染的危险因素，对于特定的、与设备相关的感染缺乏足够的分母数据，规模较小的医院样本含量偏少等限制。在医院感染监测信息化系统的支持下，可弥补全面综合性发病率监测的缺陷。我国医院感染监测模式将由现阶段横断面调查、目标性监测（包括部分过程监测）、暴发流行监测相结合的模式转变为发病率监测、目标性监测、全过程监测、暴发流行监测一体化的新模式。医院感染专职人员的监测时间将大大压缩，更多资源转向培训以及督促医院感染控制措施的落实。

（四）医院感染监测内容将更丰富

随着医院感染学科的发展，与医院感染大数据相结合，医院感染相关监测内容将不断丰富，更多的结果监测，如对艰难梭菌感染的监测，以及更多的环节与过程监测方案将被研发出来。

（五）医院感染监测范围将继续扩大

我国医院感染监测由于条件的限制，对于长期护理医疗机构、乡镇卫生院和社区卫生服务中心等基层医疗机构、出院患者的医院感染缺乏监测，导致了许多暴发流行没有被及时发现。随着监测工具的不断发展，这些机构的医院感染将得到监测。同时，以往难以持续关注的某项操作或某种治疗措施也将被纳入常规监测之中，如内镜相关感染的监测。

（六）资料分析将更及时、完整

当前绝大多数医院对医院感染监测资料定期进行分析，多数为每月分析 1 次或者 3 个月分析一次，这种分析时间间隔导致反馈时已时过境迁，数据利用效率不高。随着技术的发展，资料分析可以做到随时分析、随时反馈，大大提升数据的利用率。以往要求技能程度较高的资料分层分析、多因素分析、Meta 分析等将变得比较容易，也将越来越被广泛使用。

（七）在监测中将关注伦理问题

医院感染监测中，既有流行病学调查，也有干预评估。有许多监测的对象是人，因此将必须考虑伦理学问题，按照伦理学原则办事，如保密原则，避免泄露患者信息；如信息权与知情权，信息权与知情权也是生存权，属于基本人权范畴，因为获得信息才能维持生存，了解信息是生存的基本条件，所以信息误导是对生命的误导，因此在医院感染监测中应维护和尊重监测对象的知情权。

（任　南　文细毛　付陈超）

参 考 文 献

［1］Wenzel RP. Prevention and control of nosocomial infection. 3 ed. Williams & Wilkins, 1997.

［2］Williams Jarvis. Bennett and Brachman' Hospital Infections. 6 ed. Lippincott Williams & Wilkins. 2007

［3］丁艳，张皖瑜，尹湘毅，等 . 中、美、德三国国家医院感染监测体系的比较分析 . 医学与哲学（临床决策论坛版）. 2007，28（4）：50-51.

［4］李六亿 . 医院感染监测现状及管理对策 . 中华医院管理杂志，1996，6（3）：137-138.

［5］任南，徐秀华，文细毛，等 . 龟型分枝杆菌切口感染暴发的调查分析 . 中国医师杂志，2002，4（10）：1099-1101.

［6］任南，文细毛，吴安华，等 . 178 所医院医院感染危险因素调查分析 . 中国感染控制杂志，2003；2（1）：6-9.

［7］中华人民共和国卫生部 . 医院感染监测规范 . 2009.

［8］任南，文细毛，吴安华 . 全国医院感染监测网对持续血液透析患者丙型肝炎病毒感染现况调查 . 中国感染控制杂志，2011，10（6）：412-413.

［9］任南 . 医院感染监测方法学 . 湖南科技出版社，2012.

第二节　医院感染监测信息化建设的回顾与展望

一、医院感染监测信息化的概念与工作开展的背景意义

如何做好医院感染监测这项基础工作，特别是作为核心内容的医院感染病例监测，多年来国内外医院感染管理者提出了诸多方法。由于监测过程涉及内容复杂，需要统计和分析海量数据，采用手工方法监测效率极为低下，既不全面，也不完整，很难做到及时、准确监测。尤其对感染病例的实时监测、各类目标监测、抗菌药物合理应用的分析与评价等，涉及因素非常复杂，人工统计与分析很难达到预期效果，无法得到既及时又高质量的监测结果。感染病例依赖临床院感染监控兼职人员上报，往往由于各种原因，漏报率高的问题也一直未得到很好解决。在医院规模不断扩大、医院感染管理专职人员长期相对不足的情况下，这些问题变得越来越突出。

医院感染监控的信息化建设，从最基础的层面，是通过应用信息化系统，最大限度减少或杜绝医院感染病例错报，并使感染管理专职人员从繁重的病例筛查、数据登记、指标统计分析等工作中不同程度地"解放"出来，既能得到准确的监测数据、全面把握全院的感染情况，又能利用数据将更多精力投入到对临床重点科室感染预防控制的干预、督导之中，提高感染防控工作效率和质量。

从医院感染管理工作模式转变来讲，是要充分利用信息化手段，通过感染病例智能判别，实现实时监测和干预；通过住院患者全过程监控，实现感染防控时机前移；通过病原学和症状监测，实现暴发实时预警和早期控制；通过交互平台的应用，实现与临床的实时沟通与干预；通过科学的信息采集机制，实现目标性监测高效简便；通过提供翔实系统的数据，实现科学决策和持续改进，从而全面提高医院感染预防控制和管理水平，降低医院感染发病率。

同时，国家和各地区卫生行政管理部门也需要通过信息化手段，开展医院感染监测管理和质量控制工作。

二、国际医院感染监测信息化的历史和现状

欧美发达国家的医院感染信息化建设走在了前列，管理机构监测系统较为发达（表3-2-1）。1974年，美国疾病预防控制中心（CDC）开发了国家医院感染监测系统（NNIS），制定了统一的医院感染病例收集方法和统计方法，建立起全国医院感染数据库，也为全球树立了医院感染监测网建设的典范[1-2]。2005年，CDC将NNIS与透析监测网（DSN）、国家医务人员监测网（NaSH）3个监测系统进行整合，形成了国家医疗安全网（NHSN），入网的医疗机构也从20世纪70年代的10余所医院增加到2007年的923所。到2013年，

涉及的医疗机构超过 10000 所。NHSN 目的在于：收集数据，了解患者与医护人员的不良反应情况；分析与报告感染趋势；评估坚持各防控措施的效果；提供跨医疗机构的比较及本机构的持续改进情况；组织各成员机构协作，分析流行病学趋势及危险因素、病原体特征、耐药趋势等；按照法律要求报告特定事件；按照政府要求收集数据。至 20 世纪 90 年代，德国（Krankenhaus Infektions Surveillance Systm，KISS）、荷兰（Preventie van Ziekenhuis Infecties door Surveillance，PZDS）、英格兰（Nosocomial Infection National Surveillance Scheme，NINSS）、加拿大、澳大利亚[3-5]等发达国家分别建立了各自的医院感染监测系统，在医院感染防控工作中起到了积极、有效的作用。澳大利亚医院感染标准化监测（HISS）系统与医院信息系统建立了良好的连接，直接通过网络收集医院感的资料，在实现实时监控的同时节省了大量人力资源。英国的 ICNet 系统是国外医疗机构监测系统的代表，体现了操作简便、实用性强、价格低廉等特点，被英国卫生部推荐使用，已在英国本土和英联邦多个国家的医院推广，取得了良好的应用效果。

表 3-2-1 国内外医院感染监测网络建设概览

项目	美国 NHSN	德国 KISS	欧盟 HAI-NET	澳大利亚 VICNISS	国内监测基础
组建时间	2006	2002	2008	2002	1986
建立机构	美国 CDC	德国 CDC	欧盟 CDC	维多利亚州卫生部	国家卫生部
主要功能模块	器械相关 操作相关 MDRO/CDI	重症监护室 手术部位感染 新生儿 MRSA	现患率调查 手术部位感染 抗菌药物使用	重症监护室 手术部位感染 多重耐药菌	医院感染病例监测 多个目标性监测
数据采集方式	网络填报	网络填报	网络填报	网络填报	网络填报
数据反馈模式	年度报告	年度报告	项目报告	年度报告	年度报告
系统特点	NNIS 系统的替代系统，更专业更先进，供多个国家使用	功能模块分得很细	由 HELICS 和 IPSE 网络转变而来，以项目的形式开展	增加多种感染过程指标监测模块，内容丰富	内容不断丰富，上报方式逐渐完善

三、中国医院感染监测信息化开展的历史沿革与现状

（一）中国医院感染监测信息化开展情况的历史沿革及各时期的特点

自我国开展有组织的医院感染管理工作以来，医院感染的监测一直是专职人员的主要工作内容之一。因此，我国医院感染管理信息化的发展历程中，有关医院感染监测的数据

处理系统占有很大比重。原卫生部于 1986 年开始启动全国医院感染相关监测工作，建立并启用全国医院感染监测与数据直报系统，委托湖南医学院附属第一医院（现中南大学湘雅医院）负责监测工作的日常管理，目前有 1200 多所医院参加，报告方式主要为网络填报。此外，在国家层面还建有医院感染暴发信息报告系统、抗菌药物合理使用和多重耐药菌监测系统，均未能实现主动监测、分析及预警功能。此后，北京市医院感染管理质量控制与改进中心开发了"医院感染监控管理系统"，该系统增加了现患率调查、目标性监测平台、锐器伤调查等功能模块和暴发预警功能，还同时提供单机版和网络版供不同医院选择，是目前国内最具代表性、应用比较广泛的医院感染管理信息系统。近年来，随着我国医院信息化建设取得长足发展，全国已经有 17 个省级地方建立了系统功能设计、运行稳定性与成熟程度不同的区域性医院感染管理信息网络[6]。

随着医院信息系统的推广，有关医院感染管理软件的开发如雨后春笋般不断涌现，据不完全统计，有公开文献报道的各种监测软件或系统有 30 余个。并且，一些与医院感染管理相关的工作也实现信息化供医院使用，如消毒供应中心追溯及信息管理系统等。目前与医院感染管理相关的信息系统大致可分为三类：①平台系统。如国家医院感染暴发报告系统、国家医院感染管理质量控制信息系统、国家医院感染监测数据直报系统、医院感染办公平台等。②医院内使用系统。如购买相关公司开发的医院实时管理系统和医院自行开发的医院感染管理系统。③移动互联网系统。利用智能手机、IPAD 等移动互联工具和互联网实现部分医院感染管理功能。计算机及相关技术的发展使医院感染管理信息化不断发展和完善，也使医院感染管理信息化成为必然趋势，但多数医院感染管理信息系统功能是建立在医院信息系统基础上，因此，有必要推动医院信息系统中与医院感染管理有关的数据的完善。尽管医院感染管理信息化是对医院感染管理的巨大推动，但并不是做好医院感染管理工作的先决条件。

（二）中国医院感染监测信息化的现状

为了解目前我国医院感染监测信息化的现状，2016 年中国医院协会医院感染管理专业委员会组织了专项调查课题。本次调研共涉及 14 个省份 183 家医院，加上军队医院 7 家，合计共 190 家医院。其中山东省最多，为 25 家医院，占 13.2%；北京最少，为 1 家医院，占 0.5%；河北、河南、湖南、江西、内蒙古、山西、新疆七省区均为 12 家医院，各占 6.3%。采取问卷调查方式，调查结果总结如下：

1. 对于全院医院感染病例的监测手段

目前已经实现信息化主动上报的医院有 103 家，占 54.21%，依赖临床报告共有 70 家，占 36.84%，其中电子化临床报告有 40 家，占全部医院的 21.05%。

2. 开始信息化主动监测年份

调研的 190 家医院，有 77 家未填写，实际有效调研医院数为 113 家。由表 3-2-2 可知。2012 年是医院感染信息化主动监测的分水岭，从 2005 年至 2011 年共有 20 家医院使用信息化主动监测，2012 年至 2016 年共有 93 家医院，约占全部医院的 50%。

表 3-2-2　医院信息化主动监测年份

信息化主动监测年份	医院数量	百分比（％）
2005 年	1	0.53
2007 年	2	1.05
2008 年	2	1.05
2009 年	5	2.63
2010 年	6	3.16
2011 年	4	2.11
2012 年	20	10.53
2013 年	24	12.63
2014 年	24	12.63
2015 年	17	8.95
2016 年	8	4.21
未填写	77	40.53

3. 医院感染聚集性事件的监测手段

目前，已经利用信息化手段主动监测医院感染聚集性事件的医院有 95 家，占 50％，依靠临床报告，采用电子化或纸质报告卡上报的医院有 64 家，占 33.68％。其余 31 家未填写或填写不规范。

4. 利用信息化开展的监测范围

因有 59 家医院未填写，实际有效调研医院数为 131 家，73.28％的医院均开展细菌耐药性监测，其次 ICU 目标性监测，为 71.76％，器械相关感染监测最低，为 37.40％（表 3-2-3）。

表 3-2-3　信息化监测范围

信息化监测范围	医院数量	百分比（％）
手术部位目标性监测	85	64.89
重症监护室（ICU）目标性监测	94	71.76
新生儿病房目标性监测	66	50.38
器械相关感染监测	49	37.40
临床抗菌药物使用监测	75	57.25
细菌耐药性监测	96	73.28
多重耐药细菌隔离情况监测	80	61.07
其他	13	9.92
未填写	59	—

5. 感染科使用院感监测系统情况

调研医院 190 家，26 家未填写，有效填写 164 家医院，其中，正在使用系统的为 118 家，占 62％；未使用系统的为 46 家，占 24％。

（三）中国医院感染监测信息化取得的成就

1. 多数医院已经建立了医院感染监测信息化系统

在医院感染管理工作的迫切需求，以及计算机技术与网络技术迅猛发展的形势下，医院感染监测与防控工作的信息化势在必行。自20世纪90年代后期开始，不少机构和医院相继开发自己的监测软件[6]。据不完全统计，有公开文献报道的各种监测软件或系统有30余个。

2. 部分医院实现了实时、在线、主动的医院感染信息化监测

计算机及网络技术的不同发展阶段，对医院感染监测系统的影响是显而易见的。近年来，C/S、B/S架构，Java Script、ASP、XML、Web Service等先进开发技术的应用越来越广泛，数据库技术日趋完善，基础网络支撑日益强大，使开发应用架构复杂、功能强大，而操作简单的在线监测系统成为可能。部分医院基于医院已有的基础信息系统，设计开发了医院感染实时监控系统，实现了实时、在线、主动的医院感染信息化监测[7-10]。医院感染实时监控系统提供了高效的预警机制，一方面通过个案预警，监测感染危险因素、症状以及相关指标，可对相关因素进行警示，更能够第一时间提示感染阳性指标；另一方面通过暴发预警，能够及时发现医院感染暴发隐患和趋势。预警机制使感染防控"关口前移"，有利于及早干预，防止感染恶化及感染传播。交互平台的使用，方便感染管理专职人员与临床医生实时沟通交流，促使临床医生积极参与感染防控工作。系统可同时进行全院综合性监测与目标性监测，符合目前国内监测的实际情况。系统通过强大的统计分析功能，为感染管理部门和临床科室提供详细的诊断与防控信息，更有针对性和说服力，有利于感染防控措施得到切实落实；同时也能为医院领导层提供及时、准确的决策信息。系统最大程度地解决了感染病例智能化识别、实时监测预警和在线干预、沟通反馈问题，成为医院数字化管理的重要组成部分，也开创了医院感染监测与防控工作新模式。

3. 借助信息化手段开展实时高效的感染控制工作

医院感染监测是医院感染管理的重要组成部分，也是感染预防控制的基础。在信息化系统完善的基础上，充分利用其产生的监测数据，全面、实时、高效地开展医院感染预防控制和管理工作成为可能，可以大大提高工作效率和工作质量。以解放军总医院主持研发的"医院感染实时监控系统（RT-NISS）"对耐药菌的监控管理为例，阐述信息化手段的实时高效性[7-10]。

（1）系统具有对耐药菌的监控、预警功能

1）RT-NISS使用数据访问中间件技术获取检验系统（LIS）的数据。系统能够智能分析所有住院患者的微生物检验结果：对于细菌培养数据，通过专职人员提供分析策略智能识别阴性/阳性结果；对于药敏数据，可自动识别抗菌药物种类及细菌对各类抗菌药物的耐药情况及细菌的耐药级别；能够自动标识提醒重点多重耐药菌（MRSA，VRE等）。

2）系统具有对多重耐药菌病例的实时预警功能，包括：

①耐药菌病例预警：实现每日预警所有新检出多重耐药菌病例。

②耐药菌暴发预警：实时灵敏预警病区多重耐药菌聚集出现与暴发（图3-2-1）。

③耐药菌转科提示预警：耐药菌患者转科时，系统可实现自动告知新转入科室，提示

多重耐药菌感染情况和隔离防控。

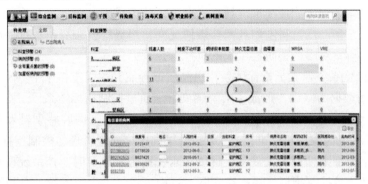

图 3-2-1　病区暴发预警图及链接感染患者相关信息表

3）系统具有与临床医生实时交流的功能：专职人员可通过"交互平台"发送电子版多重耐药菌防控 SOP 方案；并可对科室执行情况做追踪记录。

4）系统具有统计查询功能：在系统中设置菌种、药敏、多重耐药、检出标本、检出次数、起止日期、科室等多个选项，对筛选出的多重耐药菌数据，能任意组合进行统计分析，直接导出（图 3-2-2）。

（2）专职人员的监测与干预方式

在信息系统完成大量繁琐的前期数据收集、统计基础上，专职人员可以全面了解全院多重耐药菌检出及分布情况，更有效地开展工作，告别了人工时期的信息迟滞性、片面性、低效性，主要表现在：

1）对多重耐药菌预警病例，专职人员向主管医生实时推送相应"耐药菌防控 SOP 方案"。

2）专职人员可直接将药敏试验危急值发送给兼职人员、临床医生等。

3）专职人员利用系统"菌检出"统计查询功能，每周定时对多重耐药菌病例进行床旁督导。

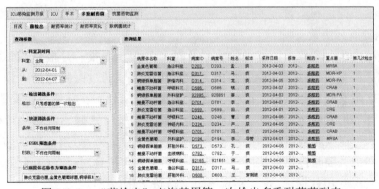

图 3-2-2　"菌检出"查询某周第一次检出多重耐药菌列表

4）提高耐药菌暴发预警处置效率。专职人员可根据系统提供的感染信息如：院内院外、检出时间、科室、床号、耐药级别等，初步判断耐药菌时空分布及交叉传播的可能性，有利于进一步进行流行病学调查、环境卫生学采样鉴定等工作。

5）以数据为导航，加强耐药菌防控工作。

通过不同检索条件，能便捷准确地查询全院耐药菌感染分布信息和流行趋势，可导出任意时间段、任意菌、任意科室耐药菌药敏情况变化趋势；公布导出数据，与目标考评直接挂钩，以强化科室对耐药菌防控工作的重视与执行力。

4. 依托信息化系统建立了指标体系，提高数据导航和决策支持水平

（1）以监测数据为基础，形成了医院感染管理质量控制指标体系

依据国家《医院感染诊断标准》《医院感染监测规范》《医院感染暴发报告及处置管理规范》《三级综合医院评审标准》《三级综合医院医疗质量管理与控制指标》《三级综合医院评审标准实施细则》等相关规范文件的要求，医院感染实时监控系统设计了基本完整的医院感染管理质量控制指标体系。在实际运行中，提供了大量的统计分析数据，包括医院感染发病相关指标、医院感染分布指标、病原学监测指标、抗菌药物使用主要指标、ICU目标性监测指标、手术部位感染目标监测指标、传染病监测、消毒灭菌效果监测、职业防护监测指标等，形成了较为完善的医院感染管理质量控制指标体系。并开展了全国抗菌药物临床应用专项整治活动。

为进一步规范我国医院感染监测和防控，2015年国家卫生计生委公布了医院感染质量控制核心指标，主要包括：医院感染发病（例次）率，医院感染现患（例次）率，医院感染病例漏报率，多重耐药菌感染发现率，多重耐药菌感染检出率，医务人员手卫生依从率，住院患者抗菌药物使用率，抗菌药物治疗前病原学送检率，Ⅰ类切口手术部位感染率，Ⅰ类切口手术抗菌药物预防使用率，血管内导管相关血流感染发病率，呼吸机相关肺炎发病率，导尿管相关泌尿系感染发病率。

（2）基于大量历史数据，制订各科室医院感染控制参考目标值

根据感染监测相关历史数据，可制订各科室医院感染相关指标参考目标值，下发各科室，使科领导及时掌握本科室年度感染相关指标。感染管理科及时跟踪各科室感染相关指标完成情况，定期为院、部、科三级领导提供监测指标数据，对未完成指标的科室及时指导，加强目标管理考评，并与企业资源计划（enterprise resource plan，ERP）系统的测算直接挂钩，进一步促进感染管理工作。

（3）数据导航和决策支持

由于医院感染实时监控系统提供的数据及时（日报、周报、月报）、客观、全面、系统，因而对临床科室指导性强、说服力强、导航作用强。通过医院感染工作日报、月报、年报等形式将医院感染监测数据上报院领导，下发各临床科室，并通过院交班会、院骨干例会、周会讲评等形式向全院公布，使院、部、科领导及时掌握感染相关指标完成情况。以数据为导航，可以及时规范临床诊疗行为，对持续改进的效果进行评价。同时，通过该系统为院领导和机关随时提供翔实可靠的数据，感染管理科针对存在的问题，提出持续改进建议，真正实现"用数据说话"，实现决策支持科学化。

5. 初步建立了基于基本数据集的国家或区域性医院感染监测平台

为获得医院感染监测指标，传统方法是要求各医院直接上报所需数据。该方法的缺点为信息量单一、数据固化、真实性很难考核。

原国家卫生部医政司于1986年成立医院感染监测网，设在湖南医学院附属第一医院

（现中南大学湘雅医院），参加医院已从最初的 17 所发展到 200 多所，年监控住院患者 140 万人次。该监测网的参与医院采取网络填报的方式进行数据汇总。其他一些省市也在建立相应的医院感染监测网，但主要数据来源也还是依靠手工录入，并且基本没有数据共享的应用。

鉴于此，在国家卫计委医政医管局和医院管理研究所医院感染质量控制中心的支持和指导下，已建立了统一的国家/区域性医院感染监测系统平台（图3-2-3），该平台可以采集医院日常运营中的医疗过程数据，并利用这些数据自动生成医院感染监测的关键指标，实现不同医院之间、不同省（区域）间，甚至国际间的比较；把目前以"医院感染结果数据的报告和处置"为主的方式向"以控制医院感染发生的前瞻性预警"的转变，把监测的重点放在患者诊疗过程中。

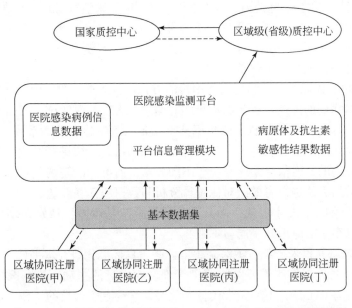

注：───→医院感染信息数据上传　 ----→平台主动采集或反馈数据

图 3-2-3　医院感染监测平台的设计和实现基本思路

在卫计委医政医管局和原总后卫生部的共同推动下，在全国 10 个省份和解放军开展为期 3 年的区域性医院感染监测平台试点，2014 年 12 月已完成在山东省 12 家医院的试点，2015 年已在全军 18 家医院试点成功。

基于基本数据集的国家或区域性医院感染监测平台，卫计委、国家质控中心、省质控中心可以实时主动发现各联网医院医院感染暴发的预警；不同医院之间相同级别医院、相同病种、相同科室医院感染监测数据进行比较。可以产生国家的医院感染监测大数据，为国家院感相关的法律法规的制定奠定数据基础。

（四）中国医院感染监测信息化存在的问题与对策

虽然我国医院感染监测信息系统建设快速发展，但也存在医院感染监测信息建设的困难和问题，具体表现在：

1. 部分医疗机构内部使用的医院感染监测系统智能化程度不高

目前国内各系统的设计原则和思路与国外的基本相同，在实际应用中取得了一定的效果；但受限于开发当时的医院信息化建设程度和计算机技术的发展，在功能的实现上有较大差距，且水平参差不齐。大多数系统的主要问题是，医院感染病例依靠临床院感监控兼职人员主动上报或专职人员手工录入；大多数软件信息涵盖范围不足，往往只侧重于某方面，不能对感染相关信息进行全面和逻辑性强的分析与提示；早期的软件多为单机版，不能实现数据共享，不能将监测结果及时反馈给临床科室等。而最主要问题是感染病例识别的自动化程度低，疑似病例的筛查准确性较差，一般还需要进行现场判定和二次录入；未实现感染病例的实时综合分析、预警，很难早期发现感染暴发。而区域性监测系统由于各种原因，大部分未能实现网络化数据直报，需要利用互联网等途径进行备份数据的传输，再进行恢复和分析、利用；及时性和预警功能薄弱，基本上处于区域医院感染监测的半自动化阶段。

2. 目前国内部分地区使用的医院感染监测网存在的主要问题

（1）手工录入原始数据：由于手工录入效率低下、不仅增加了误报、漏报和瞒报的可能，还极大增加医护人员的工作量。

（2）监测网的数据滞后：利用网络填报的方式进行数据汇总，仅是获得了医院感染结果数据，无法对病例的医疗过程数据进行实时监测，无法及时实施干预措施。

（3）不同医院之间感染信息无法数据共享：各家医院感染监测系统"各自为战"，国内目前已有的医院感染监测软件大多基于各自医院的信息系统进行开发，实现医院感染监测和上报。医院内的几大信息系统来源于不同公司，而不同医院的信息系统更加繁杂，导致不同医院的数据无法进行有效的对比统计分析和数据的互联互通。

3. 由于资金和技术人才短缺，部分医院信息系统基础差，特别是基层医疗机构，医院感染监测信息系统的应用开发能力不强。

4. 由于基础研究投入少，有关医院感染监测信息标准化研究水平低。

5. 医院感染防控工作离不开医院感染管理专职人员的主动工作，医院感染信息系统再先进也只是有力的工具，不能完全代替医院感染管理专职人员的工作，部分医院虽然实现了医院感染监测的信息化，但在如何利用好信息化监测系统做好日常医院感染监测，以及利用系统产生的监测数据主动为临床提供服务方面存在很多问题。

6. 由于医院感染监测信息化的应用和的制度、规章和政策研究工作滞后，医院感染监测信息化应用发展仍然存在很大障碍和问题。

为此，一方面要增加投入，充分发挥各级政府在医院感染监测信息化发展中的领导、组织、引导、协调作用；另一方面要加强医院感染监测信息化市场建设，发挥市场机制作用，找出一条适宜的我国医院感染监测信息化发展道路。

四、中国医院感染监测信息化的展望

（一）利用医院感染监测系统开展实时主动监测是未来医院感染信息化监测的方向

目前，部分医院开展医院感染监测仍然采用手工被动监测方式："临床发现医院感染病例→填报病例信息→专职人员核实→确认感染诊断→录入信息上报"。这种被动监测方法，所提供的数据量少、不全面、滞后、指导性弱、说服力差，必须依靠医院感染监测信息系统开展实时主动的监测。

（二）全面推进国家或区域性医院感染信息化平台建设是掌握、研判医院感染聚集或暴发趋势的基础

目前，我国医院感染监控工作在国家或区域层面缺乏统一、规范的监控数据信息定义、采集、交换标准和规则，导致已建成的医院感染监控信息系统无法形成网络，数据信息无法有效共享、交换，难以满足对数据进行充分挖掘和利用的要求。

建立标准统一、功能完备、反应灵敏的国家和区域性医院感染监控信息平台，可以满足不同层级、地域和主体之间的数据共享与交换要求，为国家和地方政府全面掌握医院感染聚集或暴发情况，纵向对比研判医院感染发生趋势、横向对比研判医院感染发生态势，继而科学制定应对措施提供基础性支持。

（三）建立医院感染监测云平台，应用大数据分析技术，构建医院感染风险识别模型

目前，我国医院感染管理工作模式多以单一医疗机构为主体，以发现临床阳性病例为目标，对于已存在医院感染风险但尚未确诊病例的早期识别、早期干预不足，也无法实现医院感染聚集或暴发事件的早期预警和干预。

建立医院感染监测云平台，应用大数据分析技术，构建医院感染风险识别模型，不仅可以通过医院感染风险因素早期识别来预警医院感染病例，进而早期干预；而且可以通过区域大数据分析技术，实现医院感染聚集或暴发事件的早期预警和干预。

（四）开展医院感染监测信息标准化的研究，实现医院感染监测数据的互联互通、数据共享是未来国家或区域性医院感染监测的必由之路

由于现有的医院感染监测与数据直报系统大都由不同的主体根据自身需要研发设计，同一监测数据在不同地域、不同医疗机构使用的信息系统，甚至在同一机构内使用的不同专业信息系统中的界定、表达和记录等存在明显差异，而目前住院患者医院感染监测数据信息标准化工作相对滞后，全国统一的医院感染监测基本数据集尚未发布实施，导致同一或同类医院感染监测数据及基于其生成的医院感染管理指标不同医疗机构之间不同地域之间难以开展对比、分析，不仅影响了医院感染监测系统应有的风险识别与管控功能的发挥，部分抵消了医院感染监测信息化建设的成果，而且严重阻碍了我国全国/区域性医院感染监控平台的建设。因此，迫切需要发布并定期更新完善国家"医院感染监测基本数据集""医院感染监测指标体系及指标细则"，使各级质控中心和各级各类医院监测指标的统计方法同质化。

（五）利用医院感染信息化监测数据，开展精准化感控，为临床感染诊疗提供数据服务。进一步探索基于医院感染信息化平台的国家或区域性质控中心工作模式，推进信息化数据采集、实时反馈，使国家或区域性质控中心专家能够带着数据进行有针对性的现场督

导，开展精准化感控指导工作。

（刘运喜　索继江　邢玉斌　杜明梅）

参 考 文 献

［1］Haley RW，Culver DH，White JW，et al. The efficacy of infection surveillance and control programs in preventing nosocomial infections in US hospitals. Am J Epidemiol，1985，121（2）：182-205.

［2］Jarvis WR. Benchmarking for prevention：The Centers for Disease Control and Prevention's National Nosocomial Infections Surveillance（NNIS）system experience. Infection，2003，31（Suppl 2）：44-48.

［3］Kerwat K，Geffers C，Gastmeier P，et al. The hospital infection surveillance system（KISS）. Anasthesiol Intensivmed Notfallmed Schmerzther，2010，45（9）：562-563.

［4］Bauer MP，Notermans DW，van Benthem BH，et al. Clostridium difficile infection in Europe：A hospital-based survey. Lancet，2011，377（9759）：63-73.

［5］Russo PL，Bull A，Bennett N，et al. The establishment of a statewide surveillance program for hospital-acquired infections in large Victorian public hospitals：A report from the VICNISS Coordinating Centre. Am J Infect Control，2006，34（7）：430-436.

［6］匡季秋，武迎宏. 国内外医院感染监测系统应用进展与比较. 中华医院感染学杂志，2009，19（16）：2213-2216.

［7］邢玉斌，索继江，杜明梅，等. 医院感染实时监控系统的开发与应用. 中华医院感染学杂志，2011，21（24）：5241-5243.

［8］杜明梅，邢玉斌，索继江，等. 医院感染实时监控系统中疑似感染病例智能判断的实现. 中国感染控制杂志，2012，11（2）：115-118.

［9］杜明梅，刘运喜，索继江，等. 医院感染暴发实时监测预警的实现及临床应用. 中华医院感染学杂志，2012，22（14）：3104-3106.

［10］索继江，付强，霍瑞，等. 基于基本数据集的国家或区域性医院感染监测平台的设计和实现. 中华医院感染学杂志，2016，26（11）：2404-2407

第四章

医院感染预防与控制的主要措施

第一节 医务人员手卫生

一、手卫生的概念与工作开展的背景意义

(一) 手卫生的概念

手卫生为医务人员洗手、卫生手消毒和外科手消毒的总称[1]。洗手（handwashing）是指医务人员用肥皂（皂液）和流动水洗手，去除手部皮肤污垢、碎屑和部分致病菌的过程。卫生手消毒（antiseptic handrubbing）是医务人员用速干手消毒剂揉搓双手，以减少手部暂居菌的过程。外科手消毒（surgical hand antisepsis）是外科手术前医务人员用肥皂（皂液）和流动水洗手，再用手消毒剂清除或者杀灭手部暂居菌和减少常居菌的过程。洗手和卫生手消毒是医务人员在提供日常诊疗服务中常用的手卫生方法，外科手消毒是在进行手术操作时需要使用的。

(二) 手卫生阻断医院感染的原理

医务人员的手是病原体在医疗环境及病人中传播的最常见途径[2]。研究显示，医务人员中10%～78%的手被金黄色葡萄球菌污染，手上其他细菌的污染率也很高，护士在手消毒前手上有大肠埃希氏菌的比例高达40%，即使戴手套，也有4.5%的医务人员手上污染多重耐药的鲍曼不动杆菌，1%的医务人员手上污染多重耐药的铜绿假单胞菌[3]。

病原微生物通过医务人员的手传播，需要经过五个步骤[4]：

第一步：微生物附着在患者皮肤或者周围环境中。除了感染的伤口外，患者的完整皮肤如会阴、腹股沟区域是微生物定植多的区域，腋窝、躯干和上肢（包括手）也是常见定植区域。此外患者衣物、床单、床栏、病房洗手台及水龙头等周围环境亦会受患者菌群污染。这些病原微生物包括细菌、真菌及病毒。

第二步：微生物传播到医务人员的手上。医务人员的双手通过接触患者及被患者菌群污染的物品获得暂居菌，诊疗患者的时间长短与医务人员手部病原微生物污染程度紧密相关，而且手套不能完全保护医务人员的手免受病原微生物的污染。即使进行清洁操作或接触患者完整皮肤，医务人员的手或手套依然会被革兰氏阴性杆菌、金黄色葡萄球菌、肠球菌和艰难梭菌等污染。

第三步：微生物在医务人员手上存活。不同的病原微生物可在医务人员手上存活的时间长短不同。在诊疗患者过程中，常见的共生菌群与潜在致病微生物同时繁殖并逐渐在医务人员的手上定植，诊疗操作时间越长、手卫生行为缺失，定植则越严重。

第四步：手卫生缺失或不到位导致污染持续存在。当手卫生指征出现时，特别是接触不同患者之间或在同一患者从污染部位转移到清洁部位时，应确保按照正确的方法、使用

足量手卫生产品进行手卫生。戴戒指或人工指甲可增加手部污染潜在病原微生物的概率，导致手卫生后仍残留污染。

第五步：微生物经污染的手交叉传播。病原微生物可通过污染的手直接传递给另一患者，或者传递到患者周围环境中。

（三）手卫生的作用

手卫生是全球公认的预防控制医院感染最简单、有效、方便和经济的措施。有研究表明，严格手卫生措施可降低30％的医院感染。手卫生可明显降低医疗机构中耐甲氧西林金黄色葡萄球菌（MRSA）、肺炎克雷伯菌的传播，最终降低医院感染的发生[5]。

有数据表明，俄罗斯联邦新生儿重症监护病房一例医疗保健相关血流感染产生的额外支出（1100美元）可支付3265个住院日的手消毒剂使用成本（0.34美元/患者日）[6]。现代手卫生的倡导者Pittet D等的研究显示，将手卫生的依从率从48％提高到66％后，医院感染率从16.9％下降到了9.9％，MRSA的传播率从2.16例/万患者日降低到0.93例/万患者日，速干手消毒剂的使用量也从1993年的3.5升/千患者日增加到1998年的15.4升/千患者日[3]。2007—2008年在某医院的妇产科病房对手卫生成本效益与成本效果的一项研究中发现，每进行100次手卫生，使用速干手消毒剂较用肥皂洗手，可节约成本10.5元；在某医院的外科ICU推进速干手消毒剂的使用，其使用量从2007年的39L上升到2008年的79L，使呼吸机相关性肺炎、中心静脉插管相关血流感染和导尿管相关的尿路感染的感染率分别从2007年的27.2‰、5.3‰和2.2‰下降到2008的17.3‰、0.8‰和1.3‰，节约医疗总费用达到65.8万元[7]。

二、国际手卫生的历史与现状

（一）早期对手部卫生的关注

1822年一名法国药剂师提出含有石灰或苏打的氯化物溶液可用作消毒剂和防腐剂，该药剂师在1825年发表论文说明医生及接触传染病患者的其他人员将从使用液体氯溶液洗手中获益。1847年Ignaz Semmelweis研究发现产褥热发病率高的原因与医师手的污染有关，采用含氯溶液洗手后，产妇因产褥热而死亡的病死率由22％大幅降到3％。1843年Oliver Wendell Holmes独立研究得出产褥热是通过医务人员的手传播的结论。两位学者相近的研究结果使洗手成为公认的防止疾病在医疗机构中传播的重要措施之一[8-9]。在Louis Pasteur对微生物研究的基础上，1867年英国外科医师Joseph Lister研究发现用苯酚（石炭酸）溶液消毒医师的双手可降低创口感染，到1889年截肢手术的病死率从45.7％降到了15％，该结果也使整个医学迈入细菌学时代。

（二）手卫生指南推进手卫生的规范化

世界卫生组织（WHO）于2005年发布了《医疗机构手卫生指南（概要）》，这是手卫生领域第一部全球性质的指南，该指南描述了医院感染的危害和经济负担、介绍了手卫生指征、手卫生技术、手套的使用等，指南中所列条款在充足的科学数据支持下制定，并按照证据等级提出建议，同时推荐了醇类手消毒剂的配方、如何提高手卫生依从性的方法等内容。随后，WHO 又发布了《多模式手卫生改善策略实施指南》《手卫生技术参考手册》等指南和工具。2009 年 WHO 发布《医疗机构手卫生指南》并在全球 8 个地区试点试行了该指南，结果显示该指南是有效的：平均 3 个月的干预期使手卫生依从率从基线的 39.6%上升到 56.9%；基线调查中 49.1%的手卫生使用了速干手消毒剂，干预后上升到 70.6%，其中 6 个地区采用了 WHO 提供的低成本速干手消毒剂配方；另外，干预提高了医务人员对医疗相关感染和手卫生之间重要关系的理解和认知，帮助医疗机构建立或加强了安全氛围；这项研究证实 WHO 发布的《多模式手卫生改善策略实施指南》和配套资料是可以有效提升手卫生依从性的[4]。

1981 年美国疾病预防与控制中心（CDC）发布了《医院环境控制指南》，其中涉及了洗手，这是第一部国家权威机构发布的涉及手卫生指导方针的指南[10]，其中依据证据等级推荐了洗手指征、方法、产品和洗手设施设置，在洗手产品中推荐了使用醇类手消毒剂来解决洗手池配置不足的问题。1985 年美国 CDC 更新了《洗手及医院环境控制指南》。在 2002 年美国 CDC 发布的《医疗机构手卫生指南》中首次提出了"手卫生（Hand hygiene）"的概念，取代了原来"洗手（Handwashing）"的概念[10]，新概念涵盖了洗手、卫生手消毒和外科手消毒。2014 年美国医疗保健流行病学协会（SHEA）发布《手卫生预防医疗相关感染策略》，相比之前美国 CDC 发布的指南，该指南对比了不同手卫生监测方案的优缺点并提出了标准化的监测方案建议；补充了大量证据支持的集束化干预措施；在手卫生技术方面，对手卫生时间及醇类手消毒剂每次使用量等提出了建议。

近年来，德国罗伯特考赫学院，加拿大、澳大利亚等国家亦制定了手卫生相关指南，这些指南涵盖了手卫生阻断医院感染的原理、手卫生指征、手卫生技术、手卫生产品、手套的使用、手卫生监测等各方面内容，可以很好地帮助各医疗机构推动手卫生工作[3]。

（三）手卫生的全球推广

WHO 于 2005 年首次提出"清洁医疗更安全（Clean Care is Safer Care）"的理念，旨在减少医院感染，实现患者安全。安全医疗，需要加强全球的意识和能力，提升实践和改变行为习惯，而"清洁医疗更安全"目的是从健康防护的层面，实现最佳的手卫生实践。同年，WHO 发布了需要进行手卫生的五个时刻。

2009 年 WHO 开展了一个全新的主题为"拯救生命：清洁你的双手（SAVE LIVES：Clean Your Hands）"的全球手卫生运动，并确定每年 5 月 5 日为"世界手卫生日"，主要的目的是提升公众对医院感染负担的认识以及手卫生在医院感染防控的重要作用；促进政策制定者和其他相关组织重视和关注医院感染；开发相关技术指南和推荐；为成员国提供相关支持；协调手卫生及相关信息共享。

2015 年，作为"拯救生命：清洁你的双手"活动的延续，同时为了纪念"清洁医疗更安全"规划 10 周年，WHO 又发起了"全球手卫生接力"活动。

（四）手卫生依从性监测

1. 手卫生时机

为了测量手卫生依从性，手卫生时机必须以明确、可测量的方式来定义。最广泛认可的测量手卫生时机的框架是 WHO 的手卫生五个时刻，这 5 个时刻包括了[9,11]：

时刻 1：接触患者前，以防止医疗保健相关的微生物在患者身上定植。

时刻 2：清洁或无菌操作前，以防止因患者内源性的微生物或医务人员的手上或环境中的微生物导致的医院感染。

时刻 3：接触患者体液后，以减少医务人员的感染或定植，以及减少微生物从同一患者定植部位向洁净部位传播的风险。

时刻 4：接触患者后，尽量减少微生物向医疗环境中传播的风险及减少医务人员手部污染以保护医务人员。

时刻 5：接触患者周围环境后，因为手接触患者物品（如亚麻制品、仪器设备等）可造成手部的污染。

一些国家或地区在进行手卫生培训或开展手卫生依从性监测时，对手卫生五个时刻进行了一些转换。出于交流和评估的目的，美国许多机构将手卫生时机的数量压缩为进入及退出患者护理区，这大致与 WHO 的时刻 1 与时刻 4 或 5 相当。该方法略去了时刻 2 和其他在护理患者时可能接触到污染物的时机，但有证据表明进入及退出法可以适当代替对整个患者接触的手卫生测量，可保障降低医疗护理中病原体交叉感染，且更容易实施。美国CDC 在对多重耐药菌和艰难梭菌的监测中纳入手卫生依从性的测量，规定手卫生观察时机为时刻 4 和 5，因为离开患者病房（或护理后）手卫生指征更便于观察。也有研究显示离开患者房间后的手卫生时机是进行常规监测最常见的时机。加拿大在全国手卫生运动中，将时刻 4 和 5 合并为"接触患者或患者环境后"，将时刻 1 定义为"初始接触患者或患者周围环境前"[11]。

2. 手卫生依从性调查方法

目前国际上手卫生的调查方法包括直接观察法、间接的体积或事件数测量以及自动化依从性监测技术等。

在直接观察法中，为强化其有效性和可靠性，对观察员进行培训，并在他们最初进行观察前及每隔一段时间进行考核以保障准确性是至关重要的[11]；WHO 开发了一套工具以帮助标准化观察过程。为尽量较少霍桑效应，及其他观察对象在意识到他们正在被观察而导致的行为改变，部分医疗机构使用了隐蔽观察者。虽然使用隐蔽观察者可提高准确性，但一些专家提出该方法存在未获得被观察者的知情同意的伦理问题，且观察的隐蔽性很难持续[11]。

借助摄像设备直接观察时，可在洗手池或速干手消毒剂附近设置摄像设备来连续地记录所有医务人员的手卫生行为。观察人员可按照与直接观察相同的方式对视频中的手卫生进行评估。

自动化监测技术目前尚在研发阶段，该技术旨在研发一个可穿戴/移动组件，记录所有手卫生时机，同时提供反馈或提醒，并且最好能对医务人员的行为和行动进行回应。例如有的系统使用个人佩戴的电子监控器与安装在天花板上的红外发射器进行通信，或者利用 Wi-Fi 或射频信号来将床旁或患者病房确立为特定区域，捕获进入和退出患者区域的情况，有研究显示有些设备的观察结果与直接观察相比仅有 10% 的误差。另一项技术采用信用卡大小的乙醇传感器徽章检测医务人员是否使用含醇产品进行手卫生；如果在进入或退出房间后 8s 内检测到乙醇，徽章会回应绿色灯和"呼"声；相反则徽章显示红色灯且发出蜂鸣声。

以上方法各有其优势和劣势（表4-1-1），使用多种测量方法来测量手卫生是集合单个测量方法优点且解决其局限性的一种途径。

表 4-1-1　手卫生依从性测量方法及其优势和劣势分析[9,11]

观察方法	优势	劣势
直接观察	手卫生依从性测量的金标准； 可在患者护理接触时识别所有手卫生时机并评估手卫生技术； 可立即反馈进行纠正	劳动强度大、成本高； 观察员必须经过培训和考核； 需排除霍桑效应； 需排除选择偏倚和观察员偏倚
技术支持的直接观察	使用技术（如平板电脑）可省去数据录入步骤或能协助观察员标准化测量（即去除主观性）； 摄像设备辅助观测可远程考核分析所有或大部分手卫生时机； 比直接观察耗时少、费用低	需投资和维护基础设施； 视频监测需要训练有素的观察员，即时反馈的机会有限，有可能影响患者隐私
产品体积或事件计数测量	不受霍桑效应、选择或观察员偏倚的影响； 隐蔽式观察且包括所有手卫生时机； 计数器可以依据日间时间或使用模式监测一个医疗单元使用频率的变化； 有助于确定分配器放置的最佳位置	依赖于准确地使用数据，而数据可能因系统缺陷或故意篡改而受损； 无法分辨手卫生时机或是谁使用了该产品； 无法评估手卫生的正确性； 与事件计数系统相关的成本显著，且需进行后续的维护
自动化监测技术	具有可佩戴的部件的系统能提供执行手卫生的积极反馈或即时提醒，以及个人层面的监测； 可捕获进入和离开病区（排除选择和观察员偏倚）的所有事件及相关依从性	所有设备的使用和日常维护（例如更换电池或充电）需要昂贵的费用； 难以监测患者诊疗时的手卫生时机或评估手卫生的正确性； 影响医务人员的隐私
自报	可提高医务人员践行手卫生的个人意识	数据不可靠，因医务人员会高估自己的表现； 不应当用于手卫生监测数据的采集

同时，应注意到目前国际上没有公认的标准，以规定在医疗机构或医疗单元中应观察的手卫生时机的数量和分布。观察时机少时得出的手卫生依从性无法让人信服。手卫生依从性报告经常因在观察的数量和代表性上不足以反映真实的依从性而被评论存在问题。有研究发现一个模拟的观察员 1 个小时内固定在一个病房仅能观察到非常少的手卫生时机；如果模拟的观察员每分钟都变换位置，可以观察到更多的手卫生时机和更多类型的医务人员。另一项研究表明，观察员与观察的手卫生行为距离较远时将出现更多错误，观察员在病房中频繁变换位置时将出现更多错误[11]。

3. 手卫生依从性现状

WHO 定义的手卫生依从率（%）为执行手卫生次数/手卫生时机数×100，此处的执行手卫生次数指在出现手卫生指征时完整正确地执行手卫生的次数。

Vicki 等[12]综述了 2009 年 1 月之前欧洲、美洲、大洋洲和亚洲以英文发表的 96 篇手卫生依从性相关文献，发现总体手卫生依从率中位数为 40%，且在 4%～100% 之间波动，ICU 中手卫生依从率（30%～40%）低于其他病房（50%～60%），医生（32%）低于护士（48%），接触患者前（21%）低于接触患者后（47%）。手卫生依从性不高仍是全球感染管理工作共同面临的问题。

（五）手卫生依从性影响因素及干预措施

1. 手卫生的影响因素

手卫生是易被知识、态度、价值观和信念影响的复杂行为[9]。WHO 在 2009 年发布《医疗机构手卫生指南》时，对此前其指南和工具推广和实施过程中遇到的阻碍进行了评估和量化，与手卫生依从性相关的因素包括手消毒剂引起的皮肤反应、患者护理强度、医务人员类别、手卫生用品可及性、医患关系、诊疗操作优先于手卫生的错误认识、佩戴手套、遗忘、指南知晓率低、没有充足时间进行手卫生等[4]。

2. 手卫生的推进措施

（1）提供便捷的手卫生设施

便捷的手卫生设施是推进手卫生的基础，其包含了流动水洗手设施和速干手消毒剂两个方面。对于流动水洗手设施，应配备肥皂（皂液）和干手设施。由于以前的医院建筑设计使得增加洗手池受到限制，但在新建及改建时应关注手卫生设施配置，在无法添置洗手池但手卫生设施又是必需的地点配置速干手消毒剂。在护理区域内，特别是交叉感染和感染传播风险较高的位点，手卫生设施应随时可及。依据医务人员工作流程及模式来放置手卫生产品对提高依从性是重要的。

研究表明，在选择手卫生产品时应考虑以下因素[4]：①依据卫生手消毒及外科手消毒不同的要求选用相应的手消毒剂；②皮肤耐受性和皮肤反应；③成本问题；④包装确保不易污染；⑤使用者（医务人员和患者）的审美偏好，如颜色、香味、质地等；⑥所需的干燥时间。由于医务人员对手卫生产品的接受程度极大地影响着手卫生的依从性，所以应让医务人员参与手卫生产品的选择并考虑进行一段时间的试用。

（2）教育和培训

作为确保患者安全的重要内容之一，医疗服务提供者、志愿者、患者、家属及其他来访者，均应及时地接受适当的手卫生教育及培训，内容包含其重要性、方法和指征。在进行教育和培训时可考虑以下建议[9,11]：①进行入职培训，在工作职能发生变化时且至少每年一次对医务人员进行培训；②采用网络学习、海报、传单等方式确保教育和培训实时可及；③利用小组讨论、课程、讲座和查房的机会进行教育和培训；④教育和培训中进行更多互动，例如使用荧光指示剂模拟手部污染及随后去除污染的视觉提醒，或手部微生物培养皿等；⑤通过测试手卫生指征的知识及要求，示范适当的手卫生技术来确保培训质量。

（3）评估和反馈

手卫生的根本目的是预防医院感染，因此对病原体传播和医院感染率的监测也是手卫生效果的评估方法[9]。其次，应选择适当的方法和工具进行评估，内容包括手卫生知识知晓情况、依从性及其阻碍和有利因素，利用评估结果生成反馈并进行质量改进。在进行反馈时可参考以下建议[11]：①以多种形式多次提供反馈；②提供具体的基于病房或角色的依从性数据而非总体的数据；③反馈问题的同时提出切实可行的解决方案；④如有可能，做到数据实时播报，在轮班制中有利于对比改进。

（4）工作场所提示

随时的提醒有助于改变行为并建立新的习惯。提醒可以多种方式在不同的地点、不同的时间提供，例如海报、传单、手卫生徽章、电脑屏保、桌面背景、鼠标垫等，也可以邀请同事、患者和来访者参与提醒。

（5）建立医疗机构的安全文化

有效的手卫生推进方案必须包含争取并营造一个确保并为手卫生工作提供支持的机构安全文化，主要包括：①领导层的支持及榜样作用，领导层负责为医院感染预防项目的有效实施提供所需的充足的资源，包括必要的人员、培训、设备等；②建立一个多学科的设计和响应团队，团队可对策略评估、调整措施及目标、制定时间表等提供合理化建议，且在不同人员队伍中起模范带头作用；③鼓励患者在提醒医务人员执行手卫生中发挥积极作用。

并非每一项推进措施均适用于任何医疗机构，实施推进措施的成本亦是需要考虑的重要因素，医疗机构应在识别病房或机构特有的手卫生障碍后，有针对性地设计改进方案。2014 年一项 Meta 分析发现，包含推广醇类速干手消毒剂、教育、提醒、反馈和行政支持的手卫生改进集束化措施对手卫生依从性有显著的综合影响[11]。多模式的改进方案优于单一的改进措施。同时应意识到干预措施必须持续以保持行为改变和提高依从性。

三、中国手卫生的历史与现状

（一）中国手卫生开展的历史沿革与现状

1. 政府对手卫生工作的推进

洗手在公众意识中一直被视为是个人卫生行为。在 1955 年《护理杂志》刊登了一篇"你重视了洗手这件事吗"的文章，提出护理人员应在照顾两个病人之间、处理了病人分泌物后、进行治疗前后洗手。1986 年 9 月，原卫生部医政司组织召开了第一次全国感染研讨会。中国预防医学科学院发起原卫生部主办的第一期"医院内获得性感染"培训班在北京中丹培训中心举办。

2003 年非典型肺炎（SARS）在我国暴发流行，导致医院感染暴发，医务人员感染占全国 SARS 临床确诊病例的 18%[13]。其中暴露出医疗机构手卫生的问题，使广大医院管理者和医务人员更加深刻认识到手卫生工作的重要性。2004 年原卫生部医政司委托北京大学第一医院牵头，成立由医院感染管理、疾病控制、消毒、护理、医院管理等多学科的专家小组，着手制定符合我国国情的医疗机构"医务人员手卫生规范"，历时两年多，经过专家组的多次讨论与修改，形成我国"医务人员手卫生规范"，2006 年原卫生部医政司准备以规范性文件下发全国执行，并在原卫生部官方网站上发布了征求意见稿，同时开展了大量的宣传；同年原卫生部成立了国家标准委员会医院感染控制标准专业委员会，将"医务人员手卫生规范"纳入了卫生行业标准制定的计划，因此该"医务人员手卫生规范"又按照行业标准的制定要求，经历数十次反复慎重的修改。2009 年 4 月 1 日我国第一部关于手卫生的卫生行业标准《医务人员手卫生规范》（WS/T 313-2009）正式发布，并于同年 12 月 1 日起实施。该"规范"就我国医疗机构的手卫生的管理与基本要求、手卫生设施、手卫生应遵循的原则、手卫生方法和手卫生效果的监测等方面做了详细的规定，为执行和落实《中华人民共和国传染病防治法》（2004）、《医院感染管理办法》（2006）等法规提供了具体的方法和措施，在随后颁布的《医疗机构消毒技术规范》（WS/T 367-2012）、《医院消毒卫生标准》（GB15982-2012）等文件中对手卫生的要求均遵照该标准执行。

原卫生部在 2011 年 4 月出台的《三级综合医院评审标准》中对手卫生的知晓率、依从性和正确性提出了明确的要求，为进一步推进手卫生在全国医疗卫生机构内规范、有效地实施，提升卫生保健服务参与者手卫生的自觉性、主动性和依从率、正确率起到了重要作用。国家医院感染管理质量控制中心以《医务人员手卫生规范》和《预防与控制医院感染行动计划（2012—2015 年）》为基础，结合我国当前医疗卫生机构手卫生的实际，于2015 年发布了《清洁的手，呵护健康（2015—2018 年）》专项工作指导方案。该专项工作是我国首个全国性手卫生专项活动，致力于通过逐步实现 3 年目标推动医疗卫生机构手卫生的有效开展，通过完善手卫生设施设置和用品配置，以宣传培训和督导检查的方式提高医务人员手卫生知识知晓率、依从率及正确率，建立手卫生实施效果监测、评价体系和数据库，探索建立手卫生质量持续改进的长效机制，并为改进我国手卫生状况提供循证依据。

另外，原卫生部在开展医院管理年检查等各项与医院管理、医疗质量、患者安全有关的检查中，医务人员的手卫生均是其中重要内容。

2. 医疗机构手卫生工作的推进

2016 年中国医院协会医院感染管理专业委员会对全国 7 大地区（东北、华北、华中、华东、华南、西北、西南）的 14 个省、自治区、直辖市和解放军的 200 所医院（省部级医院 45 所，地市级 72 所，区县级 83 所；教学医院 148 所，非教学 52 所；三级医院 119所，二级 81 所）的手卫生工作情况进行了调查。调查内容包括手卫生工作开展基本情况、设施设置情况、知识知晓情况和依从性、正确性等，调查的手卫生基本工作情况包括建立管理制度、开展培训、指导与监督、张贴手卫生提示、开展知识知晓和依从性调查、将手卫生纳入绩效考核和速干手消毒剂、干手纸巾的使用等。通过调查发现：

（1）医院感染管理组织的建立与手卫生工作的全面推进密不可分

调查结果显示，98.0% 的医院设立了独立的医院感染管理部门，其中在 1994 年发布《医院感染管理规范（实行)》之前成立了独立医院感染管理部门的医院有 24.6%，2000年修订该规范后有 42.4% 的医院成立，2006 年颁布《医院感染管理办法》之后达到了

73.8%；在 2003 年设立独立部门的医院最多，达 8.9%，其次是 2006 年占 7.3%。54.1% 的医院在 2003 年及以后设立医院感染管理委员会，2006 年设立委员会的医院最多，为 10.9%。

（2）中南大学湘雅医院手卫生工作在全国开展最早

在 1986 年即制定了全院手卫生管理制度，同时开始开展全院手卫生培训工作、手卫生督导工作，并将手卫生工作纳入医院绩效考核，在 1987 年其药剂科就开始利用乙醇和甘油自制手消毒剂并在医院中使用，是我国有资料记载的最早开展有组织的手卫生工作的医院。2003 年以前，只有不足 4% 的医院开展了有组织的手卫生工作，调查显示 2009 年《医务人员手卫生规范》发布后，大量的医院规范了手卫生工作，建立了全院手卫生管理制度、开展全院手卫生培训工作、定期进行手卫生指导与监督、张贴手卫生提示并开始使用速干手消毒剂；2012 年开展三级医院等级评审后，大量的医院又开始使用干手纸巾、开展知识知晓和依从性调查，2012—2013 年又有大量的医院将手卫生纳入绩效考核。

至 2015 年，200 所接受调查的医院建立全院手卫生管理制度、开展全院手卫生培训工作、定期进行手卫生指导与监督、使用速干手消毒剂及病区张贴手卫生提示等工作开展的比例均达 99.5% 以上。有 84.5% 的医院将手卫生工作纳入医院绩效考核，未纳入的医院主要分布在华东、华南和华中，主要为二级甲等医院，且区县级占 61.3%。92.0% 的医院开展了手卫生依从性调查，未开展该工作的医院主要分布在东北，以二级甲等和区县级医院为主。84.5% 的医院开展了手卫生知识知晓调查，未开展该工作的医院中二级甲等医院占 51.6%，区县级医院占 54.8%。

由此可见，中国医疗机构医院感染领域的重大事件对手卫生工作均产生了不同程度的积极影响，特别是医院感染管理的法规如《医院感染管理办法》、《医务人员手卫生规范》等的颁布与实施，对手卫生工作的发展起到了巨大的推动作用。

（3）手卫生设施的设置

从 2010 年到 2016 年，手卫生设施的设置率从 68.4% 上升到 76.2%，设置比例总体上涨 7.8%。ICU 洗手池设置比例总体从 65.3% 上升到 77.9%，呼吸内科总体从 70.0% 上升到 75.1%，普通外科总体从 69.9% 上升到 75.5%。其中 ICU 病人房间内洗手池的设置比例从 64.0% 上升到 82.0%，上升幅度最大。

2010 年各医院采用第一位的水龙头类型为手拧式，占 47.0%，其次是感应式，占 31.3%；2016 年各医院采用第一位的水龙头类型为感应式，占 39.4%，其次是手拧式占 29.6%。不同科室、不同区域 2016 年手拧式水龙头的比例均低于 2010 年，而感应式、肘式和脚踩式水龙头的比例均高于 2010 年。肘式水龙头比例从 8.3% 上升到 11.9%，脚踩式水龙头比例从 12.4% 上升到 17.7%。

2010 年及 2016 年各医院第一位干手方式均为纸巾，但从构成比上有了明显的提高，从 38.5% 提高到 77.3%，第二位均是自然晾干，占 18.6% 和 8.0%。烘干器使用比例从 12.6% 下降到 6.5%，毛巾使用比例从 20.9% 下降到 2.6%。其中，ICU 医生办公室干手纸巾使用比例从 6.1% 上升到 91.7%，上升幅度最大，为 85.6%。呼吸内科护士站自然晾干比例从 17.1% 下降到 2.6%，下降幅度最大，为 14.5%。

速干手消毒剂配置比例从 2010 年的 49.8% 上升到 2016 年的 74.6%，总体增加了

24.8%，增长明显。呼吸内科配置比例从48.2%上升到73.9%，普通外科从47.5%上升到73.0%，ICU从49.8%上升到74.6%。其中，呼吸内科医生办公室配置比例从51.0%上升到81.0%，病区走廊从31.0%上升到61.0%，均上升了30.0%，上升比例最大，其次是普通外科医生办公室配置比例从51.0%上升到80.5%，上升了29.5%。

（4）医务人员手卫生知识知晓

2015年医院医务人员总体手卫生指征知晓率为82.5%，手卫生方法知晓率为86.5%。不同专业的医务人员手卫生知识知晓情况不同，手卫生指征、方法知识知晓率最高的均为护士，分别为86.5%和89.7%；手卫生指征知晓率最低的是保洁员，为69.9%，其次是其他实习、进修生和医技人员，为70.2%和79.8%；手卫生方法知晓率最低的是护理员，为76.9%，其次是其他实习、进修生和保洁员，为81.0%和82.4%。

在不同级别医院中，区县级医院手卫生指征及方法知识知晓率均比省部级和地市级医院低，为80.1%和85.0%。

（5）手卫生的依从性及正确性

2015年各医院医务人员总体手卫生依从率为70.1%，相较首次开展依从性调查时的53.9%，总体提升16.2%。各类型医务人员手卫生依从率均有不同程度的提升，护理员从44.0%上升到75.3%，上升了31.3%，上升幅度最大；保洁员从40.2%上升到63.3%，上升了23.1%，居第二位，但与其他人员相比依然处于较低水平；医生从48.5%上升到67.5%，上升了19.0%，居第三位；医技人员从45.5%上升到62.4%，上升了16.9%，居第四位；护士从58.3%上升到72.2%。

各类医务人员总体手卫生正确率从调查首年的68.8%上升到74.9%，总体上升了6.1%。其中医技人员从72.1%上升到86.3%，上升14.3%，上升幅度最大；医生从70.8%上升到82.0%，上升了11.2%，居第二位；保洁员从66.9%上升到77.9%，上升了10.9%；护士从70.5%上升到79.8%，上升了9.2%。

各医院2015年手卫生依从性、正确性情况按地理分区、医院等级、类型、类别、性质等进行比较，发现华南地区手卫生依从率较高（82.9%），军队手卫生正确率较高（97.7%），东北及华北地区依从率较低（分别为49.8%和64.1%），西南地区正确率较低（57.3%）；三级乙等医院手卫生依从率及正确率均最高（78.3%和86.1%），二级乙等医院依从率较低（37.6%），二级甲等医院正确率较低（67.4%）；地市级医院依从率及正确率均较低（66.1%和66.4%）；非教学医院依从率及正确率（64.5%和70.9%）均低于教学医院（71.5%和75.8%）。

通过手卫生产品用量来反映手卫生依从性，对比调查首年与2015年手卫生产品用量，皂液用量从7.50毫升/（床·日）上升到10.20毫升/（床·日），增长了36.0%；速干手消毒剂用量从4.76毫升/（床·日）上升到7.04毫升/（床·日），增长了30.4%。

（二）我国手卫生工作取得的成就

我国经历有组织地开展医院感染管理工作30年，各项工作的推进卓有成效，医院感染的预防与控制措施得到有效落实，手卫生作为标准预防的主要手段、医院感染防控最有效、经济和方便的措施，在我国的医疗机构得到大力推广，并取得了显著的成绩，主要有下面几个方面：

1. 国家颁布《医务人员手卫生规范》，做到有法可依

2009 年我国发布了卫生行业标准《医务人员手卫生规范》，使各级医疗机构医务人员的手卫生工作做到有法可依；而且从 2015 年开始，国家医院感染管理质量控制中心在全国范围内开展为期 4 年的医疗机构手卫生促进工作，包括手卫生的基线调查、根据调查结果实施干预措施、及时督导、总结分析与改进等，相信通过该项活动，会大大改善我国的手卫生条件和提升手卫生工作的管理水平。

2. 各级医疗机构基本建立了手卫生制度，开展了相应的手卫生工作

各级医疗机构根据国家颁布的《医务人员手卫生规范》结合自身医院的特点建立了相应的手卫生制度并落实，包括逐步开展设施配置、形式多样的培训、定期的手卫生督导、及时的总结分析与反馈等，使开展手卫生工作的条件逐步改善，医务人员手卫生的依从性不断提升。

3. 手卫生设施有了明显改观

以往医院管理者多注重成本核算，忽略了手卫生的社会效益，使得手卫生设施投入较少，不能满足医务人员手卫生的需求。随着《医务人员手卫生规范》和多项与手卫生有关法规的颁布实施、医院感染暴发事件对手卫生重要性的佐证和医院评审评价的要求，以及手卫生投入产生的效益带来了医疗机构对手卫生认识的改变，加上国际上关于手卫生的理念和活动的影响，使得设置可及的手卫生设施成为医院管理者的共识。大力推广速干手消毒剂的使用，有效解决了手卫生设施短缺的问题，提高了手卫生的依从性；而非触式水龙头开关、皂液、干手纸巾的广泛使用，则大大提高了手卫生的实施效果。

4. 医务人员手卫生知识知晓度和手卫生意识得到显著提升

一项有意识的行为养成，需要从提高认知程度到信念形成，最终获得稳定的依从。调查显示我国医务人员手卫生指征及方法的知识知晓率均在 80% 以上，手卫生指征知晓确保了医务人员明确诊疗护理过程中应进行手卫生的时机，是及时实施手卫生的前提；手卫生方法知晓确保了医务人员具备进行有效手卫生的能力，是确保手卫生实施正确的基础。

5. 手卫生依从性达到较高水平

按照 WHO 手卫生依从性的定义，2015 年我国医疗机构有效手卫生依从率为 52.5%，高于国际平均水平。在进行手卫生依从性监测过程中，一些医疗机构已进行了有益的探索，例如有的医疗机构通过志愿者进行单盲或双盲的依从性调查，以减少霍桑效应的方法来获得更真实的依从性数据；一些医疗机构在 WHO 手卫生依从性调查表的基础上进行细化，增加对手卫生时间、手卫生方法是否正确的记录选项等；一些医疗机构针对特殊的部门，如新生儿科病房复杂的操作，设计了细致的不同工作模块、不同指征的依从性调查表，以确定工作流程中出现的具体问题并及时解决。

（三）手卫生工作存在的问题与对策

我国推进医务人员的手卫生工作取得了可喜的成绩，手卫生的依从性快速提升，为降低患者的医院感染和保障医务人员自身安全起到了重要作用。与此同时，手卫生工作中还存在一些问题，主要包括：

1. 基层医疗机构手卫生工作薄弱

通过调查发现，二级医院、区县级医院及非教学医院医务人员的手卫生工作，包括手卫生的知识、设施设备、依从性等均不及三级甲等医院，是手卫生工作的薄弱环节，而这些医疗机构数量多，医务人员接触患者的机会多，手卫生不到位，是医院感染的一大隐患。

2. 手卫生设施配置有待完善

调查发现 2015 年洗手池配置为 76.2%，速干手消毒剂配置为 74.6%，尚有 1/4 的直接为患者服务的空间缺乏手卫生设施。

3. 医务人员的手卫生知识及依从性有待提升

我国医务人员手卫生知识与依从性整体水平不高，尤其是实习生、进修生、护工和保洁员等，他们因流动性大，是推进手卫生工作的难点。

4. 缺乏统一的手卫生调查方法和评价标准

各医疗机构手卫生知识知晓、依从性的调查方法差异较大，导致各医疗机构间的数据很难进行比较。目前国内手卫生知识知晓的调查多采用自拟调查表，缺乏信度和效度分析，无法做到标准化。一些医疗机构对手卫生依从性的调查认识不到位，尚停留在提问或要求示范的调查形式上，而非对实际诊疗护理过程中手卫生依从性的调查。

针对目前我国医务人员手卫生工作中存在的问题，应结合实际情况，采取科学、有效的措施推进医务人员的手卫生。

1. 加强手卫生的培训

应采取多种形式加强对医务人员和进入医疗机构所有人员手卫生知识的培训，提高其自觉执行手卫生的意识，尤其是进修生、实习生，其流动性大，不便管理；同时我们还应重点关注护工和保洁员，其文化知识和卫生知识均不高，却频繁接触患者和患者周围的环境，管理好他们的手卫生，能做到事半功倍。

2. 改进手卫生设施

包括设置必要的洗手池，提供合适的干手设施，推广速干手消毒剂的使用，尤其是在缺水地区、老旧病房和基层医疗机构。在医疗机构新建或改建时应更多关注流动水洗手设施的设置，在已有的病房中应依据诊疗护理流程进行速干手消毒剂的配置，以确保设施的可及性。

3. 加强手卫生的监督检查

应开展手卫生工作的自查、监督检查，及时总结与反馈，采取积极有效措施进行激励，以提升手卫生的依从性。

4. 提升基层医疗机构的手卫生工作

基层医疗机构的医务人员在我国是个大群体，我们必须根据他们的实际情况、文化卫生习惯和特点，采取他们乐于接受的形式与方式，考虑能够承担的手卫生费用，提出科学、可行的手卫生方法，提升他们的手卫生依从性，只有将基层医疗机构医务人员手卫生的依从性提升上去，才能提升我国医务人员手卫生的整体水平。

四、手卫生工作的展望

我国手卫生工作虽然起步较晚，但在"非典"暴发后，发展迅速，尤其是 2009 年颁布了我国第一部《医务人员手卫生规范》，手卫生工作在各级医疗机构得到推广与实施；同时随着我国经济的快速发展，医疗水平的提高，对手卫生的要求也会越来越高，今后我国医疗机构的手卫生将呈现以下趋势：

（一）手卫生设施方便可及

手卫生作为医院感染防控最简单、经济、方便和有效的措施，与患者和医务人员自身安全息息相关。随着医院管理者认识的提升，医疗机构在新建、改建和扩建时会自觉考虑配备充足的洗手池，便于医务人员使用。同时广泛配备速干手消毒剂将大大提高手卫生设施的可及性，并且缩短实施手卫生的时间。因手卫生是医务人员诊疗流程中的一项高频操作，实施手卫生的效率会影响到医疗工作的效率，方便可及的手卫生设施不仅可以有效提升手卫生的依从性，也可以提高手卫生的效率。经过数十年的努力，我国的手卫生设施数量得到了明显的改善，在数量相对充足的情况下，根据诊疗操作流程的需要，合理选择手卫生设施的位置则成了配置手卫生设施今后的工作重点，手卫生设施要便于医务人员取用，才是有效的设施。

（二）提升手卫生依从性，确保手卫生工作落地

手卫生依从性的提高是手卫生工作的核心。调查显示目前我国医务人员手卫生依从性的平均水平要高于全球的平均水平，但是还存在地区间的差异、城乡差异和医疗机构间的差异。手卫生依从性偏低的医疗机构是下一步提升的重点，通过开展手卫生依从性的调查寻找薄弱环节，使用已经证实有效的提高手卫生依从性的措施，逐步减少医疗机构间和地区间的差异。全面提升手卫生依从性，方可确保手卫生工作落地，有效防控医院感染的发生。

另外，改进手卫生依从性的调查方法，得到准确的手卫生依从性数据也是手卫生依从性通过 PDCA 循环而逐步提升的必要条件。随着高科技和人工智能的推广和应用，手卫生依从性的调查方法也越来越精确和准确，将会为手卫生工作的推动提供可靠的数据。

（三）建立患者安全文化，推进手卫生自觉落实

手卫生的落实需要医疗机构内所有人员的共同努力，因此通过建立患者安全文化，让保障患者安全、预防医院感染成为大家的共识，从而使得所有人员能养成良好的诊疗操作习惯，自觉实施手卫生才是手卫生工作的理想状态。现在患者安全的理念已经在国内外受到医疗行业的普遍认同，医院感染防控是其中的一项重要内容。因此通过建立医疗机构的患者安全文化提升手卫生工作是今后长期努力的方向。

（四）探索因地制宜的措施，开展各级医疗机构的手卫生工作

我国幅员辽阔，地域之间的发展程度和经济文化水平都有较大的差异。推进手卫生工作，需要在循证证据的基础上根据本医疗机构的实际情况探索有效可行的方法。另外，随着国家分级诊疗政策的逐步落实，基层医疗机构将承担越来越多的诊疗护理工作，在预防控制医院感染中将承担更多的责任。手卫生是预防控制医院感染最简单、有效、方便和经

济的措施。可以以手卫生工作为切入点，推动基层医疗机构医院感染管理措施的整体落实。

（五）开展全民宣传教育，提高全社会手卫生意识

手卫生不仅作为一项防控医院感染的措施，也是一项广泛应用的预防与控制感染性疾病的举措，医院感染的防控不仅要求医务人员做好手卫生，也需要患者、陪护和探视人员都做好手卫生。全社会良好的手卫生文化对医疗机构内的手卫生也有重要的促进作用。目前，有的国家和地区已经在公共场所放置了方便可及的手卫生设施，并且在学前教育和学校教育中增加了手卫生的教育，取得了良好的效果。而全面的手卫生宣传教育，提高全社会的手卫生意识是提高全民健康素养和医疗机构内手卫生工作水平的根本途径，也是努力的方向。

（徐丹慧　姚　希　李六亿）

参 考 文 献

［1］中华人民共和国卫生部. 医务人员手卫生规范.2009.

［2］Allegranzi B，Pittet D. Role of hand hygiene in healthcare-associated infection prevention . J Hosp Infect，2009，73（4）：305－315.

［3］李六亿，吴安华，胡必杰. 如何提升医院感染预防与控制能力. 北京：北京大学医学出版社，2015：216-230.

［4］World Health Organization. WHO Guidelines on Hand Hygiene in Health Care. 2009.

［5］Mathur P. Hand hygiene：Back to the basics of infection control. Indian Journal of Medical Research，2011，134（5）：611-620.

［6］World Health Organization. WHO Guidelines on Hand Hygiene in Health Care（Advanced Draft）.2005.

［7］赵秀莉，任军红，贾会学，等. 手卫生成本效益与成本效果分析. 中国护理管理，2009，9（6）：14-15.

［8］Boyce JM，Pittet D. Guideline for hand hygiene in health-care settings：Recommendations of the Healthcare Infection Control Practices Advisory Committee and the HICPAC/SHEA/APIC/IDSA Hand hygiene task force. Inf Control hosp Epi，2002，30（8）：1-46.

［9］Association for Professionals in Infection Control and Epidemiology. APIC Implementation Guide- Guide to Hand Hygiene Programs for Infection Prevention. 2015.

［10］Bjerke NB. The evolution：Handwashing to hand hygiene guidance. Critical Care Nursing Quarterly，2004，27（3）：295-307.

［11］Ellingson K，Haas JP，Aiello AE，et al. Strategies to prevent healthcare-associated infections through hand hygiene. Infect Cont Hosp Ep，2014，35（8）：937-960.

［12］Erasmus V，Tjbrug D. Systematic review of studies on compliance with hand hygiene guidelines in hospital care. Inf Control Hosp Epi，2010，31（3）：283-294.

［13］李六亿，郭燕红. 颁布《医务人员手卫生规范》的意义与价值. 中国护理管理，2009，9（6）：5-7.

第二节 医疗机构的消毒与灭菌

一、消毒灭菌的概念与工作开展的背景意义

(一) 消毒灭菌的概念

杀灭或清除传播媒介上的病原微生物，使其达到无害化的处理过程称之为消毒。消毒并不要求杀灭或去除污染物体的全部病原微生物，而是使其减少到不至于引起疾病的数量。从医院消除污染的意义上是指用化学或物理的方法杀灭或清除传播媒介上的病原微生物，使之达到无传播感染的作用，即不再有传播感染危险的处理。一般来说，在医疗器械和环境的消毒处理过程中，若能使人工污染的微生物在消毒后的去除率达到99.9%，就达到了消毒要求。

灭菌是杀灭或清除传播媒介上一切微生物的过程。这里的一切微生物包括一切致病的和非致病的微生物，也包括细菌芽胞、真菌孢子。灭菌是个绝对的概念，意为完全杀死或除掉灭菌对象中的一切微生物。然而，事实上要达到这样的程度比较困难，因此目前国际上规定，灭菌过程必须使灭菌物品污染的微生物存活概率减少到10^{-6}，换句话说，若对100万件物品进行灭菌处理，灭菌后容许有一件物品中存留活的微生物，即灭菌保证水平必须达到10^6级。

消毒剂是指用于杀灭传播媒介上的微生物使其达消毒或灭菌要求的制剂。按照化学性质，消毒剂可分为过氧化物类消毒剂、含氯消毒剂、含碘消毒剂、醛类消毒剂、酚类消毒剂、醇类消毒剂、季铵盐类消毒剂和胍类消毒剂等。按照杀菌能力，消毒剂可分为灭菌剂、高效消毒剂、中效消毒剂和低效消毒剂。灭菌剂是指可杀灭一切微生物（包括细菌芽胞）使其达到灭菌要求的制剂。高效消毒剂是指可杀灭一切细菌繁殖体（包括分枝杆菌）、病毒、真菌及其孢子等，对细菌芽胞（致病性芽胞菌）也有一定杀灭作用，达到高水平消毒要求的制剂。中效消毒剂是指仅可杀灭分枝杆菌、真菌、病毒及细菌繁殖体等微生物，达到消毒要求的制剂。低效消毒剂是指仅可杀灭细菌繁殖体和亲脂病毒，达到消毒要求的制剂。

按照消毒目的，消毒可分为两大类：疫源地消毒和预防性消毒。疫源地消毒包括随时消毒和终末消毒。随时消毒是在疫源地内存在传染源时进行的消毒，其目的是及时杀灭或消除病人或病原携带者排出的病原微生物。终末消毒是传染源离开疫源地后，对疫源地进行的最后一次消毒。在没有明确的传染源存在时，对可能受到病原微生物污染的场所和物品进行预防性消毒，如在医院非传染病区进行的消毒，以及对公用物品、公共场所、交通工具、餐具等进行的消毒。医院预防性消毒是指对医疗器械和诊疗用品进行的消毒与灭菌和对医院内环境表面、空气及其他各种物品所进行的消毒。常用消毒灭菌方法主要包括物

理法和化学法。物理法具有效果可靠、性能稳定、计量控制准确、无自然环境污染、自动化程度高等的特点，如压力蒸汽灭菌、干热灭菌和紫外线辐射消毒等。化学法适用范围广、使用方法多样，如浸泡、擦拭、刷洗、喷雾、熏蒸等。

（二）消毒灭菌在医院感染控制中的作用

医院感染随着医院的诞生而产生，并随着医学的发展而日益严峻，是现代医学发展中必须面对的一大难题，不仅关系到患者安全，而且关系到医务人员健康，如果控制不力，会造成严重的社会不良影响。据世界卫生组织报道[1]，全球每年有超过 140 万人在医院内获得感染，美国等发达国家医院感染率达 5% ~ 10%，而发展中国家医院感染的危险性比发达国家高 2 ~ 20 倍。另外，医务人员也是医院感染的受害者。据世界卫生组织报道[2]，2002 年全世界 3500 万医护人员共发生 300 万例次经皮暴露血源性病原体的针刺伤害。而 SARS 流行期间全球受感染的健康护理工作者占 20% ~ 60%。

医院环境尤其是物体表面是一个巨大的储库，存在着多种多样的细菌、真菌、病毒、衣原体等微生物。多数微生物可通过附着于微滴、皮屑或灰尘颗粒而分散在病区空气中，也可以最终沉淀在地板以及柜子、窗帘、床单、电脑、电话和所有临床设备表面，值得注意的是，假单胞菌属多聚集在如水槽、淋浴和浴缸等潮湿的地方，而难辨梭状芽胞杆菌和耐万古霉素肠球菌（VRE）则常污染厕所或便桶[3~10]。某些病原菌包括艰难梭菌芽胞、VRE、MRSA、肺炎克雷伯菌和鲍曼不动杆菌，在干燥的物体表面可以存活 4 ~ 5 个月或更长时间，诺沃克病毒和流感病毒以及真菌如白念珠菌，也能持续在医院的环境中存活很长时间，这使它们有机会被重新转移并传播到病人身上[11~13]。

一些重复使用的诊疗用具、器械也是病原体的藏身之所。内镜、呼吸机、透析仪、麻醉设备等在使用过程中，常被患者血液和分泌物等污染。与胃肠内镜污染相关的感染已有 30 多年的历史，引起感染的微生物主要包括细菌（沙门菌、多重耐药肠杆菌科、结核分枝杆菌、幽门螺杆菌以及铜绿假单胞等），病毒（乙肝、丙肝、HIV），寄生虫（粪类圆线虫）以及真菌（毛孢子菌）等[14-15]。我国李六亿等人的研究报道显示内镜检查引起的感染率约为 0.8%[16]。

医院感染是可以预防和控制的，世界卫生组织提出了一系列控制医院感染的关键措施，包括：清洁、消毒、灭菌、无菌技术、隔离、合理使用抗生素、消毒与灭菌的效果监测。其中，清洁消毒灭菌是控制医院感染的有效预防措施。美国医院感染控制效益研究（Study of the Efficacy of Nosocomial Infection Control，SENIC）显示，通过上述预防和控制措施，1/3 的医院感染是可以预防的。尤其是在外源性医院感染、医院感染暴发预防中，消毒灭菌措施可以起到重要作用。顾辛幸[17]的研究表明，医疗操作前流动水洗手或使用手消毒液处理是防止医务人员因操作而引起外源性感染的基本措施。唐香祝等[18]采用回顾性及现场临床观察方法，观察患者术后伤口情况，研究发现，实施手术室消毒灭菌监测前，手术患者切口感染率为 6.41%，实施手术室消毒灭菌监测后，手术患者切口感染率为 2.57%，差异具有统计学意义，说明通过手术室消毒灭菌监测能够有效降低手术患者术后切口感染率。

大量研究显示，物体表面消毒能减少病原微生物，消毒后菌落总数显著降低，致病菌的检出率也会显著降低，并可杀灭或清除已污染的致病微生物和多重耐药菌，对切断病原菌传播途径、减少医院感染具有重大意义。Mahamat 等[19-20]在一系列研究中，发现在对 MRSA 感染或定植患者的病房使用含氯消毒剂进行终末消毒后，医院内 MRSA 的感染率下降 27%，而在第二年 5 月份停止此项措施后换用普通清洁剂，MRSA 的感染率增加 28.1%。

消毒灭菌是预防和控制医院感染的重要手段，加强和促进消毒灭菌工作，提高消毒灭菌质量，对于降低我国医院感染尤其是外源性感染的发生具有非常重大的意义。

二、国际医疗机构消毒灭菌的历史与现状

（一）医疗器械的消毒灭菌

至 19 世纪中期，微生物学和流行病学的发展，促进了消毒学理论和实践的发展，在医学领域较多地采用了消毒措施，从而使消毒从经验阶段进入了应用阶段。1837 年 Schwan 证明，腐败作用是由生物学原因引起的，指出加热可以杀灭这种微生物，这种观点就是今天我们所说的消毒。Wells 针对"感染性病芽"采取杀灭措施，在开刀之前，严格消毒手术者的手和手术器械，从而大大降低了卵巢切除手术后的病死率。1880 年 Chamberland 首次研制成了高压灭菌器，经过各国专家对有水汽和无水汽条件的比较，水蒸汽饱和与不饱和的比较，抽真空与不抽真空的比较以及排气方式的比较，使该技术不断完善，目前已成为全世界医疗卫生机构中用量最大、灭菌最彻底、对环境无污染的灭菌器械。1877 年 Downes 和 Blunt 进行了用紫外线杀灭枯草芽胞杆菌的试验，证明了紫外线的杀菌作用。1939 年，Vallery-Radot 建立了干热灭菌法，提出干热灭菌温度应不低于 150℃，作用时间不低于 30min，在此基础上研究出了干热灭菌器。进入 20 世纪 50 年代以后，消毒方法进一步发展，如环氧乙烷气体灭菌、甲醛和戊二醛的应用，臭氧消毒技术，碘类消毒剂的发展，氯己定和季铵盐类消毒剂的广泛使用和热力消毒灭菌的自动化控制等。

器械安全是医疗质量安全的核心，医疗器械的清洗消毒灭菌是确保器械安全的关键。1968 年 Earle H. Spaulding 设计了一种用于指导医疗器械消毒灭菌的方案。Spaulding 相信如果根据医疗器械使用时的感染危险度而将医疗器械分为高度危险性、中度危险性和低度危险性三类的话，那么医疗器械消毒灭菌的要求就很容易被理解。美国 CDC 的《手卫生和医院环境控制指南》《医务人员和公共卫生人员 HIV 和 HBV 感染预防指南》和《医疗机构环境感染控制指南》中都使用了这一术语。高度危险性医疗器械指的是被任何微生物污染，都会具有高度感染风险的器械，如进入无菌组织、脉管系统或有无菌体液流过的器械。这一类器械包括手术器械、心导管、导尿管、植入物等。中度危险性医疗器械指的是接触黏膜的器械，这一类器械包括消化内镜、支气管检查内镜、麻醉机和呼吸机外接管路等。低度危险性医疗器械指的是那些与完整皮肤接触但不与黏膜接触的器械，如听诊器、普通超声探头等。

美国《医疗机构消毒和灭菌指南》（2008 年版）中指出：高度危险性物品是指被任何微生物污染，都会具有高度感染风险的物品。大部分高度危险性物品应购买无菌产品，或

采用压力蒸汽灭菌，不耐热、不耐压的物品可选择环氧乙烷灭菌、过氧化氢等离子体灭菌，如果上述方法不适用，则可选择液体灭菌剂。中度危险性物品是指接触黏膜或不完整皮肤的物品。这类物品至少需要化学消毒剂进行高水平消毒。低度危险性物品是指与完整皮肤接触但不与黏膜接触的物品。低度危险性物品分为低度危险性病人护理物品和低度危险性环境表面，大多数低度危险性可复用物品可就地处理，无需送消毒供应中心处理，可用在 EPA 注册的低水平消毒剂进行消毒；低度危险性环境表面应定期用拖把或抹布进行低水平消毒，当需要清洁低度危险性物体表面上的污渍时，有消毒剂的一次性毛巾（湿巾）也能用作低水平消毒。

为了保证医疗器械的安全，必须对消毒灭菌效果进行监测，20 世纪 30 年代，A. W. Chapman 发明了世界上第一个灭菌化学监测产品——灭菌监测管，但它只能监测温度和时间，还不能监测蒸汽。20 世纪 50 年代发明了压力蒸汽灭菌专用的指示胶带，既能封闭灭菌包裹，又能指示灭菌暴露，成为经历灭菌暴露的重要依据，但不能准确提示单个灭菌包裹的灭菌效果和作为使用的可靠依据。20 世纪 60 至 70 年代包内化学监测指示卡蓬勃发展。1995 年，关于化学指示物的第一个国际标准 ISO 11140 正式颁布，规定了应用于压力蒸汽灭菌、环氧乙烷灭菌、射线辐照灭菌和低温蒸汽甲醛灭菌的化学指示物的性能要求，并根据反应参数、性能要求和应用场所对化学指示物进行分类，促进了化学监测技术的迅速发展。伴随着灭菌化学监测的发展，生物监测技术也在不断发展。20 世纪 80 年代前应用的是菌片式生物指示物，80 年代后为自含式生物指示物，大大缩短了生物指示物的培养时间，提高了消毒供应中心对器械灭菌和放行的效率，降低了物品召回的风险和成本，在消毒供应行业迅速得到推广。目前，各国的灭菌效果监测各有不同方法。美国注重对灭菌效果的化学监测和生物监测。欧盟注重对灭菌器的物理监测，通过探头准确监测压力蒸汽灭菌循环的各种物理参数，如灭菌温度、压力和时间，并对监测数据进行计算、储存、检索和处理，便于消毒供应中心追溯系统的建立和完善。

（二）物体表面的消毒

国外对物体表面微生物污染的关注较早，在 20 世纪 70 年代以前，医院感染控制人员对医院物体表面进行常规采样监测。结果显示，医院物体表面细菌污染很普遍，病房内地面和其他物体表面普遍受到潜在致病菌如金黄色葡萄球菌、肠球菌和革兰氏阴性细菌污染，但并不能说明物体表面是医院感染的来源。20 世纪 70 年代以后，美国 CDC 和美国医院协会认为医院感染率与空气或环境物体表面一般微生物污染水平无关，因而不再提倡对医院物体表面进行连续的常规监测。虽然缺少低度危险性物品表面直接可引起疾病传播的证据，但事实证明这些表面可被患者污染，进而污染医务人员的手，将病原微生物传播给其他患者。有文献报道和相关专家认为物体表面（条件）致病菌的污染与医院感染之间无强有力的循证医学证据，因此建议物体表面以清洁为主。即使物体表面污染严重，通过大力倡导手卫生措施仍可切断医院感染的传播途径。然而，医院感染常见微生物在物体表面广泛存在，其不仅可以由患者污染到环境，还可以在物体表面存活长达几天，甚至几个月，从而长时间污染其他患者。病原微生物在物体表面存活的时间越长，感染患者和医务人员的概率越大。

近年来，物体表面在医院感染传播中的作用重新受到重视，特别是患者诊疗区域内频繁接触的物体表面，在病原体传播过程中发挥重要作用。美国 CDC 认为人与人之间的直接接触传播或通过污染的物体表面间接传播是病原体传播的主要途径之一，邻近患者诊疗区域内频繁接触的物体表面上的病原微生物通过医务人员的手直接或间接地实现医院内的传播。

越来越多的研究表明，医院住院患者诊疗区域内频繁接触的物体表面在医院感染病原微生物传播过程中具有重要意义，因此医院在物体表面消毒工作中应对物体表面分类管理，区别对待，重点加强频繁接触物体表面的消毒。美国 CDC 和 HICPC 联合发布的《医疗卫生机构环境感染控制指南》（2003）和《医疗机构消毒和灭菌指南》（2008）将低度危险性环境物体表面分为两大类，一是医疗设备表面（如医疗仪器按钮或把手），二是环境物体表面（如地板、墙面、桌面等）。环境物体表面分为两类，一是很少接触的表面（如地面、天花板等），二是频繁接触的表面（如桌面、门把手、窗栏杆、灯开关等）。用于环境物体表面和医疗设备表面的消毒剂均是 EPA 注册的低或中水平消毒剂，但两者消毒频率不同。美国 CDC2008 年版《医疗机构消毒灭菌指南》建议对环境物体表面和医疗设备表面每天或每周消毒 3 次。

医院感染预防和控制的专业人员在选择物体表面消毒剂中起着关键性的作用，应根据杀菌效果选择消毒剂。在美国，物体表面消毒剂需经由环境保护局（EPA）注册。

EPA 要求各级医疗机械（医院、私人诊所、牙科诊所、疗养院及其他医疗保健机构）使用的表面消毒剂必须通过革兰氏阳性菌（金黄色葡萄球菌）、革兰氏阴性菌（沙门菌）和铜绿假单胞菌的测试。表面消毒剂可包括液体、喷雾剂和消毒巾等。近年来，越来越多的医院使用消毒湿巾。常用表面消毒剂包括季铵盐类、酚类、氯制剂类、醇类、季铵盐类与低浓度乙醇类复合剂、过氧化氢类等。医院物体表面的消毒效果可以通过直接观察法、荧光标记法、三磷酸腺苷（ATP）生物光法、琼脂片培养法进行评价。

（三）消毒产品的使用

各国对消毒产品的使用有所不同。对医院物体表面消毒，美国以季铵盐类消毒剂为主，英国以复方酚类消毒剂为主。对软式内镜的消毒，美国医院以邻苯二甲醛为主，且提倡使用全自动内镜清洗消毒机；英国以过氧乙酸为主。在低温灭菌技术中，欧盟以低温甲醛蒸汽灭菌器为主。在美国、日本、欧洲（除德国外），60% 的一次性医疗用品采用辐照灭菌。

（四）消毒灭菌相关标准指南

在美国等发达国家，消毒相关标准涵盖非常全面。在消毒剂应用方面，各类卫生保健场所的消毒剂应用、环境物体表面清洁消毒规范、皮肤消毒规范乃至特定情况（如埃博拉疫区消毒剂应用）及特殊地点（如托幼机构的卫生消毒）等均有相关标准；消毒产品方面，不同类型消毒器械、消毒副产物、各种不同用途的消毒剂（如手消毒剂、食物接触表面消毒剂、固体表面消毒剂、空气消毒剂、游泳池消毒剂、地毯消毒剂、洗衣机消毒剂等）均有相关标准；医院感染方面，对于各类疾病（如病毒性腹泻、肺炎、尿路感染、牙科感染等）、各种健康相关个人感染控制以及各类传染病疫区感染控制也均有相关标准。

在美国，医院消毒与感染控制相关指南均由美国 CDC 负责起草颁布，包括《Guideline for Disinfection and Sterilization in Healthcare Facilities, 2008》《Guidelines for Environmental Infection Control in Health-Care Facilities》　《Standard for Sustainability for Disinfectants and Disinfectant Cleaners》等，与埃博拉等流行性传染病相关的个人防护装备标准由职业安全与健康管理局（OSHA）负责起草颁布，而针对个人的感染控制指南则由美国医院感染控制措施咨询委员会负责起草颁布。消毒产品及其消毒副产物相关标准主要由美国环境保护局（EPA）负责起草颁布，非医用消毒产品（如地毯消毒剂、洗衣机消毒剂等）相关标准由 DIS/TSS 负责起草颁布；而医用消毒产品相关标准则由美国食品药品监督管理局（FDA）负责起草颁布。

在英国，消毒灭菌相关标准指南由英格兰公共卫生署、国家卫生与保健质量标准所负责起草，由英国卫生部颁布实施。消毒器械相关标准主要由英国药品和保健品管理局（MHRA）和卫生部及英国标准协会（GB-BSI）负责起草颁布；而消毒剂中，对复用医疗器械使用消毒部分由英国卫生部负责起草颁布，对环境消毒部分则由英国环境、食品及农业部动植物健康部动植物安全局负责起草颁布。针对器械消毒，英国药品和保健品管理局和卫生部颁布了《Top 10 tips on benchtop steam sterilizers》《Top 10 tips on endoscope decontamination》《Sterilization of medical devices. Validation and routine control of sterilization by irradiation》（EN 552：1994）和《Sterilization of medical devices. Validation and routine control of sterilization by moist heat》（EN 554：1994）等标准。

在德国，消毒灭菌相关标准指南均由国家参考中心感染监测（NRZ）负责起草颁布。医疗器械相关标准主要由德国联邦及德国医院卫生（DGKH）等部门负责起草颁布；而消毒剂相关标准则是由德国标准化学会（DE-DIN）负责起草颁布，其中消毒剂抗病毒功效相关标准由德国协会病毒病协会负责起草颁布。相关标准有《Guideline for validation of manual cleaning and manual chemical disinfection of medical devices》《Hygiene requirements for processing medical devices》。

在加拿大，此类标准由卫生部及加拿大标准协会负责起草颁布，有《Standards for Cleaning, Disinfection and Sterilization of Reusable Medical Devices for Health Care Facilities and Settings》《Infection Control during Construction or Renovation of Health Care Facilities》等法规标准，保证了医院器械消毒灭菌的安全。

三、中国医疗机构消毒灭菌开展的历史沿革与现状

（一）中国医疗机构消毒灭菌开展情况的历史沿革及各时期的特点

我国 1988 年由中国预防医学科学院牵头起草，原卫生部发布了第一版《消毒技术规范》，此后经过三次修订，现行仍然有效的是《消毒技术规范》（2002 年版），内容主要包括消毒产品检验技术规范、医疗卫生机构消毒技术规范和疫源地消毒技术规范。《消毒技术规范》对促进我国消毒事业的发展、提高消毒产品质量，指导医院消毒，控制医院感染，特别是在新老传染病的防控工作中发挥了重要作用。1992 年，原卫生部发布了《消

毒管理办法》，对医疗卫生机构的消毒管理提出要求，本规章经多次修订，2016 年，国家卫生计划生育委员会发布了最新的《消毒管理办法》，明确了对医疗机构消毒的卫生要求及消毒产品的生产经营要求。

1995 年传染病标准委员会负责起草发布了《消毒与灭菌效果评价方法与标准》《医院消毒卫生标准》和《疫源地消毒总则》等 6 项消毒卫生国家标准，在此基础上，1996 年成立了消毒标准委员会，成为当时全国卫生标准委员会下的 5 个专业标准委员会之一。2008 年，原卫生部成立了第六届国家卫生标准委员会，对消毒标准专业委员会的职能进行了调整，主要负责消毒相关产品卫生标准、消毒效果评价方法标准、现场消毒操作应用规范及相关基础标准等卫生标准的制定，而医院感染控制标准专业委员会，负责与医院感染预防与控制相关的管理、评价、预防技术卫生标准的制定。此后，《消毒技术规范》的相关内容，逐渐转化为国家或卫生行业标准。后续医院消毒与感染控制相关标准则主要由原卫生部医院管理研究所、疾病预防控制中心及各级医院负责起草，由国家卫生计生委颁布实施。

《消毒技术规范》一直为医疗机构消毒灭菌工作提供依据和方法，目前，2002 年版《消毒技术规范》仍现行有效。2009 年，我国原卫生部发布 WS 310（医院消毒供应中心第 1 部分：管理规范，第 2 部分：清洗消毒及灭菌技术操作规范，第 3 部分：清洗消毒剂灭菌效果监测标准）三项医院消毒供应中心行业标准，要求二级以上医疗机构"应采取集中管理的方式，对所有需要消毒或灭菌后重复使用的诊疗器械、器具和物品由 CSSD 回收，集中清洗、消毒、灭菌和供应"；医疗器械的再处理应符合"使用后及时清洗、消毒、灭菌的程序"；"进入人体无菌组织、器官、腔隙，或接触人体破损的皮肤、黏膜、组织的医疗器械应进行灭菌，接触皮肤、黏膜的医疗器械应进行消毒"；明确了我国医疗器械的清洗消毒灭菌管理要求。自从该标准发布后，二级以上医疗机构消毒灭菌模式开始出现转变，由个别走向集中，由最初的科室自洗自消转变为消毒供应中心集中洗消。此后，医疗机构消毒灭菌相关标准和规范相继出台，WS/T311-2009《医院隔离技术规范》、WS/T312-2009《医院感染监测规范》、WS/T313-2009《医务人员手卫生规范》、WS/T367-2012《医疗机构消毒技术规范》和 WS/T368-2012《医院空气净化管理规范》等 5 个行业标准，用于指导医院常规消毒工作。

2012 年，GB 15982-2012《医院消毒卫生标准》和 WS/T 367-2012《医疗机构消毒技术规范》正式出台，提出了医疗机构物体表面消毒方式和频率、消毒灭菌效果评价方法和指标，进一步规范了我国医疗机构消毒灭菌工作，保证消毒灭菌工作的有效性。GB 15982-2012《医院消毒卫生标准》规定了医院使用医疗器械的评价要求"高度危险性医疗器械应无菌；中度危险性医疗器械的菌落总数应 ≤20cfu/件（cfu/g 或 cfu/100cm^2），不得检出致病性微生物；低度危险性医疗器械的菌落总数应 ≤200cfu/件（cfu/g 或 cfu/100cm^2），不得检出致病性微生物"；强调"重复使用医疗器械的清洗程序应按医院消毒供应中心行业标准执行；有特殊要求的传染病病原体污染的医疗器材应先消毒再清洗"。该标准将医院环境和物体表面分为 I、II、III、IV 类，并对物体表面的细菌总数限值做了规定。要求物体表面应保持清洁，当受到肉眼可见的污染时应及时清洁、消毒。对治疗车、床栏、床头柜、门把手、灯开关、水龙头等频繁接触的物体表面应每天清洁、消毒；

人员流动频繁、拥挤的诊疗场所应每天在工作结束后进行清洁、消毒；感染性疾病科、重症监护病区、保护性隔离病区（如血液病病区、烧伤病区）、耐药菌及多重耐药菌污染的诊疗场所应做好随时消毒和终末消毒。

WS/T 367—2012《医疗机构消毒技术规范》要求，低度危险性诊疗用品如血压计袖带、听诊器等，患者生活卫生用品如毛巾、面盆、痰盂（杯）、便器、餐饮具等，室内用品如桌子、椅子、凳子、床头柜等，床单元（含床栏、床头柜等）的表面均以保持清洁为主，或进行定期清洁和（或）消毒，遇污染应及时清洁与消毒，患者出院、转院或死亡进行终末消毒。物体表面无明显污染时，采用湿式清洁。在感染高风险的部门如手术部（室）、产房、导管室、洁净病房、骨髓移植病房、器官移植病房、重症监护病房、新生儿室、血液透析病房、烧伤病房、感染疾病科、口腔科、检验科、急诊等病房与部门的物体表面特别提出要求，应保持清洁、干燥，每天进行消毒，遇明显污染随时去污、清洁与消毒。

近年来，医疗机构消毒灭菌工作开始与科研部门紧密合作，部分医院联合当地疾控中心进行消毒灭菌相关科研项目的研究。中国疾病预防控制中心在全国 14 个省、自治区、直辖市开展了医院消毒与感染控制监测，及时发现医院日常工作中存在的问题，帮助医院解决消毒灭菌工作中遇到的困难，监测点所得结果推动了相关标准、规范的修制定工作。

（二）中国医疗机构消毒灭菌工作的现状

目前，我国医疗机构消毒灭菌管理制度已初步建立，相关标准规范相继出台，消毒灭菌队伍逐渐建立，消毒灭菌新技术、新产品也有所应用，特别是近几年，消毒灭菌工作出现了较大变化，为了解目前医疗机构消毒灭菌工作现状，已对我国 14 个省（市）、自治区与军队的 194 家医院进行了调查，初步了解了我国医疗机构消毒灭菌工作的现状。

1. 消毒灭菌管理工作

WS 310（医院消毒供应中心第 1 部分：管理规范，第 2 部分：清洗消毒及灭菌技术操作规范，第 3 部分：清洗消毒剂灭菌效果监测标准）三项医院消毒供应中心行业标准、WST367-2012《医疗机构消毒技术规范》和 GB15982-2012《医院消毒卫生标准》等标准规范的出台，使消毒灭菌管理有据可依。各级医疗机构按照要求建立消毒灭菌管理制度、成立消毒灭菌相关机构、审核并管理消毒灭菌物品。

本次调查的所有二级及以上医院均制定了消毒灭菌管理制度，并定期开展消毒灭菌知识培训，定期对消毒灭菌情况进行检查，负责培训和检查的部门以医院感染管理科为主，某些医院还涉及护理部、医务处、设备处等部门。约 75% 的医院对消毒灭菌物品的相关证明进行审核，负责审核的部门以医院感染管理科和设备科为主，审核内容主要包括医疗器械注册证、产品检验报告、产品说明书、供应商资质及其他（安全评价报告、授权书、生产许可证、卫生许可批件等）。绝大部分医院制定了消毒灭菌物品的管理制度，并对消毒灭菌物品的进货、发放和使用进行记录，负责采购和验收的部门包括设备科、药剂科、医院感染管理科、后勤处、医务处、护理部及其他（采购供应科、国资处、器械部、物资供应科、医学装备科、总务科、资产管理处等）。约 75% 的医院对新近消毒灭菌物品的使用进行培训，负责培训的部门以医院感染管理科和设备科为主，某些医院还涉及 CSSD、药剂科和护理部等部门，还有一些培训由采购中心、生产厂家或供货商负责。消毒灭菌物品的存放点以医院 CSSD 和（或）设备科为主，部分物品还放置于药剂科、使用科室、后勤处、护理部及其他（器械部、物流中心、采购中心等）部门。

2. 消毒灭菌队伍建设

消毒灭菌人员的专业知识和工作技能直接影响了医院消毒灭菌工作的质量，本次调查的医院中，92.6% 有消毒灭菌专职人员，其中 95.7% 具有相关资质。消毒灭菌专职人员的相关资质主要由当地质控中心组织培训获取，也有部分通过技术监督局、各级卫计委、特种设备检修所、省医院感染管理质控中心、质量监督管理局、各级学会及省级疾控中心等多种渠道培训获得，并有 91.6% 医院定期开展专职人员复训。这表明目前我国二级及以上医疗机构已初步建立消毒灭菌队伍，并对人才培训较为重视。

消毒灭菌人员分布于医院各科室，包括医院 CSSD、内镜室、手术室、口腔科和眼科等部门。负责医疗器械消毒灭菌的部门以医院 CSSD 为主，还涉及内镜室、手术室、口腔科、眼科、耳鼻喉门诊及检验科等，负责人员以医院 CSSD 工作人员为主，还包括手术室护士、门诊护士、病房护士、内镜室工作人员、口腔科护士及保洁员等。

医院环境和物体表面的消毒由不同人员负责，门诊主要由门诊护士和（或）保洁员负责，手术室主要由手术室护士和（或）保洁员负责，病房主要由病房护士和（或）保洁员负责，内镜室主要由内镜洗消员和（或）保洁员负责，医院 CSSD 环境消毒主要由医院 CSSD 工作人员和（或）保洁员负责。由此可见，医院保洁员是医院环境和物体表面消毒的重要操作人员，他们的工作质量直接影响到环境消毒的有效性。保洁人员一般专业水平较低，因此，在人才队伍建设时，也应加强对保洁人员的培训，提高他们的专业知识。

3. 消毒灭菌方法与监测

目前医院常用的消毒灭菌方法包括灭菌设备和化学消毒（灭菌剂），医疗器械的灭菌以压力蒸汽灭菌为主，不耐热、不耐湿的器械以过氧化氢低温等离子体灭菌为主，除此以外，还有环氧乙烷灭菌、低温甲醛蒸汽灭菌、干热灭菌和化学消毒（灭菌剂）擦拭或浸泡处理。

压力蒸汽灭菌是使用最早、最为广泛的灭菌方法，医疗器械的灭菌首选压力蒸汽灭菌器。压力蒸汽灭菌器分为大型下排气式、大型预排气式、小型下排气式、小型预排气式和正压脉动排气式，目前，医院使用的压力蒸汽灭菌器以大型预排气式灭菌器为主。大型灭菌器主要应用在医院 CSSD 和手术室，而小型灭菌器应用于医院各科室，如手术室、检验科、口腔科、泌尿外科、眼科及美容激光科等。压力蒸汽灭菌器的日常监测主要是化学监测和生物监测，本次调查的大多数医院进行化学监测和生物监测，化学监测包括包外胶带和包内卡，频率以每锅监测为主；生物监测包括生物指示物和菌片，频率以每周监测为主。

2006 年，过氧化氢低温等离子体灭菌器开始大规模应用于医院，该灭菌器主要用于不耐高温、不耐湿如电子仪器、光学仪器等诊疗器械的灭菌。目前，该灭菌器是使用较为普遍的低温灭菌设备，本次调查的医院中约 94% 配备该设备，其中约 80% 的医院有 1~2台，约 16% 有 3~4 台，约 4% 有 4 台以上。该灭菌设备主要是手术室和消毒供应中心使用。2009 年开始，医院对过氧化氢灭菌器进行监测，监测包括生物和化学方法，使用生物指示物的比例为87.3%，频率以每天（约50%）或每锅（40%）监测为主；使用包内化学指示卡比例为89.3%，包外胶带比例为96.2%，频率以每锅监测为主。

环氧乙烷灭菌器是较早出现的低温灭菌设备，但由于其自身特点的限制，目前在医院的使用并不广泛，本次调查的医院中仅有42.6%使用该灭菌器。其中99.4%的医院进行日常监测，监测包括生物和化学监测，使用生物指示物的比例为85.7%，频率以每锅监测为主；使用包内化学指示卡比例为94.6%，包外胶带比例为89.3%，频率以每锅监测为主。

近年来，低温甲醛灭菌器在我国医疗机构开始应用，但数量较少，本次调查的医院中仅约3.2%使用该灭菌器。医院中使用该灭菌器的科室包括手术室、耳鼻喉科及消毒供应中心。该灭菌器的监测包括化学和生物监测，频率以每锅进行化学监测，每周进行生物监测为主。干热灭菌用于耐热不耐湿的物品灭菌，在医疗机构使用较少，约9%的医院使用干热灭菌器。化学灭菌剂的使用仍较多，约40%的医院对医疗器械进行灭菌浸泡处理，灭菌剂主要有戊二醛、过氧乙酸等。

医院空气消毒以空气消毒机为主，本次调查的医院中约90%配备空气消毒机，其中100台以下约69.4%，100~300台约25.0%，300台以上约5.6%。大多数医院（约91.1%）对空气消毒机采用平板暴露法进行监测，监测频率从每周至每年不等，以每季度监测为主。

近年来，医院消毒方式除传统的消毒剂浸泡、擦拭、喷雾和紫外线消毒外，增加了一次性消毒湿巾的使用。消毒剂的类型也逐渐增加，除传统含氯、含碘、醇类消毒剂外，低腐蚀性、刺激性小、环境友好的消毒剂如酸性氧化电位水、邻苯二甲醛等也逐渐应用于医院。本次调查显示，目前，99.4%的医院进行消毒效果监测，监测方法以浓度试纸测定有效成分含量为主（93.2%）。其中97.8%开展手消毒效果监测，96.7%开展物体表面消毒效果的监测，87.0%开展内镜消毒效果监测，32.4%医院开展皮肤消毒效果监测。监测工作主要由医院感染管理科和检验科负责，部分医院的监测工作还由使用部门或CSSD负责监测。

本次调查显示，85.5%的医院认为现有的消毒技术可以满足医院实际工作要求，12.9%的医院认为勉强满足实际工作要求，1.6%的医院认为目前的工作不能满足实际要求。

4. 消毒灭菌新理念

通过对传染性非典型性肺炎流行后的反思并结合近几年频繁的国外考察结果，在消毒领域提出了一些全新的观点，有些甚至与以前的认识有180度的转弯。包括：①有人情况下的空气消毒不可以使用化学消毒方法，否定了过去在有关规范、教科书中出现的过氧化氢喷雾方法、艾草熏蒸方法。认为这些方法在有人情况下不能达到真正的消毒效果，对人体安全还可能存在潜在危害，有人情况下的空气净化消毒只能选用适宜的物理方法。②先清洗、后消毒的观点逐步取代先消毒、后清洗的观点。这一变化主要基于以下原因，一是欧美等国一直坚持先清洗后消毒效果明显，WHO在有关文件中也推荐采用先清洗后消毒的程序；二是消毒时如果存在污物会影响消毒效果，容易发生消毒失败；三是我国近几年在污水处理特别是医院污水处理方面取得了显著进步，清洗产生的污水经过污水处理站的处理后已经能够保证环境安全。③手卫生方法改变。我国有关法规虽然也要求医护人员接触病人前后要洗手，但由于我国手卫生方法过去一直沿用六步洗手法完成洗手后再干燥消毒的程序，而这一过程繁琐费时，医护人员依从性差，实际工作中也不具备可操作性。近几年，使用含醇快速手消毒剂对手进行揉搓消毒成为大力推广、提倡的手部卫生方法。

近些年，消毒过程的质量控制逐步为大家重视，医院消毒供应中心工作规范也强调全面过程控制，随着对欧美医院消毒供应的了解，我国在强调灭菌化学监测和生物监测的同时也开始关注消毒供应质量体系、灭菌器械、包装材料、蒸汽质量等方面的质量控制，也开始尝试批量监测和运用过程验证装置（PCD），特别是对消毒灭菌前的清洗质量给予了空前的关注。一些医院开始要求对清洗过的每一件物品都进行检查，确保清洗质量。对清洗效果的评价提倡用裸眼目测、放大镜检查外，也开始研究潜血实验、生物膜法、模拟污染物法、ATP 法和蓝光法等试验方法，用来定量评价清洗效果。

（三）医疗机构消毒灭菌工作取得的成就

医疗机构消毒与灭菌是控制和预防院内感染的重要措施。随着医疗技术的提高，新型诊疗器械的出现，消毒灭菌技术不断发展。经过多年的努力，我国医疗机构消毒灭菌工作取得了一系列的成就。

1. 近年来，消毒工作越来越被重视

医疗机构消毒灭菌管理制度逐渐建立并日臻完善，医院感染管理和消毒供应中心等部门相继设立，国家和各省陆续成立了院感质控中心。此外，多省建立了消毒供应质量管理与控制中心，对本地区医院消毒供应中心提供质量指导，培训本地区的消毒供应服务骨干队伍。我国把消毒员纳入专业技术管理，消毒员作为一类职业已被认可，全国约 1/2 的省设置了消毒员职业，多省建立了消毒员制度。在 WS 310（医院消毒供应中心第 1 部分：管理规范，第 2 部分：清洗消毒及灭菌技术操作规范，第 3 部分：清洗消毒剂灭菌效果监测标准）三项医院消毒供应中心行业标准发布后，消毒供应中心的条件得到极大改观，基本能满足复用器械的消毒灭菌处理。目前，全国多地开展了集中式消毒供应，某些医院的环境清洁消毒采用外包式，这些举措有很大的发展潜力，为消毒与感控的专业化发展打下了基础。近年来，消毒在基层医疗机构的发展受到重视并提上日程。消毒工作质量也被纳入医院等级评审标准，使得消毒工作受到进一步的重视。

2. 医疗机构消毒灭菌相关国家标准、行业标准、规范指南相继出台

消毒与医院感染相关标准有 WS 310.1-2009《医院消毒供应中心 第 1 部分：管理规范》、WS 310.2-2009《医院消毒供应中心 第 2 部分：清洗消毒及灭菌技术操作规范》、WS 310.3-2009《医院消毒供应中心 第 3 部分：清洗消毒及灭菌效果监测标准》、WS/T 311-2009《医院隔离技术规范》、WS/T 312-2009《医院感染监测规范》、WS/T 313-2009《医务人员手卫生规范》、GB/T 27949-2011《医疗器械消毒剂卫生要求》、WS/T 367-2012《医疗机构消毒技术规范》、WS/T 368-2012《医院空气净化管理规范》、GB 15982-2012《医院消毒卫生标准》、GB 30689-2014《内镜自动清洗消毒机卫生要求》等，还有很多标准在审批阶段，有待发布。此外《传染病防治法》《医院感染管理办法》《消毒管理办法》等

法规与医院消毒与感染控制密切相关。这些法规标准的出台为消毒灭菌工作提供了依据，规范了我国医疗机构的消毒灭菌工作。

3. 消毒新技术得到广泛应用

医院压力蒸汽灭菌器在20年前以下排气式为主，但目前二级甲等以上医院以预排气式为主；医疗器械的清洗由原来的纯手工转变为现在的自动清洗机。清洗消毒设备效果的监测也在向过程控制、参数监测转变。

随着不耐热、不耐湿医疗器械的出现，低温灭菌设备的运用越来越广泛，近10年，国内低温灭菌设备得到了飞速发展。以前不耐热、不耐湿的物品多采用2%的戊二醛浸泡，现在可选择采用过氧化氢低温等离子体灭菌、环氧乙烷灭菌、低温甲醛蒸汽灭菌等新技术。

一些新的技术如过氧化氢干雾消毒、洁净手术室、负压病房等，这些设施与消毒技术紧密结合后，进一步保证了医疗环境的安全，减少了通过环境引起交叉感染的机会，特别是各种循环风空气消毒机的应用，使整个医院环境得到提升。

4. 我国消毒灭菌监测工作逐渐受到重视，消毒灭菌监测技术不断提高

以前只监测大型手术包，频率为每月一次生物监测，现在每包进行监测，生物监测频次也相应提高。对严重污染物以及植入物的灭菌监测更提高到一个新阶段。在通过监测保证灭菌质量的同时，现在更强调相关标准的执行，更强调"人、机、料、法、环"的过程控制，使灭菌质量越来越有保证。国内医院消毒灭菌的质量控制既有美国以监测为主的考量，也开始有欧洲注重过程控制的规划，我国医疗机构的消毒灭菌质量将更加有保证。

（四）医疗机构消毒灭菌工作存在的问题与对策

我国医疗机构消毒灭菌工作取得了辉煌的业绩，但同时也存在不少问题。

1. 在人员专业水平方面

我国医疗机构逐渐壮大，但基层医疗机构的消毒灭菌水平令人堪忧，基层人员水平、设备都有待提高。我国基层医疗机构消毒工作主要由护士完成，部分环境消毒工作甚至由保洁人员完成，医疗机构消毒工作队伍整体专业水平不高。因此，加强基层医疗机构消毒灭菌人员的专业水平，加强人员的综合素质，为基层消毒工作人员提供更多专业培训机会，对清洗消毒灭菌设备进行配置并保持更新，是提高基层医疗机构消毒灭菌工作能力、预防医院感染的重要措施。

我国无医院感染专业或消毒专业，使我国医院感染控制和消毒专业的基础教育与实际需求严重脱节。目前，我国医疗机构消毒灭菌工作人员以常规消毒灭菌工作为主，开展相关科研项目极少；发表的论文以实际操作应用为主，研究创新类论文极少。因此，应重视与高校的合作，争取在高校设置消毒相关专业，开展消毒专业人才的连续培养。同时，应鼓励和支持消毒灭菌人员开展相关科研项目，努力提高科研能力。

2. 在标准规范方法

医疗机构消毒灭菌相关标准规范已陆续制定，但操作层面的落实执行还有待于提高。如何快速发布、大力推广标准，确保医疗机构能够尽快按照最新标准执行，这些机制有待完善和提高，需要各部门提高沟通效率，减少流传环节。

3. 在消毒灭菌新技术方面

新型医疗器械不断增多，但我国医疗机构消毒灭菌管理与国际仍存在较大差距，我国医疗机构消毒灭菌仍以传统方法为主。如内镜的消毒，在美国，许多医疗机构将邻苯二甲醛取代戊二醛用于内镜的高水平消毒，并提倡用机器清洗消毒替代手工刷洗消毒；而我国医院消毒内镜仍以手工刷洗、戊二醛浸泡为主。医疗器械来源不同，导致再处理方法、包括消毒灭菌方法存在较大差异。此外，如何使众多的消毒灭菌产品与现有医疗器械相配套，提高适应性，还需各方面的共同努力。医院消毒灭菌新技术的研究和应用，也是提高我国医院消毒工作的重要措施。医疗机构消毒灭菌工作人员应积极与消毒专家、院感专家及消毒产品厂商共同进行消毒灭菌新技术的研究和应用，积极进行国际交流，使我国消毒灭菌方法与国际接轨，提高消毒灭菌新技术在我国医疗机构的有效应用。

4. 在保证消毒灭菌质量的同时也需考虑如何进一步降低成本，减少浪费，更加环保。如开展区域性医疗用品消毒供应集中管理，可大大降低成本，又提高了工作效率，还可以节约资源。采用先进的清洗消毒灭菌技术，淘汰落后的清洗消毒灭菌技术，从长期而言也降低了成本，如尽可能采用器械清洗代替手工清洗。

四、中国医疗机构消毒灭菌工作的发展趋势

消毒是控制院内感染特别是外源性感染的主要手段之一，目前我国医疗机构消毒灭菌工作处于不断发展的阶段，其发展可能呈现下列趋势：

（一）重视消毒质量控制

在消毒质量控制方面，将越来越强调质量控制和质量监测。强调消毒灭菌人员、设备、方法、环境因素等方面的管理，对采取的消毒灭菌措施将越来越强调风险评估和效益分析。一些常规的消毒灭菌方法将进一步程序化、标准化，不同单位、不同地区将有可能按照统一的消毒灭菌模式开展工作。

（二）提高消毒技术，统一消毒方法

在消毒技术方面，我国的消毒方法将越来越与国际接轨，加强国际交流，了解国际先进消毒灭菌技术，在医疗机构消毒灭菌领域有可能走出一条符合我国国情的新路。在消毒产品的研发、生产方面，只要政策引导得当，一些低端的消毒产品和生产厂家将慢慢被淘汰，一些常规的消毒灭菌产品在我国将越来越规范化，需要审批的消毒产品可能会越来越少。一些技术先进、管理到位的消毒企业通过与一些跨国企业联合、竞争，将生产出具有国际竞争力的产品。我国医疗机构将可以使用更为先进的消毒灭菌产品。

（三）重视专业人才培养

随着我国医疗机构消毒灭菌工作重要性的日益突出，消毒灭菌工作受重视的程度逐渐提高，国际交流不断增加，对工作人员专业水平和综合素质的要求也将不断提高。随着消毒灭菌新技术的发展，消毒灭菌工作人员将会进一步加强科研能力，在做好消毒灭菌常规

工作的同时，重点发展相关科研项目，从而带动整个专业团队的人才建设。

（四）完善消毒灭菌机构

我国医疗机构消毒灭菌工作处于不断发展的阶段，各地区和各级医院发展差异较大，为全面发展我国医疗机构消毒灭菌工作，县级以下和经济落后地区医疗机构的消毒灭菌工作将越来越受重视，根据我国国情，制定适合基层医疗机构的标准或规范，建立适合基层医疗机构的消毒灭菌机构，从而提高基层医疗机构消毒灭菌工作。目前，独立的消毒供应中心慢慢兴起，消毒灭菌工作的职业化和社会化，可能也是医疗机构消毒灭菌工作的一个发展趋势。

（沈　瑾　段弘扬　王佳奇　张流波）

参 考 文 献

［1］Dancer SJ. Hospital cleaning in the 21st century. Eur J Clin Microbiol Infect Dis, 2011, 30（12）：1473-81.

［2］Abreu AC, Tavares RR, Borges A, Mergulhão F, Simões M. Current and emergent strategies for disinfection of hospital environments. J Antimicrob Chemother, 2013, 68（12）：2718-2732.

［3］Getchell-White SI, Donowitz LG, Gröschel DH. The inanimate environment of an intensive care unit as a potential source of nosocomial bacteria：Evidence for long survival of Acinetobactercalcoaceticus. Infect Control Hosp Epidemiol, 1989, 10（9）：402-407.

［4］Bhalla A, Pultz NJ, Gries DM, et al. Acquisition of nosocomial pathogens on hands after contact with environmental surfaces near hospitalized patients. Infect Control Hosp Epidemiol, 2004, 25（2）：164-167.

［5］Lemmen SW, Häfner H, Zolldann D, et al. Distribution of multi-resistant Gram-negative versus Gram-positive bacteria in the hospital inanimate environment. J Hosp Infect, 2004, 56（3）：191-197.

［6］Dancer SJ, White L, Robertson C. Monitoring environmental cleanliness on two surgical wards . Int J Environ Health Res, 2008, 18（5）：357-364.

［7］Kaatz GW, Gitlin SD, Schaberg DR, et al. Acquisition of clostridium difficile from the hospital environment. Am J Epidemiol, 1988, 127（6）：1289-1294.

［8］Wu HM, Fornek M, Schwab KJ, et al. A norovirus outbreak at a long-term-care facility：The role of environmental surface contamination. Infect Control Hosp Epidemiol, 2005, 26（10）：802-810.

［9］Kerr KG, Snelling AM. Pseudomonas aeruginosa：A formidable and ever-present adversary. J Hosp Infect, 2009, 73（4）：338-344.

［10］Alfa MJ, Dueck C, Olson N, et al. UV-visible marker confirms that environmental persistence of clostridium difficile spores in toilets of patients with C. difficile-associated diarrhea is associated with lack of compliance with cleaning protocol. BMC Infect Dis, 2008, 8：64.

［11］Dancer SJ. Mopping up hospital infection. J Hosp Infect, 1999, 43（2）：85-100.

［12］Kramer A, Schwebke I, Kampf G. How long do nosocomial pathogens persist on inanimate surfaces? A systematic review. BMC Infect Dis, 2006, 6：130.

［13］Wagenvoort JH, de Brauwer EI, Penders RJ, et al. Environmental survival of vancomycin-resistant enterococcus faecium. J Hosp Infect, 2011, 77（3）：282-283.

［14］Humphries RM, Mcdonnell G. Superbugs on duodenoscopes：The challenge of cleaning and disinfection of reusable devices. Journal of Clinical Microbiology, 2015, 53 (10): 3118-3125.

［15］Ribeiro MM, Oliveira ACD. Analysis of the air/water channels of gastrointestinal endoscopies as a risk factor for the transmission of microorganisms among patients. American Journal of Infection Control, 2012, 40 (10): 913-6.

［16］李六亿. 内镜医院感染现状、存在问题与管理对策. 中华医院感染学杂志, 2005, 15 (4): 423-425.

［17］顾辛幸. 减少外源性感染预防眼科术后感染, 医疗装备, 2013, 26 (6): 35-36.

［18］唐香祝, 阮杏菲, 江翠波. 手术室消毒灭菌监测与医院感染控制. 中国医药科学, 2016, 6 (1): 188-190, 197.

［19］Mahamat A, MacKenzie FM, Brooker K, et al. Impact of infection control interventions and antibiotics use on hospital MRSA: A multicariate interrupted time—series analysis. Int J Antimicrob Agents. 2007, 30 (2): 169-176.

［20］Mahamat A, Brooker K, Daures JP, et al. Impact of hypochlorite disinfection on meticillin-resistant Staphylococcus aureus rate. J Hosp Infect, 2011, 78 (3): 243-245.

第三节　医院感染管理在抗菌药物合理应用中的作用

一、抗菌药物合理应用的概念与工作开展的背景意义

（一）开展抗菌药物管理的意义

自抗菌药物问世以来，抗菌与细菌对抗菌药物的耐药就成了一个永恒的矛盾体。近几十年以来，细菌对抗菌药物耐药出现突飞猛进的态势，并已成为全球性公共卫生问题，受到多学科的共同关注，多重耐药菌，特别是泛耐药菌的出现和传播，使人类陷入了细菌感染的困境[1]。为此，世界各国都在致力于遏制细菌耐药性的产生，这其中就包括抗菌药物的合理应用与管理。抗菌药物合理应用与管理的意义主要体现在三个方面，一是延缓细菌产生耐药性，减轻耐药菌感染对患者预后的影响；二是减少抗菌药物应用不良反应及其对患者预后的影响；三是减少因耐药细菌感染的诊断与治疗带来的额外费用。世界卫生组织将不合理应用抗菌药物、缺乏感染控制、监测不力、药品质量差、缺乏研究、有关部门没有承诺列为细菌耐药性发展的六大原因，可见抗菌药物管理在抵御细菌耐药性中的重要作用。

（二）抗菌药物合理应用的概念及相关评价指标

1. 抗生素

原指在高稀释度下对一些特异微生物具有杀灭或抑制作用的微生物产物，以后将用化学合成的仿制品，具有抗肿瘤、抗寄生虫等作用的微生物产物，以及抗生素的半合成衍生物等也统称为抗生素。

2. 抗菌药物

概念比抗生素范围要广，系指具有杀菌或抑菌活性的药物，包括各种抗生素，以及具有类似作用的如磺胺类、咪唑类、硝基咪唑类、喹诺酮类、呋喃类等化学合成药物。

3. 抗菌药物合理应用管理

通过科学化、规范化、常态化的管理，促进抗菌药物合理使用，减少和遏制细菌耐药，安全、有效、经济地治疗患者。合理应用抗菌药物是提高疗效、降低不良反应发生率以及减少或延缓细菌耐药发生的关键。抗菌药物临床应用是否合理，基于以下两方面：有无抗菌药物应用指征；选用的品种及给药方案是否适宜。

4. 处方点评

一种用药监管模式，对医生处方用药过程中的临床处方进行综合统计分析，从不同层面和不同角度反映医疗机构处方工作的整体和细分情况，为医疗机构管理层进行决策提供科学的数据支持，以达到合理用药，用药监测、管理的目的。

5. 抗菌药物使用强度（DDD/100 人天）

用于评价住院患者暴露于抗菌药物的广度和强度的指标，计算方式为：抗菌药物使用强度=抗菌药物消耗量（累计 DDD 数）×100/（同期收治患者人天数）注：同期收治患者人天数=同期出院患者人数×同期患者平均住院天数。

二、国际上抗菌药物管理策略历史、发展及现状

1. 世界卫生组织（WHO）遏制抗菌药物耐药的全球战略

WHO 强调抗菌药物耐药是一个全球性的问题，不仅在发展中国家问题严重，也存在于发达国家，并且可能传播到发达地区，因此需要全球通力合作，共同应对抗菌药物耐药带来的威胁。1998 年世界卫生大会（The World Health Assembly，WHA）敦促各成员国采取措施鼓励正确使用价格合适的抗菌药物；禁止无执业医务人员的处方自行使用抗菌药物；改进行为规范以阻止感染的传播，进而阻止耐药菌的扩散；加强立法，禁止假冒伪劣抗菌药物的生产、销售和流通，禁止在非正规市场上销售抗菌药物；减少在食用动物中使用抗菌药物。鼓励各国建立有效的体系以检测耐药菌、监测抗菌药物的使用量与使用模式，并评估控制措施对它们的影响。自从 WHO 在世界卫生大会上做出上述倡议以来，许多国家越来越关注耐药性问题，有些国家已制定了国家行动计划着手解决这一问题。

2001 年，WHO 发表了《WHO 遏制抗菌药物耐药的全球战略》（WHO Global Strategy for Containment of Antimicrobial Resistance）为应对抗菌药物耐药提出了建议[2]。该战略提供了一个延缓耐药菌的出现和减少耐药菌扩散的干预框架，主要措施有：减少疾病所带来的负担和感染的传播；完善获取合格抗菌药物的途径；改善抗菌药物的使用；加强卫生系统及其监控能力；加强规章制度和立法；鼓励开发合适的新药和疫苗。这项战略以人为本，干预对象是与耐药性问题有关并需要参与解决这一问题的人群：包括医师、药剂师、兽医、消费者以及医院、公共卫生、农业、专业社团和制药产业等的决策者们。改善抗菌药物的使用是遏制耐药性行动的关键。

2005 年 2 月 15—18 日，WHO 在澳大利亚堪培拉召开了为保护抗菌药物——这一人类健康资源，按重要级别起草抗菌药物目录的国际专家会议。会议起草并发布了对人类《极为重要的抗菌药物》《高度重要的抗菌药物》《重要的抗菌药物》三个目录。2007 年在世界卫生组织的报告中把细菌耐药列为威胁人类安全的公共卫生问题之一。

WHO 将 2011 年世界卫生日主题定为"遏制细菌耐药：今天不采取行动，明天就无药可用"（Combating Drug Resistance：No Action Today，No Cure Tomorrow），期望提高全球对防范细菌耐药的认识，应对耐药菌对人类健康带来的威胁[3]。4 月 7 日当天，中国原卫生部与世界卫生组织在北京联合主办了首届合理用药会议暨 2011 年世界卫生日主题活动启动仪式。围绕世界卫生日主题，世界卫生组织制定并在各成员国推广实施抵御细菌耐药的六项政策，提高公众对细菌耐药的认识和关注，倡导公众合理使用抗菌药物，积极应对细菌耐药给人类健康带来的威胁。在启动仪式上，中国原卫生部合理用药专家委员会也发出倡议，倡议医师、药师、护师、药品生产商和销售商等专业人士以及广大民众，切实减少抗菌药物的不合理使用，使合理使用抗菌药物成为全社会的广泛共识。

然而，全球抗菌药物耐药情况仍然日益严峻，面对这种情况。2014 年 4 与 30 日 WHO 发布了该组织首份抗菌药物耐药监测报告《抗菌药物耐药：全球监测报告 2014》（Antimicrobial Resistance Global Report on Surveillance 2014）[4]。首次审视了全球的抗菌药物耐药情况，表明这种严重威胁不再是未来的一种预测，目前正在世界上所有地区发生，有潜力影响每个人，无论其年龄或国籍。当细菌发生变异，使抗菌药物对需要用这种药物治疗感染的人们不再有效，就称之为抗菌药物耐药，现在已对公共卫生构成重大威胁。

2. 美国抗菌药物管理策略及现状

1）针对细菌对抗菌药物产生的耐药性，2000 年美国政府成立了一个跨部门的工作研究小组，由美国疾病控制与预防中心（CDC）、美国食品药品监督管理局（FDA）、美国国立卫生研究院（National Institutes of Health，NIH）共同召集，实施"抗击细菌耐药公共卫生行动计划"（Public Health Action Plan to Combat Antimicrobial Resistance）[5]。

2）美国感染病学会（Infectious Diseases Society of America，IDSA）发布了专门针对管理抗菌药物使用的计划——"抗菌药物管理计划（Antimicrobial Stewardship Program（ASP）"，此计划是一项指导方案，对医院如何建立 ASP 提供一个大框架，各个医院根据此框架建立适合自己医院的抗菌药物管理方案。ASP 的目标旨在医疗卫生保健机构实施综合性的管理措施来提高抗菌药物使用的质量，达到好的使用效果，同时降低药品不良反应，并以通过 ASP 的实施来控制耐药性的产生和传播。要求在医疗机构中建立跨学科的 ASP 管理小组，由医院管理层、药事管理委员会、医院感染控制等部门合作。小组成员由来自感染科医师、临床药师为主体的，并由微生物、ICU、外科等部门的中高级职称人员组成。

3）美国"抗击耐药细菌国家计划"和"白宫抗生素管理论坛（White House Antibiotic Stewardship Forum）"[6]。2014 年美国建立一个"抗击耐药性细菌专责机构"（Task Force for Combating Antibiotic-Resistant Bacteria），制定 5 年期的"国家行动计划"，这个机构由国防部长、农业部长以及卫生和公众服务部长共同领导，参加的联邦部门包括国务院、司法部、退伍军人事务部、国土安全部、环境保护署、国际发展署、管理和预算办公室、国内政策委员会、国家安全委员会、科学和技术政策办公室、国家科学基金会等部门。"抗击耐药性细菌专责机构"的主要职责是负责监督、保证抗击超级细菌的国家战略的实施以及协调各部门的行动。2015 年 3 月美政府发布了一份为期 5 年的《抗击耐药细菌国家计划》。2015 年 6 月 2 日，美国政府举办了白宫抗生素管理论坛，美国政府部门和机构，以及包括人类和动物健康的利益相关者，致力于未来 5 年内实现对抗菌药物的创新性管理，以减缓耐药细菌的出现，防止耐药性感染的传播。白宫论坛的目的就是以交流的方式促进公共和私营部门通过合作提高和改善抗菌药物的使用。

3. 欧洲抗菌药物管理策略及现状

1998 年欧盟资助建立了欧洲抗菌药物耐药性监测系统（European Antimicrobial Resistance Surveillance System，EARSS）。这是一项欧洲范围内的监测系统，旨在收集可靠的耐药数据，为相关机构制定预防计划和相关政策提供基本数据。2001 年成立的欧洲抗菌药物消耗监测网（European Surveillance of Antimicrobial Consumption，ESAC），是一个统计欧洲各国抗菌药物使用量的网络数据库，用于对抗菌药物使用量的持续监测，为各有关机构的研究提供长期的数据支持。EARSS 和 ESAC 的监测统计数据显示，欧洲地区细菌的耐药性和抗菌药物使用情况存在着巨大的南北差异。

2014 年 3 月，由德国科学院和荷兰科学院主导，欧洲科学院学术咨询委员会（European Academies Science Advisory Council，EASAC）在德国汉诺威召开了一次高层峰会，旨在引导欧洲学者跳出陈旧模式，鼓励提出新的理念和方法。发布声明《抗菌药物发现：更大的前进步伐》，提出了一种新的应对微生物抗菌药物耐药性的协同策略。EASAC 提出了 6 个重要建议，构成了新战略的基础框架。第一，支持基础研究，涵盖社会科学和生物科学，并且联合多个学科，从而理解抗菌药物耐药性，为抗击病原体的多学科方法提供资源。第二，建立发展化合物发现、先导化合物优化和特征描述的平台，例如，利用转录组学定义和区分这些化合物的作用机制；探索新的天然产物资源；解密化合物进入细胞的规律；利用前体药物、其他的药物运载系统以及组合化学的方法，使激活沉默基因的机制标准化；培养迄今为止无法培养的微生物；明确脱靶效应。第三，通过开发欧盟公共资源，突破临床前及早期临床研发相关研究中的瓶颈。需要明确当前科学知识和技术所具备的能力，特别是与动物模型、药物化学、药物代谢和毒性，以及资助学术界研究的资金来源等相关的问题。第四，通过创新药物计划、抗菌药物耐药性联合计划等一系列战略部署，进一步优化当前欧盟范围内的合作，确保欧盟科研资金的有效使用，确保对优秀研究、工具及治疗资源的关注，确保对新的研究方向的探索。第五，重新思考当前的科学监管框架，在适当的领域引入更为简单的数据要求，增加条件性许可的数量以促进全面的疫情监控，同时还要考虑新的诊断检测的预期可用性。第六，提高对抗生素耐药性造成的威胁以及应对挑战所必须采取的行动的公众与政治意识。想要维持现有抗菌药物的疗效，同时促进对研究和创新的持续性支持，还需要和公众以及决策者一起做很多的工作。需要更好地认识到：研究中动物的重要性；发展完全无副作用的药物不太可能；需要在提供更多公共资源的同时减少官僚作风，从而加速创新。

三、中国开展抗菌药物合理应用管理的历史沿革与现状

（一）中国开展抗菌药物合理应用管理的历史沿革及各时期的特点

从图 4-3-1 可以看出，我国抗菌药物合理应用的概念及理念起源于 20 世纪 70 年代初期。自 1972 年至 2015 年共有 18543 篇关于抗菌药物合理应用的文献发表，其中 95.52% 集中在 2004—2015 年之间（图 4-3-1）。1972—1992 年每年有不超过 20 篇的抗菌药物合理应用方面的文献发表，主要来源于老一辈传染病学专家发表的评论性文章，这一时期，关于抗菌药物合理应用的管理工作处于萌芽和起初阶段，临床药师尚未参与抗菌药物合理应用管理，80 年代医院感染管理科成立以后，部分来自原传染病学的医院感染管理专家在极少数医院开展了抗菌药物合理应用管理工作，如湖南医科大学附一院（现中南大学湘雅医院）等；1993 年到 2003 年是抗菌药物合理应用概念的建立阶段，相关发表文献由 20 篇增加为 200 篇；2004 年到 2015 年是抗菌药物合理应用管理工作的逐步成熟和飞速发展的阶段，发表文献由 2004 年的 293 篇增加至 2015 年的 2195 篇，国家卫计委进行抗菌药物临

床应用整治活动开展以后的 5 年时间，年均文献发表在 2000 篇以上。下面就各个阶段的详细情况进行描述如下：

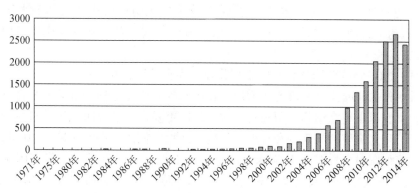

图 4-3-1　历年抗菌药物合理应用与管理发表文献

1. 1972—1992 年是抗菌药物合理应用管理工作萌芽和起始阶段

通过 CNKI 检索到最早关于抗菌药物合理应用的文献是 1972 年发表于《广西卫生》和《陕西新医药》杂志上的文献"抗菌药和磺胺药物的合理使用"，作者不详。而 1981 年中国人民解放军第 302 医院的传染病学教授黄玉兰在《人民军医杂志上发表的"抗生素的合理应用"，比较详细地阐述了如何合理使用抗菌药物[8]，内容包括：抗感染不能仅依靠抗生素要强调综合治疗的重要性，要严格掌握适应证，要认真控制预防性用药，要尽量避免局部用药，要力求选择最恰当的抗生素，要使剂量、疗程与给药途径适当。起初，抗菌药物管理工作并未形成系统性工作，20 世纪 70 年代初，传染病学教授意识到抗菌药物可导致严重毒副作用和二重感染，通过各种途径呼吁要重视抗菌药物的合理使用；20 世纪 80 年代初期细菌耐药性逐步出现，引起人们的重视，原上海医学院华山医院抗生素临床应用研究室（现华山医院抗生素研究所）汪复教授于 1983 年在《江苏医药》杂志上连续发表了"抗菌药物合理使用（一到五）"系列文献，从抗菌药物临床使用原则、预防性应用抗菌药物、抗菌药物治疗性选择、耐药机制、细菌耐药性变迁、抗菌药物相互作用机制、难治性感染和免疫缺陷感染等方面系统性阐述了抗菌药物的使用[9]。

20 世纪 80 年代中期，医院感染管理科逐步开始参与抗菌药物合理应用管理工作，1986 年医院感染管理相关组织开始成立，仅有少数几家医院参与了医院抗菌药物合理应用管理，原湖南医科大学附一院（现中南大学湘雅医院）自 1986 年开展医院感染管理工作以来一直从事了医院抗菌药物合理应用管理工作，也是最早从事抗菌药物管理的医院感染管理科，当时这一工作主要由徐秀华教授、唐冬生教授担任。主要任务包括医院感染疾病的会诊，抗菌药物临床应用的合理性评价（查在架病历），分析细菌药敏并上报医院感染管理委员会进行抗菌药物的限制使用，这些工作都记录在 1986 年的"湖医一院医院内感染通讯"当中[10]。但是这一工作刚开始，临床医务人员尚不了解，有些医生的抵触情绪较大，起步是艰难的，随着工作的逐步开展和成熟，越来越多医务人员意识到细菌耐药性产生与抗菌药物合理使用关系密切，在抗菌药物使用理念和对我们工作的支持态度上发生了巨大改变。在徐秀华教授的倡导下，1986 年 7 月 10 日医院感染管理小组扩大会议上，与医务科共同提出"限制部分抗生素使用的规定"，这是我国抗菌药物管理有文字记录以来最早的一个"医院内规范",1987年首次对临床细菌药敏进行总结分析并反馈给临床医务人员。主要由1987年《湖南医科大学附一院抗生素使用暂行规定》、1995年湘雅医院的《抗菌药物合理用药》及1996年《抗菌药物临床预防应用指征与用药方案》形成的《湖南省抗菌药物合理应用指导原则》,是我国2004版《抗菌药物临床应用指导原则》的最初蓝本之一。

2. 1993—2003年抗菌药物合理应用相关理念逐步被接受并建立

这一时期相关研究文献发表逐步增加,临床药师队伍逐步参加抗菌药物合理应用的管理工作,专家们越来越意识到抗菌药物合理应用的重要性,部分医院医务科主导并联合医院感染管理科和药剂科共同监测和管理医院抗菌药物的使用。湘雅医院自20世纪80年代末开始了医院细菌耐药性分析及临床反馈,这一工作一直得到延续,将细菌耐药性情况(包括每季度药敏分析,年度药敏分析,5年及10年耐药趋势分析)反馈给临床医生,有利于其经验性选择抗菌药物,受到临床医生的认可和好评;同时对医院临床使用抗菌药物进行评估,手术预防抗菌药物进行监测。湘雅医院在这一时期同时也开展了抗菌药物及细菌耐药性方面的研究,获得了多项课题及奖励,包括徐秀华教授1993年获得的湖南省卫生厅课题"抗生素的滥用与内毒素释放",1998年获得的湖南医药科技进步一等奖"医院内常见病原菌感染的分子流行病学研究及应用",这些研究成果给抗菌药物合理应用管理提供了有力的佐证,也更增强了医院感染管理科参与抗菌药物合理使用管理的信心和地位。

3. 2004—2015年国家加大力度开展抗菌药物管理工作,这一理念逐步成熟并飞速传播起来

2004年,为推动合理使用抗菌药物、规范医疗机构和医务人员用药行为,原卫生部、国家中医药管理局和原总后卫生部共同委托中华医学会、中华医院管理学会药事管理专业委员会和中国药学会医院药学专业委员会,组织有关专家制订了《抗菌药物临床应用指导原则》(以下简称《指导原则》),并于当年10月正式发布。这是我国首次颁布的关于合理应用抗菌药物的文件,针对临床上抗菌药物使用指征、抗菌药物选用品种和抗感染治疗方案作出规范指导。《指导原则》对促进抗菌药物的合理应用、降低不良反应、减缓细菌耐药性的产生,提高医疗质量,产生了深远的影响。在随后十多年中,我国各级医疗机构均以此为参考,制定了相关的抗菌药物管理制度及手册。直到2014年,国家再次启动《指导原则》的修订和再版,2015年版《指导原则》[12]已经正式发布。2004年后,国家先后出台了关于抗菌药物管理的系列部门规章,以规范医务人员用药行为,推进临床合理使用抗菌药物。自2011年我国开始了史上最严格的抗菌药物管理,先后出台了2011—2013年《全国抗菌药物临床应用专项整治活动方案》和2012年出台的《抗菌药物临床应用管理办法》[11,13,14]。目的十分明确,就是为了加强抗菌药物临床应用管理,优化用药结构,规范临床应用行为,提高用药水平,控制细菌耐药,保障医疗质量和医疗安全。经过为期三年的抗菌药物严格管理,取得了一定成绩,鉴于成绩主要在城市三级医院取得,我国还有广大偏远地区以及二级以下医疗机构还需要重点关注,该项工作逐渐成为常态工作,防止反弹。加大对我国欠发达地区和基层的抗菌药物指导与管理,是抑制细菌耐药势头的重要基础工作之一。

抗菌药物分级管理（antibiotic formulary restriction，AFR）是世界各国抗菌药物管理的核心内容，我国在 2004 版《指导原则》发布起，就明确提出了医疗机构需要执行抗菌药物分级管理，并在 2009 年制定了特殊使用级抗菌药物目录。在 2012 年颁布的《抗菌药物临床应用管理办法》的总则中，也提出了抗菌药物分级管理的要求[11]。我国将抗菌药物分为非限制、限制和特殊使用级进行管理。抗菌药物分级管理还对医师处方权限加以规定，不同职称医师对应相应抗菌药物使用类别。所有医师可以开具非限制级抗菌药物，主治医师以上职称可以开具限制级抗菌药物，副主任医师以上才能开具特殊使用抗菌药物。所有医师获得抗菌药物处方权均需要经过培训，考核合格后，由医疗机构授予；医疗机构开具特殊使用级抗菌药物前还必须获得抗感染会诊专家的同意。抗菌药物分级管理及医师处方权的限制对减少和降低抗菌药物使用量，减少抗菌药物的滥用，遏止细菌耐药性的产生将具有重要意义。

2001 年起"卫生部全国医院感染监测网"每两年组织全国性的医院感染现患率及抗菌药物使用横断面调查，目前已进行了 7 次全国范围内的抗菌药物使用情况调查。该监测网是一个全国性的医院感染和抗菌药物横断面使用情况的监测系统，挂靠在中南大学湘雅医院，由全国医院感染管理培训基地负责日常工作。吴安华教授将 2001 年 193 所医院参与的全国医院感染现患率结果，于 2002 年发表在《中华医院感染学杂志》上[16]，2001 年同时也开展了抗菌药物使用横断面调查，吴安华教授总结了 2001 年"我国 178 所医院住院患者横断面抗菌药物使用率调查"结果，发表在 2002 年的《中华医院感染学杂志》[17]，当时全国抗菌药物横断面使用率为 56.93%，治疗用药患者中细菌培养送检率尚未调查。第一次现患率及抗菌药物使用率调查结果上报，引起当时原卫生部朱庆生副部长的重视，调查研究方法受到好评，结果受到重视，2002 年 11 月 11 日朱庆生副部长亲笔批示："这项工作非常有意义，吴安华等同志的报告充分显示了我国临床抗生素滥用严重程度。抗生素应用不合理，不仅造成耐药性上升，副作用的发生损害病人身心健康，而且增加病人的医疗费用负担，浪费了卫生资源，对于专家提出的几条建议要研究落实措施，作为医院管理提高医疗质量的一项重要工作，希望坚持把这项工作做下去"，要求更多的医院加入这项调查活动。2003 年在开展现患率调查的同时，对抗菌药物使用率调查增加了部分研究指标，包括抗菌药物的治疗性、预防性以及治疗加预防性用药，"151 家医院 2003 年度住院患者日抗菌药物使用率的调查分析"的结果发表在 2005 年的《中华流行病学杂志》上，当时全国抗菌药物横断面使用率为 54.86%，治疗用药患者中细菌培养送检率为 23.92%。这些指标也为 2011 年国家开展抗菌药物合理使用整治活动提供了有用数据。目前这一调查研究方法已十分成熟，2014 年参与全国调查的医院达到 1000 余家，并成功监测到我国抗菌药物使用率在 2012 年进行"最严格的抗菌药物管理"举措之后，住院患者抗菌药物横断面使用率出现了明显的下降，联合用药减少，治疗性使用抗菌药物送细菌培养明显上升（2014 年为 45.89%），2014 年抗菌药物使用率为 35.01%。该监测系统主要反映的是各医疗机构在某一天患者抗菌药物使用的情况，包括预防性、治疗性和治疗加预防性使用的抗菌药物，以及病原送检和抗菌药物耐药性变化情况。

细菌耐药监测网的建立是国家抗菌药物管理的另一重大举措，1998 年在北京大学临床药理研究所成立了中国细菌耐药监测研究组（China bacterial resistance surveillance study group，CBRSSG）。2004 年，北京大学临床药理研究所受原卫生部委托成立了"卫生部全国细菌耐药监测网"（MOH National Antibacterial Resistance Investigation Net，Mohnarin）[15]，复旦大学附属华山医院抗生素研究所成立了中国 CHNET 细菌耐药监测。此外，一些大型医院和研究机构，也先后成立了不同的细菌耐药监测系统。如中国药品生物制品检定所成立了国家抗生素细菌耐药性监测中心；北京协和医院牵头组织了 E-test 法和琼脂稀释法监测全国临床分离菌株耐药性监测（SEANIR 监测）和中国侵袭性真菌监测网（CHIF-NET），负责 SMART 全球监测项目中国部分的项目；目前各省也成立了一些国家级下面的省级细菌耐药监测网，如湖南省细菌耐药监测网，上海市细菌耐药监测网，广州地区细菌耐药监测网。为获取我国有科学价值的细菌耐药及变迁资料，掌握我国细菌耐药流行情况，建立相关国际领域交流合作平台，为我国抗菌药物合理使用提供了科学指导与政策依据。

2008 年为促进临床合理用药及保证医疗安全，原卫生部医政司"卫生部合理用药专家委员会"下建立"抗菌药物专业组"。

在《抗菌药物临床应用管理办法》中明确指出：二级以上的医院、妇幼保健院及专科疾病防治机构（以下简称二级以上医院）应当在药事管理与药物治疗学委员会下设立抗菌药物管理工作组。抗菌药物管理工作组由医务、药学、感染性疾病、临床微生物、护理、医院感染管理等部门负责人和具有相关专业高级技术职务任职资格的人员组成，医务、药学等部门共同负责日常管理工作。其他医疗机构设立抗菌药物管理工作小组或者指定专（兼）职人员，负责具体管理工作。医疗机构抗菌药物管理工作机构或者专（兼）职人员的主要职责是：贯彻执行抗菌药物管理相关的法律、法规、规章，制定本机构抗菌药物管理制度并组织实施；审议本机构抗菌药物供应目录，制定抗菌药物临床应用相关技术性文件，并组织实施；对本机构抗菌药物临床应用与细菌耐药情况进行监测，定期分析、评估、上报监测数据并发布相关信息，提出干预和改进措施；对医务人员进行抗菌药物管理相关法律、法规、规章制度和技术规范的培训，组织"对患者合理使用抗菌药物"的宣传教育。二级以上医院应当设置感染性疾病科，配备感染性疾病专业医师。感染性疾病科和感染性疾病专业医师负责对本机构各临床科室抗菌药物临床应用进行技术指导，参与抗菌药物临床应用管理工作。

在国家制度要求下，抗菌药物临床应用指导原则及系列文件发布后，这一时期的后三年（2013—2015），几乎所有二级以上医院都设立了药事管理与药物治疗学委员会，以及下设抗菌药物管理工作组，主要由感染病科和感染性疾病专业医师负责对各临床科室抗菌药物临床应用的技术指导，部分医院多数由临床药师负责，少数具备条件的医院感染管理科承担了部分该工作。湘雅医院自 20 世纪 80 年代开展的抗菌药物管理工作就是起始于临床感染性疾病（包括社区和医院获得性感染）抗菌药物临床应用（会诊）工作，正是由于徐秀华教授在抗菌药物管理方面的开拓与卓越工作，湘雅医院感染控制中心在抗菌药物临床应用管理中发挥了非常重要的作用，一是参与临床会诊，二是制定管理策略，三是进行监控评价。在第二任主任吴安华教授的领导下，感染控制中心医师都积极参与抗菌药物的合理使用和管理工作，现在每年参与的临床会诊达 3500 例次左右，一直是医院抗菌药物管理的主要技术支撑部门，目前全院抗菌药物 DDD/100 人天一直维持在 50 左右，抗菌药物断面使用率 35% ～39%。此外，吴安华教授多年一直坚持由医院感染控制中心医师、药剂科临床药师、医务科轮转的博士质控员进行常规的内、外科专业的抗菌药物合理性使用评估，并由医务科质控办对典型不合理使用抗菌药物的病例进行奖罚，这一工作制度取得了很好的效果。但由于我国医院感染专职人员在早期绝大多数来源于护理队伍，国内只有少部分医院感染管理科在此时期相继开展或参与了抗菌药物合理应用管理，但随着感控队伍的飞速发展与壮大，越来越多的临床医师加入到了感控队伍当中来，特别是自 2011 年国家开展抗菌药物专项整治以来，先后出台了 2011—2013 年《全国抗菌药物临床应用专项整治活动方案》和 2012 年出台的《抗菌药物临床应用管理办法》，都十分明确地指出，医院感染管理部门要参与抗菌药物的合理使用管理，在随后的一段时间里，这一工作会得到更大发展。

（二）中国医院感染管理部门在抗菌药物合理应用与管理中的工作参与情况

《抗菌药物临床应用管理办法》与《抗菌药物临床应用指导原则》都提出需要多学科协作做好抗菌药物临床合理应用与管理，为探讨医院感染管理部门如何在其中发挥作用，发挥了哪些作用。需要总结我国医院中有多少医院医院感染管理部门既往在抗菌药物合理应用与管理中开展了哪些工作？是如何开展这些工作的。了解医院感染管理部门在抗菌药物临床合理应用与管理中目前存在的优势与劣势，探讨如何加强在抗菌药物合理应用与管理中发挥作用。在中国医院协会医院感染管理专业委员会的支持下，以我国医院感染管理 30 年总结项目为契机，我们进行了全国部分省份的调研工作。

2016 年 1—3 月中国医院协会统一向全国抽样省份发放调研表问卷，本次中国医院协会总体共抽取 12 个省、直辖市、自治区及军队医院作为调查对象，具体包括：北京、山西、内蒙古、河南、河北、湖南、广东、江苏、江西、安徽、贵州、新疆。原则上每个省（直辖市、自治区）抽取三个地区，共 12 所综合性医院，其中省会城市（首府）必参与调查，另外抽取该省（直辖市、自治区）经济中等和经济不发达地区各一个参与调查。各省会（首府）城市抽取省（部）级综合性医院 3 所（如部属部管医院、省级医院、医学院校的附属医院）、地（市）级综合性医院 1 所、县（区）级综合性医院 2 所。抽中的各地区抽取地（市）级综合性医院 1 所，县（区）级综合性医院 2 所。按中、东、西区域，抽取区域内省份，力求均衡。部分省份参与医院多于 12 家或少于 12 家，军队医院数据按地区归属到当地省份计算。

1. 我国抗菌药物合理应用管理组织建设情况

从 12 个省、自治区、直辖市的调查报告分析发现，2005 年以前，参与调查的 166 家医院共有 68 家医院建立了抗菌药物管理组织（占 40.96%），其中广东省占有率最高，66.68% 的医院建立了抗菌药物管理组织，51 家未建立，47 家未填表（视为未建立）；2010 年，建立了抗菌药物管理组织的医院增加为 119 家，占 71.69%；到 2015 年，建立了抗菌药物管理组织的医院增加为 160 家，占 96.39%，除江西、安徽、广东、河北、河南五省外，其余省、自治区、直辖市的所有参与调研的医院均建立了抗菌药物管理组织，达 100%（图 4-3-2）。

2. 我国抗菌药物合理应用管理主要参与部门

参与调研的 166 家医院当中多数医院为多学科合作的管理模式，2005 年、2010 年、2015 年三次断面调查均发现其中医务科和药剂科一直是最主要管理部门，2005 年、2010 年、2015 年分别有 42.77%、51.80%、60.84% 的医院医务科参与了抗菌药物管理，而药

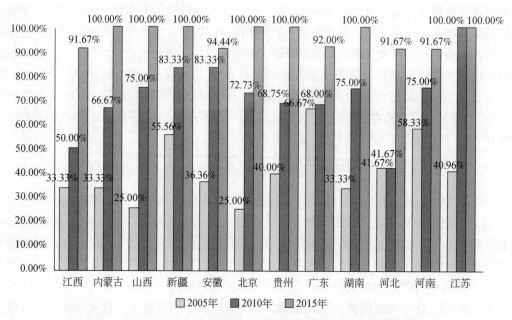

图 4-3-2　2005—2015 年医院抗菌药物合理应用管理组织建设情况

剂科参与抗菌药物管理的医院分别为 35.53%、53.01%、75.30%。其中药剂科参与管理的广泛度尤为突出。尽管医院感染管理科参与抗菌药物管理的比率低于前二者，但也表现了明显上升的趋势，2005 年仅有 10.24% 的医院医院感染管理科参与，而到了 2010 年达到了22.29%，到 2015 年有几乎 1/3 的医院（31.33%）参与了抗菌药物管理。医院感染管理科参与抗菌药物管理的医院当中，二级医院与三级医院表现出明显的特点，2005 年其构成比分别为 23.53% 与 76.47%，2010 年差距在逐渐缩小，达到 2∶3，到 2015 年其构成比几乎达到1∶1。说明越来越多的二级医院医院感染管理科参与了抗菌药物管理（图 4-3-3，图 4-3-4）。

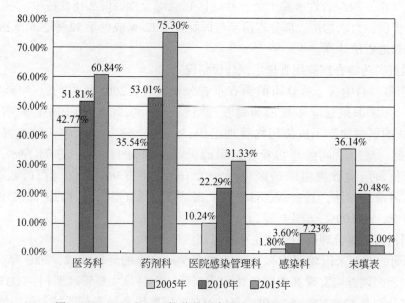

图 4-3-3　2005—2015 抗菌药物合理应用管理主要参与部门

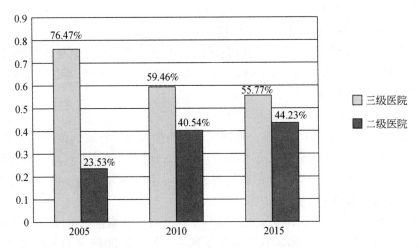

图 4-3-4　不同级别医院医院感染管理科参与抗菌药物管理工作构成比

3. 医院制订抗菌药物品种及药品分级目录情况

166 家医院中，2005 年有 30.72% 的医院制订了抗菌药物品种及分级管理目录，但到了 2010 年这一数据发生了显著改变，有 65.06% 的医院进行了制定，而到了 2015 年几乎所有医院都制订了医院抗菌药物品种及分级管理目录，仅有 3 家二级医院没有制定。

4. 医院规定抗菌药物使用权限情况

166 家医院中，2005 年有 27.11% 的医院规定了抗菌药物使用权限，到 2010 年这一数据增加为 63.25%，而到了 2015 年 94.58% 的医院都规定了抗菌药物使用权限，仅有 4 家二级医院没有制定。

5. 医院感染管理科参与抗菌药物管理小组

166 家医院中，2005 年有 28.92% 的医院感染管理科参与了抗菌药物管理小组，2010 年这一数据增加为 60.84%，到 2015 年 92.17% 的医院医院感染管理科参与了抗菌药物管理小组，但这一数据与图 4-3-3 数据差别过大。

6. 医院感染管理科参加细菌耐药性监测

166 家医院中，2005 年有 26.51% 的医院感染管理科参与了细菌耐药性监测，2010 年这一数据增加为 60.24%，到 2015 年 90.96% 的医院医院感染管理科参与了细菌耐药性监测。

7. 医院感染管理科负责清洁切口预防用药管理

166 家医院中，2005 年有 17.47% 的医院感染管理科负责清洁切口预防用药管理，2010 年这一数据增加为 54.82%，到 2015 年 79.52% 的医院医院感染管理科负责清洁切口预防用药管理。

8. 医院感染管理科参与抗菌药物临床应用检查

参与抗菌药物临床应用检查是一项重要的抗菌药物应用管理内容，对于监测临床医生合理用药有重要作用，主要通过以下几个方面来体现，监测临床医生抗菌药物使用是否有指征，选药、剂量、疗程是否合理等。166 家医院中，2005 年有 21.69% 的医院医院感染管理科参与抗菌药物临床应用检查，2010 年这一数据增加为 44.58%，到 2015 年 66.87%

的医院医院感染管理科参与抗菌药物的临床应用检查。

9. 医院感染管理科参与临床会诊工作情况

参与临床会诊工作情况是一项重要的抗菌药物管理工作，但这也是医院感染管理科的一个短板，2005 年只有 18.07% 的调查医院参与临床会诊，到 2015 年也只有 57.23% 的医院感染管理科参与这项任务。

10. 医院感染管理科参与处方点评工作

处方点评是临床药师的日常工作，自国家卫计委加大力度整治抗菌药物以来，医院感染专职人员也参与其中。2005 年只有 10.87% 的调查医院参与处方点评工作，到 2015 年达到了 36.14%，尽管参与这一工作的医院数量不多，但也显示了一个明显上升的势头。

11. 医院抗菌药物使用强度（DDD/100 人天）

166 家医院中，2005 年只有 14 家医院监测了医院抗菌药物使用强度，并提交了 DDD/100 人天数据，2010 年也只有 50 家医院监测了这一数据，到 2015 年有 80% 以上的医院常规监测了医院抗菌药物使用强度。2005 年 DDD/100 人天为 69.16（最大值为 160，最小值为 38），2010 年下降不明显仍有 67.47（最大值为 140，最小值为 36），自 2011 年开展抗菌药物使用整治后，DDD/100 人天下降明显，到 2015 年这一数值为 41.40（最大值为 80.24，最小值为 17.45）。

12. 现患率调查中抗菌药物使用率情况

本次 166 家医院，在三次现患率调查中也发现抗菌药物使用率与 DDD/100 人天数据是基本吻合的，2005 年和 2010 年两次现患率调查发现抗菌药物使用率为 50% 左右，而到了 2015 年这一数据明显下降达 39.87%。

13. 现患率调查中病原送检情况

本次调查 166 家医院中，2005 年现患率调查发现治疗性使用抗菌药物中病原送检率为 25.31%，2010 为 36.44%，到 2015 年达到了 48.08%，呈现上升趋势。

14. 现患率调查中单一抗菌药物使用情况

本次调查 166 家医院当中，2005 年现患率调查发现治疗性用药中单一抗菌药物使用率为 44.38%，2010 年为 55.39%，2015 年为 51.16%。

（三）医院感染管理科参与抗菌药物管理工作取得的成绩

1. 参与抗菌药物管理从无到有，逐步提升

本次调查资料未能显示 2005 年以前，有多少家医院建立了抗菌药物管理组织，但查阅文献资料可知，除极少数医院外，全国各级医院医院感染管理科参与抗菌药物使用管理工作几乎为空白，这与本专业的人员构成特点是分不开的，医院感染管理专职人员大多数来源于护理专业，甚至有些医院的专职人员全部为护理人员，参与抗菌药物管理确实有难度，但随着医院感染管理专职人员队伍建设步伐加快，越来越多临床医生、检验科临床微生物技术人员加入了医院感染管理专职队伍，大大增强了抗菌药物使用的专业能力，也提高了医院感染管理专职人员参与抗菌药物使用管理的自信心。从本次调查资料也可以看出，2005 年，建立了抗菌药物管理组织的医院仅占 40.96%，2010 年，达到 71.69%；到 2015 年，达到了 96.39%，除江西、安徽、广东、河北、河南五省外，其余省、自治区、

直辖市的所有参与调研的医院均建立了抗菌药物管理组织，达100%。2005年仅有10.24%的医院医院感染管理科参与了抗菌药物管理，2010年达到22.29%，到2015年有近1/3的医院（31.33%）参与了抗菌药物管理。且越来越多的二级医院医院感染管理科参与了抗菌药物管理。充分显示，随着医院感染管理部门人员的变化与抗菌药物管理现患率的变化，医院感染管理部分在抗菌药物临床医院管理中的作用已经凸显及正在发展。

2. 抗菌药物合理使用知识培训取得良好效果，有助于专职人员队伍建设

全国医院感染管理培训基地自1995年开展第一期全国抗菌药物合理使用培训班以来，培养了大量医院感染专职医生、临床药师等专业人员，为今后更好地开展抗菌药物合理使用管理储备了力量。该培训班师资来源，除中南大学湘雅医院师资外，还包括了全国著名的感染病、药学、微生物等专业的专家。内容涵括了抗菌药物管理相关制度，微生物特点及病原耐药趋势分析，抗菌药物特点，各类感染性疾病诊治，最新指南及进展等多个方面。既有基础知识，又具有时效性，为抗菌药物管理工作者提供了丰富的理论知识。在全国医院感染管理培训班当中穿插的短训班更注重实战技巧，每年限制招生人数及规模，分组实地操作如何查阅病例、进行抗菌药物合理使用分析点评、处方点评、如何正确分析病原菌耐药趋势及反馈。2016年开始的感染病例会诊医生进修班，更注重手把手教授学员如何正确诊断和合理选择抗菌药物治疗患者。近年来，包括中国医院协会医院感染管理委员会、中华预防医学会医院感染控制分会、中华医学会检验与病原微生物委员会每年召开的年会，其他相关团体和组织开展的培训班和研讨会，也提供了大量感染病知识、微生物相关和抗菌药物合理使用相关内容，为获取抗菌药物合理使用知识提供了许多机会。2016年胡必杰教授所在上海中山医院设立了独立的感染病科，同时开展感控医生研修项目，将理论联系实际，使感控医生更深入了解感染性疾病的诊治并大大提升了其抗菌药物合理使用的能力。多种形式的抗菌药物合理使用知识培训取得了良好的效果，从而有助于感控专职人员队伍的建设。

3. 开展现患率调查，监测抗菌药物横断面使用情况

全国医院感染现患率调查开始于2001年，开展现患率调查的同时也进行了抗菌药物横断面调查，每两年开展一次全国性调查，2001年抗菌药物横断面使用率为56.93%，2005年为48.42%，2010年仍有49.63%，2012年开始明显下降，为38.39%[18]，随后一直保持下降趋势[19]，到2014年下降为35.01%。从本次调查结果显示：2005年和2010年两次现患率调查发现抗菌药物使用为50%左右，与全国抗菌药物使用横断面调查数据基本类似，而2015年这一数据明显下降，为39.87%。这也反映了2011年开始的我国抗菌药物管理政策的实施已经取得了明显成效。这一结果与另一抗菌药物使用合理性指标——抗菌药物使用强度（DDD/100人天）是一致的，2005年为69.16，2010年为67.47，而2015年下降到了41.40，这些监测数据是我国抗菌药物使用合理性指标的"双保险"。

4. 医院感染管理部门参与抗菌药物管理的职责已经明确

有会诊能力的医院感染管理部门在参与临床会诊过程中指导抗菌药物管理与合理使用，贯彻抗菌药物管理策略。根据《抗菌药物临床应用指导原则（2015版）》要求，医院感染管理部门是抗菌药物管理工作组的重要组成部分，同时又是抗菌药物临床应用管理专业技术团队的重要力量，《指导原则》规定"医疗机构应建立包括感染性疾病、药学（尤

其是临床药学)、临床微生物、医院感染管理相关技术人员组成的专业团队,为抗菌药物临床应用进行技术指导与咨询"。在《指导原则》第二部分第二节"抗菌药物临床应用管理第四条"中,特别强调注重综合措施,预防医院感染,该条要求:"医院感染是影响抗菌药物过度使用与细菌耐药性增长恶性循环的重要因素。抗菌药物管理工作组应与医院感染管理科密切合作,制定手术部位感染、导管相关血流感染、呼吸机相关肺炎、导尿管相关尿路感染等各类医院感染的预防制度,纠正过度依赖抗菌药物预防感染的理念和医疗行为。通过加强全院控制感染的环节管理,如手卫生管理、加强无菌操作、消毒隔离和耐药菌防控、缩短术前住院时间、控制基础疾病、纠正营养不良和低蛋白血症、控制患者术中血糖水平、重视手术中患者保温等综合措施,降低医院感染的发生率,减少抗菌药物过度的预防应用"。

(四)我国医院感染管理人员参与抗菌药物管理工作存在的问题与对策

1. 专业人员不足,亟待加强培养

目前医院感染管理专职人数量不足或相对不足仍是较为严重及常见的问题,感控专职与兼职医生的缺乏更为突出。虽然近年来有愈来愈多的临床医生加入到感控队伍当中来,仍难以解决当前在抗菌药物管理中的突出问题与满足相关工作的需要:第一,来自临床的医生数量过少,许多医院不能开展此方面工作;第二,医生可能来自于临床某个专业,仍然缺乏感染病相关知识,需要通过相关培训与训练方能立即解决抗菌药物管理方面的问题;第三,即便有部分感染病科来源的医生加入,但由于当前相当多医院的感染病医师主要业务为治疗病毒性肝炎等疾病,并不十分熟悉医院感染疾病及抗菌药物相关业务知识。因此,目前这部分工作较多只能由临床药师担任,但临床药师缺乏临床感染疾病治疗经验。因此对于当前专业人员不足的问题亟待解决,应该鼓励更多的临床医生加入到感控队伍当中来,并进行全方位的专业知识培训,包括到有经验的医疗机构、学术团体组织进行培训、进修,参加抗感染相关的培训班与进修班,参加相关全国或者国际会议,汲取国内外先进经验,培养出一批理论实践及技术水平较高的专业队伍,以满足当前抗菌药物管理的要求。

2. 专业人员待遇低,需实行激励机制

当前医院感染管理专业人员待遇不高,也是一个普遍现象,多数医院医院感染管理科属于行政部门,但长期工作在临床一线,工作量大,但其待遇低也限制了一部分临床医生加入到专业队伍当中来。医院可在待遇问题上,实行激励机制,吸引一部分临床医生自愿加入。

3. 专业人员职称晋升难,尚无好的解决方式

医院感染管理专业目前并未成为可以独立晋升的学科,专职人员的晋升困难,只能实行多种形式并存,部分医院实行的是按行政人员晋升,部分医院实行的是护士按护理专业晋升,但医生晋升受到限制,因其"脱离"临床岗位以后相关专业业务考核缺失,不能按原专业晋升,也极大地限制了临床医师转岗的积极性。因此,建议国家层面需采取积极措施解决这些问题,中南大学湘雅医院目前的模式是可借鉴的,原护理专业人员仍按护理专业进行晋升,感控医生则按照感染病专业晋升临床专业,这一模式很好地解决了各类人员的晋升问题，也吸引了专业人员的积极加入。

4. 专业人员水平存在医院级别、地区方面不平衡，要加强培训

感控医生的专业水平存在着类似于医疗资源方面的不平衡，不同级别医院，不同地区医院差别很大，即使是同一级别医院也因该项工作开展的早晚、该部门在该院的影响力等方面有很大差别。总体来说，三级医院强于二级医院，教学医院强于非教学医院，中东部强于西部地区医院，实际参与感染性疾病以及抗菌药物管理工作时间早，则在该院的影响力强。因此，常有基层医疗机构的感控医生抱怨临床医师难以接受他们在管理抗菌药物方面提出的意见，难有强的影响力，开展工作也常遇到这样或那样的困难。要解决这一突出问题，最重要的一点还是要加强感控医生的专业知识培训与训练，提高自身素质，参与临床会诊等相关工作，在工作中学习充实自己，不断积累经验，以实际行动证明自己的能力，有为才有"位"。

四、中国医院感染管理部门在抗菌药物合理应用管理工作中的发展趋势

（一）将有更多的临床医生加入到医院感染管理队伍当中来

针对日益增强的病原菌耐药性，必须两手抓，一手抓感控，一手抓合理用药。国际国内必将越来越重视抗菌药物的合理应用管理，我国相关法律法规也明确提出要加强抗菌药物的监管，抗菌药物管理需要更多的临床医生加入感控专职队伍，特别是具有感染病知识的临床医生，对于临床医生来说既是机遇也是挑战，机遇是给了临床医生更大的发展空间，而挑战是转变专业带来的专业知识不足的困扰。临床医师的加入既有利于感染控制又有利于合理使用抗菌药物与管理。就目前趋势来看，已经开始有一批高学历，高素质的临床医生转身投入到了医院感染管理队伍当中来。医院感染管理专职人员队伍知识结构和人才梯队也得到了提升，有利于今后更好地开展抗菌药物管理工作。

（二）进一步加大培训力度，增加兼职感控医生，做好抗菌药物管理

除一部分投身到了感控专职队伍当中的临床医生外，部分医院已开始寻觅如何扩大感控医生范围，特别是培养一批兼职感控医生，做好抗菌药物合理使用。兼职感控医生可以从临床医生中选拔出来，他们同样具有高学历、高医学素质，热衷于抗菌药物的合理使用与管理，热爱感控事业，可以通过专业培训造就一批掌握感染相关知识的兼职感控医生。相信经过未来10年、20年的发展，这一目标是可实现的。

（三）医院感染管理队伍中微生物专业人员将发挥专业优势参与抗菌药物管理

当前检验科微生物专家十分重视病原微生物、感染性疾病、抗菌药物合理应用等相关知识，也越来越频繁地参与到感染性疾病的交流以及抗菌药物的管理工作中来。从近几年的各类研讨会、论坛、年会可以得知，微生物检验人员与感染病医生的交汇已经开启了微生物检验人员加入到抗菌药物的合理应用管理的新时代，另外，部分微生物专业人员也加入到医院感染管理队伍当中，应该发挥其专业优势参与抗菌药物的合理使用管理，同时加

强对其培养与训练。

（四）开展多种形式的抗菌药物管理模式，是加强多重耐药菌医院感染防控工作的需要

1. 参与感染性疾病和抗菌药物合理应用的临床会诊频度会增加

美国医疗机构中建立了跨学科的 ASP 管理小组[20]，小组成员以来自感染病医师、临床药师为主体，并有微生物、ICU、外科等部门的中高级职称人员组成，其中感染医师主要的职责是负责全院感染性疾病会诊、感染疾病门诊。这与我国医院成立的药事管理委员会下设的抗菌药物管理小组的功能是类似的，但目前我国仅有少数医疗机构的感控医师参与了临床感染性疾病会诊，但从近 10 年的调查发现增长速度还是比较迅速。可能有几个原因：①感控医生的人员数量在增加；②各级感染病诊治及抗菌药物相关知识专业培训、学习频度在增加，加强了感控医生的感染性疾病的诊治能力；③临床医务人员的需求在增加，目前随着病原菌耐药趋势、疑难感染病例的增加，临床医生面临许多困难，不得不寻求其他学科的帮助，因此，从普通级别到全院级别的会诊数量都在增加。在今后的发展中，感控医生会越来越频繁加入到感染性疾病会诊的工作中来，与临床医生紧密沟通，给予其医疗活动中的帮助，能增强感控医生的凝聚力，增强医院感染管理科在全院医务人员特别是临床医生中的地位，使今后开展其他医院感染管理相关工作更方便顺手。

2. 参与抗菌药物使用合理性监测及处方点评

抗菌药物使用合理性监测及处方点评目前主要由医院临床药师完成，仅有部分医院的感控医生参与了此项工作，从本次调查也可看出，参与抗菌药物使用合理性监测情况明显增加，但参与处方点评的工作并不多，在今后的发展当中，此项工作可能有所增加。

（五）独立成立医院感染三级学科，培养专业人才

目前医院感染并未像呼吸，感染病等专业那样成为三级学科，在本科生教学任务当中也未被纳入常规教学任务，刚进入临床的医学生和护士对医院感染是十分陌生的，在短暂的临床实习、和不统一规范的培训当中，他们很难获得系统性医院感染和抗菌药物的合理使用的相关知识和理念，这种情况将会在很长一段时间内制约医院感染管理专业的前进步伐，因此有人呼吁国家设立医院感染三级学科，在本科生教学当中纳入常规教学，为医院感染培训专业人才。不过，要达到这一目标还有一些问题需要理清和找到平衡点。第一，医院感染相关知识涉及多学科，不同于各临床专科有具体的疾病谱，是集众家为一体的多学科融合专业；第二，医院感染专职人员构成较复杂，包括：医生、护理、检验、流行病学、管理等多专业人才，在培训上不便统一安排。为此，一方面急需成立独立学科培养专业人才，另一方面，也因一些问题需克服更多困难。但随着时间前进的步伐，预计近 5 到 10 年必定会找到一个平衡点，来解决这一问题。

（六）积极开展多重耐药菌医院感染防控与抗菌药物合理应用的相关研究，充分发挥信息化手段的辅助作用

科研工作一直是医院感染管理专职的一块短板，我国医院感染管理工作起步于 20 世纪 80 年代，相对于其他发达国家，起步较晚，但发展是很迅速的，从最初的几家医院几

个人，发展到目前几乎遍布于大大小小所有的医院，人员数量大大增加，人员素质巨大提高，从最初的几乎全部为护理人员的人员构成到目前的大量临床医师的加入，特别是具有博士、硕士学历的人才梯队的加入，科研工作必将快速发展起来。感染与抗菌药物相关科研工作的开展，可为病原耐药性、抗菌药物的有效性、安全性进行评价，以及为感染疾病的特点提供相关依据，有利于今后更好地开展抗菌药物管理工作。

当前及未来都是信息化的时代，大数据时代也已来临，医院感染信息化建设已经开启了新篇章，多家医院联合软件公司开发了具有实时预警功能的医院感染监测软件。未来，利用信息化手段监测临床抗菌药物使用的合理性也必将是历史趋势，计算机可自动监测临床医生的抗菌药物使用情况，对于不合理使用的抗菌药物（如超时间、超剂量、应用错误等）实行实时预警，抗菌药物管理小组专业人员可根据自己的专业知识进行确认，然后再反馈给临床医生，起到实际警示作用。

（吴安华　李春辉　刘思娣　刘　剑　谢建忠）

参 考 文 献

［1］吴安华．提高常规手段执行力应对超级细菌挑战．中国感染控制杂志，2011；10（1）：1-4

［2］WHO. Global Strategy for Containment of Antimicrobial Resistance. http：//www. who. int/csr/resources/publications/drugresist/WHO_ CDS_ CSR_ DRS_ 2001_ 2_ EN/en

［3］Antimicrobial resistance：no action today，no cure tomorrow. http：//www. who. int/dg/speeches/2011/WHD_ 20110407/en/

［4］Antimicrobial Resistance Global Report on Surveillance 2014. http：//www. who. int/drugresistance/documents/surveillancereport/en/

［5］U. S CDC. Public Health Action Plan to Combat Antimicrobial Resistance. http：//www. cdc. gov/drugresistance/itfar/introduction_ overview. html

［6］The White House Hosts a Forum on Combating Antibiotic Resistance. https：//www. whitehouse. gov/blog/2015/06/02/white-house-hosts-forum-combating-antibiotic-resistance

［7］（作者不详）抗菌素和磺胺药物的合理使用．广西卫生，陕西新医药．1972，2：27-44

［8］黄玉兰．抗生素的合理应用．人民军医，1981，12：70-73

［9］汪复．抗菌药物的合理使用（一）．江苏医药，1983，（8）：46-49

［10］湖南医科大学附属第一医院．医院感染通讯（1986—1990年合订版）．1990

［11］中华人民共和国卫生部令第84号．抗菌药物临床应用管理办法．2012

［12］中华人民共和国卫生和计划生育委员会国卫办医发（2015）43号．抗菌药物临床应用指导原则（2015年版）．2015

［13］中华人民共和国卫生部医教司卫生部合理用药专家委员会．《抗菌药物临床应用管理办法》释义和抗菌药物应用培训教材．2012

［14］2013年全国抗菌药物临床应用专项整治活动方案．http：//www. moh. gov. cn/mohyzs/s3585/201305/6042979f05cf49609e96410d7314ecae. shtml

［15］吕媛、李耘、郑波．国际和国内细菌耐药监测研究介绍．第8届全国抗菌药物临床药理学术会议．2010年9月4—5日，北京．

［16］吴安华，任南，文细毛，等．193所医院医院感染现患率调查分析．中华医院感染学杂志，2002，12（8）：561-563

［17］吴安华，任南，文细毛，等．我国 178 所医院住院患者横断面抗菌药物使用率调查．中华医院感染学志，2002，12（12）：881-884

［18］吴安华，文细毛，李春辉，等．2012 年全国医院感染现患率与横断面抗菌药物使用率调查报告．中国感染控制杂志，2014，13（1）：8-15

［19］李春辉，吴安华，文细毛，等．2001—2010 年全国医院感染监控网医院抗菌药物日使用变化趋势．中华医院感染学杂志，2012，22（21）：4859-4861．

［20］靳桂明，杜进兵，董玉梅，等．医院感染专职人员在抗菌药物使用管理中的作用．中华医院感染学杂志，2011，21（20）：4348-4350．

第四节　医务人员的职业暴露与防护

一、医务人员职业暴露概念、工作开展的背景意义

（一）医务人员职业暴露和安全注射概念

职业暴露指医务人员在从事职业活动中，通过眼、口、鼻及其他黏膜、破损皮肤或非胃肠道接触含血源性病原体的血液或其他潜在传染性物质状态。破损皮肤包括皮炎、倒刺、割伤、擦伤、磨伤和痤疮。

安全注射是指对接受注射者无害、实施注射操作的医务人员不暴露于可避免的风险、以及注射后的废弃物不对环境和他人造成危害。

（二）医务人员职业暴露与防护工作开展的背景

近年来，随着职业防护意识的不断增强，锐器伤作为一种因职业暴露而引起的医务人员职业损伤越来越受到各级卫生行政部门、医院管理者和广大医务人员的高度重视。因此，医务人员锐器伤害职业危害特征及其预防控制研究倍受关注。

近年来，各种传染病的流行严重威胁着人类健康，引起社会的普遍关注[1]。多项调查[2-3]显示当前世界范围内传染性疾病总的发展态势是：经典传染病没有被完全控制或又重新肆虐，新的传染病已出现和流行，世界各国都面临着新老传染病的双重威胁。我国是乙肝（HBV）的高发地区，并且处于艾滋病（HIV）的快速增长期，医务人员具有传染病易感者和感染源的双重身份，在医院这种承担着诊治各种疾病的特殊环境中，接触各类传染源的风险极大。有研究证实给医务人员带来危险的病原体远远超出通常所认识的病原体的数量和种类[4]。

医疗工作的性质决定了医务人员时刻处于各种职业暴露风险中。我国是人口大国，我国医务人员的工作环境相对发达国家更为恶劣，受到生理、心理、社会等的压力更为广泛，使医务人员面临的职业伤害日趋严重，医院的职业伤害的管理也同时面临着巨大考验。

职业暴露感染血源性疾病是医务人员最常见的职业伤害[5-7]。美国疾病预防控制中心（CDC）评估表明62%~88%的血源性病原体职业暴露可以预防[7]，而长期的疲劳操作以及超负荷工作，使临床医务人员对于规范操作的要求只是流于形式、执行不力，增加了职业暴露预防的难度。职业伤害不仅损害了医务人员的身体健康，而且严重影响医疗卫生单位的生存与发展[8]。血源性职业暴露后，医务人员的心理及生理都会受到一定的负面影响，一般表现为抑郁、焦虑、急躁、疲惫，对本职工作感到厌倦等。长期处于职业性应激状态，会引起较为明显的生理反应，进而导致各种心身疾病[9]。因此，职业暴露的危害性在于既直接损害了医务人员的身心健康和经济利益，造成了卫生资源的浪费，又在工作中

传递消极懈怠情绪，间接为临床工作带来负面影响。医务人员只有保护好自己，才能更好地救治别人。所以医务人员的职业暴露问题不仅是个人防护需要重视的问题，也是医院管理者亟需解决的问题。

目前职业暴露的现状令人堪忧，对于职业暴露的记载也早已骇人听闻，《医师报》曾报道了世界卫生组织（WHO）关于医务人员职业暴露的一项调查，医务人员中有40%的人被针头误伤过。Pmss-Ustun 的报道[10]中显示，截止2000年，全世界范围内因锐器伤暴露于 HBV 的医务人员为 2100 000 人次，HCV 为 926 000 人次，HIV 为 327 000 人次；因血源性职业暴露感染 HBV 66 000 人，HCV16 000 人，HIV 1000 人，感染率分别为39%、7%和4.4%。显然，医务人员职业暴露与防护在全球范围内已是无法回避的重点问题。戴青梅等的研究显示，我国医务人员的职业暴露发病率为9.86% ~ 74.06%，由此显示出我国的职业暴露现状更为严峻，其发生率已明显高于国外的报道[8]。

我国医务人员面临职业暴露的风险大，危害重，形势严峻。"非典"之后医务人员对职业暴露的认识有了较大转变，医院也随之重视培养医务人员的职业防护意识，利用各种形式开展职业防护讲座与培训。为了规范血源性病原体职业接触的防护，监督与指导临床一线的医护人员的职业防护行为，我国原卫生部也先后颁布了《医务人员艾滋病病毒职业暴露防护工作指导原则（试行）》《血源性病原体职业接触防护导则》，各医院都制定了相应的规范和防范措施，但仍难抵挡职业暴露对医院工作的影响。

（三）医务人员职业暴露与防护工作开展的意义

通过医务人员职业暴露与防护工作的开展，使医院和社会进一步认识到医务人员职业暴露问题的严重性，并深入了解医务人员职业暴露与防护的现状，分析存在的问题，发现职业暴露发生的关键环节，提出符合医务人员职业防护的管理改进措施及对策，探索开展职业防护与安全的全面控制模式。在提高医护人员职业暴露与防护意识的情况下，规范诊疗操作行为，减少医务人员职业暴露的发生率，保障医务人员职业安全。

二、国际医务人员职业暴露与防护的历史与现状

20世纪40年代，美国首次出现了职业暴露感染肝炎的病例报道，感染人员包括血库工作者、病理学家和实验室工作人员，人们开始对血源性病原体职业暴露的问题进行调查，并将收集到的数据递交美国 CDC。

1970年美国国会通过《职业安全健康法》，劳工部成立职业安全和健康管理局（OSHA），1981年首次针刺伤对医务人员的危害被报道后，针刺伤有关伤害受到国际学者广泛关注。美国 CDC 于 1982 年颁布了第一部《在医疗机构中实施预防措施避免血液、体液暴露的指南》，并且建议医务人员应常规接种乙肝疫苗。

1984年，首次出现针刺伤传播 HIV 感染的病例报道后，立即引起大家对 HIV 职业感染危险性的认识。随着更多病例的发现，在 CDC 颁布的第一部指南的基础上，开始实施"预防血源性病原体职业感染的策略"。

1987年 CDC 又公布了《预防医疗机构 HIV 传播的指南》；1988年公布了《预防医疗

机构 HIV、HBV 和其他血源性病原体传播的普遍预防》；1991 年 12 月 6 日美国职业安全与建康管理局（OSHA）颁布了《血源性感染预防标准》，1992 年发表了指导意见和标准的实施细则，10 月 1 日 OSHA 又成立了职业安全教育中心，1992 年底，美国还建立了暴露预防信息网（EPINet）作为职业暴露的标准化监测系统，从而首次获得了医院针刺伤和其他体液职业暴露的全国资料。

1998 年由国际护士协会主办的首届"护士健康与安全"国际大会在美国华盛顿召开，2000 年以后每年一次的以"护士健康与安全"为主题的亚洲劳工论坛和 2004 年在日本北九州召开的"第六届卫生工作者职业卫生"国际会议中都强调预防锐器伤的重要性。

2000 年 11 月美国克林顿总统签署《针刺安全与预防法案》，是迄今为止的唯一国家级法案，该法案旨在从国家立法层面保障医务人员的职业安全。

2001 年和 2005 年，美国 CDC 分别发布了《职业暴露于 HBV、HCV、HIV 后管理的更新建议》和《关于 HIV 职业暴露后预防的管理与处置的更新建议》，这些指南详细说明了应该从消除危害、工程控制、管理控制、操作控制以及个人防护用品的使用等方面来降低医务人员发生锐器伤等职业危害；详细讲述了发生 HIV、HBV、HCV 等血源性职业暴露后的应急处理程序，并且应根据暴露源的情况和暴露者的情况采取相对应的 PEP，如使用抗病毒药物或乙肝疫苗等。

欧洲议会 2005 年 2 月 24 日通过了一项关于促进工作场所健康和安全的决议。该决议呼吁欧盟委员会，确保其成员国实施必要的预防措施，预防医护人员因针或其他锐器损伤而感染严重的血源性疾病，如 HIV、HBV、HCV 等。欧洲议会于 2006 年通过了"保护欧洲医务人员免于由针刺伤引起的血源性感染"的决议。2009 年欧洲技术委员会审查了关于锐器安全的 2000/54/ED 法令，并提出意见。2009 年欧洲公共服务工会联合会（EPSU）与医院和医疗保健雇主协会（HOSPEEM）签署了锐器安全协议。欧盟委员会最终于 2010 年 5 月 11 日在布鲁塞尔通过了这项协议——《在医院和医疗机构预防锐器伤的框架协议》，建立了综合评估、风险防范、培训和告知随访的完整体系，旨在尽可能通过实现安全的工作环境，预防医护人员的锐器伤，并规定欧盟成员国在 3 年内要在本国内实施该项法案。

澳大利亚及日本等在近年也出台了相关规范和指南，用于提升医务人员的职业安全意识，预防和减少职业病暴露。澳大利亚职业健康和安全委员会于 2002 年 10 月修改了《医务人员和其他人员职业感染艾滋病病毒和乙肝病毒管理办法》，并提交国家立法和标准制定部门讨论，于 2003 年制订了《肝炎和艾滋病病毒（血源性）职业暴露防止管理办法》，在澳大利亚职业健康和安全委员会 2003 年年会上通过，同年 12 月 3 日发布。同时，澳大利亚有三个州（新南威尔士州、昆士兰州和维多利亚州）出台了关于锐器损伤和针刺预防政策的指引或指示。如在新南威尔士州出台了《Sharps Injuries - Prevention in the NSW Public Health System》和《HIV, Hepatitis B and Hepatitis C - Management of Health Care Workers Potentially Expose》，这些政策和指南用于指导医疗机构根据风险管理建立预防针刺伤的项目，以防止或尽量减少锐器伤的发生；同时这些文件也要求相关组织履行锐器伤方面的地区性法律义务。

为帮助医疗机构预防职业病和锐器伤害，2010 年 2 月日本政府部门事故赔偿组织出台了《医疗机构预防职业性疾病和锐器伤的指南》和《预防职业性疾病和锐器伤手册》两个指南文件。

据 WHO 报道，2002 年全世界 350 万医护人员共发生 30 万次经皮暴露血源性疾病的针刺伤害。护士是医院中遭受针刺伤害最多的工种，约占 40%，其次是内科医生、外科医生和抽血员，分别占 22.1%、9.0% 和 5.4%。尤其是污染的锐器导致的伤害是医务人员发生血源性病原体职业暴露最主要的职业因素，占血源性病原体职业暴露的 80% 以上。

2003 年，英格兰国家稽查办公室等机构报道针头刺伤率占医务人员总意外事件的17%，其中 41.2% 的护士有过锐器伤害经历。2005 年巴西对三家医院进行追踪调查，官方保守数据显示上报的医务人员职业感染中 68.5% 都是和针刺及其他锐器伤有关。WHO报道全球疾病负担中 40% 的 HBV 和 HCV，2.5% 的 HIV 感染是因为职业暴露，并且 90%发生在发展中国家，医护人员职业感染血源性传播疾病的危险性是普通人群的 2.19 倍。美国 CDC 估计美国每年至少发生 385000 次意外针刺伤，平均每天发生约 1000 次。

目前已经被证实具有传染性的血源性病原体达 20 种，其中最常见的危害是感染血液传播性病毒如乙肝病毒（HBV）、丙肝病毒（HCV）和人类免疫缺陷病毒（HIV）而导致乙肝、丙肝、艾滋病等。通过一次针刺或其他经皮方式暴露于 HBV、HCV、HIV 平均感染率分别是 6% ~ 30%，3% ~ 10%，0.2% ~ 0.5%。Pmss-Ustun 的报道[10]中显示，截止2000 年全世界范围内因锐器伤暴露于 HBV 的医务人员为 2100 000 人次，HCV 为 926 000人次，HIV 为 327 000 人次；因血源性职业暴露感染 HBV 66 000 人，HCV16 000 人，HIV1000 人，感染率分别为 39%、7% 和 4.4%。

OSHA 早在 1991 年就已经规定，医院必须上报医务人员血液暴露及针刺伤发生的情况。而且采用了维吉尼亚大学 Janine Jagger 等建立的血液暴露防治通报网络系统（EPINet），并制定了刺伤发生后的处理流程，以达到对职业暴露、职业安全的控制与管理。目前 EPINet 除在美国应用外，英国、日本、加拿大、澳洲等国对其修改后也在使用。美国 CDC 倡议各医院建立一套完整的检测系统，以便在发生针刺伤后对医务人员做必要的检查。尽管 EPINet 在许多国家得到使用，但由于种种原因针刺伤仍呈低报告现象。国外有学者认为针刺伤不但频繁而且低报告是很普遍的现象，Lai Kah Lee 等研究显示针刺伤上报率仅有 40.8%，并且在不同种类的健康照顾者中有着明显差异。而 Fazlollah Ghofranipour 等与 Lekhraj Rampall 等的研究显示发生针刺伤后上报率分别为 39.4%和 30.9%。

总之，国外通过政府立法，制定医务人员锐器伤的预防控制标准，建立锐器伤管理体系，目的为从法律角度保障医务人员健康相关权宜，有效地降低医务人员职业暴露的机会。

三、中国医务人员职业暴露与防护开展的历史沿革与现状

（一）中国医务人员职业暴露与防护开展情况的历史沿革及各时期的特点

使用中国医院知识总库（CHKD）模糊检索医务人员"职业暴露"或"锐器伤"为题名或关键词的文献，共检索出 1276 篇期刊论文。从图 4-4-1 各年发表文献数量来看，2005

年及以后的文献数显著增多，到 2012 年达高峰，这与原卫生部 2004 年 4 月颁布的《医务人员艾滋病病毒职业暴露防护工作指导原则（试行）》和 2009 年发布的国家职业卫生标准 GBZ/T213《血源性病原体职业接触防护导则》有很大关系。

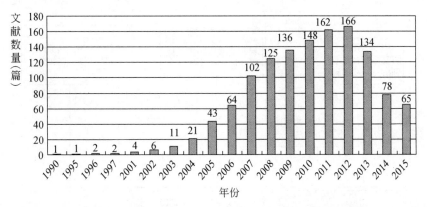

图 4-4-1　中国医务人员职业暴露与防护相关文献数量

使用中国医院知识总库（CHKD）模糊检索医务人员"安全注射"为题名或关键词的文献，共检索出 540 篇期刊论文。从图 4-4-2 各年发表文献数量来看，2000 年及以后的文献数开始增多，没有明显高峰，到 2015 年基本维持在 10～50 篇之间，这可能与国家没有专门出台安全注射相关文件有关。

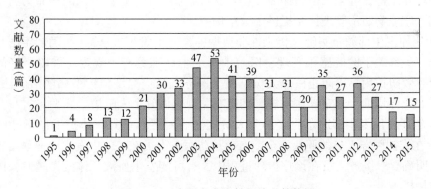

图 4-4-2　中国安全注射相关文献数量

随着国际社会对医务人员职业暴露与职业防护研究的不断深入，以及国内医务人员职业暴露问题的日益突出，医务人员职业安全等问题已经引起国家层面的高度关注（图 4-4-3）。

1998 年国务院印发《中国预防和控制艾滋病中长期规划（1998—2010 年）》，2001 年国家又制定《中国遏制与预防艾滋病行动计划（2001—2005）》，这两个文件均提出要"制定有关降低人群危险行为的政策，建立输血风险和艾滋病防治人员职业意外感染保险机制"。在"调整、完善有关法律、法规和规章，制定相关政策"中提出"加强调查研究，尽快制定与艾滋病、性病防治相关的法律、法规和规章，为艾滋病性病防治工作提供法律保障。抓紧研究和制定相关的保险制度，妥善解决输血风险和艾滋病防治人员职业意外感染风险问题"。

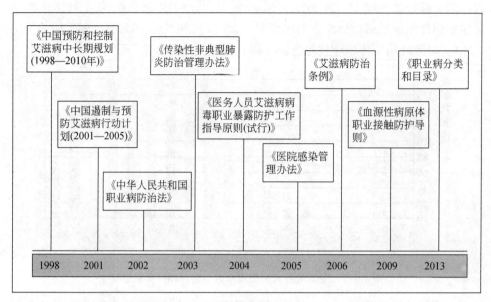

图 4-4-3　我国医务人员职业暴露与职业防护管理工作历程

2002 年 5 月 1 日正式实施的《中华人民共和国职业病防治法》，明确规定劳动者依法享有职业卫生保护的权利，用人单位应当为劳动者创造符合国家职业卫生标准和卫生要求的工作环境和条件，并采取措施保障劳动者获得职业卫生保护。该法的颁布为将艾滋病职业暴露纳入职业病防治管理体系提供了政策保障。

2003 年原卫生部颁布实施《传染性非典型肺炎防治管理办法》，明确规定医疗机构应当执行原卫生部关于医院感染管理、医院消毒卫生标准等有关规定，采取严格的防护措施，使用有效防护用品，防止医务人员感染。医务人员应当增强传染病防治的法律意识，接受专门的业务培训，遵守操作常规，按照有关规定做好个人防护。

2004 年 4 月原卫生部颁布的《医务人员艾滋病病毒职业暴露防护工作指导原则（试行）》，旨在维护医务人员的职业安全，有效预防医务人员在工作中发生职业暴露感染艾滋病病毒。明确要求医务人员在诊疗护理过程中，有可能发生血液、体液飞溅时，医务人员应采取防护措施。

2005 年国家正式出台《医院感染管理办法》，第八条第六款明确要求对医务人员有关预防医院感染的职业卫生安全防护工作提供指导；这些指导主要包括医务人员职业安全的基本知识、医务人员消毒灭菌技术、标准预防隔离技术、防护用品的科学应用、职业暴露后的应急处理以及发生职业暴露后的报告方式和报告渠道等，争取最大限度降低职业暴露和职业伤害的风险，保障医务人员的安全。

2006 年 1 月国务院正式颁布《艾滋病防治条例》，明确规定医疗卫生机构应当按照国务院卫生主管部门的规定，遵守标准防护原则，严格执行操作规程和消毒管理制度，防止发生艾滋病医院感染和医源性感染。2009 年 3 月原卫生部颁布的国家职业卫生标准 GBZ/T213-2008《血源性病原体职业接触防护导则》进一步强调血源性病原体职业防护的重要性。

2013 年 1 月 22 日原卫生部在其官方网站发布《职业病分类和目录（征求意见稿）》，在职业性传染病分类中增加医护人员因职业暴露感染艾滋病作为一种职业病。2013 年 12 月 23 日国家卫生计生委、人力资源社会保障部、安全监管总局、全国总工会 4 部门联合印发正式版《职业病分类和目录》，并将医务人员因职业暴露感染艾滋病正式纳入了新的职业病目录。

我国港台地区对医务人员职业暴露与职业防护也采取了相应措施，2007 年 9 月中国香港地区的卫生防护中心艾滋病、性病及感染控制分支学术委员会颁布了《HBV、HCV 和 HIV 针刺伤或黏膜暴露后的处理及预防指南》，详细指出血源性病原体的职业暴露对于卫生保健工作者来说是一种公认的危害，指南充分参考循证医学的证据并与国际接轨，详细介绍了 HBV、HIV、HCV 在香港的流行情况及医务人员发生相关职业暴露后应采取的措施。中国台湾地区立法院于 2011 年 12 月表决通过将安全针具列入法案，要求医院每年至少替换 20% 的安全器具，5 年内全面使用安全器具。

基于上述分析，中国医务人员职业暴露与防护工作大体分为以下三个阶段。

1. 1990—2002 年，监测萌芽阶段

1986 年，在原卫生部医政司医院感染监控协调小组的领导下，组建了由 17 所医院和 8 所防疫站组成的医院感染监控系统，从此，我国开始了有组织的医院感染监测。1990 年程违在《解放军预防医学》发表"艾滋病的职业传染"一文，介绍美国 CDC 在 1988 年 1 月至 1994 年 8 月期间开展的医务人员 HIV 职业暴露情况，开始了我国学者关注医务人员职业暴露的专题研究，但是这个时期的文献较少，主要是回顾性调查。

2. 2003—2006 年，监测起步阶段

2003 年大批医务人员在对"非典"患者的医疗救治过程中感染"非典"，卫生行政部门、医院管理部门与广大医务人员开始关注医务人员的职业暴露，特别是 2004 年 4 月原卫生部颁布的《医务人员艾滋病病毒职业暴露防护工作指导原则（试行）》，明确提出维护医务人员的职业安全，有效预防医务人员在工作中发生职业暴露感染艾滋病毒，正式拉开了我国医务人员职业暴露与职业防护的序幕。这个阶段的监测工作开展范围比较小，以回顾性调查分析为主，涉及医务人员职业暴露分布、原因分析等。

3. 2007 年至今，全面发展阶段

2005 年，我国原卫生部下发了《医院感染管理办法》，2006 年 1 月国务院正式颁布《艾滋病防治条例》，对医务人员职业暴露和职业防护提出了具体要求，为我国医务人员职业暴露和职业防护规范化管理提供政策依据，从管理体系到日常监测逐步走向规范化和科学化的道路。

原卫生部医管司于 2011 年组织在北京市、上海市、辽宁省、浙江省、广东省、四川省和陕西省 7 个省市开展了医务人员职业暴露监测试点工作，包括医务人员锐器伤基本现况的调查和医务人员血源性职业暴露案例信息网络直报情况，成为我国开展医务人员职业暴露监测多中心研究的典范。随后山东省医院感染管理监控办公室[2]组织全省 28 所综合性医院对 2012 年 10 月份 46600 名医务人员锐器伤发生情况进行横断面调查，锐器伤发生率为 7.30 %，锐器伤例次发生率为 9.71 次/（人·月）。

（二）中国医务人员职业暴露与防护工作的现状

1. 医务人员职业暴露与防护工作开展的一般情况

为了解我国开展院感管理工作 30 年来医务人员职业暴露与防护工作的现状，我们通

过发放调查问卷，对全国 13 个省份（包括北京、山东、山西、安徽、贵州、河北、河南、黑龙江、湖南、江苏、江西、内蒙古、新疆）的 158 家二、三级医院进行了调研，其中包括三级医院 96 家和二级医院 62 家。截至 2015 年，所有被调查医院都开展了医务人员职业暴露与防护工作。

2. 医务人员职业暴露与防护相关制度制订情况

（1）主管部门

《医院感染管理办法》规定医院感染管理部门对医务人员有关预防医院感染的职业卫生安全防护工作提供指导。自 2006 年 9 月 1 日该办法实施以来，医务人员职业暴露的管理工作主要由医院感染管理部门来负责，与本次调研结果（81.65%）基本一致，部分医院的相关主管部门仍然为预防保健科（8.86%）和医务处（5.06%）。

（2）管理制度

近年来，尤其是 2003 年 SARS 疫情后，各级医院逐渐意识到职业暴露管理的重要性，逐步制定了相应的管理制度。在本次调研中发现 98.73% 的医院制订了医务人员职业暴露规章制度，但是仍有 1.27% 的医院未制订相关制度，也说明极少数医院对医务人员的职业暴露问题重视程度不够。

（3）多部门协作机制

职业暴露的危害性在于既直接损害了医务人员的身体健康和经济利益，造成了卫生资源的浪费，又给医务人员造成了巨大的心理负担，间接为临床工作带来负面影响。医务人员只有保护好自己，才能更好地救治别人。医务人员的职业暴露问题不仅是个人防护的问题，也是需要医院各个部门协作解决的问题。在医务人员职业暴露与防护的管理工作中，从相关制度的制订、措施的落实、防护物品的配备到各项费用的报销等，都需要相关部门如医务部、护理部、门诊部、总务部、财务部、医院办公室等协作共同完成。本次调研中发现大部分医院（86.71%）均采取了多部门协作机制，这也为职业暴露与防护管理工作在院内高效而顺利地运行奠定了良好基础。

（4）随访制度

医务人员职业暴露的种类虽然较多，但根据发生率和危害性来分析，医务人员锐器伤是最受关注的，其中一个重要原因是锐器伤易导致血源性病原体的传播，这些传染性疾病又有一个共同的特点，就是都存在长短不一的潜伏期，这就使得职业暴露后的随访显得尤其重要。在本次调研中发现有 91.77% 的医院对职业暴露后的医务人员进行随访，仍有 8.23% 的医院未开展随访工作。在实际的随访工作中发现，有较多的医务人员因为无人告知要检测、忘记了随访时间以及没时间等原因导致其未坚持定期进行监测与随访。因此，职业暴露管理部门要认真对待每一位发生职业暴露的人员，认真履行告知医护人员定期随访的职责，必要时可以采取有效方法在随访时间提醒医护人员。

3. 医务人员职业暴露后漏报情况

（1）漏报情况

职业暴露的漏报是全球范围内医护人员普遍存在的问题，本次调研发现有 77.22% 的医院存在医务人员职业暴露漏报的现象。若要对职业暴露的特征有更加深入的认识、能够为医院管理者提供更为全面的参考依据并以此制定科学合理的管理措施，就需要更为全面的职业暴露数据，因此对漏报的管理也就显得尤为重要了。

（2）漏报原因

医务人员职业暴露漏报的原因多种多样，但经统计发现，其中最常见的原因是上报意识不强（67.21%），"个人不重视"、"认为是小事"的现象较多；另外一个常见的原因是暴露源相关指标阴性（20.49%），暴露者认为因此而感染疾病的可能性较小，从而不进行上报；本次调研中还发现其他的原因，主要包括"工作繁忙"、"嫌麻烦"、"怕惩罚"等，由此可见，医务人员长期高强度的工作状态、上报流程复杂、奖惩机制不科学等现象也是引起漏报的不利因素，需要引起管理者的重视。

4. 医务人员职业暴露与防护相关培训演练开展情况

（1）培训情况

近年来，医院逐渐意识到职业暴露与防护管理工作的重要性，逐步制定了相应的管理制度，重视培养医务人员的职业防护意识，并利用各种形式开展职业防护讲座与培训。参与本次调研的医院全部开展了医务人员职业暴露与防护的相关培训，大部分医院（81.01%）每年开展1~2次培训，能够每年开展3次及以上培训的医院（18.99%）相对较少。

医务人员职业防护知识的不足是医院职业暴露管理的一个突出问题，职业防护知识主要来源于医院宣传和工作经验，并且大部分的防护认知是在医院工作中慢慢培养起来的。在这种现状下，各医院根据自身实际情况制订合理的培训计划并落实，使医务人员对职业防护专业知识得到系统性认知，是各级医院做好医务人员职业暴露与防护管理工作的重要环节。

（2）演练情况

通过演练可以使医务人员了解和掌握职业暴露与防护的要求和标准预防措施，加强医务人员职业暴露时应急处理的能力，提高医务人员的自我防护意识，从而达到保障医务人员职业安全的目的。本次调研发现大部分医院（76.58%）能够做到开展相关演练，事实也证明了演练因其形象、生动、印象深刻等特点而成为提高医务人员防护能力的一项高效的措施。

（3）锐器伤局部处理执行情况

通过培训和演练，可以使医务人员提高应急处理能力，而血源性职业暴露发生后的应急处理是最为重要的一个环节，要求暴露者能立即挤出伤口血液、用肥皂水或清水清洗并消毒。在本次调研中发现，有90.51%医院的医务人员能够较好地对锐器伤局部进行处理，其余医院对锐器伤局部的处理情况一般。

5. 医疗机构对于医务人员职业暴露与防护工作的物资支持情况

（1）相关物质储备情况

做好医务人员职业暴露与防护管理工作，首先要提高医务人员的防护意识，其次要做好防护相关物质的配备工作。本次调研中发现除了极少数医院（3.80%）未配备职业暴露与防护相关物质外，其他医院（96.20%）均已储备。在储备物质的种类方面，各医院基本都能包含常见的手套、帽子、口罩、防护服、隔离衣、护目镜、鞋套、防水围裙等，乙肝疫苗和乙肝免疫球蛋白等药品的储备也得到了各级医院的重视，另有部分医院为医务人员配备了冲眼器、防刺伤鞋、耐刺破无菌手套等防护物质。

（2）应急处理箱配备情况

众所周知，医务人员职业暴露应急处理箱可以为暴露发生后的应急处理提供良好的物质保障。在本次调研中发现，全院临床科室都配备医务人员职业暴露应急处理箱的医院比例为43.67%，8.86%的医院只有部分临床科室配备，6.69%的医院只有极少数重点科室配备，而未配备的医院比例达到40.51%。

（3）安全器具配用情况

从1988年第一件安全器具面世后，有很多研究[11,12]证实安全器具可以降低医务人员的锐器伤。2000年全美通过了针刺伤安全方案后，全美开始大范围地推广安全器具的使用，各类研究也逐步开展，大多数研究[13,14]显示安全器具的推广可以降低医务人员的锐器伤。本次调研发现，自2000年以来，安全器具逐步在我国得到推广和应用，目前已有52.53%的医院应用了安全器具。

（4）相关费用报销情况

近年来，随着新的传播性疾病的不断涌现，尤其是2003年SARS疫情后，奋斗在一线与疾病作斗争的医务工作者的职业安全与健康也越来越受到关注。医务人员发生职业暴露后，从应急处理、监测和定期随访到防护用品和相关药品的使用，都有相关费用的产生，在本次调研中发现，高达93.04%的医院对这些费用全部报销，5.70%的医院部分报销，也说明我国各级医院逐渐意识到医务人员职业暴露与防护管理工作的重要性。

6. 医务人员职业暴露发生情况

（1）锐器伤最为常见

锐器伤是医务人员在工作中由针头及其他锐器包括缝针、刀、剪、玻璃碎片等所造成的意外伤害，造成皮肤深层破损和出血，由于医院工作环境和服务对象的特殊性，医务人员常常暴露于锐器伤害职业危害中。本次调研中发现，锐器伤在各类职业暴露情况中所占构成比为96.75%（11604例次/11994例次，调查首年97.58%、2010年97.67%、2015年96.25%），也充分说明锐器伤是医务人员最常见的一种职业损害。

（2）职业分布

多数研究[15,16]表明护理人员最容易发生职业暴露，各种职业暴露因素的暴露危害率远高于其他临床岗位人员，与本次调研结果一致。本次调研发现，在医务人员职业暴露职业分布中，护理人员所占构成比为53.90%（5992例次/11116例次，调查首年58.30%、2010年57.96%、2015年51.54%），医生所占构成比为21.31%（2369例次/11116例次，调查首年21.66%、2010年20.98%、2015年21.35%），学生所占构成比为18.39%（2044例次/11116例次，调查首年15.82%、2010年15.60%、2015年19.92%），可见护理人员、医生、学生是医务人员职业暴露的高危人群，应重点对其加强职业安全培训，提高职业暴露防护意识。

（3）职业暴露前五位场所情况

2008年美国卫生保健人员国立监测网（NaSH）发布的监测数据显示大部分锐器伤（39%）发生在普通病房，其次为手术室（25%）、操作间（9%）、急诊（8%）、门诊（8%）以及实验室（5%）等。我国秦文等人调查调查发现普通病房、手术室和口腔科、重症监护室、输液室较易发生职业暴露。医务人员职业暴露在医院任何环境都有可能发生，本次调研发现，普通病房、手术室、重症监护室、口腔科、急诊科分别是医务人员职业暴露的前五位暴露场所。

（4）前五位器具情况

美国 CDC 监测数据显示，引起锐器伤的器具主要包括六类：一次性注射器空心针（30%）、缝合针（20%）、蝶翼针（12%）、手术刀（8%）、静脉导管针（5%）和放血针（3%）等。Bennett 等对医疗锐器伤所造成血液种植的定量研究发现同一直径静脉穿刺针比缝合针可携带更多的血液，针头越粗刺入越深则感染机会越大。高晓东、李卫光等研究均提示一次性注射器针头、头皮钢针、手术缝针是造成医务人员锐器伤的主要医疗器具。本次调研中发现，引起医务人员职业暴露器具前五位分别为注射器、头皮钢针、手术缝针、手术刀、静脉留置针等，与国内外相关报道基本一致。

（5）前五位操作情况

医务人员在工作过程中，有多个环节可以导致锐器伤的发生，在本次调研中发现，静脉注射、针头入利器盒、手术缝针、采血、回套针帽分别是引起医务人员职业暴露前五位操作。

（6）暴露源阳性分布情况

医务人员因职业暴露而感染疾病的危险程度取决于人群中经血传播疾病的流行情况[17,18]。本次调研发现，在职业暴露源阳性分布情况中，HBV 所占构成比为 61.21%（4275 例次/6984 例次，调查首年 70.58%、2010 年 70.55%、2015 年 56.54%）。尽管各年份 HBV 暴露分布情况有所变化，但 HBV 仍然是最为常见的暴露源阳性类型。HCV 所占构成比为 8.72%（609 例次/6984 例次，调查首年 6.29%、2010 年 10.24%、2015 年 8.68%），可知 HCV 暴露并不少见，由于对 HCV 缺乏有效暴露后预防措施和可用疫苗，应引起医务人员重视。HIV 所占构成比为 4.30%（300 例次/6984 例次，调查首年 4.39%、2010 年 3.03%、2015 年 4.68%），虽然该比例较 HBV、HCV 低，但是一旦感染 HIV，后果惨重，医务人员需提高警惕。梅毒所占构成比为 14.63%（1022 例次/6984 例次，调查首年 9.49%、2010 年 10.92%、2015 年 16.75%），可见梅毒暴露所占比例有所升高，已逐渐成为医务人员职业暴露源的重要阳性类型。

（三）医务人员职业暴露与防护工作取得成就

1. 医务人员职业暴露与防护工作取得国家的法律和政策支持

当前，医务人员职业暴露带来的伤害问题已经引起国家层面的高度关注，2002 年以来，国家已陆续出台了《中华人民共和国职业病防治法》《传染性非典型肺炎防治管理办法》《医务人员艾滋病病毒职业暴露防护工作指导原则（试行）》《医院感染管理办法》《艾滋病防治条例》《血源性病原体职业接触防护导则》等一系列医务人员职业暴露和职业防护相关文件。2013 年 12 月国家卫生计生委、人力资源社会保障部、安全监管总局、全国总工会四部门联合印发了《职业病分类和目录》，将医务人员因职业暴露感染艾滋病正式纳入新的职业病目录，为今后医务人员职业暴露与防护规范化管理提供了政策保障。

2. 医务人员职业暴露防护意识逐步增强

目前，我国大部分医院能够做到开展相关培训，通过培训，使医务人员更好地了解和掌握职业暴露与防护的要求，提高医务人员的标准预防意识和职业防护意识，加强医务人员职业暴露时的应急处理能力，从而保障医务人员的职业安全。本次调研发现 2015 年职业暴露上报例数是 2010 年的 2.87 倍，近年来医务人员职业暴露后上报率逐渐提高，充分说明医务人员对职业暴露防护意识的增强。

3. 职业暴露和防护的重视程度逐步提高。

近年来，尤其是 2003 年 SARS 疫情后，医院管理者和广大医务人员逐渐意识到职业暴露管理的重要性，已逐步制定了相应的管理制度，并利用各种形式开展职业防护讲座与培训。医院加大对职业暴露与防护工作的人力、物力及财力的投入。《医院感染管理办法》颁布后，医院感染管理部门逐渐成为医务人员职业暴露和职业防护的主管部门。医院感染管理部门积极储备防护物资，协调医院相关部门解决医务人员发生职业暴露后的相关费用的报销等，这些都充分说明了医院管理者对职业暴露和职业防护工作的重视。

（四）医务人员职业暴露与防护工作存在的问题与对策

1. 医务人员职业暴露与防护工作存在的问题

（1）管理制度落实不到位

近年来，国家和社会逐渐认识到医务人员职业暴露与防护工作的重要性，政府部门高度重视，陆续下发了《中华人民共和国职业病防治法》等法律、法规、政策文件。但是，部分医疗机构没有明确牵头部门，职责不清，规章制度不全或缺失，落实监管不到位，持续改进不够。

（2）安全器具使用率不高

本次调研发现，虽然近年来安全器具在我国逐步得到了推广和应用，但是目前仅有 52.53% 的医院在尝试应用安全器具，说明安全器具在我国的使用率仍然较低。

（3）医务人员行为不规范

有关研究[19,20]表明遭受针刺伤的护士绝大多数是因为操作时没有遵循预防针刺伤的有关规定和建议，个人操作习惯是造成针刺伤发生的决定因素。在锐器损伤原因分析中，使用后的锐器处理阶段是锐器伤发生几率很高的关键点。Gershon 等[3]研究显示回套针帽与锐器伤的发生率显著相关，国内调查结果显示 50.4% 的护理人员习惯于用双手回套针帽。索瑶等[7]对国内某省 11 所医院调查发现，回套针帽造成的锐器伤占到了 14.2%。本次调研也发现针头入利器盒、回套针帽均是职业暴露的高危操作，与上述报道一致。

（4）防护用品使用不当

医务人员个人防护用品的选择主要基于患者的基本情况以及可能的传播模式。医务人员应掌握医院感染标准预防的基本原则和具体措施，并能根据具体情况，在必要时采取适当的额外预防措施。但是，很多医务人员在诊疗护理工作中，因为"操作不方便"和缺乏标准预防意识等原因，而不使用防护用品或者防护用品使用不当。

（5）职业防护意识淡薄

职业暴露重在防护，职业防护重在意识的培养，而医务人员缺乏职业暴露与防护意识、标准预防意识较弱正是目前职业暴露与防护工作中的重大难题。

Odujinrin 等研究发现接触患者血液的操作中，69% 的医护人员可以遵守标准性预防原则，29%的医护人员则表示未能完全遵守标准性预防原则。Olubyide 的调查显示超过 90%的被访者有被针或锐器刺伤的经历，3/4 的人承认仅有一半或更少的时间会使用标准预防措施。国内研究显示护理人员在被针刺伤后能较规范处理的仅占 4%，而 33% 的护士则未采取任何处理措施。申桂云等调查传染病专科医院的护士发现 87.9% 的护士认为自身防护意识缺乏。在本次调研中发现，职业暴露与防护意识不强是漏报最常见的原因，所占比例高达 67.21%，其中"个人不重视"、"认为是小事"的现象较多。

（6）职业暴露漏报率高

发生职业暴露后，暴露者应立即报告，并能获得进一步的应急处理。医院应建立相应的应急机制，让暴露者能得到及时的报告和处理，并接受定期的监测和随访。

国外 S. Salelkar 等调研发现针刺伤上报率为 32%，M. Askarian 报道中针刺伤的报告率为 40.8%，Y Khader 等报道为 22.9%。而在我国，针刺伤的报告制度更是一个薄弱环节。迄今为止卫生管理部门尚未制定相关制度，绝大多数医院也没有严格的针刺伤发生后的上报制度。陈瑛等调查中显示只有 7.8% 能及时报告上级和追踪患者化验结果。毛秀英等人的调查中，67.8% 的人员回答医院无发生针刺伤后的上报制度，有上报制度的仅占 10.2%。欧小云等调查中上报为 16.4%，曹松梅等报道针刺伤上报率为 15.7%，索瑶报道陕西省 11 所医院医务人员发生锐器伤后上报率仅为 3.12%。本次调研发现有 77.22% 的医院存在医务人员职业暴露漏报的现象，并且仍有 8.23% 的医院未开展随访工作。

2. 医务人员职业暴露与防护对策

医务人员职业暴露与职业防护是个系统工程，需要政府立法、加强防护培训、提高防范意识、减少职业暴露、规范医务人员行为、推广应用防护用品，最大限度地保护医务人员。

（1）国家出台医务人员职业暴露和职业防护相关文件

制定职业暴露防护标准是降低和消除医务人员职业暴露的重要措施。通过政府立法，制定职业暴露的防护标准，建立医务人员职业暴露管理体系，明确在职业暴露与防护过程中各个部门的权力与责任，从法律角度保障医务人员健康和相关权益。美国的经验证明了监管与立法是实施职业暴露预防的一个重要举措。

当前，由锐器伤带来医务人员身心损害及职业安全等问题已经引起国家层面的关注，2002 年 5 月 1 日以来国家陆续下发了《中华人民共和国职业病防治法》《医务人员艾滋病病毒职业暴露防护工作指导原则（试行）》《血源性病原体职业接触防护导则》等，今后还将根据工作需要，及时进行修订和完善，这将会大大促进我国医务人员职业防护管理工作的持续改进。

（2）推广应用安全器具

1988 年起美国就开始有第一件安全器具面世，到 1996 年全美医疗市场就有近 1000 种的安全器具。2000 年全美通过了针刺伤防护方案来保障医务人员安全。

很多研究证实安全器具可有效降低医务人员的锐器伤。2006 年 Adams 等监测美国某医院 4 个部门 2001—2004 年锐器使用情况，结果显示 2001 年未进行任何干预时锐器伤发生率为 16.9 例/10^5 锐器，2003 年引入安全器具并在医院大范围推广后，2004 年锐器伤发生率下降到 6.0 例/10^5 锐器，安全器具预防了近 70% 的医务人员锐器伤。Janine Jagger 等通过全美 EPINet 监测系统发现，随着 2000 年美国通过针刺伤安全法案后，安全器具的使用日益增多，锐器伤的发生率逐年下降。

（3）规范医务人员操作行为

严格执行安全操作规程，规范操作行为是降低锐器伤发生的重要环节。OSHA 在 1991 年公布的《血源性病原体标准》中明确要求卫生保健机构应建立暴露控制计划，采取普遍预防、工程控制、行为控制和使用 PPE 等措施，降低医务人员职业暴露的风险。2008 年美国 CDC 下发了《设计、实施和评估锐器伤工作手册》，提出了详细的行为控制建议，主要包括锐器盒的使用、禁止双手回套针帽等。

锐器伤是造成医务人员血源性职业暴露的主要原因。美国的医疗机构在 20 世纪 80 年代就已经广泛使用锐器盒，锐器盒与锐器伤有一定的关系，在锐器处理阶段发生的锐器伤中有 90% 的伤害与锐器盒有关。在锐器损伤原因分析中，统计数据表明 7%～31% 的锐器伤与丢弃相关。

回套针帽是一个非常危险的动作，美国早在 1983 年和 1987 年分别出版的建议中 CDC 劝阻回套针帽，OSHA 在 1991 年明确禁止回套针帽。Gershon 等研究显示回套针帽与锐器伤的发生率显著相关；国内调查显示 50.4% 的护理人员习惯于用双手回套针帽；索瑶等对陕西省 11 所医院调查发现回套针帽造成的锐器伤占 14.2%。因此，规范医务人员行为，禁止回套针帽至关重要。

（4）正确使用个人防护用品

按照《医院隔离技术规范》相关要求，医疗机构应为医务人员提供手套、口罩、面罩、防护眼镜、隔离衣、防护鞋、围裙等，以备需要时使用。

目前，医务人员使用 PPE 的依从性较低，调查显示仅 5% 的医务人员在接触可疑的传染性物质时常规使用 PPE，且使用 PPE 的依从性从高到低分别为手套、护目镜、隔离衣和口罩。而 Gershon 等研究显示锐器伤的发生率与执行标准预防的依从性低有明显的相关性。因此，需要通过开展教育培训等手段，不断提高医务人员使用个人防护用品的依从性。

（5）强化医务人员教育与培训

加强对医务人员的教育，已经被多数国家公认是减少职业暴露的有效措施之一，我国绝大部分医务人员在学生阶段没有接受职业暴露预防课程的学习。毛秀英等调查 26 所护理院校，发现这些院校均没有设置职业防护课程，也没有相应的教材。许多研究显示目前针对医务人员职业防护的教育培训远远不够，特别在发展中国家。如 Askarian 等调查显示 90.9% 的医务人员认为他们需要额外的标准预防培训；吴安华等调查显示较多的护士对普遍性预防不熟悉（39.7%）。

学习改变观念，观念改变行为，医疗机构应向医务人员提供职业暴露培训机会。加利福尼亚一所 620 张床的教学医院自 1987 年至 1993 年在连续 7 年对所有的医务人员采取多种形式、多方面有关针刺伤危害和防护措施等教育，取得了显著的成效，针刺伤从 1986 年到 1993 年降低了 65%。

Victoria Valls 等通过对照研究发现，干预组通过采用安全器具并对其进行器具操作培训，可降低锐器伤 93%。北京协和医院对 9 所护士学校毕业生进行职业防护教育效果评价的前瞻性研究显示：接受安全教育的四所学校的 215 人在实习中发生针刺伤的占 19.53%；未接受安全教育的五所学校的 219 人在实习中发生针刺伤的占 58.88%。因此，国内外研究都充分证明对医务人员的安全教育是减少锐器伤的有效措施。

（6）建立健全职业暴露报告、评估和随访机制

医院应建立相应的应急机制，让暴露者能得到及时的报告和处理。鉴于职业暴露后感染的风险，医务人员发生职业暴露后，医疗卫生机构应当根据现有信息评估被感染的风险，包括暴露源患者的检查结果、职业暴露类型和持续时间，对其暴露的级别和暴露源的传染致病水平进行评估和确定，确定是否进行预防性用药及采取何种预防方案。同时应给予后续的咨询和随访，包括心理咨询。

（7）强化免疫接种

目前，我国对医务人员的预防免疫虽尚无要求，但是医务人员比普通人群更容易接触到病原微生物。乙肝疫苗的规范接种可以很好地预防乙肝职业暴露后的感染。在麻疹等传染病的流行季节或者是流行地区，建议相关医务人员接种麻疹疫苗或者其他相应的疫苗。据蔡晧东报道，年轻医务人员是目前麻疹感染的高危险人群，因此，建议年轻医务人员应加强麻疹免疫接种。

四、中国医务人员职业暴露与防护工作展望

结合国内外发展历史沿革及现况，我国医务人员职业暴露与防护工作有以下发展趋势：

1. 完善医务人员职业暴露和职业防护体系

卫生行政部门和医疗机构应转变思想观念，树立整体安全意识，建立健全有效的职业暴露防护体系和职业健康管理办法，通过防护体系的建立、实施，不断健全职业暴露的各种防范、干预制度，提高医务人员安全防护意识及暴露后应急防范与处理能力，有效降低职业暴露发生率。

在争取进一步获得国家立法和政策支持的同时，各级卫生行政部门和医疗机构应该根据自身的实际情况，建立出符合本地区或本医疗机构现状的防护制度，制订职业防护措施并落实，以最大限度地保护医务人员的职业健康。

2. 建立医务人员职业暴露报告平台

目前，我国医务人员由于种种原因职业暴露主动报告率较低，卫生主管部门应尽快制定和完善医务人员职业暴露上报管理制度，建立类似 EPINet 的全国医务人员职业暴露统一上报平台。医疗机构明确主管部门，专人管理，进行定期追踪、随访，同时进行心理干预，寻求建立社会支持系统。同时，加强对医护人员标准预防培训，增强自我保护意识，实现主动上报，在医务人员、医院管理部门、社会共同努力下，建立一个完善的职业暴露防护系统，从根本上保障医务人员的切身安全。

3. 从循证医学的角度，开展系统的防护措施研究

目前，我国在医务人员职业暴露与防护工作中所采取的防控措施多借鉴欧美国家的规范或指南，许多经典的防护措施确实是有效的，但是也有不少措施的效果微乎其微。因

此，我们要系统地开展防护措施研究，在多中心研究的基础上，用我国本土数据库，从循证医学的角度出发，来证实哪些措施是符合我国国情并行之有效的，以此得来的防控措施更易得到医务人员的认可，也更容易推行，从而为保障医务人员的职业安全做出贡献。

4. 加强职业安全教育，规范医务人员行为

职业暴露的防护关键在于安全意识的培养，因此应加大职工防护培训力度。同时，医务人员在日常工作中，规范操作行为，主要包括锐器盒的使用、禁止双手回套针帽等。医疗机构应为医务人员提供手套、口罩、面罩、防护眼镜、隔离衣、防护鞋、围裙等防护用品。

5. 大力推行使用安全器具

2000 年 11 月美国克林顿总统签署《针刺安全与预防法案》，很多研究证实安全器具可有效降低医务人员的锐器伤。由于我国目前未出台类似的国家级法规要求，各级卫生行政部门和医疗机构无法从国家层面上找到推行安全器具的政策支持和法律依据，因此，安全器具在我国的应用情况并不乐观。为防止或减少医务人员锐器伤的发生，从国家层面上应提倡所有医疗机构选用安全器具、并给予政策支持和相关立法支持。

（李卫光 孙 建 泰 文 徐 华 顾安曼）

参 考 文 献

［1］ Bennett NT, Howard IL. Quantity of blood inoculates in a needle-stick injure from suture needles. J Am Sur, 1994, 178：107-110.

［2］ 李卫光，徐华，朱其凤，等. 山东省 28 家医院医务人员锐器伤现状调查. 中华医院感染学杂志, 2013, 23（7）：1605-1607.

［3］ Gershon RRM, Flangan PA, Karkashian C, et al. Healthcare workers experience with post- exposure management of blood pathogen exposures：A pilot study. Am J Infect Control, 2000, 12：421-428.

［4］ 中华人民共和国卫生部. 血源性病原体职业接触防护导则. 北京：中华人民共和国卫生部，2009.

［5］ 高晓东，胡必杰，王文娟，等. 上海市 70 所医院医务人员锐器伤情况分析. 中华医院感染学杂志, 2010, 20（12）：1713-1715.

［6］ Varghese G M, Abraham OC, Mathai D. Post- exposure prophylaxis for blood borne viral infections in healthcare workers. Postgrad Med J, 2003, 79（932）：324-328.

［7］ 索瑶，范珊红，高晓东. 陕西省 11 所医院医务人员锐器伤调查与分析. 中华医院感染学杂志, 2011, 21（12）：2505-2507.

［8］ Doebbeling BN, Vaughn TE, McCoy KD, et al. Percutaneous injury, blood exposure, and adherence to standard precautions are hospital based healthcare provider still at risk . Clin Infect Dis, 2003, 37（8）：1006-1013.

［9］ Julie LG. Occupational exposure to HIV in health care settings. The New England Journal of Medicine, 2003, 27：826-833.

［10］ Pruss-UstunA, Rapiti E, Hutin Y. Estimation of the global burden of disease attributable to contaminated sharps injuries among health-care workers. Am J Ind Med, 2005, 48（6）：482-490.

［11］ Cho E, Lee H, Choi M, et al. Factors associated with needlestick and sharp injuries among hospital nurses：A cross-sectional questionnaire survey. Int J Nurs Stud, 2013, 50：1025-1032.

［12］ Green B, Griffiths EC. Psychiatric consequences of needlestick injury. Occup Med, 2013, 63: 183-188.

［13］ Wicker S, Stirn AV, Rabenau HF, von Gierke L, Wutzler S, Stephan C. Needlestick injuries: Causes, preventability and psychological impact. Infection, 2014, 42: 549-552.

［14］ Hugjes S . North America (U. S. and Canada) - Policy and Legislation ［EB/ol］. 2010-12-03 ［2-25］ http: //www. healthsystem. Virginia. edu.

［15］ Zhang MX, Yu Y. A study of the psychological impact of sharps injuries on health care workers in China. Am J Infect Control, 2013, 41: 186-187.

［16］ Worthington MG, Ross JJ, Bergeron EK. Posttraumatic stress disorder after occupational HIV exposure: Two cases and a literature review. Infect Control Hosp Epidemiol, 2006, 27: 215-217.

［17］ Naghavi SH, Shabestari O, Alcolado J. Post- traumatic stress disorder in trainee doctors with previous needlestick injuries. Occup Med, 2013, 63: 260-265.

［18］ Rampal L, Zakaria R, Sook LW, et al. Needle stick and sharps injuries and factors associated among health care workers in a malaysian hospital. European Journal of Social Sciences, 2010, 13 (3): 354-362.

［19］ 吴丽军, 何仲. 护士血源性病原体职业暴露风险与预防研究进展. 中华护理杂志, 2005, 40 (5): 386-388.

［20］ Seo JM, Jeong IS. Post-exposure reporting of needlestick and sharp-object injuries among nurses. Korean J Nosocomial Infect Control, 2010, 15: 26-35.

第五节　医疗废物的管理

一、医疗废物管理的概念与工作开展的背景意义

医疗废物是医疗卫生机构在医疗、预防、保健以及其他相关活动中产生的具有直接或者间接感染性、毒性以及其他危害性的废物[1]。我国将医疗废物分为五类：感染性废物、病理性废物、损伤性废物、药物性废物和化学性废物。医疗废物中含有大量的细菌、病毒或者其他毒性物质，2008 年修订实施的《国家危险废物名录》将医疗废物列为头号危险废物[2]。如果未经处理或处理不彻底，不仅会对环境造成污染，也会对人体产生直接或间接的危害，甚至成为疾病流行的源头。

医疗废物管理是医院感染管理的一项重要内容，加强对医疗废物的规范化管理，对环境保护和疾病控制都有着积极的重要的作用。

随着我国医疗卫生技术的高速发展和医院感染管理的深入开展，大量的一次性医疗卫生器具和卫生用品使用，各种消毒剂的应用，化学性废物的产生，在使医疗工作方便快捷的同时，也大大减少了医院感染发生的环节，但同时不得不面对的是大量医疗废物的产生，对环境保护造成的巨大压力，社会资源的浪费，医疗废物处置所产生的庞大费用等问题。逐步实现全国医疗机构医疗废物管理无害化、减量化、资源化，尽量使用可复用的医疗器械、物品，减少使用一次性医疗用品、减少使用含氯含汞类化学物品等，是我国医疗废物管理需要不断探索的课题。

为了加强医疗废物的安全管理，保护环境、防止疾病传播，保障人民群众健康，国务院于 2003 年 6 月 16 日出台了《医疗废物管理条例》，以法律形式保障医疗废物的规范管理，是我国尤其是医疗机构对医疗废物管理的里程碑事件，使各级各类医疗机构对医疗废物的管理做到了有法可依，有据可循，极大提高了医疗废物管理的规范性和有效性。

之后，环保部门、原卫生部又陆续颁布了《医疗废物分类目录》《医疗卫生机构医疗废物管理办法》《医疗废物管理行政处罚办法》《关于产妇分娩后胎盘处理问题的批复》《关于明确医疗废物分类有关问题的通知》《医疗废物专用包装袋、容器和警示标志标准》《医疗废物集中处置技术规范》《医疗废物焚烧环境卫生标准》等一系列规范标准，进一步规范医疗废物的管理。

与国家医疗废物管理相关的法律法规相适应，2000 年之后，尤其是 2005 年前后，我国的医疗机构对医疗废物的管理发生了翻天覆地的变化，建立健全医疗废物管理制度，设置监管部门和专职监管人员，开展相关培训，推行医疗废物集中无害化处置，规范对医疗废物的分类、交接、登记、包装、贮存、收集运送、无害化处理、职业防护、安全管理等措施。但由于我国地域宽广、经济发展不均衡，各级各类医疗机构数量庞大，规模、技术水平、管理模式存在差异，对医疗废物的管理也出现了很不均衡的情况。

2016 年是我国医院感染管理工作有组织开展 30 周年，为了全面系统深入总结这 30 年来我国医院感染管理工作所取得成绩和亮点，分析目前的管理现状及存在的问题，探索将来的发展趋势，展望未来的发展方向，中国医院协会医院感染管理专业委员会在全国范围内组织开展了"医院感染管理工作 30 年总结"专题的调查工作。

本研究课题"中国医疗机构医疗废物管理总结回顾与展望调查"作为 30 年总结课题的子课题之一，目的在于总结我国医疗机构 30 年间医疗废物管理工作所取得的成就和管理经验，分析目前全国医疗机构医疗废物的管理现状和存在的问题，探索在医疗废物管理中减量化、资源化和无害化的可行性措施，更好地展望医疗废物管理未来发展的变化和趋势，为卫生行政部门制定相关策略措施和标准规范，为医疗机构规范化管理提供科学依据。

二、国际医疗废物管理的历史与现状

自 20 世纪 50 年代开始，随着公众环保意识的增强，伴随着经济、技术的进步与发展，医疗废物处置中的问题暴露得越来越多，很多国家都认识到医疗废物的危险性。面对日益增长的医疗废物产量和环境状况恶化的局面，如何通过医疗废物分类管理，减少医疗废物处置量，最大限度地实现医疗废物资源利用，改善生存环境质量，是当前世界各国共同关注的迫切问题之一。

1. 医疗废物分类

早在 1988 年，美国疾病控制预防中心（CDC）就明确地将医疗废物分为病理性废弃物、感染性废弃物、损伤性废弃物、化学性废弃物、药物性废弃物、放射性废弃物、爆炸性废弃物。新加坡于 1989 年将医疗废物分为生物危险性废弃物、细胞毒性废弃物、药物性废弃物、化学性废弃物、放射性废弃物；其中生物危险性废弃物包括感染性废弃物、病理废弃物、锐器等。目前国际上多采用 Chin-Shan 分类方法，把医疗废物分成感染性废物、病理性废物、锐器性废物、药物性废物、基因毒性废物、化学制品废物、高重金属含量性废物、压力容器、放射性废物，这比我国的分类方法更为详尽[3]。

2. 医疗废物管理法律体系

（1）美国：每年产生危险废弃物 2.5 亿吨以上，政府每年需要花费 50 亿美元来收集和处置固体废弃物。1965 年通过了《固体废弃物处置法》，1976 年通过《资源保护和回收利用法》，1988 年制定了《医疗废物追踪监督法》。此外，还有《有毒固体废弃物修正案》《清洁大气法》《职业安全与卫生法》《有毒物品控制法》《医疗废物焚烧污染环境控制》等。其中《资源保护与回收法》是目前世界上比较详细、完整的一部法律。美国联邦环保局还制定了上百个关于危险废物的收集、贮存、分离、运输、处理、处置、回收利用的法规等。

（2）德国：建立了《废物处置法》《防止污染扩散法》《危险废物储存控制条例》《废物鉴别条例》《废物运输条例》《污染源登记条例》《污染控制法》等法规，构建了废物清除计划制度、申报登记制度、废物清除机构制度、许可制度、运输货单制度、废物签订登记制度、废物交换制度、政府对废物清除活动财政援助制度等相关制度。1972 年，德国通过了《废弃物法》，提出了建设无害化的处理设施，1986年通过了第四版的《废弃物法》，首次提出了废物减量、回收利用理念；1994年通过了《循环经济法—废弃物处置法》，提出了要遵循物质闭合循环原则的废弃物管理方式，对于不能利用的废弃物，采取环境无害化方法处置。

（3）英国：从20世纪70年代开始以制定标准减少废物生产为废物管理立法思想，1988年颁布《废物收集处置法案》规定了医疗废物的范畴，针对医疗废物巨大的危险性，英国环保部确定了废物生产者责任制度，确立了废弃物优先登记管理制度，首先最优先考虑的是废弃物减量化，即考虑在源头减少废弃物产生量；其次是考虑废弃物的再利用，通过再利用使废弃物产品的生命周期得到延长，减缓其最终成为废弃物的速度；再次考虑的是再恢复，设法恢复废弃物的利用价值；最后考虑的才是填埋处置，即只有在减量化、再利用、能量恢复等领域都没有合适的方案时，才可以对其进行排放处置。而就近处理原则也是英国医疗废物管理体系的重要内容，即要求尽可能在离废弃物产生者最近的地点处置废弃物，以此减小废弃物运输过程中造成环境污染的可能性。

（4）日本：是亚洲经济发展水平较高的国家之一，资源非常有限，重视环境与资源保护工作，以建立资源循环型社会为目标，建立了全面的废弃物管理法律体系。1989年出台了医疗废物处理准则，规定了医疗废物要通过焚毁等方式进行无害化处理，此后该准则成为医疗废物正确处置的基础。1991年制定了医疗废物处理方针的通知，制订了医疗废弃物处理及清扫法规，推出感染性废物处理手册的细则，通过法制对医疗机构排除的感染性废弃物进行管理。1993年颁布《环境基本法》，对违法投弃垃圾及无许可输出垃圾等有关事项的处罚法则进行了强化，禁止垃圾野外烧毁，具体列出医疗废物排出者、医疗卫生单位主管的刑事责任及高金额的处罚规定。

3. 医疗废物处理技术及处理现状

1992年联合国环境与发展会议通过《21世纪议程》，推荐如下措施处置医疗废物：避免产生废弃物，使之最少化，尽可能回收再利用废弃物，采用安全且有利于环境的方法，填埋处置最终残留物，产生者负责处置，成为国际共识。目前医疗废物处置技术包括卫生填埋法、高温焚烧、压力蒸气灭菌、化学消毒、物理消毒、电磁波灭菌、等离子体、干热粉碎灭菌、高温热解焚烧等。其中最主要的是卫生填埋法、焚烧法以及消毒法三大类。

（1）卫生填埋法：医疗废物的最终处置方法，将垃圾埋入地下，通过微生物长期的分解作用，使之分解为无害的物质。如果没有防渗措施，各种有毒物质、病原体、放射性物质等会随雨水渗入土壤，有害物质会通过食物链进入人体，危及人类健康。工艺较简单，投资少，可处理大量的医疗废物。但填埋前需消毒，废物减容少，填埋场建设投资大，需占用大量土地，产生大量有害气体，同时也产生氧气、氢气和挥发性有机物，需对土壤和地下水进行长期监测。

（2）焚烧法：通过焚烧使得炉温>800℃，高温不仅可以彻底杀灭微生物，而且使大部分有机物焚化燃烧，转变成无机灰粉，焚烧后固体废物体积可减少85%~90%，减容性好，高温消毒无害化彻底。焚烧法安全、简便、有效，一直以来都是应用最广泛的医疗废弃物处理方法。

（3）消毒法

1）化学消毒法通常与机械破碎处理结合使用，先将医疗废物进行机械破碎处理，再将破碎后的医疗废物与化学消毒剂（如次氯酸钠、次氯酸钙、二氧化氯等）混合均匀，并停留足够的时间，在消毒过程中有机物质被分解、传染性病菌被杀灭或失活。

2）物理消毒法：微波消毒法通过物质分子以每秒几十亿次振动、摩擦而产生热量，从而达到高热消毒的作用，具有节能，作用温度低、热损失慢、作用快速，消毒之后的废物无毒性、无残留物，损坏轻，环境污染小等特点。消毒菌谱广，可杀灭各种微生物。目前在美国、欧洲、澳洲等国家应用微波消毒处理医疗废物量呈上升趋势。

3）高温蒸汽消毒法：利用高温蒸汽杀灭传播媒介上一切微生物的湿热处置过程。缺点是减容率低，处理过程中易产生有毒的挥发性有机物和废液，不能处理所有种类的医疗废物。

4）高温高压粉碎处理技术：将医疗废弃物通过铝制小车送入特种压力容器中，由计算机控制对废弃物进行真空、高温和高压蒸汽等消毒处理，使废弃物达到规定的安全排放标准，再送入特种粉碎机彻底销毁。该技术在有效地减少医疗废弃物的同时，解决了废弃医疗器具等重复使用所造成的二次污染。目前在加拿大使用较多。

4. 国际医疗废物管理特点

（1）建立全过程管理制度。大多数发达国家都对医疗废物的处置管理规定了严格的全面的详细的法律法规，从医疗废物的产生、贮存、收集运输到处置实行全过程的跟踪管理，严格按照相关法律法规标准执行，全社会各相关机构各司其职，严密监督和紧密配合实现医疗废物的规范管理。

（2）很多发达国家都建立了循环经济的立法理念，形成医疗废物回收再利用管理体系。如美国的《资源保护与回收法》、德国的《循环经济和废物处置法》、日本的《废弃物处理法》等，将医疗废物的减量化、资源化、无害化作为处置医疗废物的基本原则，节约资源，避免浪费，增加回收利用。

（3）提高对违反医疗废物管理法律法规行为的处罚力度。如美国、韩国、日本等国均对医疗废物管理法规制度的违法行为制订了严厉的处罚措施，提高违法成本，提高依法实施效率。

（4）医疗废物污染者承担原则。美国、英国和日本等国家均制定了相关法律，确定谁污染谁负担的原则，通过立法明确法律责任，即要求对环境造成污染的主体承担环境恶化的成本。有利于医疗废物减量化产生，促进医疗废物妥善处置。

（5）尚无关于城市和农村区域性划分医疗废物管理的相关报道。

三、中国医疗废物管理开展的历史沿革与现状

（一）中国医疗废物管理开展情况的历史沿革及各时期的特点

1. 医疗废物管理

1990年以前，我国医疗废弃物基本倒入生活垃圾处理；20世纪90年代中期过渡到部

分回收利用部分焚烧、部分随生活垃圾处理，2002 年我国只有天津、沈阳等少数城市建有危险废物处理中心，其他地区都没有对危险废物进行单独收集，而是当普通垃圾处理，在空地或江河中丢弃，或只简单进行地下掩埋。据报道，2000 年我们直接向环境排放危险废物近 2000 万吨，对环境和人民健康造成极大威胁[4]；20 世纪 90 年代末期至 2003 年，根据有关部门的规定，对一次性医疗废物采取毁形、消毒后回收，部分医疗废物采取焚烧、填埋等措施处理。2003 年 6 月国务院出台了《医疗废物管理条例》，这是首部关于医疗废物管理的专门性法规，该条例中明确了医疗废物管理的一般规定，规定了法律责任、监督管理部门职责等，弥补了我国医疗废物管理方面的立法空白，也完善了环境保护法律体系，是我国尤其是医疗机构对医疗废物管理的里程碑，使各级各类医疗机构对医疗废物的管理有法可依，有据可循，极大提高了医疗废物管理的规范性和有效性，标志着我国医疗废物管理工作进入规范化的历程。

2003 年"非典"暴发后，我国颁布了《全国危险废物和医疗废物处置设施建设规划》（以下简称"规划"），该规划确立了我国以焚烧为主兼顾其他处理方式的技术路线，并确立了拟建设 331 座地市级医疗废物集中处置中心的规划目标。针对基础设施严重滞后的问题，从 2003 年以后的两三年内投资 42 多亿元解决各地医疗废物集中处理问题。

之后，我国陆续颁布了一系列配套实施的管理规定，例如《医疗卫生机构医疗废物管理办法》《医疗废物分类目录》《医疗废物专用包装物、容器标准和警示标识规定》《医疗废物管理行政处罚办法》等，为医疗废物的有效管理提供了强有力的法律依据。此外，我国相关行政部门还制定了一系列关于医疗废物处置的国家标准，例如《医疗废物焚烧环境卫生标准》《医疗废物转运车技术要求》《医疗废物焚烧炉技术要求》《医疗废物集中处置技术规范》《医疗废物化学消毒集中处理工程技术规范（试行)》《医疗废物高温蒸汽集中处理工程技术规范（试行)》等，规范了医疗废物集中处理技术的标准。这是医疗废物管理法律制度的一大进步。

《医疗废物管理条例》第七条明确规定医疗卫生机构和医疗废物集中处置单位，应当建立、健全医疗废物管理责任制，其法定代表人为第一责任人，切实履行职责，防止因医疗废物导致传染病传播和环境污染事故。从此，全国的医疗卫生机构开始逐步建立相应的医疗废物管理组织机构、制度流程等，为医疗废物规范管理提供组织和制度保障。

随着医疗卫生事业高度发展，各省市医疗废物产生量逐年增加，增长量相对平稳，这不仅与医疗卫生机构数量逐年增长有关，还与各省市重视医疗废物环境管理，不断加大环境监管力度有关，医疗废物集中收集范围逐年扩大，各类医疗卫生机构产生的医疗废物得到了规范收集和无害化处置。杨水文等人[5]的调查表明，截止 2014 年底重庆市医疗卫生机构已接近 1.9 万家[6]，医疗废物产生总量达到了 12507 吨，其中集中处置 12325 吨，集中处置量占到总处置量的 98.5%，且所占比例逐年增加，从 2010 年的 79.35% 增加到 2014 年的 98.55%；自行无害化处置 182 吨，且逐年降低，从 2010 年的 20.65% 降低到 2014 年的 1.45%[7]。医疗废物集中处置方式主要是高温焚烧和高温蒸汽消毒，自行无害化处置方式主要是消毒毁形填埋。调查结果显示对于交通便利的地区，医疗废物采取的是集中无害化处置方式；对于交通不便的偏远地区，医疗废物采取的是自行无害化处置方式，重庆市医疗废物集中收运范围在逐年提高，从城市逐渐向乡镇、农村等偏远地区延伸，从医院逐渐向社区卫生服务中心、村卫生室等基层医疗卫生机构发展，偏远地区不得不自行处置医疗废物的状况逐年得到了改善，全市医疗废物环境安全得到了更好的保障。王晓冬[8]等人对黑龙江省部分地区医疗废物管理情况进行调研，截止 2014 年黑龙江省已初步建立省市县三级医疗废物的监督管理体系和医疗废物收集处置运行机制，但目前仍存在以下问题：①医疗废物收集不规范，贮存和运输环节漏洞较多；②已建成医疗废物处置机构覆盖区域不足；③医疗卫生机构废物处置费用过高；④地方监管部门监管难度大；⑤群众对医疗废物的危害了解不足。

2015 年深圳市卫生监督局朱丹对深圳市 3055 家各级各类医疗卫生机构的督导调查发现，96.9% 的医疗卫生机构制定了医疗废物监督管理办法；97.9% 的医疗卫生机构有医疗废物监管档案[2]。2013 年对 2851 家医疗机构的监督数据显示，95.2% 的医疗机构有专（兼）职人员管理医疗废物；93.1% 的医疗机构相关人员的卫生防护措施符合要求；91.1% 的医疗机构对从事医疗废物处置人员开展了相关知识培训[12]。

2016 年是我国医院感染管理工作有组织开展 30 周年，中国医院协会医院感染管理专业委员会组织开展的研究课题《中国医疗机构医疗废物管理总结回顾与展望调查》作为全国医院感染管理 30 年总结课题的子课题之一，在全国范围内选取不同地区不同级别不同性质共 191 所医疗机构参与了调查。从 2000 至 2015 年期间分四个节点即 2000 年、2005 年、2010 年和 2015 年进行调查，调查内容包括医院废物管理七个部分 55 个题目；包括医院医疗废物管理、医疗废物管理知识培训、医疗废物管理运行情况、医疗废物产生量和处理费用、医疗废物管理不良事件、人员管理和医院废物管理工作亮点等内容，涵盖了医疗废物管理的全过程。调查结果反映我国医疗机构对医疗废物管理在不同时段的发展变化情况。

本次调查抽取全国东北、华北、华中、华东、华南、西北、西南及军队共 14 个省、自治区、直辖市和军队所属医院开展调查。每省选取省会城市、经济中等和经济不发达地级市各一个。参加调查的 191 所医疗机构中，三级医院 111 所，二级医院 80 所；省部级医院 42 所，地市级医院 66 所，区县级医院 83 所。按照开放床位数分布统计，开放床位数<300 张的 11 所，300~599 张的 39 所，600~899 张的 32 所，≥900 张的 109 所。

调查结果显示：191 所医院均设立了医院感染管理委员会，98.4% 的医疗机构设置了独立的医院感染管理科室。71.2% 成立了医疗废物管理委员会。2000 年，医疗机构的医疗废物管理相关制度如：医疗废物管理制度、医疗废物分类交接制度、医疗废物收集运送制度、医疗废物暂存地管理制度、医疗废物流失泄露扩散和意外事故应急处理制度等制度齐全的医疗机构仅占 31.3%，随着国家医疗废物法律法规的不断健全和完善，各医疗机构医疗废物管理制度也逐渐建立健全，所占比重逐年提高。2000 年，多数医疗机构未开展对医务人员、医疗废物收集运送人员和保洁人员的医疗废物管理知识培训，随着医疗废物管理的不断深入，医疗废物管理知识的培训次数逐渐增多，以每年 1-3 次居多，培训形式从集中培训逐步发展到集中培训与入科培训、现场指导等多种形式相结合，优势互补，注重效果。

2. 医疗废物运行情况

2003 年国务院出台的《医疗废物管理条例》对医疗废物的分类收集、运送、交接、暂存、处置等提出了明确的规定。之后，原卫生部先后颁布的"关于明确医疗废物分类有关问题的通知"等文件又对医疗废弃物分类、处理中遇到的一些问题进行了统一说明，明确了"使用后的一次性医疗器械，不论是否剪除针头，是否被病人体液、血液、排泄物污染，均属医疗废物"，"使用后的各种玻璃（一次性塑料）输液瓶（袋），未被病人血液、体液、排泄物污染的不属于医疗废物"。

随着医疗废物管理相关法律法规等的出台，我国医疗废物管理日趋规范化。2004年陈静等对北京市31所医疗机构进行了调查，医疗废物包装物黄色包装袋、利器收集盒、周转箱的正确使用率仅达到51.6%，医疗废物与生活垃圾分类不清，正确率为74.2%，医疗废物暂时贮存场所符合规范要求的仅为41.9%，医疗废物在转运、移交过程中按规定进行移交登记，登记记录完善的占64.5%，医疗废物在暂时贮存场所存放时间小于48h，及时运送的占83.9%[10]。柳州市卫生监督所研究报道显示，2011年医疗机构医疗废物混放率为60%，实施质量持续改进后，2012年混放率降为5%[11]。2013年深圳市卫生监督局对2851家医疗机构的监督数据显示，95.5%的医疗机构对医疗废物实行分类收集，92.6%的医疗机构使用符合规范要求的专用包装物及容器盛装医疗废物，92.9%的医疗机构医疗废物贮存设施符合规定，95.7%的医疗机构能提供医疗废物登记记录，95.3%的医疗机构医疗废物运输工具的消毒和清洁程序符合要求，只有个别诊所、门诊部存在使用非医疗废物专用包装物和容器、无运送车辆及医疗废物暂存点清洗消毒记录、医疗废物超期贮存等现象[12]。2012年杨鑫等对内蒙古自治区35家医疗机构的监督检查发现，医疗废物管理能正确按类别分类的，合格率为82.9%，医疗废物暂存时间少于48h的占68.6%，能按规定进行登记交接并完整保存记录两年以上的机构为100%，能使用专用包装物及容器的达100%，医疗废物转运工具能及时清洗消毒的达100%，相关工作人员接受医疗废物知识培训率达100%，但个人防护佩戴齐全的仅为42.9%[13]。兰德增等对辽宁省25277家不同级别医疗机构的调查显示，2013年辽宁省医疗废物分类收集合格率88.3%，使用专用包装物或容器合格率为85.5%，交接登记合格率为85.3%，贮存设施合格率为72.8%，运送工具合格率为61.9%，工作人员职业卫生防护合格率为73.9%；医疗废物集中处置率为37.1%，自行处置率为62.9%[14]。

对全国15个省191个医疗机构进行的调查发现，2000年只有13.1%的医疗机构对医疗废物进行了分类收集，随着医疗废物管理的不断深入，至2015年95.3%的医疗机构执行了医疗废物的分类收集和管理。参加调查的医疗机构中，50.3%的医疗机构在2000年至2004年，20.9%的医疗机构在2005至2009年间开始对医疗废物进行分类收集，这与我国从2003年陆续出台了《医疗废物管理条例》《医疗卫生机构医疗废物管理办法》等医疗废物管理的相关法律法规，要求医疗机构及时按照类别进行分类收集有关。调查发现，将利器盒作为一次性使用专用利器盒的医疗机构随着时间的推移所占比重逐年加大，2000年为34.6%、2005年为62.3%、2010年为82.2%、2015年达94.2%。使用自制利器盒的医疗机构所占比重逐年减小。2000年，统一制作警示标识的医疗机构只占27.7%，随着医疗机构医疗废物管理工作的不断规范，至2015年，91.6%的医疗机构医疗废物外包装标签统一制作了警示标识。对于医疗废物的固定收集转运人员，从2000年的45.5%、2005年的69.6%上升到2010年的82.7%和2015年的96.3%。

3. 医疗废物产生量

据原卫生部统计，截止 2011 年底，在正常接诊的情况下，每家卫生院、卫生室、诊所每天产生的医疗废物为 2~4kg，平均以 2.5kg 计算，每天仅乡镇卫生院、村卫生室和诊所产生的医疗废物约 2188.3 吨。杨水文等对 2010 年到 2014 年重庆市医疗废物产生量进行的调查显示，医疗废物产生量逐年增加，增长量相对平稳。2010 年全市产生医疗废物 8222 吨，2014 年全市医疗废物产生量为 12507 吨，其中，医院、乡镇卫生院等医疗卫生机构医疗废物产生量相对较大，社区卫生服务中心、村卫生室等基层医疗卫生机构医疗废物产生量相对较少[5]。

本次对全国 15 个省 191 个医疗机构进行的调查发现，2000 年到 2015 年，产生的医疗废物量逐年增加，其中每年产生量大于 100 吨所占比重增幅最大，从 4.7% 增加到 47.6%。

4. 医疗废物处置

1992 年联合国环境与发展会议通过了 "21 世纪议程"，推荐医疗废物处置要使用 "使医疗废物最少化，尽可能大量回收再利用，安全且有利于环境" 的方法。2003 年我国颁布的《医疗废物管理条例》第 4 条明确规定了医疗废物的集中处置制度，即 "国家推行医疗废物集中无害化处置，鼓励有关医疗废物安全处置技术的研发与开发。县级以上地方人民政府负责组织建设医疗废物集中处置设施。国家对边远贫困地区建设医疗废物集中处置设施给予适当的支持"。以此条例为界，我国医疗废物处置经历了以焚烧、填埋为主到集中处置为主要处理方式的过程。2013 年国家卫计委再次下发了《关于进一步加强医疗废物管理工作的通知》，指出 "部分地区还存在医疗废物管理不规范，处置能力不足的问题"，要求 "加强对医疗废物集中处置单位的监督管理，完善医疗废物无害化处置机制"。

目前我国医疗废物终末处理前的消毒方法主要有焚烧法、化学消毒法和物理消毒法三大类。焚烧法包括热解汽化焚烧炉技术、回转窑焚烧炉技术、等离子体焚烧技术。因焚烧法能处理的医疗废物种类多，减容率高，工艺成熟，效果可靠，是目前我国医疗废物日处理量大于 10 吨时的首选方法。化学消毒法一般多采用次氯酸钠、次氯酸钙、二氧化氯等。目前，化学消毒法在国际上应用较为广泛，但在我国使用较少，以引进为主。物理消毒法主要包括微波消毒法、高温蒸汽消毒法、高温高压粉碎处理技术。

近年来，医疗废物无害化处理成为全球关注的公共卫生问题，"辐射消毒技术" "逆聚合消毒技术" "等离子体消毒技术" "热汽化消毒技术" 等技术均具备一定的推广价值，但由于成本高，在我国还未大规模使用。

杨水文等对 2010 年到 2014 年重庆市医疗废物处置现状进行了调查，集中处置量所占总处置量比例逐年增加，从 2010 年的 79.35% 增加到 2014 年的 98.5%，自行无害化处置逐年降低，从 2010 年的 20.65% 降低到 2014 年的 1.45%。文献显示，医疗废物收集中转站主要辐射县级以上医疗机构，大部分农村医疗站、城镇偏远小诊所、宠物诊所等未按照相关规定集中回收处理[5]。兰德增等对辽宁省 25277 家不同级别医疗机构的调查显示，2013 年辽宁省医疗废物集中处置率为 37.1%，自行处置率为 62.9%[14]。2013 年深圳市卫生监督局对 2851 家医疗机构的监督数据显示，97.4% 的医疗机构的医疗废物进行了集中处置[12]。

本次对全国 15 个省 191 个医疗机构进行的调查发现，医疗废物的处置主要以集中处置为主，由 2000 年的 29.8% 到 2005 年的 51.3%、2010 年的 71.2% 和 2015 年的 86.9%。医疗废物集中处置既可有效减少医疗废物对环境造成的污染，降低环境风险，又可节约医疗机构的经济负担，是值得提倡的一种处置方式。

5. 医疗废物处理费用

《医疗废物管理条例》第三十一条规定："医疗废物集中处置单位处置医疗废物，按照国家有关规定向医疗卫生机构收取医疗废物处置费用。医疗卫生机构按照规定支付的医疗废物处置费用，可以纳入医疗成本。"该条例明确规定了处置医疗废物可以收取处置费用，但我国尚无明确而统一的收费标准，导致各个地方根据自己物价部门制定的标准收取医疗机构医疗废物处置费。因此，各地医疗处置收费方式和费用不尽相同。随着医疗废物集中处置比例的增加和产生量的增加，医疗废物处置费用呈增加趋势，增加医疗机构运行成本。

本次对全国 15 个省 191 个医疗机构进行的调查发现，2000 年到 2015 年，医疗废物处理费用逐年增加，其中，增幅最大的为每年 11 万 ~ 50 万元的医疗机构，从 2000 年的 5.2% 增加到 2015 年的 36.6%。

7. 医疗废物管理不良事件和应急处理

李平对重庆市第五人民医院 2011 年到 2013 年医务人员血源性职业暴露情况的分析发现，医疗废物处理时造成的锐器刺伤所占比例达 21.9%，仅次于手术缝合时发生锐器刺伤所占比例[15]。徐瑞妙的报道也显示，医疗废物处理造成的锐器刺伤比例和各种穿刺造成的刺伤比例均最高[16]。本次调查结果显示，2000 年 11.5%，2005 年 22.0%，2010 年 49.2%，2015 年 55.5% 的医疗机构上报医疗废物锐器针刺伤，一方面说明锐器伤的上报程序进一步规范，减少了漏报，另一方面也不排除医疗机构锐器伤发生明显增多。

我国医疗废物管理普遍缺乏应急方案。2010 年雷小玲等对大冶市 14 所乡镇卫生院进行了调查，均无医疗废物处理相关人员的安全防护和医疗废物流失、泄漏、扩散和意外事故的应急方案和处理措施[17]。本次调查显示：2000 年为 1.0%，2005 年为 3.1%，从 2010 年 5.8% 到 2015 年 7.4% 的医疗机构报告有不良事件的发生。

（二）中国医疗机构医疗废物管理工作的现状

1. 医疗废物管理和医疗废物管理培训

本次调查显示：2015 年我国医疗机构医疗废物管理，主要以总务后勤部门和医院感染管理科为主要负责部门，联合管理为主要管理模式，91.6% 的医疗机构建立了医疗废物管理制度、医疗废物分类交接制度、医疗废物收集运送制度、医疗废物暂存地管理制度、医疗废物流失泄露扩散和意外事故应急处理制度等相关制度，各医疗机构的医疗废物管理做到了有章可循。71.2% 的医疗机构成立了医疗废物管理委员会，每年召开 2-3 次工作会议，协商解决医疗废物管理工作中出现的问题，进一步推动医疗废物的规范管理。84.3% 的医疗机构将医疗废物管理纳入到了医院的质控考核内容，84.8% 建立了考核标准。目前，医疗机构的医务人员、医疗废物收集运送人员和保洁人员的医疗废物管理知识培训的负责部门主要以医院感染管理科为主，培训频率以每年 1 到 3 次居多，多种培训形式灵活多样、相互结合相互补充，注重提高培训效果。

2. 医疗废物运行情况

2015 年深圳市卫生监督局朱丹对深圳市 3055 家各级各类医疗卫生机构的督导调查发现，95.6% 的医疗卫生机构按要求分类收集医疗废物；95.2% 的医疗卫生机构的医疗废物包装物、容器符合标准；42.4% 的医疗卫生机构的医疗废物在暂存间存放的时间超过 2 天[11]。

本次调查结果显示：2015 年 95.3% 的医疗机构执行了医疗废物的分类收集和管理。94.2% 使用专用的一次性锐器盒，45.0% 以直接挽住封口的打包方式，38.2% 采用线绳鹅口捆扎。《医疗卫生机构医疗废物管理办法》中要求医疗机构对盛装的医疗废物达到包装物或者容器的 3/4 满时，应当使用有效的封口方式，使包装物或容器的封口紧实严密。直接挽住封口和线绳鹅口捆扎封口做为安全简单有效的封口方式，被越来越多的医疗机构认可并落实。91.6% 的医疗机构医疗废物外包装标签统一制作了警示标识。97.9% 配备了专用的医疗废物转运车，其中 85.9% 的配备了专用且密闭的医疗废物转运车。96.3% 配备了固定的医疗废物的收集转运人员，93.7% 按照固定时间和固定路线运送医疗废物。符合《医疗卫生机构医疗废物管理办法》中要求："运送医疗废物应当使用防渗漏、防遗撒、无锐利边角、易于装卸和清洁的专用运送工具，运送人员每天从医疗废物产生地点将分类包装医疗废物按照固定的时间和路线运送至内部指定的暂时贮存地点。"86.9% 的医疗机构实现了医疗废物的集中处置，85.9% 的医疗废物集中处置的医疗机构，在医院暂时存放时间小于 2 天。符合 2003 年国务院令第 380 号发布的《医疗废物管理条例》和卫生部令第 36 号发布实施的《医疗卫生机构医疗废物管理办法》中规定要求："医疗机构应当建立医疗废物暂时贮存设施，设备，不得露天存放医疗废物，医疗废物暂时贮存时间不得超过 2 天，医疗废物集中处置单位应当至少每 2 天到医疗卫生机构收集运送一次医疗废物，并负责医疗废物的贮存、处置。"但是截至目前，我国仍有部分医疗机构，尤其是基层医疗机构如乡镇卫生院、村卫生室、社区卫生服务中心、诊所等尚未实现医疗废物集中处置，原因可能是，一方面农村配套设施不够完善，无专用车辆或缺乏足够的专用车辆到各乡村医疗单位收集运送医疗废物。另一方面，乡镇缺乏医疗废物集中处置的收费标准，从而导致医疗废物处置出现混乱状态。由于医疗废物集中处置成本较高，政府无力承担全部乡镇卫生院、村卫生室、诊所等基层医疗机构的医疗废物无害化集中处置费用。医疗废物暂时贮存时间超过 2 天，甚至长达 1 周之久，还时常出现医疗废物丢失或泄露情况报道，是目前我国医疗废物管理需要特别关注的一个重点问题。吴堃 2016 年对湖南省和周边省市共 310 个乡镇卫生院、村卫生室、诊所的医疗废物处理方式进行了调查，其中焚烧占 48.7%，填埋占 47.7%，送管理站仅占 3.6%，送管理站最终也是采用统一填埋方式。一部分机构对医疗废物焚烧时填加酒精、填埋时填加石灰，但绝大部分采用的是原始方式，没有达到无害化处理，周边 89.1% 的村民认为医疗废物的焚烧和填埋污染环境。大部分医疗废物都由各医疗单位自行焚烧或填埋处置[18]。王柏松等 2015 年对银川市 598 家不同级别医疗机构的调查显示，医疗废物集中处置率达 95.1%[19]。《医疗废物管理条例》规定，国家推行医疗废物集中无害化处置，县级以上地方人民政府负责组织建设医疗废物集中处置设施，国家对边远贫困地区建设医疗废物集中处理设施给予适当的支持。县级以上各级人民政府卫生行政主管部门，对医疗废物收集、运送、贮存、处置活动中的疾病防治工作实施统一监督管理；环境保护行政主管部门，对医疗废物收集、运送、贮存、处置活动中的环境污染防治工作实施统一监督管理。县级以上各级人民政府其他有关部门在各自的职责范围内负责与医疗废物处置有关的监督管理工作。基层医疗机构目前是医疗废物管理的薄弱和重点监管环节，需要各级地方人民政府、卫生行政部门、环境保护行政主管部门各司其职，宏观筹划，解决当地医疗机构的医疗废物集中处置问题，尤其是边远地区、规模较小医疗机构的医疗废物暂存、收集、运送、登记、监管等一系列问题，保证医疗废物管理的安全性和规范性。

对于胎盘的处置方式，根据卫政法发（2005）23 号文件《卫生部关于产妇分娩后胎盘处理问题的批复》的基本原则："产妇分娩后胎盘归产妇所有，无传染病患者签字后可以自行带走胎盘，有传染病的患者分娩后产生的胎盘按医疗废物进行处置。"本次调查显示：调查的医疗机构中，90.1% 交由医疗废物集中处置，0.5% 自行焚烧，1.0% 进行深埋，还有 5.8% 的医疗机构将胎盘交由太平间送殡仪馆火化焚烧。对于截下肢体等病理性废物，74.3% 的调查医疗机构采用医疗废物集中处理方式，16.8% 交由殡仪馆进行火化焚烧。

对于甲醛、二甲苯等化学性废物，53.9% 交由医疗废物集中处置，13.1% 直接倒入下水道中，7.3% 堆放在固定地点。对于放射科等科室产生的显影液、定影液等废物，27.2% 的医疗机构已淘汰不再使用，37.2% 交由医疗废物集中处置机构或资质的公司处理，11.5% 直接倒入下水道中；3.1% 的医疗机构堆放在固定地点；1.6% 由厂家回收处理。对于过期的批量化学消毒剂，62.4% 的医疗机构交医疗废物集中处置机构或有资质的公司处理；8.9% 目前未产生批量过期的化学消毒剂；5.8% 直接倒入下水道中；3.7% 的医疗机构由厂家回收；2.1% 交由药剂部门处理；1.6% 交由环保部门处理；1.6% 目前仍在专门的地点堆放；还有 1.0% 混入生活垃圾或其他废物中。对于含汞制剂，51.8% 的被调查医疗机构采用交医疗废物集中处置的方式；15.7% 交由有资质的公司处理；9.4% 交由医院专门的科室管理；4.2% 的医疗机构由厂家回收；4.2% 混入生活垃圾或其他废物中；2.1% 产生少量的汞制剂，直接倒入下水道中；1.0% 堆放专门的地点；0.5% 科室自行解决处理。根据 2003 年卫生部令第 36 号发布实施的《医疗卫生机构医疗废物管理办法》中规定，化学性废物中批量的废化学试剂、废消毒剂应当交由专门机构处置；批量的含汞的体温计、血压计等医疗器具报废时，应当交由专门机构处理。但是目前，批量化学性废物和含汞的需报废的医疗器具等化学性医疗废物的处置仍是困扰医疗机构的问题。一方面一些地区缺乏有资质的专门处理机构，另一方面，出于经济方面的考虑，专门机构不愿意回收，或医疗机构无力承担，导致一些医疗机构的化学性废物堆放，或者直接倒入下水道，不符合国家要求，是目前我国医疗机构医疗废物管理中的一个值得关注的话题，需要政府部门、卫生行政部门、环境保护部门整体规划，统一部署，全面协调。

对于医疗废物中病原菌的培养基、标本和菌种、毒种保存液等高危医疗废物，本次调查显示，90.6% 的采用压力蒸汽灭菌方式；3.7% 采用化学消毒方式。符合《医疗废物管理条例》和《医疗卫生机构医疗废物管理办法》中要求："医疗废物中病原体的培养基、标本和菌种、毒种保存液等高危险废物，在交医疗废物集中处置单位处置前应当就地消毒的原则"。检验科采血后的止血棉棒，96.3% 在采血大厅放置医疗废物桶或收集容器，归入医疗废物，符合医疗废物分类目录中感染性废物的分类要求。

调查结果显示：2015年94.8%的调查医疗机构建立了医疗废物暂存地，88.0%安装了防盗装置，92.7%设置了暂存地管理人员，88.5%医疗废物存放区安装了上下水设施，95.3%定期对医疗废物集中存放区域进行消毒，其中75.4%两日一次，14.1%一日一次。可见，目前多数医疗卫生机构可以做到《医疗废物管理条例》和《医疗卫生机构医疗废物管理办法》中对医疗废物暂存地的消毒要求。

95.9%的医疗机构设立了医疗废物交接登记，其中84.8%的医疗机构保存医疗废物交接登记3年以上。说明多数医疗机构可以达到医疗废物交接登记和保存资料3年以上的基本要求。

4. 医疗废物产生量和处理费用

根据郭娟等2013年调查显示[20]：目前我国绝大多数医疗机构的医疗废物处置收费方式采用按实际床位数或实际占用的床位数收取，如杭州、湖州、深圳、太原、广州、西安等地，每床每天1.7~2.5元收取，没有床位的医疗机构如个人诊所、社区服务中心、乡镇卫生院按照产量或占地面积来收取，也有部分城市按产生医疗废物重量收取处置费用。

收费标准的不统一增加了医疗机构中医疗废物处置难度，收费过高增加医疗机构的负担，若收费过低会减少医疗废物处置企业的利润，降低其投资热情。此外，如何将医疗废物处置费用纳入医疗成本，法律也未作出明确规定。有的城市将医疗废物处置费分摊给患者，而有的城市明令禁止向病人收取医疗废物处置费。

本次调查结果显示：从2000年到2015年，医疗废物产生量和医疗废物处理费用呈逐年增长趋势，且增幅较大，已经成为医疗机构不小的负担。需要各级卫生行政部门宏观统筹协调，减轻医疗机构的医疗废物处置高额费用压力，降低医院运行成本。

5. 医疗废物管理不良事件

2015年，41.9%的调查医疗机构，每年发生锐器伤针刺伤在1~9起，与过去相比，幅度较大，一方面说明锐器伤的上报程序进一步规范，减少了漏报，另一方面不排除医疗机构锐器伤发生率在增加。需要在改进技术，规范操作，减少锐器伤的同时，不断培训，增强意识，尽可能减少锐器伤的发生。医疗废物管理不良事件发生较少，7.6%的医疗机构每年有医疗废物管理不良事件的发生，也需要引起关注。92.1%的医疗机构制定了医疗废物流失、泄露、扩散和意外事故的紧急处理制度和预案，98.4%设置了相关的负责部门，67.5%的医疗机构中，医院感染管理科参与或负责紧急事故处理，承担重要角色。《医疗废物管理条例》和《医疗卫生机构医疗废物管理办法》中明确要求："医疗卫生机构应当依据国家有关法律、行政法规、部门规章和规范性文件的规定，制定并落实医疗废物管理的规章制度、工作流程和要求、有关人员的工作职责及发生医疗卫生机构内医疗废物流失、泄漏、扩散和意外事故的应急方案。并负责组织医疗废物流失、泄漏、扩散和意外事故发生时的紧急处理工作"。

目前，70.7%的医疗机构临时聘用医疗废物收集人员，84.3%开展了收集人员的体检工作，82.7%为每年一次，包括：传染病系列（乙型肝炎、丙型肝炎、梅毒、艾滋病）检查、肝功能、胸片和血常规等。基本符合《医疗卫生机构医疗废物管理办法》中规定："医疗卫生机构应当根据接触医疗废物种类及风险大小的不同，采取适宜、有效的职业卫生防护措施，为机构内从事医疗废物分类收集、运送、暂时贮存和处置等工作的人员和管理人员配备必要的防护用品，定期进行健康检查，必要时，对有关人员进行免疫接种，防止其受到健康损害"。目前 11.0% 的医疗机构目前尚未开展对医疗废物收集人员的体检工作，也是需要关注的一个问题。

（三）医疗废物管理工作中取得的成就

30 年的医院感染管理工作，特别是在近十年来，我国医疗机构的医疗废物管理从无到有，从粗放管理到精细管理，逐步完善和推进，不断规范。尤其是 2003 年之后，国家陆续制定和颁布了相关的法律法规，《医疗废物管理条例》《医疗卫生机构医疗废物管理办法》《医疗废物分类目录》《医疗废物管理行政处罚办法》《关于产妇分娩后胎盘处理问题的批复》《关于明确医疗废物分类有关问题的通知》《医疗废物专用包装袋、容器和警示标志标准》《医疗废物集中处置技术规范》《医疗废物焚烧环境卫生标准》等，为医疗机构规范医疗废物管理提供了依据。

随后，各省和医疗机构陆续制定了本省和本医疗机构相关的管理政策、策略和制度流程等，成立了医疗废物管理组织，为医疗机构医疗废物规范管理提供组织和制度保障。

目前，全国绝大多数的医疗机构能够按照医疗废物管理的相关法律法规、制度流程和指南等开展医疗废物管理。前后三十年的对比，尤其是 2003 年之后我国实施医疗废物规范管理短短十余年时间，全国医疗机构的医疗废物管理取得了突飞猛进的进展，取得了瞩目的成就，这与国家高度重视医疗废物管理，积极推进医疗废物规范化管理紧密相关。同时，各医疗机构结合实际情况，总结和探索出很多医疗废物管理的经验和亮点，如：

1. 医疗废物的再利用：医疗机构产生的医疗废水经过无害化处理后，用于制作假山上的瀑布景观，供患者观赏，或者废水再利用进行浇花、洗车、冲洗路面等。如阜阳市第二人民医院、聊城市人民医院等。

2. 采用医疗废物管理信息系统，实现医疗废物管理全流程追溯，如北京友谊医院、烟台硫磺顶医院、无锡市人民医院等。江苏省人民医院使用一次性医疗废物条码封口带，各病区对应封口条码，通过电子扫描条码可追溯医疗废物的详细信息，便于医疗废物管理，减少病房医疗废物称重的负担，避免医疗废物遗失等情况。中山大学孙逸仙纪念医院与无害化处理中心使用二维码扫描电子信息交接，交接信息及时上传到各管理部门，进一步加强医疗废物的规范管理。

3. 减少一次性用品的使用，减少医疗废物产生：将消毒供应室一次性无纺布包装材质更换为可复用布类材质如山西大医院；使用酒精浸泡消毒代替含氯消毒剂；物体表面消毒擦拭选用含季铵盐类消毒剂的一次性医用抹布擦拭；电子血压计代替含汞血压计；电子体温计代替含汞体温计等如晋中市人民医院、赣州市人民医院、长沙市中心医院等。

（四）医疗废物管理工作中存在的问题和对策

1. 存在问题：十多年的发展和完善，我国在医疗废物管理方面取得了巨大进步，但是目前，我国医疗废物管理法律制度体系尚不够完善，法理基础尚不够充分，实际中医疗废物管理现状仍令人担忧。同时，我国地域辽阔，各地经济发展不均衡，医疗机构数量庞大、规模、等级、技术水平和管理理念千差万别，医疗废物的管理能力水平和现实情况存在很大差异，尤其是基层医疗机构，目前医疗废物管理还存在很多问题：

（1）一些医疗废物管理的法律法规还存在空白，需要补充完善和更新，一些地区的医疗废物管理的监督力度不够，全社会的医疗废物管理观念不强，认知度不高。

（2）一些基层医疗机构尚未实现医疗废物的集中处理：目前一些基层医疗机构尤其是边远贫困地区的医疗机构仍未实现医疗废物的集中处置，存在医疗废物混入生活垃圾或随意扔弃的现象。

（3）部分医疗机构医疗废物暂存地贮存时间超过2天：医疗废物集中处置机构未能按要求及时回收，导致医疗机构医疗废物暂时贮存时间超过2天，不符合国家要求，存在潜在危险。

（4）一些地区的化学性废物堆放，无专门的具有资质的机构回收，无害化处理还存在一定难度。

（5）日益增多的医疗废物的产生、医疗废物处置的高额费用已经成为医疗机构的负担，甚至到了无法承受的地步，同时也给环境保护增加了巨大压力。

（6）一次性高值耗材的使用问题：由高质优良材质制成，费用高昂，一次性使用造成极大浪费，不法商人违法回收再利用，重复使用缺乏相关依据。

（7）一次性注射器、输液器、锐器盒等一次性医疗用品的使用量大，且均是由优质材质制成，不仅产生医疗废物数量多，直接废弃焚烧也造成巨大的资源浪费。

（8）卫生行政部门、环保部门、卫生监督部门及相关监督部门对医疗废物处置管理的相关法律法规认识理解不一致，检查标准不一致，导致督查过程中常产生争议。

（9）医疗废物处置的新技术、新设备开发、推广和广泛应用不足。

2. 对策与建议

（1）国家应进一步建立健全医疗废物管理相关法律法规，并根据社会、经济、科学技术等发展不断更新，为创建可持续发展、循环经济、资源节约型社会提供法律保障。

（2）基层医疗机构是医疗废物管理的薄弱环节和重要环节，建议尚未实现医疗废物集中处置地区的人民政府尽快组织建设医疗废物集中处置设施，各地区人民政府、卫生行政主管部门、环境保护部门各司其职，全程无缝实现对医疗机构医疗废物的收集、运送、贮存、处置等统一监督管理。

（3）国家层面出台医疗废物减量化、资源化、无害化实施细则，建立医疗废物循环利用体系，便于操作和落实。遵从近年来国际社会普遍认可的医疗废物管理原则"梯次优先管理原则"，即第一位减少医疗废物的产生，第二位尽量重复使用，第三位推行回收利用（无害化处理后资源回收再利用），第四位带热回收的焚烧。同时遵循"人类健康第一""坚持预防为主"原则，减少医疗废物的产生和污染。降低医院运行成本，提高资源回收利用率。

（4）国家层面出台高值耗材使用细则，提高利用率，减少资源浪费。

（5）改变基层医疗机构图片成像方式，使用电子成像方法，不使用传统的显影剂和造影剂等。

（6）上级部门确定有资质的机构统一回收病理科的二甲苯等化学性废物，通过转化变废为宝，重新利用。

（7）统一各部门医疗废物督查标准，监督工作统一化、标准化，真正落实医疗废物管理的有效监督。

（8）合理科学的医疗废物与生活垃圾分类，减少医疗废物的种类，降低感染风险。从源头实现医疗废物的减量化。

（9）加大国家环保投入，提高科研经费的投入和政策支持，加强环境无害化处理处置先进技术和设备的研发、引进和推广，改良工艺，提高资源再利用和无害化程度。

四、中国医疗机构医疗废物管理工作的发展趋势

通过梳理国内外医疗废物管理近 30 年的发展和变迁史，无论是从政府管理部门，还是医疗卫生机构；无论是从国家基本法，还是医疗卫生机构的规章制度；无论是从传统的丢弃填埋，还是现如今的集中处置，医疗废物规范化管理工作走过了一段漫长的过程，截至今天，仍然存在一些不规范的行为和环节，但是相信在不久的将来，随着政府部门的投入与支持，各级卫生行政部门强化监督管理，环境保护部门的参与，医疗卫生机构内部加强管理，我们国家的医疗废物管理工作将越来越规范合理，我们人类赖以生存的环境也会越来越美好。

（1）健全的医疗废物法律法规体系：根据医疗废物管理现状和发展趋势，不断建立健全和更新符合实际情况的医疗废物管理法律法规，与社会经济、环境保护、医疗卫生技术的发展相适应，可持续发展，执行效率高，监督力度强，易于操作，真正落实医疗废物有效高效管理。

（2）社会和公众的环保理念不断提高：通过各种途径，提高公众参与决策制定和监督的理念和意识，社会各界和公众参与医疗废物管理和环境保护过程，推动医疗废物管理决策的实施。

（3）完善的管理体系：由政府牵头、卫生行政部门、环保机构、物价部门、医疗废物处置部门和医疗机构共同构成的医疗废物管理体系，综合考虑环境、社会、经济和技术等多种因素的影响，达到社会效益和经济效益平衡[21]。

加大对偏远、贫困地区医疗废物管理的投入，适当给予政策倾斜，逐步实现由部分基层医疗机构自行处置医疗废物向完全实现集中处置过渡，切实做好医疗废物的统一收集、收运和集中处理。

建立健全处置医疗废物收集、登记、运送、贮存和无害化处理全过程管理细则，责任到人；制定科学的、人性化的、具有可操作性的、并行之有效的规范的操作流程，同时构建各相关部门平台共同负责指导、监督、检查医疗机构医疗废物管理情况平台，确保管理落实到位，防止因医疗废物处置不当造成伤害和环境污染事故发生[22]。

（4）医疗废物的减量化、资源化和无害化：加强对医疗废物的源头控制，减少医疗废物产生量，指导并帮助解决基层在实际操作中确实存在难以解决的实际问题，严格执行国家法规医疗机构对医疗废物实现科学合理分类，最大程度从源头减少医疗废物的产生[22]，建立完整的医疗废物回收利用制度，科学有效的奖惩机制，适宜的医疗废物处置费用。最

大限度落实医疗废物的减量化、资源化和无害化。

（5）医疗废物的信息化管理："互联网"背景下，建立全国联网的医疗废物信息化管理系统，医疗废物协作处理和管理运行信息平台不断推广应用，实现对每一个包装物的医疗废物种类、重量、处理状态、运送车辆、实时定位等相关信息进行数据库管理，减少中间环节、避免丢失，易于追溯，减少人力成本，强化管理。

（6）加大科研投入，不断更新处理设备，研制开发和引进医疗废物无害化和资源化先进技术设备。对于已经趋于成熟的技术加强推广应用，真正意义上实现医疗废物的减量化、资源化、无害化和科学规范化管理。例如，德国在处理医疗废物的过程中，将能够燃烧的垃圾进行分类，集中起来作为废物焚烧，在燃烧过后，并将其回收；在焚烧工艺方面，由低温燃烧转变为高温燃烧，在焚烧规模上，由分散焚烧转变为集中焚烧，最大限度地减少污染物的排放，进而不断提高医疗废物处理效率。

医疗废物管理未来30年发展规划：

1）在未来的5到10年内，建立健全完善的医疗废物管理法律法规，全国所有医疗机构全部实现集中处置的基础上，医疗废物产生最小化，基本实现医疗废物互联网信息化全过程化规范管理。

2）在未来的10到20年内，可持续发展的循环经济的资源节约型社会基本形成，全社会医疗废物管理体系基本完善，医疗废物资源回收再利用体系基本运行，公众积极参与医疗废物政策和策略的制定实施和改进。

3）在未来的20到30年内，医疗废物管理与社会经济发展、环境协调高度统一，协调发展，全社会的医疗废物减量化、资源化、无害化运行良好。可持续发展、循环经济、资源节约再生利用社会良性发展，顺畅运行。

（杨　芸　申俊萍　白丽霞　薛文龙　朗耀雄　赵东蓠　付　强）

参 考 文 献

［1］中华人民共和国卫生部．医疗卫生机构医疗废物管理办法．北京：中华人民共和国卫生部，2003.10.11.

［2］国家环境保护总局监督管理司．中国环境影响评价培训教育：中国危险物品名录．北京：化学工业出版社，1992：58.

［3］侯铁英．医疗废物处理的研究进展．中华医院感染学杂志，2006，16（12）：1438-1440.

［4］2005年我国危险废物将"转危为安".水利电力劳动保护，2002.

［5］杨水文．重庆市医疗废物处置现状及对策建议研究．环境科学与管理，2015，40（12）：81-84.

［6］重庆市卫生和计划生育委员会．2014重庆市卫生和计划生育主要统计数据．重庆：重庆市卫生和计划生育委员会官网，2015（4）：17.

［7］重庆市环境保护局．2007—2014年重庆市固体废物污染环境防治信息．重庆：重庆市环保局政府公众信息网，2008-2015.

［8］王晓冬．关于对黑龙江省部分地区医疗废物管理情况的调研分析研究．环境科学与管理，2014，39（5）：5-8.

［9］朱丹．2015年深圳市医疗卫生机构医疗废物专项监督结果分析．预防医学与公共卫生，2016（1）：100-101.

［10］陈静，裴红生，凌汉栋，等．医疗废物管理的调查及分析．中华医院感染学杂志，2004，14（12）：1385-1388.

［11］熊星．持续质量改进在医院医疗废物处置管理中的应用效果分析．中国地方病防治杂志，2014，29（S1）：339.

［12］朱丹．2013 年深圳市医疗废物监管工作的分析与建议．卫生经济．2014，13（2）：43-44.

［13］杨鑫，李巧利．2012 年内蒙古自治区部分医疗机构医疗废物管理现状调查及分析．疾病监测与控制，2015，9（9）：639-641.

［14］兰德增，吴晓熙，李冬梅，等．辽宁省 2013 年医疗机构医疗废物管理现状调查．中国护理管理，2015，15（1）：86-89.

［15］李平．某院 2011—2013 年血源性职业暴露监测分析．现代医药卫生，2014，30（14）：2228-2229.

［16］徐瑞妙．基层综合医院医务人员职业暴露情况分析与防控策略．中国实用医药，2014，9（17）：259-261.

［17］雷小玲，邹瑞芳．乡镇卫生院医疗废物管理现状与对策．中华医院感染学杂志，2011，21（17）：3695.

［18］吴堃．村医院医疗废物焚烧填埋现况分析．现代预防医学，2016，43（3）：415-417.

［19］王柏松，周冀武，韩云霄．银川市三区医疗机构医疗废物集中处置现状分析．宁夏医学杂志，2015，37（5）：455-456.

［20］郭娟．我国城市医疗废物管理法律制度研究．西南大学硕士学位论文：18-19.

［21］于志臻，顾翔宇，曹敏华等．基层医疗废物管理现状的研究．中华医院感染学杂志，2010，20（12）：1772-1773.

［22］孙辉，徐凌忠，何江江．医疗机构医疗废物管理现状与对策研究．预防医学论坛，2008，14（5）：469-471.

第五章

重点环节的医院感染管理

第一节　手术部位感染的监测与防控

一、手术部位感染的概念与工作开展的背景意义

1. 概述

手术部位感染（surgical site infection，SSI）作为外科术后常见并发症，直接关系到医疗质量和患者生命安全。在手术患者中，SSI 的发生常与再次手术、再入院、入住重症监护室、住院时间延长、死亡率增加等联系在一起，SSI 患者与非 SSI 患者相比，死亡风险高出 2-11 倍，住院天数延长 7-11 天[1]。手术部位感染率在不同的国家和地区差异较大，可能与所实行的手术和研究人群之间的差异不同有关。据美国国家医院感染监测系统（National Nosocomial Infection Surveillance，NNIS）2008—2010 年的监测数据，SSI 总体发生率为 2.17%[2]，2010—2011 年英国国家健康服务系统（National Health Service，NHS）监测数据，SSI 总体发生率为 1.44%[3]，欧洲医院感染监测控制网（The Hospital in Europe Link for Infection Control through Surveillance，HELICS）2007 年报道的 SSI 总体发生率为 2.94%[4]，2014 年我国医院感染现患率调查报告，SSI 总体发生率为 1.39%[5]。手术部位感染的发生不仅延长患者住院时间，增加患者的痛苦和治疗费用，而且是医患矛盾的重要导火索，已成为备受关注的医院感染类型。目前中国的手术部位感染工作进入了一个重要的发展阶段，对我国 SSI 防控工作进行总结，有助于掌握我国现阶段手术部位感染管理的状况，总结我国医院 SSI 防控工作的成功经验和不足，规划未来手术部位感染管理的方向和重点，提高我国医院的 SSI 防控能力，为患者营造安全、健康的医疗环境。

2. 手术部位感染的定义

（1）基本概念

手术部位感染（surgical site infection，SSI）是指术后 30 天以内、异物植入术后 1 年内，发生干或接近手术切口部位的感染，包括表浅切口感染、深部切口感染、器官腔隙/感染。

（2）手术切口分类

1）清洁切口（Ⅰ类切口）：手术未进入炎症区，未进入呼吸、消化及泌尿生殖道，以及闭合性创伤手术符合上述条件者。

2）清洁-污染切口（Ⅱ类切口）：手术进入呼吸、消化及泌尿生殖道但无明显污染，例如无感染且顺利完成的胆道、胃肠道、阴道、口咽部手术。

3）污染切口（Ⅲ类切口）：新鲜开放性创伤手术；手术进入急性炎症但未化脓区域；胃肠道内容有明显溢出污染；术中无菌技术有明显缺陷者。

4）污秽-感染切口（Ⅳ类切口）：有失活组织的陈旧创伤手术；已有临床感染或脏器穿孔手术。

（3）手术部位感染判断标准

外科手术部位感染分为切口浅部组织感染、切口深部组织感染、器官/腔隙感染。

1）切口浅部组织感染。手术后 30 天以内发生的仅累及切口皮肤或者皮下组织的感染，并符合下列条件之一：切口浅部组织有化脓性液体；从切口浅部组织的液体或者组织中培养出病原体；具有感染的症状或者体征，包括局部发红、肿胀、发热、疼痛和触痛，外科医师开放的切口浅层组织。

2）切口深部组织感染。无植入物者手术后 30 天以内、有植入物者手术后 1 年以内发生的累及深部软组织（如筋膜和肌层）的感染，并符合下列条件之一：从切口深部引流或穿刺出脓液，但脓液不是来自器官/腔隙部分；切口深部组织自行裂开或者由外科医师开放的切口，同时，患者具有感染的症状或者体征，包括局部发热，肿胀及疼痛；经直接检查、再次手术探查、病理学或者影像学检查，发现切口深部组织脓肿或者其他感染证据

3）器官/腔隙感染。无植入物者手术后 30 天以内、有植入物者手术后 1 年以内发生的累及术中解剖部位（如器官或者腔隙）的感染，并符合下列条件之一：器官或者腔隙穿刺引流或穿刺出脓液；从器官或者腔隙的分泌物或组织中培养分离出致病菌；经直接检查、再次手术、病理学或者影像学检查，发现器官或者腔隙脓肿或者其他器官或者腔隙感染的证据。

（4）手术部位感染危险因素

手术部位感染影响因素众多，感染的发生通常是多种因素共同作用的结果。对以往相关文献进行归纳总结，手术患者发生 SSI 的危险因素包括患者方面和手术方面。患者方面主要与年龄、营养状况、免疫功能有关，手术方面主要与手术室环境、手术器械的灭菌、手术过程的无菌操作、手术技巧等有关，手术操作时间是 SSI 的风险因素，手术时间长会造成更多组织干燥、增加细菌暴露机会，但更深层次地隐含了有可能是手术困难、手术复杂、大量瘢痕、患者肥胖暴露困难等不能测量的因素。医生的技巧是决定 SSI 最重要的风险因素之一，但有效测量外科医生手术技巧与 SSI 风险之间的关系非常困难。

二、国际手术部位感染的历史与现状

手术部位感染的控制经历了一个漫长的过程，其内涵与外延亦随着医学的发展而不断深入。美国国家医院感染监测系统于 1999 年放弃医院范围的全面综合性监测，集中重点于成人及儿童 ICU、外科手术切口，以它为模板，欧洲各国，如德国 KISS、英国医院感染全国监视服务系统 NINSS 纷纷仿效，欧盟各国还成立了旨在对成员国医院感染率进行综合比较分析的系统。为预防与控制手术部位感染，不同国家和地区相继颁布了各自的预防指南。1999 年 4 月美国疾病预防与控制中心（CDC）发布的《手术部位感染预防指南》是最经典的指南，该指南对手术部位感染的定义、诊断标准、微生物学、发病机制、危险因素、预防措施、SSI 的监测及评估进行了详细描述，并且基于不同级别的研究证据，推荐的措施级别也不相同。英国国家卫生与临床优化研究所（NICE）2008 年 10 月发布的《手术部位感染预防与治疗指南》是对美国 CDC 指南的更新和补充，对于美国 CDC 指南中未涉及的问题如术中保温、围手术期给氧、电刀使用、手术薄膜、伤口冲洗等进行了详细描

述，对美国 CDC 指南中一些没有明确的问题，如机械性肠道准备、鼻腔去定植等问题也根据现有的证据进行了解答。中国香港卫生署、澳大利亚卫生署等也发布了相应的 SSI 防控指南。在这些指南中美国 CDC 指南发布最早，使用时间最长，随着时代变迁及一些新的证据的出现，2014 年美国感染病学会和美国医疗保健流行病学学会（IDSA/SHEA）发布了最新版《手术部位感染预防指南》。世界卫生组织"病人安全"项目于 2012 年开始启动全球性手术部位感染（SSI）预防指南的制定工作，并将于 2016 年正式出版[6]。该指南在以下几方面进行了更新：①术前沐浴以降低 SSI 发生率仅是临床规范，并无循证医学证据支持，不推荐术前使用洗必泰擦拭巾。②推荐手术部位消毒使用含碘伏或氯己定的酒精类消毒液。③推荐在切皮前 120 min 内预防性应用抗生素，但同时须考虑抗生素半衰期。④推荐全麻气管插管的结直肠手术成年病人术中和术后 2～6 h 吸入 80% 浓度的氧气。⑤不建议术中施行目标导向性液体治疗或限制性液体治疗以降低 SSI 发生率。⑥建议对清洁-污染切口和污染切口的腹部手术使用伤口保护套减少 SSI 发生。

不同的国家和地区发布的 SSI 防控指南，其相关防控措施、证据级别、推荐强度等可能有所差别，而且随着技术和方法的更新，有关预防手术部位感染的临床研究证据不断出现，经指南推荐和循证医学证实，围手术期抗菌药物合理使用、手术室环境控制，手术器械灭菌、加强无菌技术操作、开展监测等都是预防手术部位感染的有效措施，一些有争议的预防措施还需要更多的证据来证实其有效性。干预组合措施是一种预防和控制 SSI 的全新策略，现有资料表明使用干预组合措施能够显著降低 SSI 的发病率，但在实施过程中需要关注医务人员对干预组合措施的依从性。

三、中国手术部位感染开展的历史沿革与现状

（一）中国手术部位感染开展情况的历史沿革及各时期的特点

中国的手术部位感染控制工作起步较晚，但近年来，通过学习和借鉴发达国家的一些感染控制先进的理念和技术，发展迅速，从标志性的时间点 1994 年开始，到目前经历了三个重要的发展阶段。

1. 兴起阶段

1994 年原卫生部颁布的《医院感染管理规范》明确了医院感染监测的任务，也明确了 SSI 属于监控的范围，但那时对手术部位感染只是做发病率的统计，发病率的数据主要来自于医生上报和病案统计科数据，信息滞后。1998 年深圳市妇儿医院手术切口感染暴发事件引起了各级卫生行政部门对我国医院感染管理工作的重视和反思，原卫生部于 2000 年重新修订和发布了《医院感染管理规范》，对医院感染管理的组织、职责、重点部门和重点部位的感染防控等各项工作都给予了规范性要求。本次手术部位感染暴发事件也引起了各级医疗机构对手术部位感染的重视，手术部位感染控制工作开始受到关注。

2. 全面启动阶段

为了加强医院感染管理工作的进行，我国原卫生部组织相关专家通过参考美国 CDC1992 标准，于 2001 年颁布了《医院感染诊断标准（试行）》，其将手术部位感染分为

三类：表浅切口感染、深部切口感染、器官腔隙感染。消毒灭菌是有效预防手术部位感染的重要举措，2002 年原卫生部颁发的《消毒技术规范》《抗菌药物临床应用指导原则》《医院感染管理办法》进一步提高了各医疗机构对医院感染的认识，促进了手术部位感染的防控工作。2005 年的安徽宿州眼球感染暴发事件及 2009 年的广东汕头剖宫产切口感染事件再次给各级卫生行政部门敲响了警钟，原卫生部 2009 年出台了《医院感染监测规范》《医院消毒供应中心管理规范》《医院消毒供应中心技术规范》《医院消毒供应中心灭菌技术监测标准》，2010 年出台了《外科手术部位感染预防科控制技术指南》这些法规、文件的出台，逐步完善了我国手术部位感染的预防和管理，为指导与规范手术部位感染的预防与控制提供了技术依据。2008 年，手术部位感染目标性监测工作开始在国内大多数医院开展，监测的手术类型主要局限普外、妇产科、骨科等手术。

3. 快速发展阶段

2010 年以后，随着整个卫生行业医院感染管理工作的蓬勃发展及医疗系统信息化工作的推进、抗菌药物管理及临床微生物室的发展，我国手术部位感染监测与防控工作开始了新的局面。从结果监测过渡到过程监测，从手工统计到信息预警，手术部位感染防控工作有了质的飞跃。

（二）中国手术部位感染工作的现状

我国手术部位感染管理经过 20 年的发展，进步显著，但仍存在诸多问题，为掌握我国现阶段手术部位感染管理的状况，规划未来手术部位感染管理的方向和重点，课题组于 2016 年 3—5 月，在国家卫计委和中国医院协会医院感染管理专业委员会的组织下，对我国手术部位感染工作现状进行了调查，本次调查覆盖全国 14 个省（市）、自治区共 199 家医院，东部地区 116 家，中部地区 59 家，西部地区 24 家；三级医院 118 所，二级医院 81 所；本次调查是我国迄今为止参与单位最多、覆盖地区最广的一次关于手术部位感染管理工作现况的专项调查，基本可以体现我国当前手术部位感染管理的水平和发展动力。

1. 手术部位感染组织制度建设

我国有关手术部位感染的三级管理组织体系及制度建设比较健全。本次调查资料显示，99% 的医院设立了医院感染管理委员会，成立外科临床科室感染控制小组的医院从 2010 年的 85% 上升到 2015 年的 93%，89% 的医院制定了本医院的手术部位感染的预防与控制制度及操作规程。

手术部位感染监测结果反馈是手术部位感染监测计划的一部分，调查医院中，84% 的医院将手术部位感染监测结果反馈给被监测科室，46% 的反馈给被监测科室的同时也反馈给医院感染管理委员会或上级部门，大多数医院反馈给被监测科室是每月或每季反馈一次，反馈给医院感染管理委员会或上级相关部门是每半年或每年反馈一次。35% 的医院中临床科室有每季度一次的总结分析。

培训是提高手术相关人员的感染防控意识重要措施，本次调查显示，大多数医院每年对外科手术相关人员的培训次数为 2 次左右，培训覆盖面包括临床医护人员、手术室护士、供应室人员的医院占 67%。

2. 手术部位感染监测情况

手术部位感染监测是感染管理的重要组成部分，也是防控的基础。手术部位感染监测计划主要包含以下几种要素：报告发现病例的方法、使用的手术部位感染定义、资料来源、监测的手术类型、监测结果分析方法及联系外科医生的方法。

（1）手术部位感染病例发现和报告

医院感染信息系统是手术部位感染监测的重要保障，本次调查显示，199 所医院中，63% 的医院感染信息系统实现了与医院 HIS 系统对接，38% 的医院感染信息系统实现了与 HIS、LIS、PACS 系统及手术室麻醉系统的对接，但问及是否能够满足手术部位感染监测工作需要时，只有 28% 的医院认为可以满足工作需要。

近年来，手术部位感染病例发现和报告的内容和方法发生了很大的变化，充分利用了信息化优势，工作更高效。手术部位感染病例的报告方式，以网络报告为主的有 135 所，占 67%，以卡片报告为主的占 31%，有 28% 的医院在进行卡片报告的同时通过电话报告。从所调查 199 所医院开始网报的时间看，我国最早开始实行网报的是北京安贞医院，其在 2003 年开始网报，到 2010 年网报的医院增加到 40 所，到了 2014 年激增到了 114 所。

本次调查医院中，有 61.3% 的医院实现了疑似病例信息化预警，三级医院实现信息化预警的医院占 69.49%，二级医院占 50.61%。从所调查 199 所医院开始预警的时间看，2012 年之前能实现疑似病例信息化预警的只有 11 所，占 5%，到 2014 年激增到了 87 所，占 44%，仅 2 年时间增长了 39%，说明医院感染信息化发展迅速。

（2）手术部位感染率变化

从 2010 年到 2015 年，各级医院手术量都在激增，但总的手术部位感染率呈下降趋势，2010 年手术部位感染率为 0.87%，2015 年手术部位感染率为 0.51%，2010 I 类切口感染率为 0.38%，2015 I 类切口感染率 0.31%，说明近几年手术部位感染防控工作卓有成效（表 5-1-1）。

表 5-1-1 2010—2015 手术部位感染率（%）

	东部		中部		西部	
	三级	二级	三级	二级	三级	二级
2010 手术部位感染率（%）	0.36	0.33	0.27	0.46	0.60	0.96
2010 I 类切口感染率（%）	0.59	0.21	0.28	0.56	0.50	0.21
2015 手术部位感染率（%）	0.31	0.34	0.25	0.24	0.53	0.46
2015 I 类切口感染率（%）	0.12	0.23	0.17	1.02	0.20	0.55

（3）手术部位感染病原体变化

手术部位感染的病原体在不同国家、地区和医院存在很大差异，即使在同一所医院随着抗菌药物使用的变迁，也在不断变化。本次调查显示，2010 年手术部位感染检出的病原体主要为金黄色葡萄球菌、大肠埃希氏菌、表皮葡萄球菌、肺炎克雷伯杆菌，到 2015 年，手术部位感染检出最多的依然是金黄色葡萄球菌、大肠埃希菌，但随着抗菌药物使用的变化及病原微生物送检率的提高，检出的病原菌种类逐渐增多，包括：鲍曼不动杆菌、铜绿假单胞菌、阴沟肠杆菌、奇异变形杆菌、粪肠球菌也成为常见菌等。

（4）手术部位感染目标性监测工作开展

手术部位感染目标性监测是针对重点人群开展的主动性监测。本次调查的199所医院中，全国80%以上的医院都开展了手术部位感染目标性监测，三级医院开展的占88.13%，二级医院占80.24%，问及未开展目标性监测的37所医院的原因时，37.3%的医院认为主要原因是人员不足。从所调查199所医院开始目标性监测的时间看，最早开始的医院是2003年，到了2010年达到了85所，到了2014年达到160所。

手术部位感染监测应明确监测目标，不同的手术类型，感染率不同，监测的重点应针对感染危险性高的手术。从目标性监测的手术类型发展变迁来看，2010年监测的手术类型主要是胆囊、结直肠、剖宫产、子宫切除、甲状腺等。随着监测工作的不断开展，人们认识到手术部位感染目标性监测应优先考虑可能造成死亡、残疾、再次手术、增加工作量的SSI。不会造成上述后果的、门诊可以轻易治疗、不会明显增加治疗费用，不影响患者恢复正常生理功能的SSI的优先级别被降低，到2015年那些累及心脏、神经、骨、关节的手术受到关注，很多医院开展的目标性监测类型开始包含心外科手术、关节置换手术、神经外科手术等。

（3）手术患者出院后随访

大部分SSI发生在术后3~5日，有40%左右的SSI发生在出院后。随着外科手术的微创化，术后住院天数缩短的趋势也越来越明显，这意味着仅在患者住院期间进行监测会低估SSI发生率。出院后监测应是SSI监测的重要内容之一，但是本次调查发现，我国开展出院后随访的医院不到40%，未开展随访的原因主要是院感专职人员不足，担心随访时沟通不畅引发医患纠纷。目前大多数医院随访的方法是给手术医生或患者发放调查表，电话随访手术医生或患者。

3. 手术部位感染防控情况

（1）抗菌药物使用

预防性使用抗菌药物可以降低手术部位感染发生已不容置疑，目前关注比较多的是使用率和使用时机问题。2008年英国NICE版指南指出，应在开始麻醉时静脉给予抗菌药物。静脉制剂快速给药保证皮下组织内药物在切皮时达到有效抗菌浓度，并维持到术后4小时；若患者术中失血量>1500ml或手术时间>3h则需术中追加一次抗菌药物使用。2014年IDSA/SHEA版《手术部位感染预防指南》建议依据以循证医学证据为基础的标准及指南，对患者预防性使用抗菌药物，推荐切皮前0.5~1h内开始用药，最大限度增加组织部位药物浓度，万古霉素和氟喹诺酮类药物可以于切皮前2h给药。我国卫计委《抗菌药物临床应用指导原则（2015年版）》提出抗菌药物应在术前2h内使用，预防Ⅰ类切口预防性抗菌药物使用比例不得超过30%，使用时间不超过24h。本次调查显示，2010年Ⅰ类切口抗菌药物使用率为42.3%，2015年为29.8%，从全国来说已达到原卫生部<30%的标准。国内外手术部位感染防控指南均提出预防性抗菌药物使用应在术前0.5-2h给予，本次调查显示2010术前0.5-2h给药执行率为20.7%，2015术前0.5-2h给药执行率为49.8%，提高了近30个百分点，显示了我国在抗菌药物管理方面的成效。见表5-1-2。

表 5-1-2　手术患者预防性抗菌药物使用情况

	东部		中部		西部	
	三级	二级	三级	二级	三级	二级
2010 Ⅰ类切口抗菌药物使用率	43.97	32.42	58.04	71.03	49.32	62.85
2010 术前 0.5~2h 给药执行率	32.90	21.29	30.85	25.00	8.33	12.29
2015 Ⅰ类切口抗菌药物使用率	19.86	31.65	38.07	36.80	31.65	25.80
2015 术前 0.5~2h 给药执行率	46.65	36.20	44.60	66.67	74.67	38.39

（2）手术区皮肤准备

手术区皮肤准备是预防 SSI 的重要环节，大量证据表明，对于大多数 SSI 患者，病原菌的来源是患者皮肤黏膜或空腔脏器的内在菌群，正常皮肤有大量的细菌寄居，一旦皮肤完整性受到破坏，便可引起局部感染。因此在患者手术前，采取手术区皮肤清洁、去除毛发、手术区皮肤消毒都是降低皮肤上细菌的重要措施。

1）皮肤准备

近年来，剃去手术区毛发被不断受到质疑，认为完整的皮肤组织结构是机体与外界环境之间的天然屏障，术前剃毛备皮破坏皮肤完整性，造成肉眼看不见但实际存在的表皮组织损伤，这些损伤成为细菌进入机体的门户，增加 SSI 感染风险。因此，手术前备皮应在尽可能不损伤皮肤完整性的情况下，短时间内去除皮肤表面污垢，清除暂居菌，减少常驻菌，以减少 SSI 风险。2010 年我国手术部位感染防控指南均提出不应常规去除毛发，2014版美国手术部位感染防控指南指出，除非毛发干扰到手术操作，否则无需去毛；若需去除毛发，应在手术室外使用推剪或使用脱毛剂去除。本次调查的 199 所医院中，只有 7 所常规不去除毛发，占到调查医院的 3.51%，刀片刮除占 63.31%，化学脱毛法占 11.55%，电动剪毛占 8.54%。本次调查也发现，在备皮时间的选择上，大多数医院依然沿用习惯做法，在术前一日备皮，术前 2h 备皮的不到调查医院的 20%。

手术前皮肤准备更重要的是手术部位皮肤的清洁与消毒，有多种清洁方法可以降低患者皮肤上定值的细菌，目前行之有效的是术前沐浴。研究证据表明，术前用抗菌沐浴液效果优于普通皂液。本次调查医院中，术前使用氯己定的医院有 2 所，占 1.01%，大多数的医院是在病情容许的情况下告知患者进行常规沐浴。

2）手术区皮肤消毒

术前皮肤消毒的目的是降低手术野皮肤的菌落数，保持术中有效的消毒浓度，与常规操作用的皮肤消毒剂不同，用于手术部位的皮肤消毒剂要求有持续的残留活性，才能保证在接下来持续的手术操作时间内，手术部位持续保持无菌状态。英国 2008 年手术部位防控指南及美国 2014 版手术部位防控指南推荐的皮肤消毒剂为氯己定或聚维酮碘，目前的一些研究证据证明氯己定的抗菌活性持久性优于聚维酮碘，原因是氯己定与皮肤有良好亲和性，吸附并残留在皮肤表面，从而表现出在皮肤上的长效抗菌效能，聚维酮碘的抗菌活性在接触血液后减弱。本次调查的 199 所医院中，使用氯己定作为手术区域消毒剂的医院只有 3 所，占 1.5%，使用聚维酮碘的占 71.35%，使用碘酒–酒精的占 15.07%。

（3）术中保温

在全身麻醉的患者中，低体温的发生率为 50% ~ 70%[7]，而我国由于麻醉过程中不是常规监测体温，因此大量的低体温患者没有被发现，更没有采取积极的干预措施。低体温降低了皮下组织血流，造成局部组织缺氧，降低机体对 SSI 的防御能力。在美国 2014 版手术部位感染防控指南被作为 I 级证据推荐。本次调查的 199 所医院中，采取保温措施的医院占到 67%，在采取保温措施的医院中，都选择的有加盖被子，在此基础上液体加温的医院占 53.26%，使用加热毯的医院占 33.66%，升高室温占 32 %。

（4）手术贴膜

常规术前皮肤消毒不能完全清除毛囊及皮肤深层的细菌，皮肤切开以后，血液作为良好的滋养剂，细菌很快繁殖并向切口转移，手术切口贴膜可与切口部位皮肤紧密粘贴，防止皮肤菌落的移行和沾染切口。本次调查医院中使用普通手术贴膜的医院占 64.32%，含碘手术贴膜的占 18.09%，薄膜类手术铺巾占 8.04%。伤口保护套可拓宽手术野，保护切口免受污染，2014 年美国手术部位感染防控指南对此进行了推荐，目前这一保护措施使用的医院达到 14.07%。

4. 手术部位感染暴发情况

调查近 5 年是否发生过手术部位感染暴发，199 所医院中填报了 3 起手术部位感染暴发事件，部位均是深部切口，2 起发生在普外科，病原菌是大肠埃希菌，1 起发生在骨科、病原菌是金黄色葡萄球菌。这 3 起暴发事件，并没有找到暴发原因，只是提示可能与手术室环境有关。

（三）手术部位感染工作取得的成就

近 30 年来，我国医院感染管理工作取得了长足的发展与进步，手术部位感染管理作为医院感染管理的重要组成部分，成效显著，尤其是近 10 年，手术部位感染监测与防控工作有了质的飞越。无论从各级卫生行政部门的重视程度，各级医疗卫生机构领导的支持力度，还是广大医务人员对手术部位感染的认知程度，都有了非常明显的提高。

1. 手术部位感染制度规范体系不断完善，2001 年颁布的《医院感染诊断标准（试行)》，2002 年原卫生部颁发的《消毒技术规范》《抗菌药物临床应用指导原则》《医院感染管理办法》，原卫生部 2009 年出台了《医院感染监测规范》《医院消毒供应中心管理规范》《医院消毒供应中心技术规范》《医院消毒供应中心灭菌技术监测标准》，2010 年出台了《外科手术部位感染预防科控制技术指南》这些法规、文件的出台使手术部位感染管理工作有章可循、有法可依，规范了各级医院的手术部位感染的防控工作。

2. 近 30 年来我国医院手术室和消毒供应中心的建设得到飞速发展，管理也日益加强。特别是在 2009 年原卫生部出台了《医院消毒供应中心管理规范》《清洗消毒及灭菌技术操作规范》《清洗消毒及灭菌效果监测标准》（WS 310.1/2/3-2009）三个强制性行业标准后，消毒供应中心的建设得到迅速发展。手术室和消毒供应中心的发展为手术环境的清洁和手术器械的灭菌提供了重要的安全保证。

3. 在信息化的推动下手术部位感染监测由结果监测向过程监测转变，一些医院感染信息系统与 HIS、LIS、PACS、手麻系统对接良好，可对手术患者实行全过程监控，部分三甲医院已实现了手术部位感染疑似病例的监测预警，为干预措施提供数据支持，提高了工作效率和管理水平。

4. 手术部位感染监测不断发展，基本上所有的被调查医院都开展了手术部位感染发病率监测，80% 以上的医院都开展了主动的手术部位感染目标性监测，监测面不断扩大，监测方法不断规范，为手术部位感染管理和控制提供了可靠的科学依据。手术部位感染监测工作的开展，保障了手术患者的安全，通过手术部位感染监测，收集分析数据，掌握医院手术部位感染的流行病学特点、对发病率高的手术类型，检出率高的病原菌进行重点监测，实现了重点环节重点防控的感控理念。通过定期向临床反馈手术部位感染率、抗菌药物使用率、病原学送检率等信息，提高了外科医护人员对手术部位感染相关信息的熟悉及重视程度。

5. 随着外科微创技术的发展，相关学科发展对围手术期患者生命支持，医院手术室、供应室等硬件环境的改善，信息化等软件环境的不断完善，使手术部位感染率维持在可控水平，并呈下降趋势。

6. 围手术期抗菌药物管理卓有成效，各级医院以抗菌药物专项整治和三甲复审为契机，加强了对围手术期抗菌药物的管理，围手术期抗菌药物使用率呈逐渐下降趋势，术前 0.5~2h 给药执行率明显提高。

7. 部分省市开展了以省或市为单位的手术部位感染监测工作，规范了监测方法及诊断标准，加强了培训和指导力度，极大地促进了该地区手术部位感染监测工作的开展。

（四）手术部位感染工作存在的问题与对策

1. 手术部位感染监测体系未标准化，建立统一的医院感染监测标准和方法，是建立全国医院感染监测系统的前提，正确的手术部位感染诊断及资料统计方法对于手术部位感染监测十分重要，与 SSI 危险因素分级相关的监测方法已逐渐成为 SSI 监测的主流技术方法。目前我国手术切口分类有三种分类方法，感控、药学、医疗对手术切口分类均不一致，目前比较凸显的问题是我国的手术部位感染防控指南确定的手术切口分类与病案首页切口分类标准不一致，这 2 个标准在国家层面是不同的部门制定，但执行时都归口到外科医护人员，造成他们混淆概念，填报错误，病案统计科统计时都是按照病案首页切口分类来统计。还有手术风险分级中的指标："手术时间" 医院感染管理用 75% 的百分位，医疗质量管理上用 3h，如果手工统计，工作量太大，如果计算机统计，很多医院并没有各种手术基线的 75% 的百分位手术时间，这些因素导致我国很多医院统计的 NNIS 风险分级的手术部位感染率基本不准确。

建议：对于 SSI 的监测，国家应建立统一的监测报告体系，统一数据的采集方法及监测定义，现在医学界比较流行的是多学科合作，首先在国家层面要体现这一点，制定相关规范与标准时，多与相关行业的专家沟通，对于 SSI 感染防控指南，标委会成员除院感专家、药学专家、流行病学、微生物学等专家外，至少应包括外科专家，他们才是对手术结局最了解的人，也是真正执行这些措施的人。

2. 手术部位感染监测系统不完善，部分医疗机构缺乏完善的医院感染监测信息系统，不利于手术部位感染的监测与防控。目前比较凸显的问题是医院感染信息化问题，虽然

63%的医院安装了医院感染信息系统，但实现与医院 HIS 系统及手麻系统对接的不到 40%，部分医院虽已安装了医院感染信息系统，但与其他系统对接不好，功能上不能满足监测要求，手术信息未能提取，收集资料困难，手术部位感染如果靠人工监测，第一工作量大，第二工作比较滞后，很难达到手术部位感染监测的目的。

建议：近年来感控事业发展迅速，在求证中不断地更新和完善，管理者理念也要与时俱进，完善医院感染信息系统，以提高手术部位感染防控工作的效率与质量。

3. 手术患者出院后随访困难，目前我国对手术部位感染目标性监测患者出院后随访的医院不到40%，由于人员不足及担心医患纠纷，大量的出院后手术部位感染患者不能发现，造成手术部位感染率偏低。目前大多数医院随访的方法是给手术医生或患者发放调查表，电话随访手术医生或患者，但这种方法效率较低，依从性差。随着日间手术的逐步开展，使得对门诊手术操作患者开展监测的重要性不断增加。

建议：通过系统筛查再入院患者或术后抗菌药物处方有助于确定监测目标和发现可能有 SSI 的患者，目前医联体发展迅速，也可以借助这一模式，对出院后复诊在基层医院或社区发现的手术部位感染患者，反馈给做手术的医院。

4. 感染防控措施不能落实到位，制度是执行力的文本表现，具有强制性和约束性，要求大家共同遵守，以提高组织管理的有效性。近年来，国家卫计委相继出台了 10 余部与手术部位感染防控有关的规范与标准，这些规范大多数得到了较好的执行，对各地区的手术部位感染管理工作起到了较好的指导作用，但是在实施过程中发现，部分明确有效的防控措施不能落实到位。

医院对医院感染重视不够，医护人员对手术部位感染防控意识不强，对手术部位感染风险缺乏足够认知，临床医生将使用抗菌药物视作预防和治疗感染的重要手段，而忽视了其他的感染控制措施的执行，对不能执行的措施强调客观方面的原因。

目前的收费体系也存在问题，某些防控措施防控成本较高，不能收费，例如指南推荐不用刮刀，可是脱毛和剪毛方式成本均高于刮毛，科室因为成本核算及各种原因推行不利，指南中提到含洗必泰的消毒液等也因为成本高，目前在医院推行困难。

建议：我国地域之间经济水平发展不平衡，导致医院在医疗投入、医疗质量方面差异较大，指南的制定应有科学严谨的调研论证，与我国实际的医疗工作相结合，具有可行性与操作性，避免执行过程过于繁琐，以提高医护人员的执行力。

不断培养领导与医务人员感染防控意识，建立感控文化，提高医护人员对感控措施的认同程度，特别是在加强外科医生的感控知识时，应充分调动他们内在动力和主动性，改变培训模式，培养其主动获取医院感染控制的意识。

感染管理部门虽不是价格制定的参与者，但可以收集相关信息，给医疗服务价格制定部门提供建议，促使部分感控措施落到实处。

四、手术部位感染防控的发展趋势

1. 卫生行政部门层面从不断完善手术部位感染相关的法律法规、技术标准体系、组织管理体系和通过行政力量促进各项规定在医疗机构落实到位，到关注重点，多学科协作推进的战略领航。

2. 以病人安全为中心的围手术期管理

随着人均寿命的增加，高龄甚至超高龄老年病人的比例逐渐上升，同时随着医学技术的发展，超高龄或合并有重要脏器疾患已不再是手术的禁区。这些高危手术患者容易发生并发症，包括手术部位感染，所以内外科联合起来，开展以病人为中心的治疗是未来的发展趋势。

3. 手术部位感染的控制范围已不仅局限于外科

外科有腹腔镜手术，放射科有介入手术、心内科有起搏器植入手术，随着外科微创化、内科外科化，日间手术的发展，手术部位感染控制的范围从外科延伸到内科，从病房延伸到门诊，从院内延伸到院外。

4. 无菌技术依然是根本

外科手术发展至今，逐渐形成了一系列保障手术安全的规范流程，防控手术部位感染方面的内容主要是涉及环境、物品、人员等的无菌技术规范，不管技术再怎么发展，无菌技术操作原则是根本，各种指南或策略是在此基础上的进一步提高。手术室环境、器械、物品管理不到位，增加手术部位感染风险，甚至手术部位感染暴发，目前医院手术部、消毒供应中心的环境控制发展趋势强调手供一体化。细菌控制的综合措施，合理的人、物流程安排。

5. 全员参与多部门合作的感控模式

医疗质量和医疗安全是医院的生命力，医疗服务所具有的专业性、复杂性、相互依赖性、不确定性和高风险性的特点，在手术治疗方面表现得尤为突出，术前、术中以及术后的每一个步骤处理不善，都有可能出现手术部位感染，手术部位感染控制的发展趋势必然是全员感控。手术环节涉及医院多科室跨部门的协作，是使用医疗资源最集中的时刻，感染控制措施涉及医务部、外科科室、手术室、麻醉科、医学工程部、消毒供应中心等多个部门，在以患者为中心的手术部位的感染控制既需要各部门之间的合作，又需要各部门有自己管理的侧重点。

6. 信息化建设将提高手术部位感染工作效率

当今社会为信息社会，建立及时、快速、准确的监测、预警系统是提高医院感染控制的有效手段，随着医院手术量的增多及整个医疗系统信息化的推进，手术部位感染防控模式由结果监控转变为过程监控，传统的靠人工统计、现场督导的工作模式已不能满足工作需要。利用信息化优势，充分共享医院内患者基本信息、诊疗信息、检验检查结果等是医院感染信息化规划的方向。

7. 循证医学将在手术部位感染防控领域发挥重要作用

各种新方法、新技术、新产品不断涌入是当今外科的特点之一，当前影响 SSI 的因素有很多，控制 SSI 发生的措施也有很多。合理的预防性抗菌药物使用、正确的皮肤消毒、术中保温等已得到循证医学的支持，被写入指南，而有些有循证医学依据的因素国内限于多种原因执行得不好，还存在术前去定植、抗菌敷料等悬而未决的问题，尚需新的证据支持得出可靠结论。

（侯铁英　何文英）

参 考 文 献

［1］De Lissovoy G，Fraeman K，Hutchin V，et al. Surgical site Infection：Incidence and impact on hospital utilization and treatment costs. Am J Infect Control，2012，37（5）：387-397.

［2］Edwards JR ，Peterson KD ，Mu Y，et al. National Healthcare Safety Network（NHSN）report：Data summary for 2006 through 2008，issued December 2009. Am J Infect Control，2009，37（10）：783-805.

［3］Health Projection Agency. Surveillance of surgical site infections in NHS hospitals in England 2010/2011［R］. London：HPA，2011.

［4］Wilson J，Ramboer I，Suetens C. Hospitals in Europe Link for Infection Control through Surveillance（HELICS）. Inter-country comparison of rates of surgical site infection- opportunities and limitations. J Hosp infect，2007，65（Suppl 2）：165-170.

［5］吴安华，任南，文细毛，等. 2014 年全国医院感染现患率调查报告. 中国医院协会第 22 届全国医院感染管理学术年会资料汇编，郑州. 2015 年 9 月.

［6］吴秀文，任建安，黎介寿. 世界卫生组织手术部位感染预防指南介绍. 中国实用外科杂志，2016（2）：188-192.

［7］Beilin B，Sharit Y，Razumovsky J，et al. Effects of mild perioperative on cellular immune responses. esthesiology，2013，89（5）：1133-1140.

第二节 呼吸机相关肺炎的预防与控制

一、呼吸机相关肺炎的概念与预防和控制工作开展的背景意义

（一）概念

1. 呼吸机（ventilator）

通过气管切开插管或气管插管等人工气道持续地辅助呼吸的设备。

2. 呼吸机相关肺炎（ventilator-associated pneumonia，VAP）

建立人工气道（气管插管或气管切开）并接受机械通气时所发生的肺炎，包括发生肺炎48h内曾经使用人工气道进行机械通气者。

（二）呼吸机相关肺炎预防和控制工作开展的背景意义

医院获得性肺炎（hospital-acquired pneumonia，HAP）是我国目前医院感染最常见的类型，在美国也居医院感染的第二位。而机械通气病例中HAP发病率会上升6倍~20倍，该类疾病又称为呼吸机相关性肺炎。呼吸机相关性肺炎（ventilator associated pneumonia，VAP）指气管插管或气管切开病例在接受机械通气48h后发生的肺炎。

根据VAP发病时间，可将VAP分为早发VAP和晚发VAP。早发VAP发生在机械通气≤4d，主要由对大部分抗菌药物敏感的病原菌（如甲氧西林敏感的金黄色葡萄球菌、肺炎链球菌等）引起；晚发VAP发生在机械通气>15d，主要由多重耐药菌或泛耐药菌［如碳青霉烯类耐药的铜绿假单胞菌和鲍曼不动杆菌、耐甲氧西林的金黄色葡萄球菌（MRSA）］引起的。在我国，VAP的致病菌多为铜绿假单胞菌和鲍曼不动杆菌，而部分的早发VAP，也可由多重耐药的病原菌（如铜绿假单胞菌或MRSA）引起。

VAP目前国内外公认的主要危险因素是内源性感染，口咽部及胃肠道的细菌逆行入肺部导致感染是其主要因素。VAP发病机制是预防措施研究的基础。口咽部或者胃内定植菌群、易于反流误吸的因素、机械通气时间以及宿主因素等4个方面和VAP发病密切相关，其中预防口咽部菌群误吸和胃肠道菌群向口咽部易位和吸入是目前VAP预防研究的焦点。口咽部存在大量定植菌群，正常情况下并不侵入下呼吸道。机械通气病例，气管插管不仅破坏了口咽部和气道的正常屏障，也导致声门下、气囊上方成为了细菌储存定植的"勃液湖"，其中细菌浓度高达 $10^8 \sim 10^{10}$ cfu/ml，当气囊内压力降低时，积聚于声门下的分泌物可能发生微量漏入或"误吸"入下呼吸道。正常情况下，胃液处于强酸性（pH值为1~2），绝大多数细菌难以生存和繁殖，当胃液酸度下降，来自肠道的GNB胃内定植会增加，在机械通气病例可逆行移位至口咽部和大气道，可能和口咽部自身定植菌共同在"勃液湖"进一步繁殖，并进入下呼吸道导致VAP。

VAP 不仅延长机械通气时间和住院时间，而且增加医疗费用。文献报道的 VAP 病例经济损失、病死率等差异较大，精确评估由于 VAP 的发生而增加的医疗费用额度存在很大困难。

Amin 等[1]在一项随机对照多中心试验研究中，对 VAP 患者病死率、延长机械通气时间和 ICU 入住时间和住院时间，以及增加的医疗费用进行了统计，结果见表 5-2-1。

表 5-2-1　VAP 对结局的影响

结局	ICU 内机械通气>24h 患者		P
	VAP 患者（n=816）	非 VAP 患者（n=2243）	
病死率%	30.5	30.4	0.71
机械通气时间（均数±标准差，天）	14.3±15.5	4.7±7.0	<0.001
ICU 入住时间（均数±标准差，天）	11.7±11.0	5.6±6.1	<0.001
住院时间（均数±标准差，天）	25.5±22.8	14.0±14.6	<0.001
住院费用（均数±标准差，美元）	104983±91080	63689±75030	<0.001

预防 VAP 的发生对机械通气病例意义重大，如何预防 VAP 的发生成为重症医学科和呼吸内科最为关注的问题，目前已经证实采取多种预防措施可以降低 VAP 的发病率。如通过教育使全体医务工作者认识到强化医院感染的重要性，对重症监护病房的医护人员加强相关知识的培训。对手卫生需要严格要求，在接触呼吸道分泌物及其污染物、呼吸机等器械、黏膜前必须洗手，戴手套不能替代洗手。人工气道一定程度上损坏了口鼻腔对细菌等病原体的屏障作用，因此口腔卫生是重要的气道保护措施，研究证实[2]，对机械通气病例进行口腔冲洗可减少口腔内定植菌，降低 VAP 的发病率。临床上常用于口腔卫生的有碳酸氢钠溶液、洗必泰等。对于机械通气病例，只要没有经口气管插管的禁忌证，均提倡经口气管插管，特别是需要长时间机械通气的病例。VAP 的病原体常来自于消化道和口腔处。选择性消化道脱污染（selective digestive decontamination，SDD）的目的是消灭 VAP 的潜在病原菌，从而达到降低 VAP 发病率的目的。胃内容物反流入口咽部并进入下呼吸道是引起 VAP 的机制之一[3]。研究表明，半卧位能减少胃内容物的反流并减少 VAP 的发生。美国胸科协会推荐抬高床头 30°到 45°可预防 VAP 发生。但抬高 45°床头常使患者难以耐受，且增加护理难度。对于机械通气病例，在患者可以耐受，护理能力容许的情况下应保持 30°到 45°半卧位，可以减少胃内容物出现的反流以及误吸。人工气道的病例，气管导管球囊上方积聚有呼吸道分泌物，称为"黏液糊"，其中常有大量细菌生长，并伴随呼吸道分泌物沿气管导管外缘进入下呼吸道引发 VAP，因此声门下分泌物引流（subglottic secretion drainage，SSD）可以有效预防其引起的肺部感染，目前引流方法有持续性和间断性两种。持续声门下分泌物引流比较充分，但可出现局部干燥、黏膜受损、出血等并发症[4]。间断声门下分泌物引流不如持续引流充分，但局部并发症较少。一项 Meta 分析[5]显示持续声门下分泌物引流和间断声门下分泌物引流均能降低 VAP 的发病率，但两者之间效果的对比尚没有研究。同时需注意气囊压力需持续保持在 20cmH$_2$O 以上，可以减少声门下分泌物向下呼吸道的渗透。

二、国际呼吸机相关肺炎预防和控制的历史、发展与现状

近年来，随着医疗技术的发展，重症监护病房收治病例的疾病日益趋向严重化，由于长期使用抗菌药物、有创操作尤其是人工气道的使用等的日益增多，导致呼吸机相关肺炎（VAP）的发生率居高不下。另外一方面目前 VAP 在国内外的发病率、病死率均较高，导致 ICU 留治时间与机械通气时间延长，住院费用增加。国外报道，VAP 发病率为 6% ~ 52% 或 1.6 ~ 52.7 例/1000 机械通气日，病死率为 14% ~ 50%。2012 年美国最新报道，VAP 发生率已经明显下降，仅为 0.2 ~ 4.4 例/1000 机械通气日；若病原菌是多重耐药菌或泛耐药菌，病死率可达 76%，归因死亡率为 20% ~ 30%[6]。在我国，VAP 发病率在 4.7% ~ 55.8% 或（8.4 ~ 49.3）例/1000 机械通气日，病死率为 19.4% ~ 51.6%[7]。VAP 导致机械通气时间延长 5.4 ~ 14.5d，ICU 留治时间延长 6.1 ~ 17.6d，住院时间延长 11 ~ 12.5d[6,8]。在美国，VAP 导致住院费用增加超过 4000 美元/每次住院。重症病例存在多种与发生 VAP 相关的危险因素，包括与病例的基础状态、诊疗相关操作及药物治疗相关因素等。

目前国际上有关 VAP 预防和控制指南很多，不同指南对 VAP 的危险因素和预防措施的表述方式、预防措施的推荐力度等均有一定的差异，但所有指南对 VAP 的预防和控制建议主要集中在预防误吸、减少呼吸消化道定植菌和避免设备污染等方面。但是不同指南之间对 VAP 的相同危险因素和预防措施的表述形式、预防措施推荐的力度方面有些不同，详见表 5-2-2、表 5-2-3 和表 5-2-4。而且，随着技术和方法的更新，有关 VAP 预防和控制的临床研究证据不断出现，各种指南在 VAP 预防和控制方面的建议也在不断更新。所以，出版一部简单、有效、能够解决预防和控制 VAP 所有关键问题，广大医护人员乐于采用，并且能够使患者利益最大化的指南，是世界许多卫生机构和组织追求的目标。尽管历经多年，有关 VAP 预防和控制的指南出版了许多，但迄今为止还没有一个指南能被广大危重症工作者和相关管理人员普遍接受。

表 5-2-2　指南一致推荐的措施

措施	WHO 2002	CDC/HICPAC 2003	NICE 2008	ERS/ESCMID/ESICM 2009	APIC 2009	SHEA/IDSA 2014
员工培训	是	是 IA	—	—	是	—
感染监测	是	是 IB	—	是	是	—
手卫生	是	是 IA	是	是	是	—
减少设备污染	是	是 IA	—	是	是	是 I
无创通气	是	是 II	—	是	是	是 I
尽早拔管	是	是 II	—	是	是	是
每日评估	—	—	—	是	是	是 I
避免重复插管	—	是 II	—	是	是	—
经口插管	—	是 IB	—	是	是	是 I
床头抬高	是	是 II	是	是	是	是 III

续表

措施	WHO 2002	CDC/HICPAC 2003	NICE 2008	ERS/ESCMID/ESICM 2009	APIC 2009	SHEA/IDSA 2014
声门下分泌物吸引	是	是 II	是	是（特定情况下）	是	是 II
口腔卫生	—	是 II	是	是（特定情况下）	是	是 II
限制镇静剂使用	是	—	—	—	是	是 II
气囊压力至少 20cmH$_2$O 以上	—	—	—	是	是	—
避免胃膨胀	—	—	—	—	是	—

表 5-2-3　部分推荐的措施

措施	WHO 2002	CDC/HICPAC 2003	NICE 2008	ERS/ESCMID/ESICM 2009	APIC 2009	SHEA/IDSA 2014
避免使用抑酸剂（H2 受体拮抗剂或质子泵抑制剂）	是	未解决	是	未解决	是	未解决
肠内营养	—	是 IB	—	是	未解决	不建议 II
自动翻身床的使用	—	未解决	未解决	是（特定情况下）	—	否 II
被动加湿器/主动加湿器	—	未解决	—	是（特定情况下）	未解决	—
选择性消化道脱污染	否	未解决	未解决	是（特定情况下）	—	未解决
使用抗菌剂或覆银导管	—	—	—	是（特定情况下）	未确定	特殊措施

表 5-2-4　一致不推荐的措施

措施	WHO 2002	CDC/HICPAC 2003	NICE 2008	ERS/ESCMID/ESICM 2009	APIC 2009	SHEA/IDSA 2014
血糖控制	—	—	—	—	—	未解决
常规更换呼吸机管道	否	—	—	—	—	—
全身抗菌药物预防使用	—	未解决	—	未解决	—	否 IIB
免疫调节剂	否	否	否	否	否	—

附：指南建议的等级分类

ⅠA 类：强烈建议采纳此建议，有设计科学严谨的实验、临床试验或流行病学研究有力支持此建议。

ⅠB 类：强烈建议采纳此建议，有实验、临床试验或流行病学研究和可靠的理论依据支持此建议；或有限的证据支持的可接受的实践（如无菌技术）。

ⅠC 类：此建议为国家或者卫生部门制订的法规、制度或标准所要求。

Ⅱ类：建议采纳此建议，有建议性的临床试验或流行病学研究或一定的理论依据支持此建议。

未解决的问题（unresolved issue）：代表一个未解决的问题，支持此建议的证据不充分或效果不肯定。

国外研究显示，仅采用一项感染控制方法如床头抬高预防 VAP 是远远不够的，要达到低的 VAP 发病率也不是短时间能做到的。国内某医院先后采用了教育培训、氯己定口腔卫生、手卫生及半卧位等综合干预方法，取得了理想的结果，VAP 发病率逐步下降。在调查期内，人均住 ICU 天数、呼吸机使用率，深静脉导管使用率及导尿管使用率随着时间逐渐上升，从而排除了因 MV 利用的减少导致 VAP 发病率降低的影响，更有力地说明了感染控制措施干预的有效性。2009 年 1 ~ 12 月的 VAP 年发病率降至 5.34/1000 机械通气日，显著低于过去 5 年的平均水平，也低于 INICC 和上海市 70 所医院的平均水平[8-9]。2009 年 NHSN 报道了来自拉丁美洲、亚洲、非洲和欧洲国家 173 个 ICU 从 2003—2008 年的监测数据，VAP 平均发病率为 13.6 例/1000 机械通气日[11]。

Rosenthal[12]等报道，从 2002 年起，国际医院感染联合会［International Nosocomial Infection Control Consortium，INICC］在发展中国家儿科 ICU 中开展了 VAP 的监测和控制项目。该项研究在 5 个发展中国家（哥伦比亚、斯洛文尼亚、印度、菲律宾和土耳其）的 8 家 INICC 成员医院的儿科 ICU 中进行。

干预阶段前，实施了 7 个月的监测。干预阶段包括：VAP 干预组合的实施、培训教育、结果的监测、实施过程监测、VAP 发病率和感染控制措施遵从率的反馈。其中 VAP 干预组合包括：实施 VAP 主动监测、遵守手卫生指南、患者采取半卧位（床头抬高 30° ~ 45°）、每日评估镇静剂停用并脱机、使用消毒水常规口腔卫生、尽可能采用无创通气缩短插管时间、优先采用经口插管、保持气管插管气囊压力 20cmH$_2$O 以上、及时倾倒管路中的冷凝水并保持管路的密闭、只有在有可见污染或故障时才更换管路、避免胃膨胀、避免 H$_2$ 受体拮抗剂和质子泵抑制剂的使用、复用呼吸设备采用无菌水冲洗。

监测采用美国 CDC 和 NHSN 的方法和定义。监测指标包括 VAP 发病率、住院时间、死亡率以及手卫生依从性。感控人员定期按照结构式表格进行观察和记录。

监测结果显示，研究期间，4339 名患者纳入研究，入住儿科 ICU 总住院日为 29209 天，机械通气日总计为 15106 天。通过落实干预措施，显著降低了 VAP 的发病率。

为了克服传统 VAP 监测定义的局限性，2011—2012 年，CDC 召集了重症和呼吸专业、感染性疾病专业、流行病学专业及感染防控专业的专家，研究了一种针对机械通气患者的新的监测方法。扩大监测对象，不仅监测肺炎，同时应监测机械通气的其他并发症。这不仅能避免 VAP 定义特异性差的问题，同时还能强调预防除了肺炎以外的其他并发症的重要性。美国 CDC 与工作组根据已有的关于目标监测定义的研究制定了成人 VAE 的定义[13]。客观的定义是指经过一段时间的稳定后，呼吸机参数出现持续的增加，以此来检测一系列的临床事件，包括 VAP、肺水肿、急性呼吸窘迫综合征、肺不张等。他们会预测患者预后不佳，包括延长机械通气时间、延长在重症监护病房（ICU）以及医院的治疗时间、增加住院死亡率。早期的数据显示 VACs 是可预防的。运用这些定义开展监测是有效的和可自动化的。

VAE 监测框架包含了 3 个层次。现将定义进行简要的总结如下：

1）VAC 是指每日呼气末正压保持稳定或降低超过或等于 2 天；或者每日最低吸氧分数随着每日最低呼气末正压（PEEP）的增长而增长超过或等于 3cm 水柱；或者每日最低吸氧分数大于或等于 0.20，并且持续时间超过或等于 2 天。

2）IVACs 和 IVAC 是可能的感染指标，与 VAC 同时出现，如体温异常（低于 36℃ 或者超过 38℃）或白细胞计数异常（≤4×10⁹/L 或 ≥12×10⁹/L）以及持续使用一种或多种抗菌药物等于或超过 4 天。

3）疑诊的 VAP 和拟诊的 VAP。疑诊的 VAP 是指 IVAC 患者肺部脓性分泌物的革兰氏染色阳性或其肺部病灶培养阳性。拟诊的 VAP 指肺部脓性分泌物革兰氏染色阳性加上定量或半定量培养病原微生物计数超过阈值。拟诊的 VAP 也可以通过呼吸道病毒检测、军团菌培养、胸腔积液培养阳性，以及不管革兰氏染色结果的组织病理学检测来判断。

4）VAC 和 IVAC 适合被公开报道，但是在公开发表或列为标杆之前仍需要对它们的可预防性和在不同机构之间的可比性提供进一步的证据。

5）疑诊的 VAP 和拟诊的 VAP 仅用于医疗机构改善其内部质量，他们不适合被公开报道或列为标杆，因为不同医院、不同临床医生在决定何时以及怎样获取机械通气患者的标本上有很大的差异。

三、中国呼吸机相关肺炎预防和控制工作开展的历史沿革与现状

我国正在全面实施 VAP 目标性监测，但正在实施的目标性监测还存在一定不足，其中最突出的是 HAI 监测定义缺乏科学性和可操作性。针对 VAP 的各项干预措施，我国也在不同程度的推进过程中。张译文等[14] 在 2004 年 9 月至 2009 年 12 月对中山医院的 6 个 ICUs 进行前瞻性监测，先后实施了不同的干预措施，使 VAP 的发病率逐渐下降。虽然有类似研究在开展，但一方面目前研究规模较小，另一方面规范的干预组合措施没有普遍实施，最后也缺乏有效的监控手段，故国内目前无高级别的研究证据。

国内 198 所医疗机构（其中二级医院 79 所，三级医院 119 所；仅 6 所为专科医院；教学医院 153 所，占 77.3%）的呼吸机相关肺炎调查发现：

1. VAP 监测的开展情况

大多数医院已经从无到有，从局部到全覆盖。未开展监测的医院数量从 2010 年的 66.7% 降低到目前的仅有 17.7%，且 40.4% 的医疗机构全部监护室和 8.6% 的医疗机构全部病区均进行监测。

2. VAP 监测的覆盖率

省市级医疗机构>地市级医疗机构>区县级医疗机构；随着时间的推移，各类医疗机构 VAP 监测覆盖率逐年增加。VAP 监测仅依靠专职人员医疗机构数量减少，约占总数的 1/4，1/2 的医疗机构为专职人员与病区兼职护士相结合的模式，即兼职护士记录患者信息，专职人员评判呼吸机相关肺炎的发生。

3. 监测数据反馈对于 VAP 监测而言至关重要

目前 61.6% 的医疗机构将数据对全院人员进行反馈，13.6% 仅向被监测部门进行反馈，还有 4.6% 的医疗机构未进行反馈。反馈形式以纸质和内部网为主，占到总数的 95%。反馈频次每季度一次为主，约占一半，其次为每月一次，约占 1/4。

4. VAP 预防措施推行情况

VAP 总体干预措施推动比较好，83.8% 的医疗机构开展了 VAP 预防措施，其中半卧

位、手卫生、评估早期撤机等依从性较高，约为80%；最低为口腔护理和声门下分泌物持续吸引，仅为50%左右。半卧位和每天评估尽早撤机开始推行时间较早，2010年前推行约为20%；口腔护理和声门下分泌物持续吸引推行较晚，2010年推行的仅为10%不到，目前仍有50%未推行。

5. 口腔护理液的选择情况

口腔护理液国外指南推荐采用洗必泰，目前监测发现国内一方面口腔护理进行干预未达到全覆盖，另外采用洗必泰的比例虽然逐年升高，从2010年的12.6%提高到2015年的42.4%，仍有18.7%的医疗机构采用生理盐水进行口腔护理，严重影响效果。

6. 不同类型医院手卫生依从性的推进情况

手卫生依从性近年来得到了很大的推动，不同类型医疗机构的手卫生依从性均有大幅提升，总体依从性从2010年的46.9%，上升到2015年的74.1%。各种类型医疗机构的手卫生依从性差别不大。

7. 呼吸机使用率随时间的变化情况

呼吸机使用率近年来变化不大，总体集中在不到50%。

8. VAP发生率随时间变化的情况

通过各项干预措施的综合推动，VAP发生率从2010年的每千插管日的27.0例降到2015年的15.6例，下降42.2%。

四、中国呼吸机相关肺炎预防和控制工作取得的成就

1. 监测工作稳步推进

2009年《医院感染监测规范》颁布以来，各医疗机构均逐步启动了呼吸机相关肺炎的监测，调查发现82.3%的医疗机构不同程度地开展了监测。调查目前采用的模式基本为医院感染专职人员和病区兼职感控人员相结合的模式，即病区兼职感控人员记录患者的基本情况，例如体温、导管留置情况、感染相关检测；医院感染专职人员负责评判是否发生呼吸机相关肺炎。

2. 危重患者半卧位依从性较高

原卫生部发布的《临床护理实践指南（2011版）》要求无禁忌证有创机械通气患者应保持床头抬高30°~45°。胡必杰[15]等2010年出版的《医院感染预防与控制标准操作规程（参考版）》中推荐，对使用呼吸机的患者，如无禁忌，应将床头抬高约30°。

王兰芳等[16-17]在实施床头抬高时，设计了床角量角器来辅助判断床头抬高的角度。他们选用一张硬纸板，做成角度包含15°、30°和45°的三角形量角器，并涂上醒目的红黄色，再经过包塑处理使其更耐用并利于固定在床头支架与床面的夹角处，摇高床头支架对准不同角度刻度，选择抬高床头的角度。自制床角量角标识能保证床头抬高角度的准确性，有利于减轻患者颅内压的增高，同时可减轻患者头痛，降低食物反流及预防误吸，降低VAP的发生率，减轻肺部。淤血、防止坠积性肺炎的发生。王兰芳[16]等在使用自制床角量角器后，床头抬高大于30措施的落实率从63.3%提高到100%，VAP发病率从53.1%降低到24.1%，效果显著。

3. 声门下分泌物持续吸引逐步推行

杨小妹等[18]采用声门下分泌物持续吸引，将预计机械通气超过48h的患者，随机分

为间歇声门下吸引组（试验组）和常规人工气道护理组（对照组）。记录两组患者1周内VAP的发生率，气囊上滞留物、下呼吸道分泌物、咽拭子、胃液半定量培养结果。通过干预，VAP发生率从33.3%下降到7.1%。王桂兰等人[19]对ICU经口气管插管行机械通气患者执行持续声门下吸引干预VAP发生率从44.2%下降为27.1%。柏宏坚等人[20]对入住外科ICU需气管插管患者使用特制的可吸引气管导管，定期对口咽部、气囊上滞留物和下呼吸道分泌物进行细菌学检测，记录患者机械通气时间、气囊上滞留物的引流量和发生VAP的病例数，VAP发生率从对照组的45%下降到23%。

4. 经口插管逐渐替代了经鼻插管

中华医学会重症医学分会2006年发布《机械通气临床应用指南》，机械通气患者建立人工气道可首选经口气管插管。胡必杰等2010年出版的《医院感染预防与控制标准操作规程（参考版）》中推荐，应尽量使用经口的气管插管。

经口气管插管操作相对较容易，插管的管径相对较大，便于气道内分泌物的清除，但影响会厌的功能，患者耐受性也较差；经鼻气管插管相对较易固定，舒适性优于经口气管插管，患者较易耐受，但管径较小，导致呼吸功增加，不利于气道及鼻窦分泌物的引流。传统上一般若短期内能脱离呼吸机的患者，会选择经口气管插管，如果经鼻气管插管技术操作熟练，或者患者不适于经口气管插管时，则会考虑先行经鼻气管插管。近年来由于循证医学证实经鼻插管患者易合并鼻窦炎，因此目前大多数医疗机构选择经口插管多于经鼻插管。

5. 口腔护理规范化得到推动，洗必泰的使用有所增加

口腔卫生一直是护理常规，常用方法有擦拭法和冲洗法。我国最常使用的方法是擦拭法。一般常用的口腔护理液有生理盐水、1%~3%过氧化氢溶液、1%~4%碳酸氢钠溶液、0.02%洗必泰溶液、0.02%呋喃西林溶液、0.1%醋酸溶液、2%~3%硼酸溶液以及0.08%甲硝唑溶液。口腔卫生的频率一般为一日三次，特殊情况适当增加。李君歆[21]采用强化口咽部清洁措施，措施包括：患者取头高位30°，由2名护士协助用50ml生理盐水从一侧口角向口腔内缓慢冲洗，同时在对侧口角做同步负压吸引，进行2个循环的冲洗、吸引，然后应用口腔护理溶液进行口腔卫生。应用强化口咽部清洁措施使VAP发生率从对照组的28.42%下降到16.23%。但目前有新的研究发现，口腔护理仅对心脏外科患者预防VAP有效。

6. 组合干预措施很好地降低VAP

张译文等2004年9月—2009年12月对中山医院6个ICU进行前瞻性监测，实施了综合干预措施，包括宣教和培训、氯己定口腔卫生、严格的手卫生措施、床头抬高30°等。通过综合干预措施，VAP发病率从24.57例/千通气日（2004年10月—2005年9月）下降至5.34例/千通气日（2009年1—12月）。

调查发现目前干预措施实施率为83.8%。半卧位、每日评估尽早拔除等措施推动较好；声门下分泌物持续吸引、口腔护理等措施推动不够到位，尤其是洗必泰的使用率虽然逐年增加，但是目前也仅为42.4%。手卫生依从性是医院感染一直重点关注的措施之一，近几年有大幅提升，从2010年的46.9%，上升到2015年的74.1%。随着干预措施的不断推行，VAP的发生率在呼吸机使用率没有明显改变的前提下逐年下降，从2010年的每千插管日的27.0例降到2015年的15.6例，下降42.2%。

五、中国呼吸机相关肺炎预防和控制工作存在的问题与对策

（一）存在问题

1. 高发病率

国内相关研究发现[22]，VAP 发生率平均为 9.52 例/1000 机械通气日，其中不同 ICU 为 4.50~32.79 例/1000 机械通气，其中心内科 ICU 由于插管人数较少，导致 VAP 发生率最高，存在一定误差，其次为儿科 ICU 的感染率最高，为 11.07 例/1000 机械通气日；不同类型 ICU 的 VAP 发生率与美国 2013 年 NHSN[34]公布的 0.8~2.2 例/1000 机械通气日相比明显偏高，且大多高于美国 90% 的医院。

2. 口腔卫生执行性不高

国内研究发现[22]洗必泰使用率仅为 36.8%，且有近 1/4 的医院口腔卫生频次每天少于 3 次，二者均合格的仅为 27.48%；项目内医院口腔卫生的执行率高于项目外医院（40.52% vs 22.10%）；干预后的执行率高于干预前（34.16% vs 16.83%）；但由于目前国内对于口腔卫生医保收费制度，目前需要推进的口腔卫生护理液无法对病人收费，口腔卫生次数增多会增加护理人员的工作量但不会增加收益，所以目前比较难以推动。

3. 每日评估人工气道留置必要性执行性不高

研究发现目前各医院总体评估率仅为 74.39%；项目内医院执行率高于项目外医院（77.02% vs 72.02%）；干预后执行率高于干预前（85.64% vs 57.18%），仍有很大上升空间。

4. 拔管不及时

从呼吸机使用情况来看，我国 ICU 患者呼吸机使用率处于较高水平。谢多双[23]等对湖北省 2007 年至 2009 年综合 ICU 的监测显示，12105 名入住 ICU 的患者，呼吸机使用率为 34.32%，使用呼吸机日为 30035 人日，按照该文报告的患者 ICU 入住天数 $P50$ 为 5 天，粗略计算得患者日总数为 60525 人日，计算得呼吸机日使用率为 49.62%。据 NHSN 2007 年年报[24]，美国 NHSN 监测网内医院 2006 年监测中，教学医院的内外科 ICU 呼吸机使用为 84530 人日，患者人日数为 195551 人日，呼吸机日使用率为 43%；非教学医院内外科 ICU 呼吸机使用患者日数为 135546 人日，患者人日数为 402777 人日，呼吸机日使用率为 34%。仅从呼吸机日使用率来看，美国 NHSN 监测医院呼吸机使用率低于我国湖北监测使用率，似乎提示我国 ICU 患者存在呼吸机拔管"不及时"的可能。

（二）建议与对策

1. 应开展 VAP 的目标性监测，包括发病率、危险因素和常见病原体等，定期对监测资料进行分析、总结和反馈。

2. 应定期开展 VAP 预防与控制措施的依从性监测、分析和反馈，并有对干预效果的评价和持续质量改进措施。

3. 应严格遵守医务人员手卫生规范。

4. 严格掌握气管插管指征。对于需要辅助通气患者，应尽量采用无创正压机械通气。

5. 尽早拔除气管插管。每日停用或减量镇静剂一次，评估是否可以撤机或拔管。

6. 若无禁忌证，患者床头应抬高 30°～45°。

7. 宜选择经口气管插管，经鼻气管插管可增加肺炎的风险。

8. 对插管并接受机械通气的患者应常规进行口腔卫生。包括使用消毒剂（如氯己定）漱口、口腔黏膜擦拭或冲洗。

9. 预计插管时间超过 72h 的患者，宜选用带声门下分泌物吸引的气管导管；要鼓励实施持续声门下吸引，至少对接受大型心脏手术的患者应实施此措施。

六、中国呼吸机相关肺炎预防和控制工作的展望

结合国内外目前呼吸机及人工气道等操作现状，以下为今后发展趋势：

1. 监测加强

随着社会人口日趋老龄化，危重症患者在医院内所占比例也将逐渐增加，呼吸机的使用率将逐年提高，使用率增加意味着感染风险增加；就需要医院感染专职人员加强相关监测工作。监测是防控工作的基础，只有完备的监测方案和准确的监测数据，才能合理地指导和评价医院感染防控措施的推行。

2. 专业化团队管理

呼吸机的管理人员需要经过系统培训，其清洁消毒同样如此，目前国内很多关注了呼吸机外部的螺纹管，而内部管路消毒及仪器面板的消毒往往被忽视，尤其内部管路，需要专业人员才能够进行消毒。国外很多医疗机构会成立专门的呼吸机管理团队，负责全院呼吸机的日常使用及管理，专业化团队能够做到精细化管理，从而减少交叉传播风险，降低感染。

3. 监测方案与国际接轨

目前国内呼吸机相关肺炎的诊断存在一定的误区，诊断过于依靠咳痰标本的微生物培养结果，但国内由于培训不到位，导致一方面咳痰标本过于泛滥，另一方面咳痰标本留取不规范导致培养标本受口腔污染严重，并且很多微生物实验室对咳痰标本的质量不做筛查，导致很多误诊。国外 VAP 的诊断首先考虑呼吸道是否有脓性分泌物，而胸片和培养结果则是次要的。目前美国 CDC 推行的 VAE 监测将逐步推行在国内的运行。

4. 强制性向公众报告感染率

为了让医疗机构控制医院感染发生率，保障患者安全，法国等国家已经开始强制性向公众报告医院感染发生率，上海市卫生计生委目前已经将向公众报告各医院质控评分提到了议事日程。各医疗机构、科室和医生的医院感染发生率将作为未来患者选择医疗资源的一个重要参考信息。

5. 医保杠杆调整

目前国内 VAP 的干预措施的推动面临瓶颈，半卧位等不需要增加成本的措施较口腔护理、声门下分泌物持续吸引等需要增加投入的措施容易推行，因为国内目前医保政策导致所有医院感染的防控措施投入均需要医院自己买单，会大大增加医院运营成本。美国已

经开始通过采取保险公司停止支付部分医院感染诊疗费用来迫使医院采取干预措施降低医院感染发生率。我国目前也在从医保预付制、单病种管理、DRG 分组等方式来控制医疗费用。

6. 无创通气推广

侵入性操作是感染的高危因素之一，呼吸机相关肺炎的发生同样是因为有人工气道，造成气道损伤、人体屏障被破坏而导致。故为了降低患者创伤，减少感染发生，尽可能推行无创通气。

7. 家庭呼吸机增多

随着医疗的发展及医疗资源的控制，家庭呼吸机的使用将逐渐增多，其感染防控面临巨大挑战。医疗机构内，呼吸机日常使用过程中的管理及清洁消毒可以由经过专业培训人员使用专用设备进行消毒，而在家庭内的呼吸机的清洁消毒就面临难题，需要对患者家属进行宣教，并开发能够家用的清洁消毒设备。

8. 干预措施更加循证

呼吸机相关肺炎的研究一直是国内外重点关注的话题之一，1999 年就有专家证明半卧位可以降低感染，而目前很多防控措施随着循证依据的不断积累，也受到了挑战，例如口腔卫生对于预防 VAP 的效果，现在又受到争议，但并不影响干预措施的推动和证据的积累，相信随着研究的深入和数据的增多，防控措施将越来越科学。

（高晓东　胡必杰　林友结）

参 考 文 献

[1] Amin A. Clinical and economic consequences of ventilator- associated pneumonia, CID, 2009, 49：S36-S43.

[2] Munro CL, Grap MJ, Jones DJ, et al. Chlorhexidine, tooth brushing, and preventing ventilator- associated pneumonia in critically ill adults. American Journal of Critical Care, 2009, 18 (5)：428-437

[3] Berra L, Sampson J, Fumagalli J, et al. Alternative approaches to ventilator- associated pneumonia prevention. Minerva Anestesiologica, 2011, 77 (3)：323-333.

[4] Wang F, Bo L, Tang L, et al. Subglottic secretion drainage for preventing ventilator- associated pneumonia：An updated meta- analysis of randomized controlled trials. The Journal of Trauma and Acute Care Surgery, 2012, 72 (5)：1276-1285

[5] 杨从山，邱海波，朱艳萍. 持续声门下吸引预防呼吸机相关性肺炎的前瞻性随机对照临床研究. 中华内科杂志, 2008, 47 (8)：625-629.

[6] Bassetti M, Taramasso L, Giaeobbe DR, et al. Management of ventilator- associated pneumonia：Epidemiology, diagnosis and antimicrobial therapy. Expert Rev Anti Infect Ther, 2012, 10：585-596.

[7] Tao LL, Hu BJ, Rosenthal VD, et al. Impact of a multidimensional approach on ventilator- associated pneumonia rates in a hospital of Shanghai：Findings of the International Nosocomial Infection Control Consortium. Journal of Critical Care, 2012, 27 (5)：440-446

[8] Restrepo MI, Anzueto A, Arroliga AC, el al. Economic burden of ventilator. associated pneumonia based on total resource utilization. Infect Control Hosp Epidemiol, 2010, 31：509-515.

[9] Rello J, Ollendorf DA, Oster G, et al. Epidemiology and outcomes of ventilator associated pneumonia in a

large US database. Chest，2002，122：2115-2121.

［10］张译文，胡必杰，高晓东，等．综合干预措施对呼吸机相关性肺炎发病率的影响．中华医院感染学杂志，2010，12：1688-1690.

［11］Edwards JR，Peterson KD，Banerjeeet S，et al．National Health Care Safety Network（NHSN）report：Data summary for 2006 through 2008，issued December 2009. Am J Infect Control，2009，37：783-805.

［12］Rosenthal VD，Alvarez-Moreno C，Villamil-Gomez W，Singh S，Ramachandran B，Navoa-Ng JA，et al. Effectiveness of a multidimensional approach to reduce ventilator-associated pneumonia in pediatric intensive care units of 5 developing countries：International Nosocomial Infection Control Consortium findings. American Journal of Infection Control，2012，40（6）：497-501.

［13］Michael Klompas，Richard Branson，Eric C. Eichenwald，et al．Strategies to prevent ventilator-associated pneumonia in acute care hospitals：2014 Update. Infection Control and Hospital Epidemiology，2014，35（8）：S133-S154

［14］张译文，胡必杰，高晓东，等．综合干预措施对呼吸机相关性肺炎发病率的影响．中华医院感染学杂志，2010，12：1688-1690.

［15］胡必杰．医院感染预防与控制标准操作规程（参考版）．上海科技出版社．2010.

［16］范红，刘旭，刘嫣娅，张玉兰，陈劲梅．自制床角量角器在神经外科中的运用体会．实用心脑肺血管病杂志，2012，20（1）：126-127.

［17］王兰芳，曹俊敏，于杭英，童小华，郑春美．使用自制床角量角器准确抬高床角减少呼吸机相关性肺炎的研究．护士进修杂志，2010，25（11）：968-970.

［18］杨小妹，席淑华，岳立萍．气囊上滞留物间歇吸引降低呼吸机相关性肺炎发病率．解放军护理杂志，2008，25（3）：13.

［19］王桂兰，窦英茹，单雪芹．持续声门下吸引预防呼吸机相关性肺炎的观察与护理．华北煤炭医学院学报，2011，13（4）：540-541.

［20］柏宏坚，何礼贤，瞿介明，等．气囊上滞留物引流对呼吸机相关肺炎发病的影响．中华结核和呼吸杂志，2000，23（8）：23-25.

［21］李君歆．强化口咽部护理对呼吸机相关性肺炎预防作用的研究．吉林大学，2006.

［22］高晓东，胡必杰，崔扬文，等．中国大陆46所医院呼吸机相关肺炎发病率多中心前瞻性监测．中国感染控制杂志，2015，14（8）：540-543

［23］Xie DS，Xiong W，Lai RP，et al. Ventilator-associated pneumonia in intensive care units in Hubei Province，China：A multicentre prospective cohort survey. Journal of Hospital Infection，2011，78：284-288.

［24］Edwards JR，Peterson KD，Andrus ML，et al. National Healthcare Safety Network（NHSN）report，data summary for 2006，issued June 2007. Am J Infect Control，2007，35：290-301.

第三节 中心静脉导管相关血流感染的预防与控制

一、中心静脉导管相关血流感染预防与控制的概念与工作开展的背景意义

中心静脉导管（central venous catheter，CVC）是血管内导管中的一种，是使用人体大静脉，如上腔静脉和下腔静脉，直接快速输注大量液体进入血液循环。无论是从哪种途径插管，导管头必须位于上腔静脉、下腔静脉或右心房[1]。中心静脉导管技术最早是由Werner Forssmann于1929年在尸体上成功地置入中心静脉导管后，把钻针插入自己的左尺窝，送入1根4F导尿管进入自己的心脏，接着走过几段楼梯至放射科鉴定导管位置。此后1949年，Duffy应用了颈外静脉途径；1952年Aubaniac通过下腔静脉途径发展了静脉通道技术[2]。此后，尤其是近30年，中心静脉导管技术飞速发展，成为危重病人处理和治疗不可缺少的装置。

随着血管内导管的使用，与之相关的并发症也随之而来，最常见的是导管相关性血流感染（catheter related bloodstream infection，CRBSI）。2010年原卫生部办公厅印发了《导管相关血流感染预防与控制技术指南（试行）》，对CRBSI定义为：带有血管内导管或者拔除血管内导管48h内的患者出现菌血症或真菌血症，并伴有发热（>38℃）、寒战或低血压等感染表现，除血管导管外没有其他明确的感染源。实验室微生物学检查显示外周静脉血培养细菌或真菌阳性；或者从导管段和外周血培养出相同种类、相同药敏结果的致病菌。

一般来说，外周静脉导管很少引起CRBSI，引起CRBSI的主要导管类型是中心静脉导管。中心静脉导管相关血流感染（central line-associated bloodstream infection，CLABSI）是指中心导管或脐带导管（儿童）留置2天以后（开始留置日为第一天）出现的实验室确诊的血流感染，且导管在感染日当天或前一天仍在使用。CLABSI与CRBSI的区别在于，CLABSI是置管2天后发生的与其他部位感染无关的血流感染，强调的是中心导管。而CRBSI诊断定义更为严格，需要特定的实验室检测结果来确定导管为血流感染的感染源，如导管尖端培养或血培养阳性报警时间等。CLABSI适合监测，CRBSI则需要强有力的证据，实验室一般很少会报这些数据（报阳时间、细菌浓度等）。因此，CRBSI的操作性不强，2008年美国已经停止其作为监测定义使用。本文中如无特别说明，均指中心静脉导管相关血流感染（central line-associated bloodstream infection，CLABSI）

CLABSI发生率一般以每千导管日的感染例数表示，即中心静脉插管患者中血流感染人数与中心静脉插管总日数的比值，再乘以1000。中心静脉导管使用率是指中心静脉插管日数与患者总住院日数的比例。

CLABSI的发病机制主要包括以下5种途径：①皮肤正常菌群沿导管置入处进入血液；②导管与输液管路接头处污染细菌，细菌进入导管内；③输注的液体污染，进入病人血

液；④病人远处病灶的细菌由血行移生至导管置入处，进一步造成感染；⑤医护人员双手污染导管，导致细菌通过导管进入病人血液。相关文献报告[3]，住院时间长、CVC 置管时间长、穿刺部位及连接管口细菌定植、患者中性粒细胞减少、免疫力低下、护理人力不足均是 CLABSI 发生的危险因素。

常见的 CVC 三大置管部位分别为锁骨下静脉，颈静脉和股静脉。法国的 Parienti 和他的同事进行了一项随机对照试验，发现经锁骨下静脉置管的 CVC 相关血流感染的危险性低于经颈静脉和股静脉置管的 CVC，发生率分别为 1.5‰、3.6‰和 4.6‰（$P = 0.02$）。然而 CVC 置管失败率分别为 15%、8%、5%，锁骨下静脉置管发生机械性并发症的风险高于颈静脉和股静脉[4]。

近年国内文献报道 8 家医院 CLABSI 千日感染率为 2.72‰ ~ 12.27‰，平均为 4.81‰[5]。2012 年美国 NHSN 数据显示 63 所医院 ICU 的 CLABSI 千日感染率为 1.62‰。可见，我国 ICU 的 CLABSI 千日感染率高于美国 3 年前的数据。研究显示每出现一例 CLABSI，增加成本 3700 ~ 39000 美元不等[6-7]。CLABSI 发病率高，不但大大增加了住院时间及医疗花费，而且明显增加死亡率。

美国运用近 20 年的时间，采取一系列措施，如定期发布预防控制中心静脉导管血流感染相关指南、提出干预措施、统一监测方法、提出零容忍概念、医保拒付等，感染率有显著的下降。国外的成功经验和 CLABSI 的危害已引起我国医疗卫生工作者的高度重视，2009 年我国原卫生部下发了《医院感染监测规范》，2010 年发布《导管相关血流感染预防和控制指南》，旨在提高医院预防和控制导管相关血流感染的能力。因此，回顾 30 年来我国 CLABSI 的预防和控制工作发展历程，了解现状，借鉴国外先进经验，总结经验教训，为更好的预防和控制 CLABSI 的发生，提高医疗质量，保障患者安全，具有重要意义。

二、国际中心静脉导管血流感染预防与控制的历史与现状

美国国家医院感染监测系统（National Nosocomial Infections Surveillance，NNIS）自 1970 年就开始收集医院感染的发病率和病原菌方面的相关资料，其中就包括中心静脉导管相关血流感染。美国早在 20 世纪 80 年代就在全面综合性监测的基础上，针对重点科室和医院感染重点、难点环节开展目标性监测，将有限的资源集中在高感染风险病区，增加监测的有效性，并对监测结果进行分析、提出改进措施。

笔者通过 PubMed 检索 CRBSI 或 CLABSI 相关文献，至 2015 年底，共检索出 652 篇，最早的一篇发表于 1993 年，且文献数量逐年升高，详见图 5-3-1。文献检索到最早的一篇英文 CLABSI 目标性监测是艾滋病病毒感染者的多中心研究，监测时间为 1989 年至 1995 年。

美国在十多年前，CRBSI 已成为最常见的医院感染之一，占整个院内感染的 10% ~ 20%，ICU 患者有 10% 会经历导管相关血流感染。每年美国 ICU 患者中有 48600 人经历中心静脉导管相关的血流感染，美国 NNIS 统计 2002 年 1 月至 2004 年 6 月数据，CRBSI 感染率为 5.0/1000 置管日[8]。

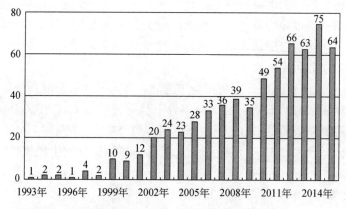

图 5-3-1　PubMed 检索导管相关血流感染文献数量分布

美国 CDC 于 1996 年即开始发布导管相关血流感染的预防控制指南[9]，并在 2002 年、2011 年及 2014 年更新，提出多项预防控制措施。2005 年美国改善医疗保健研究所（Institute for Healthcare Improvement，IHI）提出拯救 10 万生命大行动，行动目标之一为降低 CRBSI 发生率，主要包括手卫生、穿刺置管时无菌屏障最大化、使用氯已定消毒皮肤、选择最理想的置管位置及每日检查患者是否需要保留导管等 5 项措施。2007 年提出了对 CRBSI 零容忍的概念，认为 CRBSI 是可以预防的。2008 年 10 月起，医疗保险公司不支付 CRBSI 相关的医疗费用。因此，美国近几年有效地降低了导管相关血流感染，美国 NHSN 发布的 2012 年 63 所医院 ICU CLABSI 的发病率为 1.62‰[10]。

三、中国中心静脉导管相关血流感染预防与控制开展的历史沿革与现状

笔者使用万方数据库模糊检索 "导管相关血流感染" 或 "中心静脉导管相关血流感染" 为题名或关键词的文献，共检索出 510 篇，其中期刊论文 462 篇、会议论文 38 篇、学位论文 12 篇。从各年发表文献数量来看（图 5-3-2），2010 年及以后的文献数显著增多，2015 年达高峰，这与 2009 年原卫生部发布的《医院感染监测规范》及 2010 年发布《导管血流感染预防和控制措施（试行）》有关系。

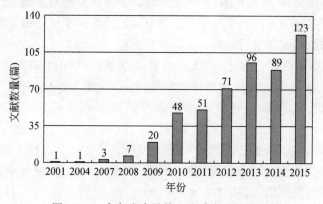

图 5-3-2　各年发表导管血流感染文献数量

从图 5-3-3 可看出，前瞻性干预性研究（包括目标性监测）逐年增多。

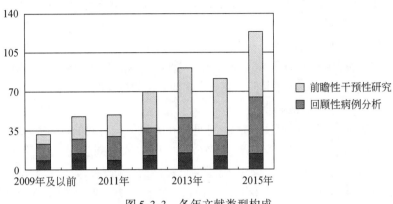

图 5-3-3　各年文献类型构成

（一）中国中心静脉导管相关血流感染预防与控制开展情况的历史沿革及各时期的特点

随着我国医院感染管理工作的推进和医院感染监测的发展，借鉴国外的经验，预防和控制 CLABSI 成为近 10 年我国的重点感控任务之一，其中目标性监测是预防和控制 CLABSI 的关键措施。我国有组织地开展医院感染监测始于 1986 年，在原卫生部医政司的领导下，成立了医院感染监控协调小组，并成立了 17 所医院和 8 所防疫站组成的医院感染监控系统。1989 年原卫生部将医院感染率作为一项指标纳入《医院分级管理标准》中，医院感染的监测与控制工作成为各级医院必须重视和开展的一项工作。

经过一段时期的发展，至 90 年代末，我国多数二级以上成立了医院感染管理部门的医院开展了全面综合性监测，但多采用回顾性调查的方式。1999 年刘振声等主编的《医院感染管理学》中对 ICU 目标性监测做了详尽的阐述，如监测的方法、报表格式、资料分析、总结等，其中包含动静脉插管相关的血流感染的监测。此书的出版，拉开了国内医院血流感染目标性监测的序幕。根据文献检索结果，最早开展中心静脉导管相关血流感染目标性监测的时间可追溯至 1999 年中日友好医院[11]。而在中国感控 30 年调查项目的 139 家医院中，16.5% 的医院（23/139）于 2002—2008 年开始启动 CLABSI 目标性监测；66.2% 的医院（92/139）于 2009—2012 年开始启动 CLABSI 目标性监测工作；15.1% 的医院（21/139）于 2013—2015 年启动目标性监测工作。

中心静脉导管相关血流感染目标性监测在中国的发展史，可划分为以下几个阶段（表 5-3-1）：

1. 2000 年及以前——萌芽阶段

中国的部分医院已经开始关注中心静脉导管相关血流感染病例，但绝大多数医院未开展目标性监测。这个时期发表的文献主要是临床科室关于导管相关血流感染的病例分析，多数为回顾性，少数为前瞻性病例分析。只有一篇文献报道了 ICU 医院感染目标性监测结果，其中包含深静脉插管相关血流感染，也是目前文献检索发现的国内最早（1999 年）开展中心静脉插管相关血流感染目标性监测的医院——中日友好医院。中日友好医院依据刘振生等著《医院感染管理学》开展重症监护病房医院感染的目标性监测，采用美国

CDC 医院感染诊断标准，院感专职人员及 ICU 感控兼职人员共同采集数据，数据收集方式为纸质表，采用了相关发病率（‰）这个指标，与千日感染率计算方式一致。

此阶段文献发表医院均来自发达地区，如山东、上海、天津、北京、湖北、江苏等。从文献来看，中心静脉导管相关血流感染名称尚未统一，有导管相关血流感染（CBI）、中心静脉导管相关性感染、中心静脉相关感染（CVCI）、中心静脉导管相关性败血症（CRS）、深静脉插管相关血流感染等。诊断标准也各不相同，感染率多数采用的是病例发病率。

2. 2001—2005 年——监测初期

这个阶段发表的文献依然以回顾性病例调查分析为主，不同的是除感染病例的临床分析外，还涉及危险因素的研究。浙江省嘉兴市第二医院依据刘胜文 2000 年出版的《现代医院感染管理手册》进行了 ICU 患者医院感染目标性监测研究，其中包含对动静脉插管相关血流感染的目标性监测，由院感专职人员通过手工调查方式收集数据。第四军医大学西京医院也做了 ICU 目标性监测，但文中用的是"前瞻性调查研究"这个词。该阶段诊断标准逐渐统一为 2001 年原卫生部发布的《医院感染诊断标准》。

3. 2006—2008 年——监测起步阶段

开展 ICU 目标性监测的医院数逐渐增多，主要依据 2005 年徐秀华编著的《临床医院感染学》，多数使用导管相关血流感染（CRBSI），诊断标准采用 2001 版原卫生部《医院感染诊断标准》或美国 CDC 等相关指南，均使用千日发病率这一指标，依然以院感专职人员采用手工收集数据方式为主，监测范围均为 ICU。

2007 年，山东省卫生厅率先发布《ICU 医院感染目标性监测方案（试行）》，规范了 ICU 目标性监测的方法，并发表了 12 家医院参与的多中心研究结果，监测名称采用的是动静脉导管相关血液感染（CRBSI），数据收集方式未做说明。

4. 2009 年至今——全面发展阶段

自 2009 年原卫生部颁布《医院感染监测规范》及 2010 年《导管相关血流感染预防和控制指南（试行）》后，全国大多数医院百花齐放，纷纷开展目标性监测工作。监测范围由最初局限于 ICU，逐渐向全院其他重点科室拓展。由于监测方法的逐步统一以及信息化建设的完善，江苏、上海、北京等地区逐渐由单中心研究向多中心研究发展。诊断标准主要是依据美国新颁布的相关指南及原卫生部 2001 版《医院感染诊断标准》。数据收集以院感专职人员为主，监控护士为辅；数据收集方式大部分仍然采用纸质方式，部分文献未做说明。监测名称大部分为中心静脉导管相关血流感染，但英文缩写 CLABSI 及 CRBSI 均有；在调查的 13 篇目标性监测文献中，1 篇为动静脉插管相关血流感染，5 篇定义为 CRBSI，2 篇定义为 CLABSI，另有 5 篇未定义英文名称。部分目标性监测研究加入了干预措施的效果评价。

表 5-3-1 各阶段中心静脉导管相关血流感染目标性监测情况

项目	2005 年及以前	2006—2008 年	2009 年及以后
查阅文献数量	3	8	13
监测依据	《医院感染管理学》《现代医院感染管理手册》	《临床医院感染学》《实用医院感染监测方法与技术》、美国 CDC 指南、山东省目标监测方案	2 篇文献未述，其余均依据《医院感染监测规范》

续表

项目	2005 年及以前	2006~2008 年	2009 年及以后
监测定义	动静脉/深静脉插管相关血流感染	动静脉插管相关血流感染、导管相关性血流感染（CRB-SI）	1 篇为动静脉插管相关血流感染，10 篇为中心静脉导管相关性血流感染（其中 5 篇定义为 CRBSI），2 篇为中央导管相关血流感染（CLABSI）
监测范围	ICU	ICU	1 篇为全院手术患者，其余均为 ICU
诊断标准	1 篇依据美国 CDC 医院感染诊断标准、2 篇依据 2001 版卫生部医院感染诊断标准	6 篇文献依据卫生部 2001 版医院感染诊断标准，2 篇依据美国 CDC 诊断标准	2 篇未述，5 篇依据美国 CDC 诊断标准，6 篇依据卫生部 2001 版医院感染诊断标准
数据收集人员	院感专职人员	4 篇为院感专职人员，2 篇为监控护士，2 篇未述	3 篇院感专职人员，6 篇为院感专职及监控护士，2 篇为监控护士，1 篇为科室质量促进小组，1 篇未述
数据收集方式	2 篇为纸质表，1 篇未详述	5 篇为纸质表，3 篇未详述	8 篇为纸质表，5 篇未详述
导管天数	1725~2574	1121~5061	2046~69697
千日发病率‰	5.05~11.59	0.00~11.00	0.79~32.35
数据质量	未统计导管使用率；1 篇未写明监测病例数	1 篇 12 所医院的多中心研究，3 篇未述导管使用率，1 篇未述导管总天数，2 篇未述监测病例数	3 篇文献为多中心研究。5 篇未述导管使用率，4 篇未述监测病例数

5. CLABSI 目标性监测的多中心研究

重症医学科 CLABSI 的目标性监测无疑是目前能反映我国重症疾病的救治水平的重要指标，基于我国近 30 年医院感染监测工作的积累，各省市陆续成立了医院感染管理质量控制中心，这使得地区间开展多中心的监测成为可能。2013 年在北京市 130 余家二级以上医院历时七年全市医院感染系统监测的基础上，北京市院感质控中心借鉴发达国家的经验对《北京市医院感染监控管理系统》和 CLABSI 目标监测的方法和成效进行系统的评价，自 2013 年 6 月起，联合北京市重症医学质控中心对本地区导管相关血流感染监测的定义和流程进行标准化。2013 年先对北京市 28 家三级医院 ICU-CRBSI/CLABSI 目标性监测的情况进行调查；根据调查中发现的问题，于 2014 年在美国疾病预防控制中心、中美新发和再发传染病项目组的指导下，进行 CLABSI 定义、诊断标准、数据收集流程、数据库的格式与数据分析流程再次进行了修定；并对北京市医院感染专职人员及所有开展 ICU CLABSI 临床医生进行培训；与此同时对全市统一使用的《北京市医院感染监控管理系统》

进行相应的升级。2015 年北京市数据显示，全市 1~12 月有 69 所医院开展了符合标准的 ICU CLABSI 目标监测，导管使用率为 47%，感染率为 1.96‰[12]。与美国 2012 年报告数据相当。

（二）中国中心静脉导管相关血流感染预防与控制工作的现状

1. 工作开展情况

为了解中国 CLABSI 预防和控制工作现状，我们调查了全国 15 个省、自治区、直辖市（含军队）的 167 家有代表性的医院。2015 年已开展 CLABSI 目标性监测的医院为 139 家，占 83.2%；28 家医院至 2015 年时尚未开展此项工作。所调查的省份中，北京及内蒙古开展率达到 100%，其次是安徽省、河南省、河北省，均达到 90% 以上，贵州省、江西省、新疆地区、山西省在 80% 以上，江苏、山东、黑龙江为 70% 左右，湖南省为 58.4%；在中国七大地区中，除未调查的华南地区外，华北地区开展率最高，占 91.67%，其次是东北、西南、西北、华东、华中地区。在医院规模中，三级医院的开展率（92.6%）显著高于二级医院（67.2%）（$P = 0.000$）；省部级医院（94.7%）高于地市级医院（87.5%），地市级医院高于区县级医院（72.6%），差异有统计学意义；CLABSI 目标性监测的开展率与医院等级（甲、乙等）、医院类别（教学医院、非教学医院）、医院性质（综合医院、专科医院）没有显著关系。

2. 感染特点

2015 年，139 家医院的中心静脉导管使用率平均为 40.13%，CLABSI 千日感染率平均为 1.96‰，略高于美国 NHSN 发布的 2012 年 63 所医院 ICU CLABSI 的发病率。在医院等级上，甲等医院的千日感染率（1.96‰）比乙等及以下的医院（2.02‰）低，但没有显著差异；在医院规模上，三级医院的千日感染率（1.83‰）明显低于二级医院（3.70‰），差异有统计学意义。也就是说甲等医院的千日感染率与乙等及以下的医院没有差别，而三级医院的千日感染率明显低于二级医院。监测定义为 CRBSI 的医院的千日感染率（2.14‰）比定义为 CLABSI 的医院（2.38‰）要低，但差异无统计学意义。

本次调查的 139 家医院中，2015 年血培养前三位病原菌的排序分别是大肠埃希菌，肺炎克雷伯菌和表皮葡萄球菌。总体来说以革兰氏阴性杆菌占 3/5 以上（63.7%）。

3. 监测方法

CLABSI 监测的范围逐渐从 ICU 扩大到全院，2015 年有 21.1% 的医院监测全院范围的 CLABSI 发生情况。

监测定义方面，CRBSI 及 CLABSI 均监测的占 38.3%（49/128），只监测 CRBSI 的占 30.5%（39/128），只监测 CLABSI 的占 21.98%（28/128），另有 9.4% 的医院未明确监测名称的定义（12/128）。

监测病例的信息主要由感控护士填写，约占 1/3，其次为病房医生及院感专职人员。采用信息系统自动采集的只占 16.6%。监测表的形式主要为纸质表，约占 1/2，其次为电子表人工录入形式，最后为电子表自动提取形式。感染例数约 1/2 的医院为院感专职人员采集，其次为医生采集；中心静脉插管总日数主要来源于临床科室记录，其次为医院感染部门记录。

4. 诊断标准

2015 年，78.7% 的医院采用原卫生部 2001 版医院感染诊断标准，其他的采用美国 CDC 诊断标准或项目组定义标准。导管相关血流感染病例的诊断主要由医生完成，其次为院感人员，极少部分为护理人员。大部分医院（76.1%）采用双侧双管进行血培养。

绝大多数医院（98.5%，134/136）采用临床+实验室诊断，极少部分医院（1.5%，2/136）只采用临床诊断，没有医院只靠实验室诊断来判断 CLABSI。血培养采集方式，76.1% 的医院采用双侧、双管，10.4% 的医院采用单侧、双管，9.0% 的医院采用双侧、单管，3.7% 的医院采用单侧、单管，另有 0.7% 的医院不清楚如何采集血培养。

5. 干预措施

2015 年调查的医院中 99.2% 的医院均采取了干预措施，采取的干预措施主要是规范操作、管路维护、皮肤消毒、插管技术及抗菌导管。80.5% 的医院认为干预措施的实施有效果。

（三）中心静脉导管血流相关感染预防与控制工作取得的成就

我国 CLABSI 预防和控制工作起步较晚，但也取得了一定的成绩，这与优秀的感控论著出版、国家政策的制定、颁布息息相关。尤其近几年，与国际交流密切，迅速走向规范化层面，监测方法与国际接轨。从最初单纯的回顾性调查，发展为 ICU 目标性监测，再发展为全院性 CLABSI 监测；从无干预的临床分析，到落实干预措施的前瞻性研究；从导管血流相关感染监测，发展为中心静脉导管血流相关感染监测。监测方式从被动走向主动，监测环节越来越精细，部分医院能通过目标性监测发现临床问题、并给予解决，较好地控制 CLABSI 的发生，为患者提供更高的医疗安全保障。具体成就体现在如下几个方面：

1. 监测方法改进

如表 5-3-2 所示，随着开展监测的年份增加，监测的 ICU 类型及数量也相应递增，说明 CLABSI 的监测范围逐渐扩大。

表 5-3-2　CLABSI 监测范围

	2015 年		2010 年		首次开展年（2010 年以前）	
	数量	构成比（%）	数量	构成比（%）	数量	构成比（%）
全院	28	21.1	5	9.3	1	3.3
仅 ICU	105	78.9	49	90.7	29	96.7
合计	133	100.0	54	100.0	30	100.0

数据来源及收集方式在 2010 年以前主要为院感专职人员及监控护士，其次为监控医师，随着时间的推移，信息化建设的完善，采用信息系统的比例逐渐增大，从 2010 年以前的 10.0% 上升到 2010 年的 12.2%，再上升到 2015 年的 22.2%。数据收集方式由 2010 年之前的纸质表为主（60.6%），发展到 2015 年的电子表为主（61.6%），其中完全自动由信息提取的表格的约占 1/3。

2. 感染率逐年降低

如表 5-3-3 所示，中心静脉导管使用率逐年降低；CLABSI 千日感染率也逐年降低，其中 2015 年的感染率与 2010 年之前相比，明显降低，差异有统计学意义。[2010 年与 2010 年之前相比，RR 值为 0.880（95% CI：0.712 ~ 1.088），P = 0.223；2015 年与 2010 年相比，RR 值为 0.902（95% CI：0.774 ~ 1.054），P = 0.184；2015 年与 2010 年之前相比，RR 值为 0.793（95% CI：0.668 ~ 0.948），P = 0.010。]

表 5-3-3　感染率的时间分布

项目	2015 年 n = 132	2010 年 n = 53	首次开展年（2010 年之前） n = 28
ICU 病人数	179964	39608	23569
住院天数	1004332	207254	129641
监测病例数	184929	73489	11871
导管天数	403065	97910	63476
感染病例数	791	213	157
导管使用率	40.13	47.24	48.96
千日感染率	1.96	2.18	2.47

3. 干预措施效果越来越明显

采取干预措施的医院数量逐年增多，2010 年以前只有 74.2% 的医院采取干预措施，2010 年上升到 84.9%，2015 年上升到 99.2%。采取的干预措施主要为规范操作，其次为管路维护及皮肤消毒。

干预措施的实施效果越来越明显，从 2010 年以前的 70.8%，上升到 2010 年的 75.6%，再上升到 2015 年的 80.5%。

（四）中心静脉导管血流感染预防与控制工作存在的问题与对策

1. 监测定义不统一

调研报告显示，2015 年 我国中心静脉导管血流感染的监测中，有 78.7% 的医院采用原卫生部 2001 版医院感染诊断标准；6.3% 的医院采用美国 2013 版，5.5% 的医院采用美国 2009 版，2.4% 的医院采用美国 2002 版，另有 7.1% 的医院采用项目组定义。此外关于目标性监测的定义也不统一，有的监测 CRBSI，有的监测 CLABSI，还有的医院无法区别二者的差异。我国开展中心静脉导管相关血流感染监测的临床诊断与监测定义不统一，会导致监测数据不具可比性，也制约了多中心研究或大规模调查报道，无法真实反映我国重症医学科中心静脉导管血流感染的基础数据，更无法评价干预的成效。

2001 年我国原卫生部组织专家在美国 NNIS 系统医院感染监测定义和标准的基础上，编写了我国的《医院感染诊断标准》，成为我国目前诊断医院感染病例的主要依据。近年来，医疗诊断技术和水平快速发展、不断更新，但医院感染诊断标准没有更新，在操作的执行过程中很难得到临床医务人员的认可。因此，制定一个与国际接轨的统一的诊断标准，才能进行地区和医院间的横向比较、年度间的纵向比较，客观、准确地了解中心静脉导管相关血流感染的现状及趋势，为进一步的临床干预工作打好基础。

2. 标准、规范更新速度慢

标准、规范更新速度较发达国家慢，一定程度上也制约了与国际的交流合作。从检索的文献可看出，2009 年以前我国开展 CLABSI 目标监测主要依据学者编著的《医院感染管理学》《现代医院感染管理手册》《临床医院感染学》《实用医院感染监测方法与技术》等，2009 年以后主要依据《医院感染监测规范》，至今也有七年之久。而美国等发达国家，有专门的导管相关血流感染的预防控制指南，并定期更新，从 1996 年的第一版，到 2001 年、2011 年及 2014 年，至今已更新至第四版。

3. 信息化建设仍需加强

目前国内 CLABSI 目标性监测手段和工作方法多采用手工数据处理、统计分析、上报等操作，存在时效性低下、漏报率较高和培养结果可信度不高等问题。数据收集方式在 2010 年以前主要依靠院感专职人员及监控护士，其次为临床监控医师，虽然随着时间的推移，信息化建设的完善，采用信息系统进行数据收集的比例逐渐增大，从 2010 年以前的 10.0% 上升到 2015 年的 22.2%。数据收集方式由 2010 年之前的纸质表为主（60.6%），发展到 2015 年的电子表为主（61.6%），其中完全自动由信息提取的表格的约占1/3。但 22.2% 的医院仍为少部分，1/3 的自动提取表格信息也属于小部分医院。我国地区间经济发展水平不一，信息化建设需要由医院的经济实力来支撑，因此，笔者认为在短时间内，达不到所有医院都具备信息化的境界，信息化建设仍然任重道远。

四、中国中心静脉插管相关血流感染预防与控制工作的发展趋势

1. 统一监测定义是当务之急

众所周知目前制约我国医院感染监测工作的一大难题是医院感染诊断标准的更新工作，CLABSI 目标性监测遇到同样的问题。各地区仍延用 2001 版的《医院感染诊断标准》，也有的地区使用美国 CDC 发布的 2013 版的 CLABSI 诊断标准，由于定义的差异，导致全国的监测数据很难横向进行数据比较。同时也存在着院感专职人员水平有限、缺乏临床诊断定义标准化的意识、数据采集未做规范化的处理，这是导致数据缺少可信度的重要原因之一，为此，要提高我国 CLABSI 监测的水平首先应解决临床诊断和监测标准定义的统一问题。

2. 规范的监测方法是数据质量的保证

目前国内医院进行 CLABSI 目标性监测主要依据 2009 年原卫生部发布的《医院感染监测规范》，但具体执行过程中因院感专职人员的水平良莠不齐，诸如数据收集人员、数据收集方式、中心静脉插管病例监测时间均未做标化等，造成监测质量存在很大差异。监测细节的掌握直接关系监测数据的准确性，因此全国应建立标准化的 CLABSI 监测方法、统一 CLABSI 诊断标准，只有进行同质化的监测，地区之间的数据才有可能横向比较。

3. 大力普及信息化监测手段

发展医院感染信息化监测手段可使监测数据的获得更便捷、更准确、更科学，不但能节省院感专职人员的监测人力，使得院感专职人员将更多的精力专注于控制环节，而且能大大拓展监测范围，使监测范围不仅限于 ICU 等部门，能拓展至全院所有中心静脉插管患

者，使更多患者受益。

4. 开展多中心研究，为科学防控奠定基础

CVC 作为挽救重症患者的有效治疗手段之一在临床已广泛使用，CLABSI 是影响其治疗效果甚至造成患者死亡的主要障碍，系统监测其感染的发生率、风险因素和流行特点，进而总结出有效的防控措施，是医院感染管理的重要任务之一。为此在以往工作的基础上，无论是从国家层面还是地区层面，均应有组织地开展多中心重症医学科及其他重点科室 CLABSI 的系统监测与研究，在国家或地区积累 CLABSI 的真实数据，为采取有效干预策略奠定基础。

5. 医务人员对 CLABSI 零容忍，人人参与防控

随着医院感染管理工作系统、深入的开展，医院感染管理专职人员应将 CLABSI 的目标性监测作为项目管理的重要内容之一，充分利用好监测资源，与临床医务人员进行有效的沟通与协调，以问题为导向，在循证的基础上，不断优化临床防控措施，增加临床医务人员的院感防控意识，在临床医务人员中逐步建立对于可控的 CLABSI 零容忍的理念，高度重视预防和控制中心静脉导管相关血流感染的发生，人人参与防控措施的执行，不断降低导管相关血流感染发生率，最大限度地保障患者医疗安全。

（武迎宏　林金兰　周春莲　葛姝囡）

参 考 文 献

［1］戴建华，叶文琴，袁彬娥等. 中心静脉置管护理进展. 中华护理杂志，2001，36（5）：377-379.

［2］Kalso E. A short history of centralvenous catheterization. Acta Aneasthesiol Scand, 1985, 81: 7.

［3］Almuneef MA, Memish ZA, Balkhy HH, et al. Rate, risk factors and outcomes of catheter-related bloodstream infection in a paediatric intensive care unit in Saudi Arabia. J Hosp Infect, 2006, 62（2）: 207-213.

［4］Parienti JJ, Mongardon N, Megarbane B, et al. Intravascular Complications of Central Venous Catheterisation by Insertion Site. The New England Journal of Medicine, 2015, 373: 1220-1229. doi: 10.1056/NEJMoa1500964.

［5］胡艳丽，吴晓琴，李琳. 重症监护病房血管导管相关血流感染发病率及预防措施多中心调查. 中国感染控制杂志，2015，14（5）：302-305.

［6］Warren DK, Quadir WW, Hollenbeak CS, et al. Attributable cost of catheter- associated blood stream infections among intensive care patients in a nonteaching hospital. Crit Care Med, 2006, 34（8）: 2084-2089.

［7］Elward AM, Hollenbeak CS, Warren DK, et al. Attributable cost of nosocomial primary bloodstream infection in pediatric intensive care unit patients. Pediatrics, 2005, 115（4）: 868-872.

［8］A report from the NNIS System. National Nosocomial Infections Surveillance（NNIS）system report, data summary from January 1992 through June 2004, issued October 2004. AJIC, 2004, 32（8）: 470-485.

［9］Pearson ML. Guideline for prevention of intravascular device- related infections. Part I. Intravascular device-related infections: An overview. The Hospital Infection Control Practices Advisory Committee. Am J Infect Control, 1996, 24: 262-277.

［10］Margaret A, Lindsey M, Katherine AB, et al. National Healthcare Safety Network（NHSN）report, data summary for 2012, Device-associated module. American Journal of Infection Control, 2013, 41 (12): 1148-1166.

[11] 李荔，高哲平，祖丽媛，等. 重症监护病房医院感染目标监测的探讨. 中华医院感染学杂志，2004，14 (8)：860-862.

[12] 北京市医院感染管理质量控制和改进中心. 2015 年北京市医院感染监测数据分析报告，北京市医院感染年度数据报告. 2016，1：11-12.

第四节　导尿管相关尿路感染的预防与控制

一、导尿管相关尿路感染预防与控制的概念与工作开展的背景意义

医院感染是当前公共卫生领域的一个重要问题，它直接影响着医疗质量和病人的安危。尽管患者的内在因素是获得感染的决定因素，但是近年来，随着侵入性器械的大量应用，如血管内导管、导尿管等，为微生物侵入机体提供了路径，从而大大增加了医院感染的危险性。这些器械对大多数发展中国家医院感染的发病率和病死率影响很大，因为医务人员普遍缺乏器械相关感染危险的意识，即使在发达国家，静脉导管、动脉导管、导尿管、气管内导管及其他许多医用装置均增加住院患者发生医院感染的危险性，成为现代医院感染中的突出问题。

导尿管相关尿路感染（catheter-associated urinary tract infection，CAUTI）主要是指患者留置导尿管后，或者拔除导尿管48h内发生的泌尿系统感染。引起CAUTI的病原体可分为内源性和外源性，内源性主要指来自直肠、阴道的定植菌，外源性顾名思义是指通过污染的医务人员手或污染的器械进入泌尿道的微生物。病源微生物既可以通过管道外途径，沿尿道内导管外面移行，也可以通过管道内途径，从污染的集尿袋或导管-引流管连接处沿导管内部移行进入泌尿道。自1960年开始使用密闭的引流装置，但由于人体自身的无菌系统被破坏或通过管道外途径，在导管和引流系统表面会形成生物膜，随着时间的推移，生物膜固着在导尿管上，病原微生物便寄居于此。因此，延长导尿管的留置时间，会使菌尿的产生不可避免[1]。并且，寄居在生物膜上的病原微生物，不易被抗菌药物杀灭，并对人体防御产生抗性，如果不拔除导管几乎不可能被根除。研究显示，留置导尿管引起菌尿的每日危险性为3%～10%，30天后为100%，这已经综合考虑了短期和长期置管情况[2,3]。

2006—2007年美国医疗安全网络（NHSN）报告系统显示[4]，CAUTI（包括无症状性菌尿）最常见的病原体为大肠埃希氏菌（21.4%）和假丝酵母菌属（21.0%），其次为肠球菌属（14.9%）、铜绿假单胞菌（10.0%）、肺炎克雷伯菌（7.7%）和肠杆菌属（4.1%），少数由其他革兰氏阴性杆菌和葡萄球菌属引起。

导尿管相关尿路感染是最常见的医院获得性感染，全美每年超过100万例罹患CAUTI患者，占医院获得性感染的40%，医院获得性尿路感染的80%[5]。CAUTI不仅因其高患病率带来相应的经济损失，还可导致严重的后遗症。因此，加强导尿管相关尿路感染的监测，已经成为医院感染控制工作中不可或缺的重要环节。

二、国际导尿管相关尿路感染预防与控制的历史与现状

医院感染监测是医院感染控制的基础，美国CDC在60年代末组建了由8所医院参加

的医院感染监测试点工作，取得经验后，于 70 年代成立了世界上第一个由 80 所医院组成的全美医院感染监测系统，开展了卓有成效的医院感染监控工作。通过监测，使医院感染率明显下降，并一直维持在 5% 的水平。1981 年，美国 CDC 制定了《导管相关尿路感染预防指南》（Guideline for Prevention of Catheter-associated Urinary Tract Infections），对有效控制导管相关尿路感染的发生率作出了巨大贡献。但由于此种全面综合性监测方法很消耗人力，美国 NNIS 系统于 1999 年放弃医院范围的全面综合性感染率监测，集中重点于 3 个目标性监测单元：成人及儿童 ICU、高危护理、外科手术切口。在各 ICU 监测单元，主要侧重不同 ICU 的介入装置相关性感染，其中包括导管相关性尿路感染等。事实证明，此种目标性监测较之前的全面综合性监测更加有成效。匹兹堡 1 个医学中心，在开展导管相关性尿路感染目标性监测 1 年半时间后，尿路感染率从 32/1 000 导管日降至 17.4/1 000 导管日。随着预防 CAUTI 的新研究和技术的进步，非重症监护病房和需要长期留置尿管的患者需求日益增加，加之人们对预防越来越重视，2009 年美国医院感染控制顾问委员会（Healthcare Infection Control Practices Advisory Committee，HICPAC）对 1981 年版的指南进行了修订和扩展，不仅在如何实施、实施情况评价和监测等方面提出了具体的建议，而且对目前存在的空白领域，指出了进一步的研究方向。

　　2008 年，美国感控人员协会（The Association for Professionals in Infection Control and Epidemiology，APIC）发布了《消除导管相关尿路感染指南》（Guide to the Elimination of Catheter-Associated Urinary Tract Infections）；2009 年，美国感染病学会（The Infectious Diseases Society of America，IDSA）制定了《成人导管相关尿路感染的诊断、预防和治疗国际临床实践指南》（International Clinical Practice Guidelines For Diagnosis，Prevention，And Treatment Of Catheter-Associated Urinary Tract Infection In Adults）。这些指南的制订都基于大量的临床证据，因此对指导临床正确诊断、预防和治疗导尿管相关尿路感染具有极其重要的参考价值。

　　尿路感染是最常见的医院感染类型，占美国重症医疗机构报道医院感染的 30% 以上。2006 年美国医疗安全网络（NHSN）数据显示[6]，每千插管日 CAUTI 平均感染率在 3.1‰~7.5‰ 之间，感染率最高的为烧伤 ICU，其次是内科病房和神经外科 ICU。2006 年 NHSN 数据还显示，ICU 和非 ICU 病区尿管平均使用率在 23%~91% 之间，使用率最高的是外科 ICU，使用率最低的是内科或外科病房。然而由于上报的单位数量较少，总体长期留置尿管率并不是很清楚。美国长期医疗单位住院患者中留置尿管率在 5% 以上，也就是说每天同时留有尿管的人数在 50000 左右，这个数字正在随着美国护理单位质量控制措施的实施逐年下降[7]。但是，转入高质量护理机构患者的尿管使用率仍然很高，这提示重症医疗机构在患者转院之前应首先着力于努力拔除不必要的导管。值得注意的是，短期留置尿管的住院患者很多情况下为无指征置管，并且，有些医务人员并不知道他们的患者正在使用导尿管，从而导致过多不必要的使用[8]。

　　2008 年，Saint 博士的一项美国全国性调查显示，美国绝大多数医院并未监控患者的尿道置管情况，约 1/3 的医院未随访患者的 CAUTI 发生率；仅有 30% 的医院常规应用抗微生物的尿管和便携式超声膀胱检测仪，监测尿路情况；仅有不足 10% 的医院使用尿管提示器；尤为值得关注的是，甚至正在参与"协作降低院内感染"项目的医院，也没有采取预防 CAUTI 的措施。Nicolle 博士指出，美国各地医院对 CAUTI 危险的忽视是不同寻常的，这项全国性调查的结果在一定程度上表明，忽视 CAUTI 是全球普遍存在的问题。

此外，由于不同的研究中所使用的 CAUTI 的定义不尽相同，因此有关 CAUTI 的文献所提供的证据质量有待考证。研究者们使用过大量 CAUTI 的不同定义，从单纯的无症状菌尿（不同浓度范围）到综合菌尿以及有不同症状体征的泌尿道感染均有涉及。而大多使用 CDC/ NHSN 有关 CAUTI 定义的研究，在分析时并没有区分症状性尿路感染（symptomatic urinary track infection，SUTI）和无症状菌尿症（asymptomatic bacteriuria，ASB）[9]。因此，这种由于使用定义不同而导致的研究间的异质性可能会降低支持某项干预措施证据的质量，也妨碍后来的研究者进行 META 分析。

三、中国导尿管相关尿路感染预防与控制开展的历史沿革与现状

我国是发展中国家，到 80 年代初期，才有医院感染调研的零散报道。1986 年，随着全国医院感染监测网的成立，我国开启了医院感染预防与控制的新纪元。2001 年，《医院感染诊断标准（试行）》颁布，针对各个系统的感染性疾病作出了具体规定，为医疗机构的感染病例监控提供了理论依据。2006 年，《医院感染管理办法》颁布，该办法强调做好医院感染管理工作，需要开展必要的监测，医院感染监测为采取适宜的管理措施提供依据，管理措施得以贯彻实施才能达到有效控制医院感染的目的，这为医疗机构开展医院感染监测提供了政策保障。2009 年，原卫生部颁布了 6 项卫生行业标准（卫通【2009】10号），这是我国第一次以卫生标准的形式下发部级医院感染管理方面的规定。其中就包括《医院感染监测规范》（WS/T312-2009），这是一部实用且全面的医院感染病例监测标准，规范了全院综合性监测和目标性监测，对我国医院感染监测工作如明确监测目的、确保监测质量、保证监测重点、控制监测互动等方面起到了重要的推动作用。2010 年 11 月，原卫生部发布《导尿管相关尿路感染预防与控制技术指南（试行）》，该指南制定了 CAUTI 的预防要点，包括管理要求、置管时和置管后感染预防要点，对预防和控制导管相关感染具有实践指导意义。正是随着这些文件的逐渐颁布，我国对 CAUTI 的监测逐渐从零散与自发的萌芽状态，发展到了有组织管理的起步阶段，至今已在全国各地大部分医疗机构科学、规范地开展起来。

笔者使用中国医院知识总库（CIIKD）模糊检索主题词"尿路感染"，同时题名中包含"尿管"或"导尿管"的文献，共检索出 681 篇。其中，文献数量逐年递增，特别是 2011 年及以后的文献数显著增多，这与 2009 年《医院感染监测规范》及 2010 年《导尿管相关尿路感染预防与控制技术指南（试行）》的发布有很大关系。同时，相比较回顾性分析，前瞻性研究包括目标性监测的比例也逐渐增大，具体见图 5-4-1 和图 5-4-2。

从本次调研结果来看，参与调查的 154 家医院，最早开展导尿管相关尿路感染目标性监测的是 2002 年。特别是在 2009 年《医院感染监测规范》颁布后的一段时期内，我国开展 CAUTI 监测的医疗机构数量实现了井喷式的增长，调研数据显示，63.8%（97/152）的医院是在 2009—2012 年开展，此后仍在逐步增加。截至目前，开展 CAUTI 监测的比例已达 98.7%（150/152），仅有 2 家二级医院尚未开展。

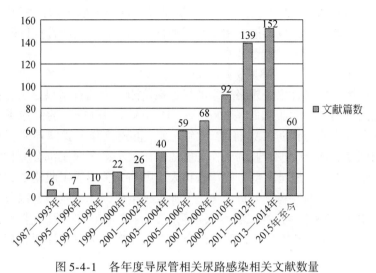

图 5-4-1 各年度导尿管相关尿路感染相关文献数量

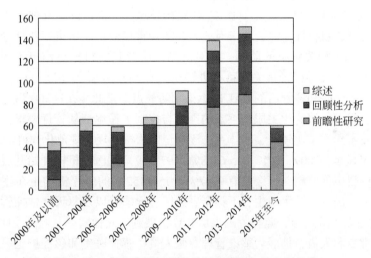

图 5-4-2 各年度导尿管相关尿路感染相关文献构成

（一）历史沿革及各时期特点

1. 2000 年及以前——监测萌芽阶段

1986 年，在原卫生部医政司医院感染监控协调小组的领导下，组建了由 17 所医院和 8 所防疫站组成的医院感染监控系统，从此，我国开始了有组织的医院感染监测。1989 年，原卫生部将医院感染率作为一项指标纳入《医院分级管理标准》。同时，经过 3 年的发展，我国的监测网已扩大到全国 29 个省、市、自治区和地、县不同级别和种类的 103 所医院。此时，部分医院开始关注导尿管相关尿路感染病例，但是监测较为被动，尚没有明确导尿管相关尿路感染的定义，更没有目标性监测的概念。笔者所检索到最早的关于 CAUTI 的研究是蔡惠玲等人在 1987 年发表于《国外医学·护理学分册》的《导尿管诱发的尿道炎——比较橡皮导尿管与硅胶导尿管的发病率》[10]，作者为研究不同导尿管的构成材料与尿路感染的关系，就橡皮导尿管及硅胶导尿管行尿道插管后的情况进行了临床研究。这个时期发表的文献比较零散，主要是回顾性病例分析，前瞻性病例研究非常少。

2. 2001—2008 年——监测起步阶段

2001 年，随着《医院感染诊断标准（试行）》颁布，陆续有少数大型医疗机构，主要是三级医院，开始了导尿管相关尿路感染的目标性监测。本调查结果显示，我国最早开展导尿管相关尿路感染目标性监测的是 2002 年，15.8%（24/152）的医疗机构也正是在此期间开始在部分 ICU 实施预防 CAUTI 的干预措施，正式拉开了我国导尿管相关尿路感染预防与控制的序幕。这个阶段的监测工作开展范围比较小，多限于部分监护室，数据来源主要依赖院感专职人员，但已有部分临床医护人员参与，采用手工收集数据的方式。此阶段发表的文献依然以回顾性病例分析为主，但涉及感染原因、危险因素以及干预措施的前瞻性研究开始增加。2005 年，浙江省嘉兴市第二医院率先在《中国微生态学杂志》上发表了题为《ICU 患者医院感染目标性监测研究》[11]，首次提出我国导尿管相关尿路感染的感染率为 17.26‰。

3. 2009 年至今——监测全面发展阶段

2009 年，我国原卫生部下发了《医院感染监测规范》，提出已经开展 2 年以上全院综合性监测的医院应开展目标性监测，要求对成人和儿童重症监护病房进行包括导管相关尿路感染在内的侵入性操作相关感染的监测，并对监测方法及其资料分析作出了明确说明。2010年，原卫生部发布了《导尿管相关尿路感染预防与控制技术指南（试行）》，该指南制定了包括管理要求、置管时和置管后的 CAUTI 感染预防要点。至此，在这些医院感染相关政策和规范的保障下，我国导尿管相关尿路感染的预防与控制工作逐渐从管理要求上升到了立法层面，从管理到技术形成了比较完整的体系，逐步走向依法依规、规范化和科学化的道路。

本调研结果显示，2009—2012 年，63.8%（97/152）的医疗机构开始开展规范的导尿管相关尿路感染的目标性监测，至今已有 98.7%（150/152）的医疗机构正在逐步推行包括严格掌握导尿指征、医务人员手卫生、不频繁更换留置导尿管以及每天评估插管重要性等四项预防 CAUTI 的主要干预措施，监测范围也从 ICU 扩展到了其他病区。监测主体也由原来的主要依赖感染管理专职人员，扩展为感染管理专职人员、感控医生和感控护士三者相结合共同参与。感控的理念逐渐深入人心，从最初的结果监测到过程监测，从早期的单一干预到集束化干预，越来越多的人认识到感控措施需要有循证的支持。该时期关于 CAUTI 目标性监测的文献也如雨后春笋，纷纷涌现，特别是前瞻性研究开始明显多于回顾性调查分析。

此外，由于监测方法的统一与规范，信息化水平的提高，CAUTI 目标监测的多中心研究逐渐发展起来。2007 年，山东省卫生厅发布《ICU 医院感染目标性监测方案（试行）》，规范了 ICU 目标性监测的方法，并率先发表了 12 家医院的多中心研究结果。2013 年，中国医院协会启动了医院感染预防与控制能力建设项目，其中就包括导尿管相关尿路感染的监测，北京、山东、山西、浙江、湖南、广东、河南、贵州等多个省市参与了该研究，在此期间数次对 CAUTI 监测的定义和流程进行标准化，成为我国开展 CAUTI 监测多中心研究的典范。

（二）现状

1. 开展 CAUTI 监测的一般情况

为了了解我国开展院感管理工作 30 年来 CAUTI 预防与控制工作的现状，我们通过发放调查问卷，对全国 13 个省市（包括北京、山东、山西、安徽、贵州、河北、河南、黑龙江、湖南、江苏、江西、内蒙古、新疆）的 165 家二、三级医院进行了调研，其中包括三级医院 104 家和二级医院 61 家。截至 2015 年，已开展 CAUTI 目标性监测的比例达 92.1%（152/165），仍有 11 家二级医院和 2 家三级医院尚未开展。最早开展监测的是 2002 年，2009—2012 年开展得最多，占 63.8%（97/152）。在医院规模上，三级医院开展率为 98.1%（102/104），明显高于二级医院，后者开展率为 82.0%（50/61）。

2. CAUTI 监测开展的范围

开展 CAUTI 监测的 152 家医院中，大部分医院仅在全部或部分 ICU 开展，占 82.2%（125/152），其中以综合 ICU 最多，急诊 ICU 次之。截至 2015 年，已扩展至全部病区均开展 CAUTI 监测的有 27 家，占 17.8%。大部分医疗机构开展 CAUTI 监测的 ICU 床位规模仍较小，20 张床位以内者（含 20 张）最多，占 57.5%（84/146）；超过 60 张床位的仅 20 家，占 13.7%（20/146）。

3. CAUTI 监测方法

开展 CAUTI 监测的 152 家医院中，由感染管理专职人员、感控医生和感控护士三者相结合共同负责监测的医院最多，有 105 家，占 69.1%；仅由感染管理专职人员负责监测的医院有 32 家，占 21.1%。同时，绝大部分医院（95.4%，145/152）采用了临床表现与实验室检查相结合的方式诊断 CAUTI 病例，仅有 7 家医院采用单一的临床表现或者实验室检查来诊断。

在 152 家医院中，已经逐步开始推行干预措施的医院占绝大多数，占 98.7%（150/152），仅有 2 家二级医院未推行干预措施。其中，有 129 家医院（86.0%，129/150）推行了 4 项预防 CAUTI 的主要干预措施，包括严格掌握导尿指征、医务人员手卫生、不频繁更换留置导尿管以及每天评估插管重要性；余 21 家（21/150，14.0%）仅推行了部分干预措施。推行干预措施的时间主要集中在 2009—2012 年，达 93 家，占 62.0%。

4. CAUTI 监测数据的反馈

开展 CAUTI 监测的 152 家医院中，仅有 1 家二级医院未对监测数据做任何反馈。余 151 家医院，向全院进行反馈的有 115 家，占 75.7%；仅向被监测部门反馈的有 29 家，占 19.1%；向领导和被监测部门共同反馈的有 7 家，占 4.6%。在反馈形式上，大部分医院采用了纸质打印，达 120 家，占 79.5%；采用内部网公布者 71 家，干部大会反馈 32 家，其他包括医院感染管理委员会通报、医院感染管理通讯、信息监测系统等多种形式。只采用单一形式进行反馈（多为纸质打印或内部网）的占 53.0%（80/151），其余采用了两种或两种以上形式进行反馈。在反馈频率上，每季度反馈者最多，达 98 家，占 64.9%；每月反馈者 48 家，占 31.8%；每半年或不定期反馈者共 5 家，仅占 3.3%。

5. CAUTI 感染发生情况

2015 年，127 家医院（包括 41 家二级医院和 86 家三级医院）的导尿管使用率平均为 75.74%，无论是二、三级医院之间，还是区县级、地市级和省部级医院之间均没有明显差异。而导尿管相关尿路感染千日感染率平均为 1.89‰，在医院等级上，二级医院（3.51‰）则明显高于三级医院（1.66‰），差异有统计学意义；在行政规划上，区县级、地市级、省部级医院分别为 3.40‰、2.10‰和 1.38‰，差异有统计学意义，具体见图 5-4-

3。这说明各级各类医疗机构导尿管使用率差别不大，但由于各种原因，导尿管相关尿路感染千日感染率还是有较大差异的。（见图5-4-3）

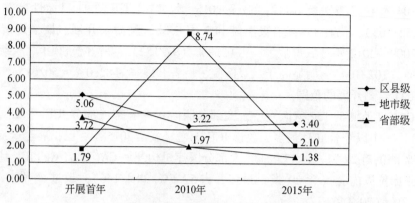

图5-4-3　不同级别医院的导尿管相关尿路感染千日感染率

（三）导尿管相关尿路感染预防与控制工作取得的成就

1. 建立了比较完善的组织管理体系，监测范围不断扩大

1986 年，随着全国医院感染监测网的成立，我国开启了医院感染预防与控制的新纪元。在国家层面，有国家医院感染质量管理与控制中心，为 CAUTI 监测进一步的同质化、科学化、规范化、精细化、信息化等提供了可能。各省市基本也都成立了比较完善的省市级医院感染质量管理与控制中心，与各级卫生行政部门一同来推进 CAUTI 监测领域相关的各项政策、标准在医疗机构中的实施。在各医疗机构层面，有医院感染管理委员会、感染管理专职人员、临床科室三级管理组织体系，共同促进 CAUTI 监测的开展。从本调研结果来看，参与本次调查的 165 家医院，最早开展监测的是 2002 年，截至目前，开展 CAUTI 监测的比例达 92.1％。特别是在 2009 年《医院感染监测规范》颁布后的一段时期内，我国开展 CAUTI 监测的医疗机构数量实现了井喷式的增长，调研数据显示，63.8％的医院是在 2009—2012 年开展，此后仍在逐步增加。如图 5-4-4 所示，随着开展监测的年份增加，监测的 ICU 类型及数量也逐渐增多，CAUTI 监测范围逐渐扩大。

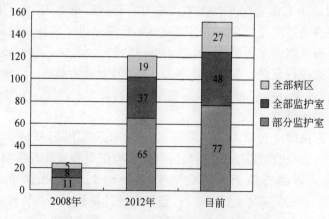

图5-4-4　各年度 CAUTI 监测范围的构成

2. 引入循证感控的意识，干预措施得以推行

我国的 CAUTI 监测自开展以来，感控的理念逐渐深入人心，从最初的结果监测到过程监测，从早期的单一干预到集束化干预，越来越多的人认识到感控措施需要有循证的支持，而不是拍脑袋想出来的。也就是说，只做监测，不通过后续的循证医学来科学地证明预防控制措施的有效性，是很盲目的。监测是医院感染防控的核心内容，通过监测就能发现哪些岗位职责没有真正落地、实际操作后的结果与设定的要求有什么差距、存在哪些风险和隐患等。随着现在整个医疗系统信息化的推进，我们有越来越多的过程管理被质控，必须根据监测结果，通过结果追溯，将发现的问题反馈给管理者和各临床部门，进而才能改进工作，实现监测的真正目的。在 152 家开展 CAUTI 监测的医院中，98.7% 的医院已逐步开始推行包含严格掌握导尿指征、医务人员手卫生、不频繁更换留置导尿管以及每天评估插管重要性等干预措施中的部分或全部措施，开始推行时间主要集中在 2009—2012 年。同时，几乎所有的医院都能针对监测数据向被监测部门反馈，向全院进行反馈的比例也逐渐从监测起步阶段的 66.7%（16/24）提高至目前的 75.7%（115/152）。在反馈形式上，主要采用了纸质打印，近年来逐步增加了医院感染管理委员会通报、医院感染管理通讯、信息监测系统等多种形式。这些均说明经过 20 多年的发展，我国的大部分医院，特别是三级医院感染管理水平和质控能力总体上得到了很大的提升。

3. 导尿管相关尿路感染千日感染率明显下降

经过数十年的发展，我国的 CAUTI 监测逐渐扩大，从全面性监测到目标性监测，随着干预措施的不断推行，预防与控制工作初见成效。如表 5-4-1 所示，在监测开展首年、2010 年和 2015 年，我国医疗机构内导尿管使用率有轻微下降，但差异无统计学意义。而导尿管相关尿路感染千日感染率在经历了短暂增高之后，又明显下降，且差异具有显著性。我们考虑该指标的短暂增高与监测初始阶段对 CAUTI 诊断标准把握不准确，故而存在漏报有关。总体上来说，导尿管相关尿路感染千日感染率还是明显下降的，这与我们国家政策、规范的制定、颁布有着密不可分的关系。正是在这些标准、指南的引导下，CAUTI 监测工作迅速走向规范化层面，监测方式从被动走向主动，监测环节越来越精细，部分医院能通过目标监发现临床问题、并给予解决，较好地控制 CAUTI 的发生，为患者提供更高的医疗安全保障。

表 5-4-1　各年度导尿管使用率和导尿管相关尿路感染千日感染率

	开展首年（2010 年以前）	2010 年	2015 年
	n = 21	n = 80	n = 127
ICU 总人天数	50143	292770	840678
同期使用导尿管总人天数	39018	228740	636727
同期 CAUTI 发生例数	121	1079	1204
导尿管使用率（%）	77.81	78.13	75.74
CAUTI 发病率（‰）	3.10	4.72	1.89

（四）导尿管相关尿路感染预防与控制工作存在的问题与对策

尽管如此，虽然我国在开展 CAUTI 监测工作上已取得显著成效，通过监测对 CAUTI

的发生率、高危因素及预防感染措施等有了初步认识，但由于我国地域辽阔，经济状况不同，医疗体系庞大，我国医院感染管理工作发展并不平衡，无论从医疗质量、医疗安全、医疗技术等方面，还是感染管理防控措施的落实上都存在着比较大的差异。

1. CAUTI 防控措施落实不到位

从《医院感染诊断标准》到《导尿管相关尿路感染预防与控制技术指南》，我国对CAUTI 的诊断和预防要点均作出了明确的说明。但事实上，在临床工作中很多防控措施流于形式，并未得以真正落实，临床医务人员对 CAUTI 监测的参与度仍有待于进一步提高。发现 CAUTI 感染后，总结分析不深入，不能及时发现感染原因，致使控制措施滞后。感染管理工作中，不仅是要制定规范，更要使医院感染相关的法律法规、技术标准落实到位，落实到每一所医疗机构，落实到每一名医务人员工作实践中。加强医务人员培训，提升专业技术水平，增强感控意识和 CAUTI 识别能力，打造医院感染管理专业队伍，也是做好 CAUTI 监测的重要方面。

2. 多部门协作欠缺

医院感染管理工作需要贴近临床，离不开临床医务人员的紧密参与和实践。但是目前普遍存在对监测资料的利用度不够，为监测而监测，仅停留在数据的汇总上，未能很好地将监测结果汇报和反馈到有关部门和个人，为 CAUTI 的感染防控服务。我们只有让临床科室自己融入感控，将临床医务人员真正地发动起来，踏踏实实地落实好每一项干预措施，按照感控思维去思考问题、解决问题，才能做好感控工作，降低 CAUTI 的发生。事实上，医院感染监测不能只是院感科的事，院感科应去沟通医疗、护理、药剂、检验、后勤等各个部门，所有的职能部门都要把自己领域的医院感染防控工作和所管辖人员的行为结合起来，只有全院动起来，全员动起来，才能够做到多角度去预防，全方位去控制。

3. 信息化建设需要进一步加强

我国的医院感染监控系统，是迄今为止世界上最庞大的医院感染监控系统，每年监测住院病人数 120 万左右，约有 2.4% 的住院病人处于监测之下。但是，由于信息化水平不足、医院感染意识淡漠、概念不清等原因，结果导致 CAUTI 监测方法不统一，数据不准确，缺乏可比性。同时，监测资料的处理落后，全国相当部分医院尚处于手工操作阶段，工作效率低，结果准确性差和大量信息丢失。事实上，面对如此庞大的医院感染监测系统，没有信息化是难以支撑的。因此，医院感染的信息化建设迫在眉睫，我们应充分利用信息化手段实时监测与有效防控医院感染风险，提高 CAUTI 监测与干预能力，保证医疗质量和患者安全。

四、导尿管相关尿路感染预防与控制工作展望

尽管相比于其他医院感染来说，CAUTI 的发病率和病死率较低，但是泌尿道插管的高使用率可引起大量的感染负担，并可引起感染并发症及死亡。根据 2002 年美国大范围医院感染发病率和病死率调查结果，我们可发现尿路感染病例数最多（> 560 000），而因尿路感染死亡的病例数大于 13000 例（病死率为 2.3%）[12]，而不到 5% 的菌尿病例出现了菌血症，CAUTI 是继发医院菌血症的最主要的原因，大约 17% 的菌血症具有尿路感染源，相关病死率约为 10%[13]。不仅如此，CAUTI 还可导致非必需的抗菌药物的使用，从而引

起尿液引流系统多重耐药菌的定植，成为菌株传播的传染源。有研究显示，大约 17% - 69% 的 CAUTI 可通过推荐的控制措施被预防，这意味着每年 380 000 例感染和与 CAUTI 相关的 9000 例死亡病例可被预防。

因此，无论是 2008 年 APIC 发布的《消除导管相关尿路感染指南》，还是 2009 年 HICPAC 制定的《导管相关尿路感染预防指南》和 IDSA 制定的《成人导管相关尿路感染的诊断、预防和治疗国际临床实践指南》都不约而同地提出，只有在具备合适指征时才进行泌尿道插管，并且留置时间要合理，做到及时拔除，即每日评估患者是否需要继续插管。这对于减少导尿管的应用及其相关的感染风险，大概是最为直接的方法。Nicolle 博士强调，应当减小尿道置管的范围和持续时间，建立信息监控系统，对医师及时给予提示和下达停止命令，以确保以后预防 CAUTI。

而对于我国这样的发展中国家来说，则是要在全面综合性监测的基础上，逐步摸索出本单位感染监测的主要目标，最终完成从回顾性全面监测到前瞻性目标监测的过渡，我们希望：

1. 扩大 CAUTI 监测范围，全面推行各项干预措施。目前，我国绝大多数省市级或三级医疗机构能够较好地开展 CAUTI 的预防与控制工作，但由于我国幅员辽阔，各级各类医疗机构发展非常不平衡，特别是基层医疗机构，由于地域偏远、培训不到位、感染防控意识差等原因，许多医院感染管理工作难以落到实处，感染管理工作制度、岗位职责、操作流程内容陈旧，可操作性差。所以当务之急应是扩大 CAUTI 监测范围，从部分监护室扩展至全部监护室，从监护室扩展至全部病区，从三级医院扩展至二级及二级以下医院。对基层医疗机构从人力、物力和财力上给予必要支持，充分发挥各级医院感染质控中心的作用，扎实做好基层医疗机构医院感染预防与控制工作，使各项干预措施得以落实。

2. 改进 CAUTI 监测手段，加强信息化建设。目前，我国相当部分医院监测手段还比较落后，主要依赖人力手工搜集资料，不能便捷、迅速地提取有效数据。加之监测方法不统一，不同医院、不同地区之间的数据缺乏同质性，难以进行横向比较。因此，改进监测手段、提高信息化水平迫在眉睫，对全面提高 CAUTI 防控水平至关重要。通过信息系统的开发和应用，逐步开展监测资料的信息化管理，不仅能够对 CAUTI 感染相关因素进行主动、连续、系统的监测分析，及时发现感染流行或暴发的征兆，较好地实现了医院感染相关因素的数、质量信息管理，而且各类信息统计图表直观而实用，更为感染控制专职人员提供了极大的便利，提高了医院感染的管理水平。

3. 开展多中心的研究，从循证医学的角度发现问题症结，找到真正适合我国国情的本土化的 CAUTI 感染防控措施。循证医学的理念进入中国已近 20 年，它使越来越多的人认识到感控措施需要有循证的支持。目前，我国在 CAUTI 的防控工作中所采取的预防措施多借鉴欧美国家的规范或指南以及国家卫生行政部门的要求，虽然许多经典预防措施是有效的，但也有不少措施的效果微乎其微。因此，我们应从学术层面开展 CAUTI 监测的多中心研究，应用信息化手段建立我国本土的数据库，用我们自己的大数据，来证实哪些措施是符合我国国情并行之有效的，以此得来的防控措施更易得到医务人员的认可，也更容易推行，从而为患者安全做出贡献。

（徐　华　李卫光　孙　建　顾安曼）

参 考 文 献

［1］ Tambyah PA, Halvorson KT, Maki DG. A prospective study of pathogenesis of catheter-associated urinary tract infections. Mayo Clin Proc, 1999, 74（2）: 131-136.

［2］ Garibaldi RA, Mooney BR, Epstein BJ, Britt MR. An evaluation of daily bacteriologic monitoring to identify preventable episodes of catheter-associated urinary tract infection. Infect Control, 1982, 3（6）: 466-470.

［3］ Saint S, Lipsky BA, Goold SD. Indwelling urinary catheters: A one-point restraint. Ann Intern Med, 2002, 137（2）: 125-127.

［4］ Hidron AI, Edwards JR, Patel J, et al. NHSN annual update: Antimicrobial-resistant pathogens associated with healthcare-associated infections: Annual summary of data reported to the national healthcare safety network at the centers for disease control and prevention, 2006-2007. Infect Control Hosp Epidemiol, 2008, 29（11）: 996-1011.

［5］ Jacobsen SM, Stickler DJ, Mobley HL, et al. Complicated catheter-associated urinary tract infections due to Escherichia coli and Proteus mirabilis. Clin Microbiol Rev, 2008, 21（1）: 26-59.

［6］ Edwards JR, Peterson KD, Andrus ML, et al. National healthcare safety network（NHSN）report, data summary for 2006, issued june 2007. Am J Infect Control, 2007, 35（5）: 290-301.

［7］ Rogers MA, Mody L, Kaufman SR, et al. Use of urinary collection devices in skilled nursing facilities in five states. J Am Geriatr Soc, 2008, 56（5）: 854-861.

［8］ Munasinghe RL, Yazdani H, Siddique M, Hafeez W. Appropriateness of use of indwelling urinary catheters in patients admitted to the medical service. Infect Control Hosp Epidemiol, 2001, 22（10）: 647-649.

［9］ Horan TC, Gaynes RP. Surveillance of nosocomial infections. Mayhall CG, ed. Hospital Epidemiology and Infection Control. 3rd ed. Philadelphia: Lippincott Williams & Wilkins, 2004: 1659-1702.

［10］ Nacey JN, 蔡惠玲. 导尿管诱发的尿道炎——比较橡皮导尿管与硅胶导尿管的发病率. 国外医学. 护理学分册, 1987, 1: 26.

［11］ 董叶丽, 贾鸣, 宗西明, 等。ICU 患者医院感染目标性监测研究. 中国微生态学杂志, 2005, 17（5）: 365-366

［12］ Klevens RM, Edwards JR, Richards CL. Jr, et al. Estimating health care-associated infections and deaths in U. S. hospitals, 2002. Public Health Rep, 2007, 122（2）: 160-166.

［13］ Weinstein MP, Towns ML, Quartey SM, et al. The clinical significance of positive blood cultures in the 1990s: A prospective comprehensive evaluation of the microbiology, epidemiology, and outcome of bacteremia and fungemia in adults. Clin Infect Dis, 1997, 24（4）: 584-602.

第五节　多重耐药菌感染的监测及防控

一、多重耐药菌概念、工作开展的背景与意义

（一）多重耐药菌相关概念

多重耐药菌（Multidrug-Resistant Organism，MDRO）定义，主要是指对临床使用的三类或三类以上抗菌药物同时呈现耐药的细菌[1]；常见多重耐药菌包括耐甲氧西林金黄色葡萄球菌（MRSA）、耐万古霉素肠球菌（VRE）、产超广谱 β-内酰胺酶（ESBLs）细菌、耐碳青霉烯类肠杆菌科细菌（CRE）[如产 I 型新德里金属 β-内酰胺酶（NDM-1）或产碳青霉烯酶（KPC）的肠杆菌科细菌]、耐碳青霉烯类鲍曼不动杆菌（CR-AB）、多重耐药/泛耐药铜绿假单胞菌（MDR/PDR-PA）和多重耐药结核分枝杆菌等。

2. 泛耐药（Extensive drug resistance，XDR）：对除了一到二类抗菌药物之外的所有其他抗菌药物获得性不敏感[2]。

3. 全耐药（Pan-drug Resistance，PDR）：对所有抗菌药物类均获得性不敏感[2]。

（二）工作开展的背景与意义

近年来由于抗菌药物的不合理使用，如存在滥用和乱用问题，导致细菌耐药性不断增加。多重耐药菌作为医院感染重要的病原菌，其感染不仅增加了临床治疗的复杂性和难治性，同时也增加了患者的死亡率，给院内感染的防控带来极大挑战，据估计，医院感染中有约20%是由多重耐药菌感染导致的，粗略统计每年由于感染多重耐药菌而导致的死亡人数，在欧洲和美国分别达2.5万和2.3万人[3-4]。加强对多重耐药菌的监测，了解多重耐药菌的流行病学趋势和耐药性变迁，可以指导临床医务人员合理使用抗菌药物，从而延缓细菌耐药性的产生。

中国感控30年发展以来，我国的多重耐药菌防控，从无到有，从基础到壮大，值得总结和深思。因而迫切了解多重耐药菌感染情况，明确我国多重耐药菌的疾病负担，并总结回顾我国多重耐药菌感染防控的沿革和经验教训，以便更好地与国际前沿感染防控理念接轨，进一步做好"精准感控"。

二、国际多重耐药菌监测和防控的历史、发展与现状

细菌耐药是全球性而不是地方性问题，耐药性可在不同国家间传播；抗菌药物耐药问题已经成为全球关注的严重公共卫生问题[5]。

（一）美国 MDRO 监测情况

美国国家医疗保健安全网（National Healthcare Safety Network，NHSN）前身是 1970 年建立的医院感染监测系统（Nosocomial Infection Surveillance System，NNIS）系统。2005年，NNIS 与透析监测网（DSN）和医疗工作者国家监测系统（NASH）共同加入NHSN[6]。主要监测对象是成人和儿科 ICU 患者、高危婴儿室和外科患者操作相关感染。内容包括院内感染发生率、耐药菌发展趋势、特定致病菌的流行病学研究和感染危险因素等信息。每年都有监测报告，登录网站可以了解相关内容，也通过论文形式公布结果。最终通过分析院内感染的发生和流行，评价潜在危险因素的重要性、院内感染致病菌特点和耐药机制，以及选择的监测内容和预防策略。NHSN 由 CDC 进行管理，要求医疗机构自愿加入，从 2005 年开始收集全国监测数据，并通过 CDC 网站向外界公布，目前已经超过 33个州强制要求向公众发布医院感染监测报告。NHSN 搜集医疗保健相关感染（HAI）病原体和与药敏试验结果，最新的一份关于细菌耐药的报告为 2009—2010 年的药敏数据。发生医院感染的主要病原体比例为：金黄色葡萄球菌（16%），肠球菌属（14%），大肠埃希氏菌（12%），凝固阴性葡萄球菌（11%），假丝酵母菌属（9%），肺炎克雷伯菌（包括产酸克雷伯菌，8%），铜绿假单胞菌（8%）和肠杆菌属（5%）。报告显示，20% 的HAI 可由 MDRO 导致，MRSA 8.5%，VRE 3%；广谱头孢菌素耐药肺炎克雷伯菌和产酸克雷伯菌（2%），大肠埃希菌（2%）和肠杆菌属（2%）；碳青霉烯耐药铜绿假单胞菌（2%）、肺炎克雷伯杆菌（<1%），大肠埃希菌（<1%）。在上报的医疗机构中，因革兰氏阴性细菌造成的医院感染中，20% ~ 40% 报告至少一种耐药表型。对比 2007—2008 年监测数据，2009—2010 年的监测结果显示，MRSA 耐药呈下降趋势[6]。

2014 年，短期急性病照护机构和长期照护机构发病率感染率下降 50% 和 9%。中央导管相关血流感染：0%（短期急性病照护机构），11%（长期照护机构）。康复机构住院患者导尿管相关尿路感染下降 14%。短期急性病照护机构外科手术部位感染下降 17% 和艰难梭菌感染下降 8%。医院感染病原体中，金黄色葡萄球菌中 47.9% 为 MRSA，肠球菌中29.5% 为 VRE，17.8% 的肠杆菌科为 ESBL 表型，肠杆菌 3.6% 为碳青霉烯类耐药，15.9% 的铜绿假单胞菌分离株为多重耐药株和不动杆菌属中 52.6% 呈现多耐药表型。尽管美国的医院感染防控已经取得了相当大的进步，但形势仍然严峻。不同的医疗机构存在差异，总体来说除了艰难梭菌感染外，超过 25% 的医院感染由耐药菌株导致。医生、护士和医院领导者还需要采用持续和全面地遵守所有指南推荐，预防器械相关感染和手术部位感染，加强抗菌药物管理，减少细菌耐药[7]。

（二）欧洲 MDRO 监测

欧洲多重耐药菌监测采用的是 EARS-Net。EARS-Net 是一个欧洲范围内的国家监测网络，以促进公共健康为目的，提供欧洲抗生素耐药性参考数据。由欧洲疾病预防控制中心资助运营。其前身是欧洲耐药监测网（EARSS），2010 年 1 月已经由荷兰国家公众健康和环境研究所（RIVM）转移至欧洲疾病预防控制中心（ECDC）。

2014 在欧盟/欧洲经济区，碳青霉烯类耐药的肺炎克雷伯菌为 7.3%，但是碳青霉烯类耐药的大肠埃希菌比例非常低（0.1%）。除了少数国家报道例外，对氟喹诺酮类药物、第三代头孢菌素类和氨基糖苷类药物联合耐药则对碳青霉烯类耐药的比例也很高。近4年的趋势分析显示，碳青霉烯类耐药大肠埃希菌相当稳定。在欧盟地区，无论经济水平如何，也无论是高耐药或者低耐药地区，碳青霉烯类耐药的肺炎克雷伯菌，均显示了显著上升趋势。碳青霉烯耐药菌株也常见于铜绿假单胞菌和不动杆菌属。在欧盟国家，2011—2014年碳青霉烯类耐药铜绿假单胞菌显著增加，而碳青霉烯类耐药不动杆菌属，2012年以来并未呈现统计学意义的趋势改变。对碳青霉烯类耐药日益严峻，2014年超过三分之一国家报告，碳青霉烯类耐药超过了50%。高碳青霉烯类耐药导致抗感染治疗选择难度显著增大，药敏分析仅多黏菌素和替加环素敏感。尽管EARS-Net对多黏菌素敏感性监测数据并不完整，但事实上，一些碳青霉烯类耐药性已经很高的国家，已经分离到对多黏菌素耐药的细菌。碳青霉烯类耐药肠杆菌科，主要是肺炎克雷伯菌，对于住院患者已经构成严重的安全威胁。对于MRSA，过去的4年呈现下降趋势，从2011年的18.6%到17.4%。2011—2014年肺炎链球菌耐药情况总体稳定，但不同的国家间存在差异。多数欧盟国家，大环内酯类非敏感肺炎链球菌比青霉素非敏感性比例更高。2014年，耐万古霉素肠球菌比例持续增加，需要密切关注。在2014年，超过三分之一国家提交的报告显示耐万古霉素肠球菌增加趋势，这也是2004年以来比例最高的一次。合理使用抗菌药物，减少抗菌药物选择压力，是MDRO交叉感染预防与控制的基石[8]。

（三）国外MDRO感染防控措施

MDRO感染预防措施可以使耐药性降低，感染率的降低不仅可以减少个体抗生素耐药的风险，还可以减少抗生素处方的应用，从而减轻抗生素对生物耐药的选择性的压力。美国CDC关于MDRO防控现行指南包括：2006年的《多重耐药菌管理指南》和2007年的《隔离技术规范》[9]。

1. 被动监测

临床实验室数据的监测可以发现耐药菌群，因此可进一步识别和控制交叉感染或不利的环境因素。微生物结果运用统计学方法可以提高识别MDRO感染暴发的能力，选进的分子流行病学手段也可以便于预警溯源，例如：脉冲场凝胶电泳（PFGE），核糖分型，甚至全基因组测序。如果利用医院和实验室信息系统以及电子警报系统可以及时地隔离患者，这种信息系统及警报系统能够告知已经被耐药病原菌感染（定植）患者的管理人员。这些微生物实验室的相关数据揭示了病原学监测的必要因素。

2. 手卫生

在医院发生的交叉感染中，由于绝大部分的传播途径都是医务人员的手，因此手卫生是防止抗生素耐药菌扩散的重要组成部分。医疗机构中手卫生的宣传包括教育、观察和反馈、设施改进（额外的水槽以及充足的卫生用品）、海报、漫画、其他图片或影像、处罚或奖励，避免超额工作量。速干手消毒液是降低手部细菌最有效的方法，并且可以通过完善配套设施提高手卫生依从性。

3. 接触预防

接触预防主要用于在医疗机构中尽量减少患者之间的多重耐药菌的传播。普通的接触预防原则包括医务人员在接触多重耐药菌感染的患者时穿戴白大褂、隔离衣、手套等。多重耐药菌感染的患者最好是单间隔离或者与同类患者在同一病房中。几项研究表明洁净的白大褂可以有效地阻断病原体的传播。在接触到患者含有耐药菌的尿液、粪便、分泌物、引流或者患者携带耐药鲍曼不动杆菌、耐万古霉素肠球菌、耐甲氧西林金黄色葡萄球菌等众所周知能在医院环境存活的耐药菌时，白大褂就能有效地隔离耐药菌的污染。

4. 主动监测培养（ASC）

主动监测比常规的临床培养能多发现 20% ~ 60% 的耐甲氧西林金黄色葡萄球菌患者，主动监测大约是常规临床检测检出量的 3 倍。此外，常规的主动监测还能预防错误地把一些有定植患者归于感染病例。当常规控制措施效果不好时，主动监测对于控制疫情效果更好。当涉及新发病原体（例如，碳青霉烯类抗生素耐药的肠杆菌）或者可能存在大量病原体寄生于胃肠道（粪肠球菌、肠杆菌）时主动监测尤其有用。然而，在非暴发区域开展主动监测的作用还不清楚且争议较大，对于常规监测而言，由于靶向不明，常规开展主动监测培养，花费不菲且收益不明确。然而在暴发或流行时，主动监测培养是感染预防的重要组成部分。

5. 依从性监测

坚持干预措施是感染控制成功的关键。需要加强干预措施依从性监测，例如 MDRO 防控指南措施、VAP、SSI、CLABSI 和 CRUTI 集束化干预措施的依从性监测。但观察、干预研究和行为模型表明任何干预措施依从性都不能达到 100%，需要持续质量改进提高。常规的监测方法包括直接观察法，然而因为存在霍桑效应，直接监测会高估依从性监测报告。间接地依从性监测的方法包括跟踪使用的物品（如针对手卫生监测的手卫生产品消耗量）以及自动化（如摄像头）依从性监测系统。

6. 环境的消毒和清洁

环境的清洁和消毒是预防 MDRO 感染的重要基础。教育、监测和反馈可以提高环境清洁人员的依从性。经过系统培训，按操作标准采取包含用荧光笔标记监测物体表面清洁情况等方法后，清洁程度由 49.5% 上升到 82%。环境清洁和消毒常规降低医院感染的效果尚不确定。新开发的技术，例如过氧化氢蒸气和高强度紫外线终末消毒，也已经被用于阻断 MDRO 感染传播。当然，这些技术在推广应用之前还需要进一步效果论证。

7. 病原菌脱定植或脱污染

常用的方法有洗必泰沐浴、选择性口咽部和消化道脱污染（SOD 和 SDD）、鼻咽部针对金黄色葡萄球菌的脱定植。通过提高患者皮肤清洁程度，减少了病原体在患者间交叉传播及重要的器械相关感染（如 VAP、BSI）。洗必泰已被研究发现是一种具有广谱的局部抗菌剂（革兰氏阳性菌、革兰氏阴性菌以及真菌和一些病毒，但不能清除芽胞），具有良好的安全性。采用洗必泰擦浴（沐浴），与传统的肥皂洗浴相比，可以持续减少患者皮肤VRE 的定植，可以减少医务人员手污染和环境 VRE 污染的概率，还可减少 ICU 病房 VRE的传染率。每日洗必泰洗浴也被证明能降低原发性 BSIs。在 ICU 病房中，洗必泰洗浴已被证明能减少 MRSA 和 VRE 的交叉传染率。广泛使用洗必泰是否会加速洗必泰的耐药现成为大家关注的问题。有报道 ICU 中使用洗必泰可以显著减少 MRSA 获得，但是携带 qacA/B 基因的 MRSA 对洗必泰的 MIC 也出现了增长，尽管到目前为止尚未出现耐消毒剂的菌株，但应密切监测关注。当感染控制措施的效果不理想时，患者去定植是 MDRO 感染防控一个补充措施。肠道致病菌如 VRE 和肠杆菌等去定植一般是比较困难。选择性口咽部脱定植和胃肠道脱定植争议仍然较大，效果并不明确并且可能增加抗菌药物耐药风险，这是一柄双刃剑。鼻咽部脱定植如莫匹罗星局部涂抹，洗必泰全身擦浴以及全身应用抗菌药物组合干预进行 MRSA 阳性患者去定植对于预防 MRSA 获得性感染可能有效。

8. 抗菌药物的管理

由于抗菌药物的使用促进了多重耐药菌的出现和传播，因而通过抗菌药物管理可以减少选择压力，从而减缓 MDRO 产生。医院应该有一个抗菌药物管理计划（ASP）来监测抗菌治疗是否恰当。对"抗菌药物管理"的定义已经由美国感染病协会（IDSA）、美国医疗保健流行病学（SHEA）、以及儿科感染性疾病协会（PIDS）达成共识，即通过优化抗菌药物选择，包括剂量、疗程、以及给药途径，以提高和权衡抗菌药物最佳使用的协调干预措施[10]。抗菌药物管理的益处包括改善患者预后、减少不良事件［包括艰难梭菌感染（CDI）］、提高靶向抗菌药物的敏感率，以及在整个连续的医疗照护过程中优化资源配置。IDSA 和 SHEA 坚信，最好由经过额外培训的感染性疾病医师来主导 ASP。研究表明，ASP 能够显著降低患者获得性 CDI[11]。

三、中国多重耐药菌监测和防控开展的历史沿革与现状

（一）中国多重耐药菌监测和防控开展情况的历史沿革及各时期特点

中国多重耐药菌的监测和防控在我国起步较迟，以国家卫生行政部门官方文件规定或指南为界，可以粗略地划分为 2005 年以前的第一阶段、2006—2010 年的第二阶段、2011 年至今的第三阶段。

第一阶段：2005 年以前，国内虽然开始进行细菌的耐药性监测，比如早在 1985 年成立的中国细菌耐药性监测中心、部分三级甲等医院组成的全国性细菌耐药性监测网（China antimicrobial resistance surveillance system，CHINET）以及 2005 年成立的卫生部全国细菌耐药监测网（Ministry of Health National Antimicrobial Resistance Investigation Net，Mohnarin）等，但该时期的监测主要集中在细菌检出及抗菌药物药敏监测层面，缺乏全国性多重耐药菌监测数据，微生物实验室对多重耐药菌检测技术的支持能力也显不足，而且多重耐药菌的监测和防控缺乏卫生行政部门的指导和干预。

第二阶段：2006—2010 年之间，随着原卫生部《关于进一步做好抗菌药物临床应用和细菌耐药监测工作的通知》（卫办医发〔2006〕133 号）、《关于加强多重耐药菌医院感染控制工作的通知》（卫办医发〔2008〕130 号）、《关于抗菌药物临床应用管理有关问题的通知》（卫办医政发〔2009〕38 号）等文件的发布，多重耐药菌监测和防控工作逐渐引起卫生行政部门和各医疗机构的重视。该时期多重耐药菌的监测和防控逐渐走向行政化和规范化，如 2009 年原卫生部颁布了《医院感染监测规范》（WS/T312-2009），在其附录中的细菌耐药性监测部分，首次明确了多重耐药菌监测的重点菌株。

第三阶段：2011 年至今，2011 年原卫生部办公厅发布《多重耐药菌医院感染预防与

控制技术指南（试行）》（卫办医政发〔2011〕5 号）[1]，该技术指南既突出多重耐药菌的监测，又强化了多重耐药菌的防控措施，从技术层面对多重耐药菌的防控提供全方位指导。该时期特点是卫生行政部门力度进一步加大，如原卫生部印发的《预防与控制医院感染行动计划（2012—2015 年)》中，进一步提到了多重耐药菌的预防与控制工作；其次，多重耐药菌监测和防控的专业技术性更强，如由中南大学湘雅医院感染控制中心牵头，国内多家医院专家共同参与完成的国内首部《多重耐药菌医院感染预防与控制中国专家共识》[12]于 2015 年正式发布，该共识荟萃了国内外多重耐药菌医院感染防控的最新进展，总结了我国大多数权威专家防控方面的宝贵经验，旨在规范和指导我国多重耐药菌医院感染的防控，从而提高我国多重耐药菌感染防控水平。

（二）中国多重耐药菌监测和防控工作的现状

1. 多重耐药菌监测现状

目前全国层面或地区层面还没有专门针对多重耐药菌的监测系统，尤其是多重耐药菌的感染发病率和检出率信息等；现存的全国性监测网主要针对的是细菌的耐药性监测，当然其中也包含了部分多重耐药菌的耐药性信息，比如以代表性三级甲等医院组成的中国细菌耐药性监测网 CHINET 和由政府建立，并覆盖全国二、三级医疗机构的全国细菌耐药监测网（China Antimicrobial Resistance Surveillance System，CARSS）等。

CHINET 中国细菌耐药性监测网于 2004 年由复旦大学附属华山医院抗生素研究所为组长单位创立，截止 2014 年共有 17 所教学医院参与，其中综合性医院 15 所，儿童医院 2 所。2014 年的监测数据显示[13]，革兰氏阳性耐药菌中 MRSA（耐甲氧西林金黄色葡萄球菌）平均检出率为 44.6%（29.1%—74.2%），较 2013 年的平均检出率 45.2% 有所降低，革兰氏阴性菌中大肠埃希氏菌、肺炎克雷伯菌中 ESBLs 的检出率分别为 55.8% 和 29.9%，与 2013 年比较，前者有所升高（54.0%），而后者有所降低（31.8%）；肠杆菌科细菌均出现少数碳青霉烯类耐药株，但耐药率仍然较低，除肺炎克雷伯菌外，不同菌种的耐药率大多在 10% 以下。非发酵菌中，铜绿假单胞菌对亚胺培南和美罗培南的耐药率分别为 26.6% 和 24.3%，较 2013 年均有降低；鲍曼不动杆菌对亚胺培南和美罗培南的耐药率分别为 62.4% 和 66.7%，与 2013 年比较，美罗培南耐药率有所升高。

全国细菌耐药监测网 CARSS 前身为成立于 1998 年的中国细菌耐药监测研究组，由北京大学临床药理研究所组建创立，2005 年重新组建为卫生部全国细菌耐药监测网 Mohnarin，2014 年改为 CARSS 现名。2015 年全国细菌耐药监测网 CARSS 成员单位共有 1 427 所医院，其中上报数据医院共 1 338 所，上报数据的成员单位中二级医院 359 所、三级医院 979 所。2015 年的监测数据显示[14]，革兰氏阳性菌中，MRSA 全国检出率为 35.8%，与 2014 年的 36.0% 基本相似。粪肠球菌对万古霉素耐药率较低，全国为 0.8%；屎肠球菌对万古霉素耐药率处于较低水平，全国为 2.9%，与 2014 年数据相比较，基本稳定。革兰氏阴性菌中，大肠埃希菌对碳青霉烯类的耐药率全国为 1.9%，与 2014 年数据相比保持稳定。肺炎克雷伯菌对碳青霉烯类的耐药率全国为 7.6%，比 2014 年的有所降低。鲍曼不动杆菌对碳青霉烯类的耐药率全国为 59.0%，与 2014 年耐药率 57% 相比略有升高。

以上监测网的监测数据，虽不能掌握多重耐药菌感染发病率和检出率的变化趋势，但对耐药性的分析也为政府及时掌握全国抗菌药物临床应用和细菌耐药形势提供了数据支撑，为进一步研究制定相关抗菌药物临床应用管理政策提供了科学依据。

2. 多重耐药菌防控工作现状

近年来，多重耐药菌已经成为医院感染重要的病原菌，其防控问题已经成为我国感控工作所面临的最大挑战之一。我国多重耐药菌防控工作起步较晚，但近年来已受到卫生行政部门及各医疗机构的广泛关注，多重耐药菌防控工作不断取得进步。2008 年原卫生部办公厅发布了《关于加强多重耐药菌医院感染控制工作的通知》（卫办医发〔2008〕130号）、2009 年发布了《医院隔离技术规范》、2011 年发布了《多重耐药菌医院感染预防与控制技术指南（试行）》，2012 年印发了《预防与控制医院感染行动计划（2012—2015年)》，还有 2015 年荟萃了国内多家医院专家意见的《多重耐药菌医院感染预防与控制中国专家共识》等，以上指南规范中，均结合了国内外多重耐药菌防控的最新进展。

（1）手卫生

手卫生是预防医院感染最简单、最经济、最有效的方法之一，包括洗手、卫生手消毒和外科手消毒 3 部分。多重耐药菌（MDRO）的传播方式主要为接触传播，带有 MDRO 的手尤其是医务人员的手在病原菌传播中发挥关键性作用。国外对手卫生的认识和理解发展较早，一些规范和指南相继发布，而国内直到 2009 年才正式颁布《医务人员手卫生规范》（WS/T313-2009），自此医务人员的手卫生有了统一的行业依据。经过近些年的手卫生的广泛宣传、推广和重视，手卫生取得了长足的进步，手卫生依从性和正确率有了明显提升。

（2）隔离措施

医疗机构应当对所有患者实施标准预防措施，对多重耐药菌感染患者/定植患者，应当在标准预防的基础上，实施接触隔离措施。应尽量单间安置 MDRO 感染/定植患者，无单间时可将相同 MDRO 感染/定植患者安置在同一房间，不应将 MDRO 感染/定植患者与留置各种管道、有开放伤口或免疫功能低下的患者安置在同一房间，主动筛查发现的 MDRO 定植患者也应采取有效隔离措施，并且隔离房间诊疗用品应专人专用。国内目前存在的较大问题是缺乏足够的单间，即使是 MDRO 感染患者众多的重症监护病房也无法提供隔离场所，无法将 MDRO 感染/定植患者及时隔离，导致 MDRO 传播的风险大大增加。

（3）清洁和消毒工作

清洁消毒是控制 MDRO 传播的重要手段，近年来医院感染防控专家对环境清洁消毒在控制病原菌传播中的作用重新加以认识。在诊疗与护理过程中，医务人员会经常接触环境及物体表面，若清洁与消毒不到位，极易引起 MDRO 的传播，因此需要定期对病区环境物体表面等进行清洁消毒，出现多重耐药菌感染暴发或者疑似暴发时，应当增加清洁、消毒频次。国内 2012 年发布的《医疗机构消毒技术规范》（WS/T 367-2012）和《医院消毒卫生标准》（GB15982-2012）对清洁消毒工作做出了规范要求，成为行业内操作的规范性指导文件。

（4）特殊防控措施

其他特殊防控措施包括去定植。多重耐药菌定植患者，可采用含洗必泰的制剂进行擦浴；若鼻腔定植 MRSA，可使用黏膜用莫匹罗星去定植；对于其他部位，目前尚无有效去定植措施；去定植常在主动筛查之后进行。

（5）抗菌药物合理应用与管理

抗菌药物选择性压力是细菌产生耐药性的主要原因，合理使用抗菌药物可以减轻抗菌药物选择性压力，延缓和减少 MDRO 的产生。严格掌握应用指征，尽早实施目标性治疗，规范预防用药是合理使用抗菌药物的关键所在。为规范抗菌药物的合理使用，原卫生部在 2011—2013 年开展了为期三年的"全国抗菌药物临床应用专项整治活动"，效果较为显著，各医疗机构在抗菌药物使用率、抗菌药物药占比、微生物标本送检率等方面均有明显改善。为建立抗菌药物管理的长效机制，抗菌药物管理逐渐走向专业化，国家卫计委 2015 年又重新颁布了《抗菌药物临床应用指导原则（2015 年版）》、在全国范围内倡导抗菌药物管理导向计划（antibiotic stewardship program，ASP）等，也为 MDRO 的防控奠定了持续发展的基础。

3. 全国多中心 MDRO 调研情况

在中国医院协会医院感染管理专业委员会组织下，由江苏省人民医院感染管理办公室主持开展了《中国医院多重耐药菌感染的监测及防控》调研。共有 13 个省 225 家医院参与了调研，其中三级医院 130 家，二级医院 95 家。在 1986 年—2012 年间，医院感染管理部门和医院感染管理委员会成立数目显著增多。2015 年感染管理部门中，专职人员学历构成中，本科比例达 56.62%，专业背景呈现多样化。所有医院均已经建立了 MDRO 防控制度、标准化操作规程和抗菌药物管理的规定，MDRO 防控能力显著提升。多重耐药菌监测目标菌主要选择 MRSA、CRE、CRAB、CRPA、VRE 和 ESBL。对于碳青霉烯类耐药的判断方式差异较大。医院感染监测信息化程度显著提升。54.51% 的医院已经安装了医院感染信息化监测平台，其中 54.68% 的医院信息系统能够自动推送多重耐药菌防控干预信息。三级医院中 MRSA、CRE、CRAB、CRPA 感染率和检出率均显著高于二级医院（P<0.001）。经过 30 年的努力，对于 MDRO 感染预防，我国感染监测水平显著提升，防控能力逐渐加强。但仍然存在区域发展不平衡，并且判定标准不统一的情况，尚需要进一步统一判定标准，继续巩固和加强 MDRO 防控能力。

（三）多重耐药菌监测和防控工作取得的成就

1. 部分多重耐药菌耐药性数据获取：国内主要细菌监测网如 CHINET、CARSS 等，近年来公布的数据中包含有部分多重耐药菌如 MRSA、产 ESBLs 肠杆菌科细菌、耐碳青霉烯类鲍曼不动杆菌等的检出和药敏情况，这为了解我国的多重耐药菌现状，以及指导临床，根据流行病学资料合理使用抗菌药物提供了部分参考依据。

2. 指南共识等相继发布：多重耐药菌的防控逐渐走向规范化、专业化，如 2009 年颁布的《医院感染监测规范》首次明确了多重耐药菌监测的类别，2011 年原卫生部办公厅印发的《多重耐药菌医院感染预防与控制技术指南（试行）》从管理和技术层面给予指导，以及 2015 年由中南大学湘雅医院感染控制中心牵头，国内多家医院专家共同参与完成的国内首部《多重耐药菌医院感染预防与控制中国专家共识》，带来国内外多重耐药菌感染防控的最新理念。这些指南共识等的发布从技术层面，对各级各类医疗机构加强多重耐药菌医院感染预防与控制提供了有效指导。

3. MDRO 干预效果研究现状：近年来国内多数学者对 MDRO 的防控措施及其效果进行研究，均取得了较为明显的成效。如梅雪飞等[15]对 ICU 患者采用半卧位床头抬高 30°～45°、洗必泰口腔护理、增强手卫生、加强环境表面清洁等措施，研究发现患者呼吸道 MDRO 感染发病率干预前组为 52.94%，干预后组为 30.43%，差异有统计学意义。贾会学等[17]对全院住院患者进行连续 4 年的 MDRO 监测及干预，干预措施包括实施实时监测、持续质量改进和手卫生品管圈活动等，研究发现住院患者 MDROs 医院感染发病率干预前为 0.16%，干预后下降至 0.06%，呈现明显的下降趋势。另外，周静等[16]进行了目前为止国内最大型的 MDRO 干预效果多中心研究，该研究纳入 12 个省 46 所医院的 ICU 患者，干预措施主要包括建立制度、加强教育培训、行政支持、实施包括强化手卫生、清洁消毒防控措施等，研究结论显示，总体 MDRO 医院感染日例次发病率由干预前的 3.96‰下降至干预后的 3.53‰，差异有统计学差异。以上的国内研究探索提示，多重耐药菌只要防控措施执行到位，感染发病率是可以降低的。

（四）多重耐药菌监测和防控工作存在的问题与对策

1. 存在的问题

虽然国家已经颁布了多重耐药菌监测和防控的规定、指南或共识，同时医院等级评审又将多重耐药菌的监测和防控放在了重要位置，体现了政府部门对 MDRO 防控工作的重视，但在监测和防控方面依然存在一些问题。

（1）监测方面

① 国内尚未建立对 MDRO 的专门监测平台和系统：目前国内的一些细菌耐药性监测系统，多是监测的非多重耐药菌，即使包含部分多重耐药菌的监测数据，也多是耐药菌的药敏情况，而缺乏 MDRO 感染的发病率情况监测，以及由 MDRO 导致的疾病负担研究不足，无法提供 MDRO 全方位的疾病负担数据。

② MDRO 的定义不一致[17]：虽然 2011 年版《多重耐药菌医院感染预防与控制技术指南》和 2015 年版《多重耐药菌医院感染预防与控制中国专家共识》中有明确的定义，但对抗菌药物类别的理解不一致，导致部分 MDRO（尤其是多重耐药铜绿假单胞菌、多重耐药鲍曼不动杆菌）界定困难。例如，什么是一类？青霉素、头孢菌素、碳青霉烯是否视为单独一类？如何定义为对一类药物耐药？是其中一种还是全部？耐药是否包括天然耐药？是否包括中介？不同机构间均有不同的理解。

③ 微生物标本送检率低：很多医院病原体送检率较低，多采取经验用药的方式，导致很多 MDRO 难以被发现。任南等[14]的研究 2014 年全国医院感染横断面调查报告显示，1766 所医院的治疗性使用抗菌药物细菌送检率平均为 45.89%，其中 600 张床位以下的医院占全体调研医院总数的 70%左右，并且送检率平均仅有 36.94%。

④ MDRO 机构数据来源不全面：多数医院可通过实验室信息系统（LIS）获取细菌培养及其药敏结果，基本可实现多重耐药菌感染目标监测，但基层医院由于实验室条件有限，不能检测多重耐药菌，导致 MDRO 的数据来源不全面、不充分。

⑤ MDRO 医院感染的判定标准不一致：由于对感染、定植、污染的诊断标准没有明确规定，许多医院也并没有对监测菌株进行分类，监测结果没有针对性，从而导致监测数

据的参考价值大打折扣。

⑥ 缺乏防控措施依从性监测：防控措施的执行力度，对 MDRO 的传播至关重要，而目前缺乏对防控措施执行依从性的监测。

（2）防控方面

近些年随着广谱抗菌药物尤其是碳青霉烯酶抗菌药物的广泛使用，耐碳青霉烯类的鲍曼不动杆菌（CR-AB）、肠杆菌科细菌（CRE）呈现增加趋势。虽然 MDRO 集束化防控措施已逐渐被广大医务人员接受，但依从性不高。规范指南共识等提及的多重耐药菌防控措施，由于医疗机构条件限制和医务人员理念不足等因素，导致一些防控措施依从性低下，从而使耐药菌防控形势依然严峻。

2. 问题对策

（1）加强多学科合作：加强多学科协作，共同应对细菌耐药。细菌耐药性监测问题，同时事关抗菌药物的合理使用，不仅是微生物室的责任，同时也是感染管理部门、药剂科、感染科等相关科室的责任；各学科间应加强沟通和交流，共同解决多重耐药菌监测尤其是定义等问题，为数据的可比性和可参考性奠定基础。

（2）加强微生物室能力建设：微生物实验室的能力建设，事关多重耐药菌的监测能力和质量，有微生物实验室的医疗机构，应加强投入和能力建设，为 MDRO 防控提供必要的技术支撑。

（3）加强多重耐药菌防控的培训力度和执行力的监测力度：多重耐药菌的防控，关键在于防控措施的执行，再好的感染传播防控措施，不付诸实践，也等于没有，应强化 MDRO 防控理念的培训，理念可以进一步指导实践，同时建立 MDRO 防控措施执行力监测，定期反馈措施执行情况。

四、中国多重耐药菌监测和防控工作展望

（一）建立 MDRO 专业监测网

国内各细菌监测网在现有基础上，在全国和各省范围内组建真正的 MDRO 监测网或平台，以期获取 MDRO 的耐药、感染发病率以及疾病经济负担等资料，并依据不同患者人群（重症医学科、儿科、血液科等）、标本类型、区域等定期发布 MDRO 的监测数据，为 MDRO 的防控和政策制定提供切实有效的参考依据。

（二）建立全国和区域性医院感染基本数据集

目前，医院感染监测信息化在国内逐渐成为发展趋势。加强医疗机构内部和区域性医院感染管理信息化和基本数据集建设，其中应包含 MDRO 信息管理系统，形成不同级别的医院感染 MDRO 监测、报告、数据共享的信息平台，提供对 MDRO 感染的风险监控、预警、评估与处置依据。

逐步建立全国医院感染质控中心和各省质控中心的 MDRO 医院感染基本数据集，以利于不同机构间 MDRO 监测数据的比较分析，提高 MDRO 防控的质量和效果。

（三）　加强微生物室能力建设

微生物室在 MDRO 识别和检测中发挥关键作用，其技术水平的高低和检测速度直接影响着 MDRO 监测数据的准确性和及时性，各医疗机构应加强微生物室的人才培养和快速检测设备的投入，提升其专业技术水平尤其是 MDRO 快速检测的能力，为 MDRO 的防控提供指导。

（四）　建立 MDRO 多学科综合诊治（MDT）模式

MDRO 监测和防控工作需要医院多学科的协作，可以借鉴临床多学科综合诊治（multidisciplinary team，MDT）工作模式，组建医务处、护理部、微生物室、感染管理科、药剂科、感染性疾病科等多学科协作的 MDRO 防控团队，在应对细菌耐药的问题中，加强不同科室之间或者不同专业学界间的沟通和交流，共同应对 MDRO 的挑战。

（五）　发挥抗菌药物管理计划（ASP）在应对 MDRO 中的作用

引进国际先进的抗菌药物管理计划，建立专业化、实时的抗菌药物管理模式，完善临床感染性疾病诊疗规范，提升临床抗菌药物使用的科学性，提高细菌耐药监测数据的质量，在高质量耐药监测数据的基础上进行科学的抗菌药物管理，减少耐药细菌感染，降低医院感染发生风险。

（六）　依托疾病预防控制中心（CDC）建立细菌同源性检测中心

MDRO 医院感染暴发是医院感染防控的重点和难点，及时明确是否为感染暴发是准确实施感染防控措施的关键所在；鉴于细菌同源性分析技术含量高、多数医疗机构开展难度大等特点，可以充分发挥地区或省级 CDC 专业技术优势，建立同源性检测中心，与医疗机构协作开展 MDRO 同源性鉴定工作。

（七）　探索符合国情的 MDRO 集束化防控措施

目前针对 MDRO 的感染防控措施，循证依据多来自于国外的研究数据，而国内缺乏资料。由于国情不同，有些防控措施如单间隔离、主动筛查、去定植等很难广泛推广。建议开展国内 MDRO 集束化防控措施的大样本、多中心研究，根据国内的循证数据资料，从而探索适合我国国情的最佳集束化防控措施。

最后，MDRO 监测和防控工作不是一个国家、一个部门或者一个地区的问题，目前已经成为全球关注的公共卫生事件；只有加强国家之间、部门之间、地区之间的沟通交流，资源共享，信息共享，才能最大限度的在抗击细菌耐药的战斗中获胜。

（张卫红　陈文森　刘　波　张永祥　张苏明）

参 考 文 献

[1] 多重耐药菌医院感染预防与控制技术指南（试行）. 国家卫生与计划生育委员会 . http://www. nhfpc. gov. cn/mohyzs/s3594/201101/50487. shtml.

［2］Falagas ME, Karageorgopoulos DE. Pandrug resistance（PDR）, extensive drug resistance（XDR）, and multidrug resistance（MDR）among Gram-negative bacilli：Need for international harmonization in terminology. Clin Infect Dis, 2008, 46（7）：1121 - 1122.

［3］CDC. Antibiotic Resistance Threats in the United States, 2013. http：//www. cdc. gov/drugresistance/threat-report-2013. European Commission. Communication from the Commission to the European Parliament and Council.

［4］Action Plan Against the Rising Threats From Antimicrobial Resistance. http：//ec. europa. eu/dgs/health_consumer/docs/communication_ amr_ 2011_ 748_ en. pdf

［5］Kang CI, Song JH. Antimicrobial resistance in Asia：Current epidemiology and clinical implications. Infect Chemother, 2013, 45（1）：22-31.

［6］Describes antimicrobial resistance patterns for healthcare- associated infections（HAIs）reported to the National Healthcare Safety Network（NHSN）during 2009—2010, Infect Control Hosp Epidemilol. 2013 Jan; 34（1）：1-14. doi：10. 1086/668770. Epub 2012 Nov 27.

［7］Weiner LM, Fridkin SK, Aponte-Torres Z, et al. Preventing Antibiotic-Resistant Infections in Hospitals - United States, 2014. MMWR Morb Mortal Wkly Rep, 2016, 65（9）：235-241.

［8］http：//ecdc. europa. eu/en/publications/Publications/antimicrobial-resistance-eur ope-2014. pdf

［9］http：//www. cdc. gov/hicpac/pubs. html

［10］Barlam TF, Cosgrove SE, Abbo LM, et al. Executive summary：Implementing an antibiotic stewardship program：Guidelines by the Infectious Diseases Society of America and the Society for Healthcare Epidemiology of America. Clin Infect Dis, 2016, 15, 62（10）：1197-202.

［11］DiDiodato G, McArthur L. Evaluating the Effectiveness of an Antimicrobial Stewardship Program on Reducing the Incidence Rate of Healthcare-Associated Clostridium difficile Infection：A Non-Randomized, Stepped Wedge, Single-Site, Observational Study. PLoS One. 2016 Jun 16；11（6）：e0157671. doi：10. 1371/journal. pone. 0157671. eCollection 2016.

［12］黄勋，邓子德，倪语星等. 多重耐药菌医院感染预防与控制中国专家共识. 中国感染控制杂志, 2015, 14（1）：1-9.

［13］胡付品，朱德妹，汪复等. 2014 年 CHINET 中国细菌耐药性监测. 中国感染与化疗杂志, 2015, 15（5）：401-410.

［14］2014、2015 年全国细菌耐药性监测报告. 全国细菌耐药性监测网 http：//www. carss. cn/Notice/Details/283.

［15］梅雪飞，英恒敏，张亮，等. 综合干预措施对 ICU 患者呼吸道多重耐药菌感染/定植的防控效果. 中国感染控制杂志, 2016, 15（3）：176-178.

［16］周静，陶丽，张立萍，等. 连续4年多重耐药菌医院感染监测及干预效果评价. 中国消毒学杂志, 2016, 33（4）：364-366.

［17］李六亿，吴安华，胡必杰. 如何提升医院感染预防与控制能力. 北京：北京大学医学出版社, 2015.

第六章

重点部门的医院感染管理

第一节 手术部（室）的医院感染管理

一、手术部（室）医院感染管理的概念与工作开展的背景意义

手术部（室）医院感染管理是指针对手术治疗相关环节中存在的医院感染、医源性感染及相关的危险因素，运用相应的理论与方法，总结手术部（室）医院感染的发生规律，并降低手术部（室）医院感染而进行的有组织、有计划的预防、诊断和控制活动。手术部（室）是医院感染的高风险部门，同时也是医院感染管理的重点部门。近年来，我国通报了多起手术部位感染暴发事件，细究其发生的原因，均与手术部（室）的医院感染管理工作失当有关。

手术部（室）的医院感染管理对预防手术部位感染（Surgical Site Infection，SSI）起着非常重要的作用。近30年来，国内外手术部（室）医院感染管理的理念、技术手段和策略都发生了较大的变化，掌握近年来国内外手术部位感染及手术部（室）医院感染管理的相关标准、规范及有关循证指南，梳理手术部（室）医院感染管理研究的现况和进展，了解我国手术部（室）医院感染管理工作的现况，对制定符合我国国情的手术部（室）医院感染管理政策和改进手术部（室）医院感染管理的实践具有重要的理论和实际意义。

二、国际手术部（室）医院感染管理的历史与现状

（一）手术部（室）的发展历程

手术部（室）在手术部位感染防控中发挥着极为重要的作用。16世纪出现了第一代手术室，又称简易手术室。没有采取防止空气污染和接触污染的措施，没有消毒隔离灭菌的概念，手术时也没有麻醉、止血、抗菌药物等，英国医生李斯顿医生一度创下手术患者死亡率300%的记录，接受截肢的患者第二大就因感染而死去，助手因为被不幸切断手指感染而死，观摩手术的另一名医生因被不幸刺中要害恐惧休克而死。19世纪后，随着抗菌药物和细菌的发现，蒸汽灭菌法的诞生等自然科学的发展，外科进入飞速发展时期，外科所面临的止血、麻醉、伤口感染、输血等问题的解决获得了一定程度的突破。第二代手术室又称分散型手术室，是专门建造的非封闭建筑的手术室，有供暖、通风措施，使用消毒灭菌技术，随着手术技术和手术范围的飞速发展，手术范围扩展到人体的各个部位，手术室的建筑设计也越来越受到重视。以1937年法国巴黎万国博览会为起点，现代模式的手术室正式创立。第三代手术室为集中型手术室，具有建筑分区保护、密闭的空调手术室。1955年，日本东京大学集中型中心手术室正式开设，揭开了日本集中型手术室的帷幕；1963年，中央供应型手术室平面布局在美国诞生。第四代手术室为洁净手术室，高效

过滤器的出现使手术室内空气的洁净度大幅度提高，医疗环境更为卫生安全。1966年，世界上第一间层流洁净手术室在美国的巴顿纪念医院设立；1969年，英国卫生部推荐手术室平面布局，就是在今天仍被广泛使用的污物回收型布局的雏形。随着医疗数字化的进展和外科技术、介入技术、腔镜技术的发展，复合手术室（DSA手术室）迅速地出现并发展壮大，实现了各种病人信息的储存、传输、调阅及整合，实时教学及视频会议，随时与患者家属沟通等功能，可以帮助临床收集汇聚重点环节信息，为改进临床实践积累资料。随着外科学和科学技术的飞速发展，手术室的建筑设计、仪器设备、人员组织结构和职能等都进入了新的发展阶段。未来的手术室将会基于手术机器人等非接触控制技术，智能信息技术得到整体的提升和改进，智能手术辅助系统和非接触三维控制系统将直接实现精准的三维重建，有效缩短手术时间，减少医务人员的人力成本，降低医院感染的风险。

（二）手术部位感染的研究历程

SSI是外科手术后最常见的医院感染之一。影响SSI发生的危险因素中手术部（室）管理可控的因素有：人员管理中包括手术部（室）人员的专业背景、工作经验及沟通配合程度等；设备管理中包括洁净手术部（室）、复合手术部（室）设备配备等；材料管理中包括器械敷料的消毒灭菌管理等；方法管理中包括手术操作时间、抗菌药物使用、缝线类型、手术切口贴膜、术前皮肤准备、手术团队和患者的皮肤消毒、输血和液体管理、患者术中体温维持、手术医生技巧和技术、术中给氧等；环境管理中包括手术部（室）通道设计，物表和空气监测合格情况等。围绕以上影响SSI的各个环节开展的相关研究有着悠久的历史。

在还没有认识自然界中微生物时，无法采取有针对性的预防对策。很多年之后，英国外科医师李斯特（Lister J，1827—1912）首先阐明了细菌与感染之间的关系。1967年，李斯特在都柏林的英国医学协会上做了《论外科实践中抗菌原理》的著名演讲。同一年，《柳叶刀》杂志发表了他的论文《论治疗开放性骨折、脓肿等的新方法——通过观察化脓情况》，这一事件标志着无菌法的诞生。法国微生物学家巴斯德（Pasteur L，1827—1912）首先阐明了细菌与感染之间的关系，并提出消毒的概念。李斯特在巴斯德的启发下，认为伤口化脓也是由于空气中的微生物进入伤口引起的，而且微生物不仅通过手，还可以通过医疗器械、敷料等进入伤口。1867年他倡议在进行手术或更换敷料时，用石炭酸（即苯酚）溶液消毒空气，并使用石炭酸浸湿的纱布覆盖伤口来防止伤口感染；病人的皮肤、医师的手、使用的器械等都要用石炭酸消毒液消毒。通过这些消毒措施，李斯特所做的截肢手术的死亡率由46%降到15%。

使用石炭酸消毒虽然大大降低了伤口感染率，但石炭酸对身体有不良影响，这也促使以后的外科医生们去寻求更好的消灭微生物的方法。逐渐开始研究使用压力蒸汽灭菌器灭菌手术器械，医生们手术时佩戴经过蒸汽消毒灭菌的橡胶手套。施梅尔布斯奇就柏林皇家大学医院外科部的无菌实践发表论文，首次提出了无菌创伤处理的一般观点。

美国外科医生威廉·斯图尔特·霍尔斯特德提出在手术期间使用橡胶手套，之前主要是为了保护手术人员的手和前臂的皮肤免受抗菌剂的腐蚀。手套由管器械的助手和协助外科医生管理手术室的护士佩戴，手术者本人很少戴。霍尔斯特德在1913年提到："值得注意的是，许多医生并没有认识到通过戴手套可以减少手成为传染源的可能。" 1897 年，迈库里克兹把口罩引入到外科[1]，他在发表的文章中讨论了口罩的使用。使用口罩的理论源于弗卢奇教授的观察[2]，即：在讲话、咳嗽和喷嚏时，口咽部的细菌通过小的微滴喷射出去。口罩用无菌纱布制作以减小手术人员对病人感染的危险。以上种种措施都是通过减少细菌的数量，切断细菌的传播途径来达到防止感染的目的。

1828 年，英国弗莱明（Fleming A）发现了青霉素，美国于 1943 年投入生产。到 1946 年青霉素已被广泛应用于临床，并有效治疗和预防了感染性疾病。青霉素在二战期间被广泛应用，击败了战时最可怕的杀手——伤口感染，创造了医学奇迹。但是。但在 1949 年出现了对其耐药的金黄色葡萄球菌。

1964 年，美国国家研究委员会（National Research Council，NRC）组织的一项大型合作研究收集了 1959—1962 年间 27 个月、5 家大学医院的 15613 例手术的数据，发现手术部位感染率为 5.1%～21.9%。英国 2012 年的研究结果显示医院感染发病率为 6.4%，SSI 居第三位，占 15.7%[3,4]。我国 2014 年医院感染现患率调查结果显示，SSI 居第三位，占 10.41%。SSI 可显著增加病人住院时间及住院费用，甚至导致患者死亡。在一项配对队列研究中，对发生手术部位感染的患者和未发生手术部位感染的患者进行配对研究。发生手术部位感染被收入重症监护病房的患者是未发生手术部位感染患者的 1.6 倍以上。发生手术部位感染再次入院的患者是未发生手术部位感染患者的 5.5 倍以上。一旦再次入院，患者的平均住院时间是 12 天。此外，由于手术部位感染所致的死亡率是 4.3%。手术部位感染患者的死亡率是无手术部位感染患者的 2 倍。另有研究报告，手术部位感染占住院手术患者不良反应的 14%。它们导致了医院感染额外花费的 42%。因此手术部位感染的预防和控制具有重要意义。

NRC 的研究确定内源性细菌是 SSI 主要致病原，该报告也介绍了根据污染风险制定的切口分类系统和术后切口感染，建立了 SSI 统计数据基础，是目前公认的切口分类的先驱。NRC 报告的大量数据的多变量分析提供了发生术后感染风险的影响因素：患者年龄、肥胖、类固醇药物的使用、营养不良、存在其他部位的感染、引流、手术时间和术前住院时间。

SSI 的发生是多种因素相互作用的结果，总体来说，细菌污染了手术部位造成 SSI，没有细菌就不会发生 SSI。减少进入手术部位的细菌数量和增加宿主防御机能、有效抵抗进入切口细菌的方法，都可以减少术后感染发生率。另外真菌（如念珠菌属）已越来越多地引起 SSI 发生，特别是手术治疗的移植患者、烧伤患者和假体植入患者。目前国内外常用的基于现代循证医学研究的手术部（室）的感染管理措施主要包括：手术部（室）环境管理、人员控制、器械及物品的清洁消毒灭菌、患者皮肤准备、预防性使用抗菌药物、手卫生、消毒、皮肤保护膜的使用、术中保温、术中供氧。SSI 致病机制和发病可能性与以下因素具有复杂的因果关联：微生物因素（如污染程度、病原体毒力）、患者因素（如免疫状态、并发症情况）、手术因素（如手术类型、假体植入、组织损伤范围等）。采取一些防控措施也许可以降低 SSI 发生的风险：如减少手术部（室）间不必要的走动穿梭、对手术部（室）空气进行净化等。

（三）指南及相关标准

SSI 是最常见的医院感染类型之一，分为切口浅部组织感染、切口深部组织感染、器官/腔隙感染。高达 60% 的 SSI 可通过循证医学指南操作进行避免，SSI 被视为最有可能被预防的医院感染类型。目前美国、英国、澳大利亚、中国等多个国家、地区颁布了相应的 SSI 防控指南。

1. 美国相关指南

美国 CDC 和感染控制专业委员会 1999 年制定手术部位感染预防指南，2002 年制定医疗机构手卫生指南、2003 年制定医疗机构环境感染控制指南。2003 年创建的多中心协作手术护理改进计划（SCIP）为预防 SSI 及扩展所涉及的手术类型范围，推荐了 3 种有循证医学证据支持的改进措施：正确地清理毛发；心脏手术术后短期内要控制血糖水平；对于麻醉时间超过 60min 以上患者，围手术期要维持常温。2010 年，美国手术室护士协会（Association of Operating Room Nurses，AORN）制定围手术标准和推荐实践方法。2014 年，美国感染病学会（Infectious Diseases Society of America，IDSA）、美国医疗保健流行病学学会（Society for Healthcare Epidemiology of America，SHEA）等组织专门从事传染病的 Anderson 等 11 名专家，联合对《急诊医院手术部位感染预防策略》2008 版进行了更新，发布了最新版《手术部位感染预防指南》。指南为及时发现并预防医疗保健相关感染提出了综合性推荐方案。

医院手术部（室）建设标准方面，2010 年美国卫生和健康服务部（US Department of Health and Human Services）颁布修订版《医院和卫生设施的建造和装备指南》（Guidelines for Construction and Equipment of Hospital and Medical Facilities）。1996 年，美国建筑师学会（The American Institute of Architects，AIA）颁布《医疗卫生设施设计与建造指南》（Guidelines for Design and Construction of Health Care Facilities）。1996 年版采用乱流手术室，与传统空调没有多大区别，2001 年修订版将手术室送风改为降低风量的节能方式，手术室分为特殊手术室与一般手术室两类，对空气分布器没有特殊要求。2006 年修订版要求手术室采用非诱导性的送风装置，手术室分为 ABC 三级，空气分布器采用手术台上方集中送风、垂直下送。2008 年美国供热、制冷和空调工程师学会（ASHRAE）发布了《医疗设施的通风标准》（Ventilation of Health Care Facilities）。美国医院标准强调医院应根据项目具体情况，考虑医院级别、医疗要求、当地气象、地理等才能造就最佳医院设计。

2. 英国相关指南

手术感染预防项目（SIP）计划由医疗保险和医疗补助服务中心（CMS）创建于 2002 年，英国国家健康与临床卓越研究所（National Institute for Health and Care Excellence，NICE）预防手术部位感染指南发布于 2008 年 10 月。SIP 经过对既往发布的指南进回顾审阅，专家组明确 3 种有关抗生素预防用药的改善措施：①手术切开操作前 1h 内给予静脉抗生素预防用药（万古霉素和氟喹诺酮类药物允许术前 2h 内给药）；②按照既往公布的指南规定给予相应抗生素药物类型；③术后 24h 停用预防性抗生素用药（对于成年患者行心胸手术可延长至术后 48h 停药）。

SIP 项目主要针对 7 种手术操作：经腹子宫切除术、阴式子宫切除术、髋关节置换术、膝关节置换术、心脏手术、血管手术及结直肠手术。研究显示，许多按照 SIP 计划推荐措施规范操作的医院，其 SSI 发生率有所降低。

医疗保险和补助服务中心（CMS）相关联邦规定，依照 2005 年赤字削减法案，所有由医疗保险支付、急诊住院预支付系统下的医院，只有按规定向 CMS 提交质量改善措施相关信息，每年才可获得医疗保险的全额支付。现在要求医院将 7 项 SCIP 预防措施作为医院住院治疗报告（IQR）系统的一部分，并提交相关数据。其中 3 项措施致力于预防SSI（包括切开 1 小时内抗生素预防用药、抗生素用药类型选择、心脏围手术期血糖控制）。另外，CMS 现在还要求医院统计上报通过 NHSN 接受经腹子宫切除术和结直肠手术的患者 SSI 发生率。

三、中国手术部（室）医院感染管理开展的历史沿革与现状

（一）中国手术部（室）医院感染管理开展情况的历史沿革

我国医院感染管理起步于 1986 年，30 年来我国医院感染管理工作取得了迅速的发展，从宏观的粗放管理逐渐发展到专业、循证的精细管理，作为医院感染控制的重点部门，手术部（室）医院感染的控制也经历了快速发展的历程。从硬件设施到管理规定、落实监管都取得了重大的进展，SSI 监测与控制作为医疗质量与安全管理的重要指标也得到了广泛重视。

1. 管理规范及指南逐渐细化

（1）医院感染管理

我国原卫生部正式将医院感染管理质量纳入医疗质量管理，之后陆续先后制定和印发了一系列有关加强医院感染管理的措施、规定和标准文件，并将医院感染管理列为《医院分级管理评审标准》。1994 年颁布的《医院感染管理规范（试行）》（卫医发〔1994〕36号），明确将手术室列为医院感染管理的重点科室，对手术室的布局、装饰、手术器具和物品的清洁消毒灭菌要求、麻醉器具的清洁消毒、隔离手术管理、废弃物品的管理等提出了明确的要求，强调每间手术间应放置一张手术台、手术器械应用压力蒸汽灭菌，尽量避免化学灭菌剂浸泡处理。1999 年原卫生部医政司为了解《医院感染管理规范（试行）》的执行情况，根据医院感染管理工作开展的情况、经济发展和改革开放的程度，按照分层随机抽样的原则，抽取 6 省 18 家医院，组织医院感染管理专家进行了规范实施的现场调查。手术室是调查的重要内容之一，调查发现手术室布局基本合理，绝大多数医院设有隔离手术间，空气消毒多采用紫外线和化学消毒剂。仍有多数医院采用化学消毒剂浸泡手术器械，且存在消毒液浓度不够，或更换不及时的问题，18 家医院中可见 6 家医院存在医疗器械包装破损问题。随后，2000 年对该规范进行了修订。修订后的《医院感染管理规范（试行）》（卫医发〔2000〕431 号）细化了手术室医院感染管理部分，进一步强调手术器具及物品必须一用一灭菌，能使用压力蒸汽灭菌的应避免使用化学灭菌剂浸泡灭菌。2006年原卫生部颁发了《医院感染管理办法》（卫生部令第 48 号），从部门规章的层次规定医院在医院感染管理方面应当承担的责任和预防医院感染工作中应当遵循的原则。2000 年颁

布的《医院感染管理规范（试行）》同期废止，之后不断制定和完善有关技术性标准和规范。

（2）手术部（室）管理

2009 年，为加强医院手术安全管理，指导并规范医院手术部（室）管理工作，保障医疗安全，我国原卫生部根据《医疗机构管理条例》（国务院令第 149 号）、《护士条例》（国务院令第 517 号）和《医院感染管理办法》等有关法规、规章，制定并印发《医院手术部（室）管理规范（试行）》（卫医政发〔2009〕90 号），是目前我国手术部（室）专业仍在执行的规范。要求各级各类医院根据规范、完善医院手术部（室）管理的各项规章制度、技术规范和操作规程，并严格遵守执行，加强手术安全管理，提高医疗质量，保障患者安全。同时强调各级卫生行政部门应当加强对医院手术安全的管理工作，对辖区内医院手术部（室）的设置与管理进行指导和检查，保证患者安全和医疗质量。规范全文共计五章，第二章强调了手术部（室）的基本要求，包括布局流程、人员和设施设备配备，第四章重点强调了手术部（室）的医院感染管理。规范明确要求医院手术部（室）应当具备与医院等级、功能和任务相适应的场所、设施、仪器设备、药品、手术器械、相关医疗用品和技术力量；应当设在医院内便于接送手术患者的区域，宜临近重症医学科、临床手术科室、病理科、输血科（血库）、消毒供应中心等部门，周围环境安静、清洁；建筑布局应当遵循医院感染预防与控制的原则，做到布局合理、分区明确、标识清楚，符合功能流程合理和洁污区域分开的基本原则。手术部（室）应设有工作人员出入通道、患者出入通道，物流做到洁污分开，流向合理。手术间的数量应当根据医院手术科室的床位数及手术量进行设置，满足医院日常手术工作的需要。手术间内部设施、温控、湿控要求应当符合环境卫生学管理和医院感染控制的基本要求。应当根据手术量配备足够数量的手术部（室）护士，人员梯队结构合理。根据工作需要，手术部（室）应当配备适当数量的辅助工作人员和设备技术人员。

（3）手术部位感染管理

2010 年，我国原卫生部印发"《外科手术部位感染预防与控制技术指南（试行）》等三个技术文件的通知"（卫办医政发〔2010〕187 号），颁布了《外科手术部位感染预防与控制技术指南（试行）》，指南提出手术部位的感染包括切口感染和手术涉及的器官或腔隙感染，手术部位感染的危险因素包括患者方面和手术方面。患者方面的主要因素是年龄、营养状况、免疫功能、健康状况等。手术方面的主要因素是术前住院时间、备皮方式及时间、手术部位皮肤消毒、手术部（室）环境、手术器械的灭菌、手术过程的无菌操作、手术技术、手术持续时间、预防性抗菌药物使用情况等。

2. 环境管理持续加强

近 30 年来，医院洁净手术部（室）的建设也取得了迅速的发展，1999 年以前，洁净手术部（室）仅见于少数几家三甲医院，2000 年后，特别是 2005 年后，各级医院洁净手术部（室）的建设发展迅速。

（1）管理规范及建设指南

随着洁净手术部（室）的理念引入，我国的医疗机构陆续开始洁净手术部（室）的建设，为规范建设，我国建设部于 2002 年印发《医院洁净手术部建筑技术规范》（GB

50333-2002），并于 2013 年进行修订。该规范包括 10 章和 1 个附录。主要规定了洁净手术部由洁净手术室和辅助用房组成，将洁净手术部（室）的洁净度分为四个等级；具体给出了各用房的具体技术指标；对建筑环境、平面和装饰的原则提出了要求；强调了洁净手术部（室）必须配置的基本装备及其安装要求；详尽地规定了空气调节与空气净化部分的气流组织、系统构成及系统部件和材料的选择方案、构造和设计方法；同时规定了适用于洁净手术部（室）的医用气体、给水排水、配电和消防设施配置的原则；并对施工、验收和检测的原则、制度、方法做了必要的规定。2013 年修订版增加了洁净手术部（室）医疗工艺要求，将洁净手术部（室）用房中的"宜适用范围"改为"参考手术"并不再写手术名称；增加了对负压手术室和隔离手术间的要求，提高了对建筑装饰施工的要求。

洁净手术部（室）的建筑布局、基本配备、净化标准和用房分级等应当符合《医院洁净手术部建筑技术规范》（GB 50333-2013）的标准。要求手术部（室）应当加强医院感染管理，建立并落实医院感染预防与控制相关规章制度和工作规范，并按照医院感染控制原则设置工作流程，降低发生医院感染的风险。通过有效的医院感染监测、空气质量控制、环境清洁管理、医疗设备和手术器械的清洗消毒灭菌等措施，降低发生感染的风险。严格限制非手术人员的进入。严格按照《医院感染管理办法》及有关文件的要求，使用手术器械、器具及物品，保证医疗安全。手术部（室）的工作区域，应当每 24 小时清洁消毒一次。连台手术之间、当天手术全部完毕后，应当对手术间及时进行清洁消毒处理。实施感染手术的手术间应当严格按照医院感染控制的要求进行清洁消毒处理。手术部（室）应当与临床科室等有关部门共同实施患者手术部位感染的预防措施，包括正确准备皮肤、有效控制血糖、合理使用抗菌药物以及预防患者在手术过程中发生低体温等。医务人员在实施手术过程中，必须遵守无菌技术原则，严格执行手卫生规范，实施标准预防。手术部（室）应当加强医务人员的职业卫生安全防护工作，制订具体措施，提供必要的防护用品，保障医务人员的职业安全。手术部（室）的医疗废物管理应当按照《医疗废物管理条例》〔国务院令（第 380 号）〕及有关规定进行分类、处理。

2012 年，我国国家质量监督检验检疫总局联合国家标准化管理委员会对《医院消毒卫生标准》（GB 15982-1995）做了修订并重新发布，新版《医院消毒卫生标准》（GB 15982-2012）将医院环境分为四类管理，洁净手术部（室）和其他洁净场所按照一类环境管理，非洁净手术部（室）按二类环境管理，空气、物体表面菌落总数卫生要求应满足：洁净手术部（室）浮游菌应 ≤150cfu/m^3，非洁净手术部（室）空气沉降菌 ≤4.0cfu/（15min. Φ9mm），所有手术部（室）的物体表面平均菌落数应 ≤5cfu/cm^2，外科手消毒后医务人员的手表面的菌落总数 ≤5cfu/cm^2。并给出了具体的采样和接种方法。

2014 年，我国住房和城乡建设部联合国家质量监督检验检疫总局发布了《综合医院建筑设计规范》（GB 51039-2014），对手术部（室）用房位置、平面布置、用房设置、平面尺寸、门宽、灯光及基本设施提了具体要求，环境卫生学要求应满足《医院消毒卫生标准》（GB 15982-2012）。

（2）洁净手术部设计与管理要求

我国发布《医院洁净手术部建筑技术规范》（GB 50333-2002），对洁净手术部的设计提出要求。手术间为无窗密闭式，采用自动感应门，设有内外走廊。手术部的布局根据功能流程应分为污染区、清洁区、无菌区，每个区域间以门隔开，并有明显的分界标识，地面墙面使用防火材料、表面光滑无缝隙、易清洗，不易受化学消毒剂侵蚀。手术部（室）合理的设计与布局，能减少地面的灰尘污染，预防交叉污染。手术床放于手术间净化区域的中心，以保证手术区域和器械台完全处于净化区内。手术间内物品、仪器尽量避开回风口，最大限度地消除或避免由仪器设备带入的病原微生物及尘埃粒子，维护良好的空气微小气候[5]。

洁净室内的微小气候不仅关系到室内人员的舒适度，更重要的是影响微生物的生成与繁殖。根据《医院洁净手术部建筑技术规范》（GB 50333-2013）要求。温度控制在22～25℃，相对湿度为50%～60%。对于微生物而言，湿度对其影响较大。

净化空调系统的管理是洁净手术部（室）正常运行的关键。洁净手术间通过净化空调系统有效控制室内的温湿度和尘埃含量。每天术前30min启动净化空调系统，达到空气净化效果。手术部（室）清洁工作应在净化空调系统运行前、连台手术之间及每天手术结束后进行。按照要求定期更换滤网。

3. 硬件建设飞速发展

随时科技和医学的进步，腔镜技术迅速普及，植入物应用日益普遍，机器人手术系统走进医院，数字化手术室和复合手术室的建设日益增多，对医院洁净手术部（室）的建设与管理也提出了更高的要求。

复合手术室（DSA手术室），又称为杂交手术室（Hybrid Operating Room），是建立在净化手术部（室）基础上，包括放射仪器在内的心脏内科介入手术必备设施手术间。经历了分站式和一站式手术技术演变过程。分站式复合手术技术最早由英国学者Angelina于1996提出；一站式复合手术最早由Jortdal等人提出，用于先心病的治疗。2004年，复合手术室出现在德国，20世纪90年代中后期，我国引入复合手术室（首先引入的是分站式复合手术）。2007年6月，北京阜外医院成立我国第一家复合手术室，临床应用于心胸外科。2010年各类复合手术室建设数量增长迅速，到2012年底，冠名为"复合手术室"的各类手术室达到200多间。截至2013年2月，全国真正建立复合手术室的医院达57家。

4. 人员管理理念不断更新

人员的管理是洁净手术部（室）使用中管理的核心。工作人员通道、患者出入通道、污物通道要严格分别使用，控制人员进出，进入手术部（室）的人员着装必须符合"洁净手术部（室）工作人员着装要求"，洁污动静合理。清洁工作采用湿式打扫，在净化空调系统运行中进行，每日术前术后用消毒剂擦拭门、墙面，拖把、抹布等洁具尽量采用不掉纤维的材料制作。手术进行过程中应尽量减少人员流动，严禁在手术间制作敷料或整理包布、折叠布类，以减少空气中的微粒。术中应减少开关门频率，保持手术间的正压，以避免影响手术间内空气净化质量。

近年来，多模式干预措施及"干预组合"预防SSI策略越来越多地被提倡，也就是所谓的集束化（bundles）理念。集束化干预（bundles of care）是指一组干预措施，每个元素都经临床证实能提高患者结局，它们的共同实施比单独执行更为有效。集束化干预在国外的应用已日趋普遍，如对每个手术患者的干预组合措施进行评分，同时开展干预措施包括手术护理改善、手术正常体温、抗菌药物使用、缩短手术时间、微创手术、血糖控制等一系列组合措施，发现措施越多相比单一实施某种措施对降低患者 SSI 更为有效。手术部（室）管理中尝试实践集束化管理理念，可以在降低 SSI 的同时，寻找发现每一项措施的细节改进之处。

有感控工作者不断尝试用国外先进管理思想降低手术部（室）感染风险，失效模型与效应分析（FMEA）可以有效提高医疗风险管理成功率。改进工作方法、完善每个流程和降低失误率，流程重组，规划衔接好为病人服务的每个相对独立的流程，降低流程间消耗，使每个流程便捷、畅通。

5. 消毒灭菌工作规范性加强

19 世纪 60 年代出现了消毒的概念，从而使死亡率极高的手术彻底革命性地转变为真正地能够提高生命质量，延长生命的医疗干预措施。原卫生部 2009 年 5 月针对性地出台了《医院消毒供应中心管理规范》《清洗消毒及灭菌技术操作规范》《清洗消毒及灭菌效果监测标准》（WS 310. 1/2/3-2009）三个强制性行业标准，内容具体，可操作性强，作为消毒供应工作管理、操作和监测的依据，规范解决了 1988 年原卫生部《消毒供应室验收标准》无法适应不断发展变化新形势的问题。调查显示我国早在 1928 年就有医院建立消毒供应中心，2009 年规范出台后，在 2010—2016 年间大批医院陆续建立了消毒供应中心。

6. 术前准备更加科学

（1）皮肤清洁引起重视

皮肤清洁是降低手术部位细菌含量的重要方法，皮肤表面细菌可分为暂居菌和常驻菌两类，用肥皂刷洗 10 分钟，流动水冲洗基本上可祛除暂居菌。常驻菌多深藏在毛囊汗腺、皮脂腺等处，刷洗 10 分钟仅能除去 50%，经消毒液浸泡或涂擦可去除 98%，即使这样 30～40min 后，细菌又可随皮肤的分泌排泄移至皮肤表面而成倍增长。因此，无论采取何种方法进行术前皮肤准备，清洁皮肤才是术前备皮的关键[6]。三项研究对比聚维酮碘和洗必泰醇两种抗菌剂皮肤准备[7-9]，其中一项研究认为洗必泰醇更为有效[7]，但另两项研究未发现统计学差异[8,9]。两项泌尿外科研究结果支持使用洗必泰进行术前皮肤擦浴，研究发现相比使用聚维酮碘（16.1%），使用洗必泰的 SSI 发生率为 9.5%[10,11]。术前用含洗必泰成分沐浴可以降低皮肤表面细菌含量，但是否能够降低 SSI 无统计学差异。我国研究发现用肥皂水清洗手术野 3 遍后，细菌检出率可减少 40%。从传统的皮肤准备方法到现代的改良皮肤准备方法（脱毛、剪毛或不去毛的备皮方法），其基本观点都是首先要充分清洁手术区域皮肤。

（2）手术部位毛发去除更加理性

从传统的皮肤准备方法到现代的改良皮肤准备方法，众多研究均趋向于在充分清洁手术区域皮肤的基础上，尽量保持皮肤屏障的完整性，以减少皮肤不必要的损伤。减少术后切口感染率是皮肤准备方法研究的着眼点，而大型随机对照试验为首选研究方法。在同时考虑了皮肤准备方法能让病人更安全、更舒适，医护人员更省时、省力方面，废除传统的剃毛备皮方法，在临床推广充分清洁皮肤不去毛的皮肤准备方法，选择最佳皮肤准备时间是外科手术术前皮肤准备的发展趋势。

剪毛备皮、脱毛膏脱毛备皮及不去毛备皮均可减少或避免皮肤损伤，保持皮肤完整性，有效预防术后切口感染的发生。由于脱毛膏价格昂贵，易导致皮肤过敏，延迟手术进行，使得脱毛备皮的推广受到了一定限制。剪毛既可以减少外科切口的潜在性感染，又可以避免脱毛膏导致的过敏反应。据报道，剪毛备皮的花费只有剃毛备皮的1/2，脱毛备皮的1/11，综合考虑各种临床因素，剪毛的皮肤准备方法被认为是目前最佳的备皮方法。

（3）手卫生方式变革

手术前进行刷手与消毒是一项十分重要的工作，对降低医院感染率、保护患者起着重要作用。传统刷手方法是用肥皂洗手后再用消毒肥皂水刷手三遍持续10分钟，无菌毛巾擦干后，用酒精（新洁尔灭）浸泡双手至肘关节处共5分钟，以达到消毒效果。全部操作比较费时，而且由于肥皂液可能被污染，毛刷的木质底板上微孔可能吸附异物，浸泡药液和桶也可能因多人、多次使用而发生污染，从而影响消毒灭菌效果。随着科学技术的不断发展，在以人为本的今天，对消毒剂不仅要求高效快速，还要具有护肤的功能，目前常用的有碘伏、络合碘、灭菌王等。同时在刷手工具上也有所改进，目前较常见的是塑料板手刷，但由于手刷容易造成皮肤损伤，同时使空气中细菌颗粒增加至刷手前的17倍，而且不易灭菌。目前很多医院手术部（室）尝试使用消毒剂直接涂抹进行外科术前手擦拭消毒。该方法的优点是对皮肤刺激小、减少损伤、增加舒适感、使用方便、同时消毒时间短[12]。

7. 抗菌药物应用进一步规范

抗菌药物的选择、使用时间和剂量决定了病人实施外科手术时血浆和组织中抗菌药物是否达到有效浓度，通常对于接受清洁或清洁–污染类型手术的病人一旦发生感染会是非常严重的，需要预防性使用抗菌药物，接受污染手术的患者同样也需要使用抗菌药物，通常为治疗性使用抗菌药物而非预防性使用。

2004年，《抗菌药物临床应用指导原则》（卫医发〔2004〕285号）的发布，对规范抗菌药物临床应用起到了积极作用，得到了行业的广泛认可。近年来的监测显示，我国各感染性疾病的致病原组成与耐药性发生了变化。根据细菌耐药变化趋势和相关学科发展情况，2010年发布的《外科手术部位感染预防与控制技术指南》（试行）中规定，如需预防使用抗菌药物，可于皮肤切开前0.5~2小时内或麻醉诱导期给予合理种类和合理剂量的抗菌药物。需要做肠道准备的患者，还需术前一天分次、足剂量给予非吸收性口服抗菌药物。2015年，国家卫生计生委印发《抗菌药物临床应用指导原则（2015年版）》。原则中给出了与术前0.5~2小时不同的给药方案：静脉输注应在皮肤、黏膜切开前0.5~1小时内或麻醉开始时给药，在输注完毕后开始手术，保证手术部位暴露时局部组织中抗菌药物已达到足以杀灭手术过程中沾染细菌的药物浓度。万古霉素或氟喹诺酮类等由于需输注较长时间，应在手术前12小时开始给药。国家卫生计生委发布的《医院感染管理质量控制指标（2015年版）》中对抗菌药物使用相关指标进行了明确定义。

8. 患者术中保护得到重视

（1）术中保温

中心体温的稳定对于保证人体正常代谢及生理功能的稳定具有重要意义，维持患者术中体温正常是近年来得到广泛关注的感染控制措施之一[13]。传统的保温方法是用保温毯、输液输血加温，近年来部分有条件的医院采用循环水毯、充气性保温毯及液体加温仪等保温设备。通过覆盖敷料、棉毯等被动的隔热或积极的术中预热可有效预防中心体温的降低。一般在麻醉药物浓度下，中心体温下降至 34～35℃ 时可触发体温调节性的血管收缩。低体温因损害免疫机制和触发体温调节性血管收缩、降低组织内氧含量而促进伤口感染。临床研究表明结肠手术期间低体温组病人比手术中保持体温正常组的 SSI 发生率增加 3 倍，并延迟伤口愈合，增加住院天数[13]。神经外科手术研究也发现低体温组比正常组病人 SSI 风险增高。伤口局部组织低灌注或局部血管收缩会影响静脉应用抗菌药物和免疫物质到达伤口。术后病人进入麻醉恢复期，体内麻醉药物减少并逐渐排出体外，药物性血管扩张作用降低或解除，低体温造成更严重的血管收缩，使局部组织低灌注，皮肤氧张力降低，易引起感染。低体温也增加了对免疫系统的抑制，降低细胞介导的免疫反应，同时机体产生不必要的肾上腺素能反应，包括去甲肾上腺素的释放，使外周血管收缩，加重伤口感染。国内有研究对比五种方式对腹部手术的保温效果，认为保温毯是帮助患者保温的最好选择。但使用保温毯的缺点是随着手术时间延长，有时会出现温度过高而导致患者烫伤，医院需要选择能感知患者体温并能调控温度的智能化保温毯。建议采取综合性保温措施，避免强烈刺激而导致患者体温骤降、发生心动过缓。

（2）提倡少量高浓度吸氧

伤口内细菌的清除，主要靠中性粒细胞、巨噬细胞的吞噬和吞噬后的细胞内氧化性杀菌作用；这些细胞质内的空泡能将氧转化为氧化剂，具有很强的氧化性杀菌活性[14]。伤口局部组织缺氧损害其杀菌能力并延缓细菌的清除，有利于污染手术中大量存在的非芽胞厌氧菌的生长繁殖，从而加重感染。手术中及手术后短时间高浓度给氧，吸入氧浓度（FiO_2）80%，可通过提高血氧含量同时提高切口周围组织内的氧张力，促进中心粒细胞、巨噬细胞吞噬细菌后的氧化性杀菌能力，从而增强抗感染能力。既往研究发现手术时通过面罩给予高浓度氧，并持续至术后 2h，可降低手术部位感染率[15]。

9. 开展手术部（室）监测管理

近年来，手术部（室）空气细菌的监测从仅关注静态条件，逐步开始关注动态手术过程。洁净手术部（室）空气中细菌密度与手术部（室）空调与净化系统的维护和运行状况，即净化效果有关，同时也和日常管理，包括医护人员管理、患者的术前准备、手术部（室）的卫生清扫与消毒等因素密切相关。按照《医院消毒技术规范》（WS/T367-2012）规定的空气细菌采样方法所进行的监测是静态条件下监测，主要反映手术部（室）空气净化系统的运行状况即净化效果。我国目前缺少相关动态条件下监测的卫生标准，国内大多数医院只进行静态条件下监测，反映动态条件下洁净手术部（室）空气细菌污染程度与影响因素的资料报道不多。动态监测掌握手术部（室）细菌污染状况，评价各项管理措施的落实，对确保手术安全非常重要。2009 年，原卫生部制定了《医院手术部（室）管理规范（试行）》。规范中明确要求手术部（室）应当通过有效的医院感染监测、空气质量控制、环境清洁管理、医疗设备和手术器械的清洗消毒灭菌等措施，降低发生感染的危险。

（二）中国手术部（室）医院感染管理工作的现状

手术部（室）感染管理是手术成功的必要条件，也是医院感染管理工作的重点工作。

30 年来我国手术部（室）的医院感染管理从硬件设施到管理规定、落实监管都取得了重大的进展，但也必须看到，我国不同地区的经济发展水平还存在着差异，医院感染管理的体系建设在不同地区还存在着差距，手术部（室）医院感染的管理也存在着发展不一致的问题。了解我国手术部（室）感染控制的现状对于手术部（室）感染控制管理工作具有重要的实践意义。

2016 年初，我国针对手术部（室）感染管理的现况展开了一次专项调查，共有 193 家医院参加调查，调查医院覆盖了我国除港澳台地区以外的华东（山东、江苏、安徽）、华南（广东）、华中（湖南、河南、江西）、华北（北京、河北、山西、内蒙古）、西北（新疆）、西南（贵州）和东北（黑龙江）等七大地区的 14 个省份以及 6 家军队系统医院。本次调查是我国目前为止参与单位最多、覆盖面积最广的关于手术部（室）感染管理工作现况的专项调查。调查的结果为深入了解我国手术部（室）感染管理现况、分析手术部（室）感染管理中的问题并制定相应策略提供了可靠的科学依据。

1. 我国手术部（室）手术间设置的基本情况

不同等级的医院隔离手术间设置及手术部（室）的集中、分散情况不同。超过 95% 的三甲医院和其他三级医院设置了隔离手术间，超过 80% 的二级医院设置有隔离手术间。超过 70% 的医院建有层流净化手术部（室），20% 的医院使用空气净化装置。本次调查发现，部分医院填写问卷的人员尚不清楚普通手术间和洁净手术间的区别。所调查的医院绝大部分设立洁净手术部（室）。目前仅有 1% 的医院仍存在一间手术间内放置 2 张手术台的情况，其他医院均为每间手术间一张手术台。近 1/3 的医院设置有复合（DSA）手术室；超过 70% 的医院有 1 间复合手术室、14% 的医院有 2 间复合手术室、8% 的医院有 3 间复合手术室，4% 的医院有 4 间复合手术室，2% 的医院有 5 间复合手术室。针对调查结果，我们对部分回答设有复合手术室的医院进行了电话沟通，发现很多医院在填写该项目时将术中进行 X 线检查作为设置复合手术室进行回答，提示相当一部分医院感染管理人员尚不清楚复合手术室的定义。

2. 手术器械及材料的管理

（1）外来手术器械的清洗、消毒与灭菌

超过 90% 的调查医院的外来手术器械集中在消毒供应中心清洗，不足 10% 的医院在手术部（室）清洗。2% 的医院同时安排在消毒供应中心和手术部（室）清洗。超过 95% 的医院外来手术器械消毒灭菌地点为消毒供应中心，仅分别有一家医院在手术部（室）或由手术器械公司消毒灭菌。

（2）植入物灭菌方式

几乎全部调查医院都采用压力蒸汽灭菌方式对植入物灭菌，90% 的医院单一采用压力蒸汽灭菌这一种方式对植入物进行灭菌，另有 10% 的医院除使用压力蒸汽灭菌方式外，还结合使用了环氧乙烷灭菌和过氧化氢等离子体低温灭菌方式。目前，调查医院中已没有医院采用化学消毒剂浸泡、甲醛自然熏蒸的灭菌方法。

（3）手术铺单和手术衣材质

超过 70% 的调查医院手术铺单和手术衣的材质仍为普通棉布。手术铺单和手术衣采用低纤维纺织品和无纺布材质的医院仅占 1/4。

（4）外科腹腔镜的清洗、消毒与灭菌

调查医院中接近60%选择在消毒供应中心消毒灭菌外科腹腔镜。2%的医院同时在手术部（室）和消毒供应中心开展腹腔镜清洗。6%的医院同时在手术部（室）和消毒供应中心开展腹腔镜消毒灭菌。

3. 术前准备相关措施

（1）开展术前患者血源性疾病病原体的筛查

95%的调查医院均常规对血源性疾病病原体进行筛查乙型肝炎病毒表面抗原（HBsAg）、丙型肝炎病毒抗体（抗–HCV）、人类免疫缺陷病毒HIV抗体及梅毒螺旋体抗体（抗–TP）四项检测。不到4%的医院常规进行3项病原体检测，有1%的医院仅常规检测2项病原体，另有1%的医院仅常规进行HBV一项病原体筛查。血源性疾病病原体筛查中HBV检测率约为99%，HCV检测率为96%，HIV检测率为98%，梅毒检测率为97%。

（2）术前皮肤的准备

近年来，虽然广泛宣传在不影响手术视野情况下，建议保留手术部位毛发且推荐使用剪毛的去毛方式，但调查发现，目前绝大多数医院术前仍常规去除手术部位毛发，且90%以上使用刀片刮除方式。除一家医院备皮在术前手术准备室外，其他均在病房开展；大多数医院术野皮肤消毒时使用安尔碘。超过90%的被调查医院术中使用保护贴膜，其中75%的医院有选择性地在部分手术中使用保护贴膜。

4. 手卫生的管理

（1）外科手卫生方式

70%的调查医院单一采用洗手后涂抹外科手消毒剂方式；近20%的医院单一使用外科手消毒剂刷手；不到10%的医院同时采用"洗手后涂抹外科手消毒剂"及"外科手消毒剂刷手"两种方法（见图6-1-1）。调查医院中没有医院采用酒精浸泡消毒的方式。且几乎全部医院都开展了手卫生监测。98%的医院均对手卫生进行常规监测；60%的医院每月进行1次手卫生监测，30%的被调查对象每季度开展一次常规手卫生监测，更有5%的医院每周进行一次手卫生监测。

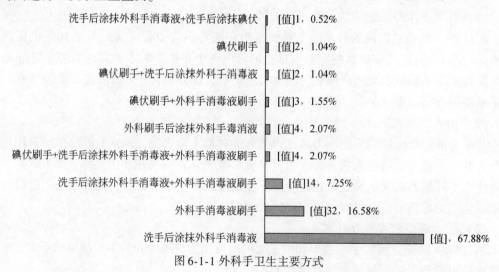

图 6-1-1 外科手卫生主要方式

调查医院大部分采用感应式水龙头，有约15%的医院采用脚踏式水龙头。在同时采用两种类型水龙头的医院中，4%的医院同时采用脚踏式和感应式，不到1%的医院同时采用感应式和肘触式。

5. 消毒效果的监测

所有参加调查的医院均常规开展手术部（室）的空气质量监测，监测率100%。99%的医院都开展了物体表面消毒效果监测。接近90%的三级医院和95%的二级医院均对灭菌后的无菌手术器械开展无菌检查。

（三）我国手术部（室）医院感染管理工作取得的成就

自1986以来，我国医院感染管理工作取得了迅速的发展。手术部（室）医院感染的控制从人员配备、硬件设施到管理规定、落实监管都取得了重大的进展，手术部位感染的监测与控制也得到广泛的重视。

1. 手术（部）室硬件建设持续改善

近30年来我国医院洁净手术部（室）的建设取得了重要的发展。本次调查结果显示，所调查的医院中最早于1984年开始陆续建设洁净手术室，在1999年以前，洁净手术室仅见于少数几家三甲医院；2000年后，特别是我国《洁净手术部建筑技术规范》（GB 50333-2002）出台以后，各级医院洁净手术部（室）的建设发展迅速。目前所调查的医院绝大部分设立洁净手术部（室），所有医院均设置有洁净手术间，而过半数的被调查医院洁净手术间占全院手术间比例为100%。

合理的手术部（室）设置和布局是控制手术部（室）感染的关键之一。一个手术间内放置多张手术台直接增加医院感染的风险。本次调查结果显示，近年来我国医院一个手术间内放置2张手术台的医院数量越来越少，8家受访医院在1995年以前存在一个手术间放置2张手术台的情况，而目前仅有2家存在一间手术间内放置2张手术台的情况，其他医院均为每间手术间1张手术台。

及时发现并隔离传染病/感染性疾病患者是医院感染防控的重要措施之一。本次调查发现，超过96%的三级医院设置有隔离手术间，超过80%的二级医院设置有隔离手术间；在手术部（室）通道设计上，超过95%的医院手术部（室）通道为双通道或三通道，实现不同程度的洁污分流。

2. 消毒供应中心的规范建设与管理为手术部（室）的医院感染管理提供了有力保障

近30年来我国医院消毒供应中心的建设得到飞速发展，管理也日益加强。特别是在2009年原卫生部出台了《医院消毒供应中心管理规范》《清洗消毒及灭菌技术操作规范》《清洗消毒及灭菌效果监测标准》（WS 310.1/2/3-2009）三个强制性行业标准后，消毒供应中心的建设得到迅速发展。本次调查显示，在193家医院中，有168家建立了消毒供应中心，其中102家医院消毒供应中心是在2000—2016年间建立的，在1986年以前仅有不到40家医院建有消毒供应中心。

消毒供应中心的建设也为手术器械的消毒灭菌提供了重要的安全保证。本次调查显示，由消毒供应中心集中承担手术器械清洗、消毒、灭菌工作的医院占一半以上，已逐渐成为医院手术器械和物品消毒供应的主流。特别是对外来手术器械的管理日益重视，调查显示目前超过90%的调查医院外来手术器械集中在消毒供应中心清洗，这也充分体现出我国近年来对外来手术器械消毒灭菌管理的严格监管取得了重大成效。

3. 围手术期管理不断改进

对患者常规进行血源性病原体筛查，在一定程度上提醒参加手术的医务人员做好隔离，降低职业暴露风险。大部分医院常规术前开展乙型肝炎病毒表面抗原（HBsAg）、丙型肝炎病毒抗体（抗-HCV）、人类免疫缺陷病毒 HIV1+2 型抗体（抗-HIV）及梅毒螺旋体抗体（抗-TP）四项检测。

术中使用皮肤（伤口）保护贴膜已被广泛采用，超过90%的被调查医院术中使用保护贴膜，其中75%的医院有选择性地在部分手术中使用。使用渗透有含碘消毒剂的塑料皮肤贴膜可以大大降低伤口细菌污染率。在对比使用和未使用含碘皮肤贴膜的研究中[17]，使用贴膜一组确定发现的细菌只有金黄色葡萄球菌、凝固酶阴性葡萄球菌、棒状杆菌属细菌。未使用贴膜一组发现了大量细菌，包括 α 和 γ 溶血性链球菌、粪肠球菌和其他肠球菌属细菌、奇异变形杆菌和洋葱伯克霍尔德菌。

术中保温措施可降低术后感染的发生风险。本次调研发现，绝大多数医院（98%）在术中常规采取保温措施。手术导致低体温会因为血管收缩而降低氧的运输，进而增加术后感染风险。外周组织氧梯度下降与中性粒细胞呼吸受损有关。中心到外周的体温再分布是麻醉起始阶段中心体温降低的最重要因素。

4. 外科手卫生管理常规化

正确的外科手卫生是阻断医务人员携带病原微生物经手感染患者的关键环节之一，也是控制医院感染的最经济、最有效的措施。手术部（室）的工作人员必须严格执行有效的手卫生，做好洗手、卫生手消毒和外科手消毒。目前外科手消毒方法主要包括两种，传统的消毒液刷手和清洁洗手后使用含酒精的消毒液揉搓。目前普遍认为刷手对皮肤机械性刺激严重，可使皮肤出现红肿、破溃，引起皮肤表面破损，不仅使术者感到痛苦，而且使皮肤微生物生长繁殖，甚至影响手消毒效果。哪一种方法更好一直存在争论，研究发现，刷手组手部细菌量显著低于洗手组，最有效的洗手成分是三氯沙，其次是洗必泰。在刷手成分中，异丙醇和正丙醇比乙醇更有效。但是刷手组皮肤水化作用降低，且皮肤屏障受损[18]。本次调查结果显示，99%的医院外科洗手中使用外科手消毒液，仅有1%的医院单纯使用碘伏刷手。

定期对工作人员的手进行细菌培养，可以促进外科手卫生依从率和正确率的提高，是外科手卫生管理的重要措施。近年来，常规手卫生监测已被广泛应用于手术部（室）医院感染管理工作中。

6. 医院感染监测常态化

对手术部（室）环境、手术器械和手术部位感染进行日常监测有利于及时发现医院感染风险，控制感染源头，预防手术部（室）管理相关的医院感染暴发事件。

所有参加调查的医院均常规开展了手术部（室）的空气质量监测，监测率100%。常规物体表面消毒效果监测率为98%。约90%的医院常规开展手术部位感染监测，特别是从2008年起，开展手术部位监测的医院显著增多。

（四）目前我国手术部（室）医院感染管理工作存在问题与对策

尽管中国手术部位感染的预防工作开展较晚，但我国卫生行政管理部门近年出台了一系列相关的技术规范、标准，如《医院感染管理规范（试行）》《医院洁净手术部建筑技术规范》《医院感染管理办法》《医院手术部（室）管理规范（试行）》、医院消毒供应中心的三项规范、《医务人员手卫生规范》和《外科手术部位感染控制指南》等，有效地推动了我国手术部（室）感染管理工作的进步。特别是 2011 年开展的抗菌药物专项整治工作，有效地规范了抗菌药物的使用，提高了手术安全性。然而近年来，由于各种高难度手术的开展，感染病原菌的变迁及细菌耐药性的增加，手术部位感染的预防和控制面临着新的挑战。通过本次调查，也发现了目前我国手术部（室）感染管理方面存在的一些不足。

1. 手术部（室）概念不清

本次调查结果显示近 1/3 的医院设置有复合（DSA）手术室；二级医院复合手术室设置率超过 20%；更有 8% 的医院报告有 3 间复合手术室，4% 的医院有 4 间复合手术室，2% 的医院有 5 间复合手术室。在 46 家已知启用复合手术室的医院中，2000 年以前共 3 家医院开始使用复合手术室，最早开始使用的医院于 1995 年即使用复合手术室。针对调查结果，我们对部分回答设置复合手术室的医院进行了电话沟通，发现很多医院在填写该项目时将术中进行 X 线检查作为设置复合手术室进行回答，提示相当一部分医院感染管理人员尚不清楚什么是复合手术室。对国内复合手术室数量统计的差异反映出复合手术室作为一项新技术，在定义、界定和分类方面存在争议。各医院对复合手术室的定义和分类掌握不好，广义的复合手术室是两种以上不同手术方式在同一手术中完成，单纯的数字导航类手术室不属于复合手术室，但如果使用 C 型臂 X 光机搭建人工血管、高位放置血管支架的过程中同时进行开放手术，则属于复合手术室。

复合手术室根据建设和管理模式不同可分为专科建设、专科应用和综合建设、多科应用两种形式，现有复合手术室多以介入手术室为基础改、扩建或新建，均达到百级洁净要求，但建筑面积差别较大。多数医院复合手术室开展的复合手术并不多，功能需求不高，多数在用的复合手术室每年开展复合手术仅占复合手术室手术量的 4%。虽然复合手术室在临床使用中有避免病人在不同手术间转运带来的安全问题的优势，可以在外科手术中借助介入栓塞减少创伤和出血，借助影像引导和介入技术提高精准度，我国有必要建设一定数量、高水平的复合手术室，但建设、维护成本过高，应根据医疗机构所开展的专科诊疗技术、学科队伍建设情况进行合理的区域规划、配置，避免盲目跟风，同时，还应加强对使用过程中的设备管理、放射防护以及相关的消毒、感染的监测与防控，医院感染管理人员应主动参与到复合手术室的设计与建设过程中。

2. 洁净技术过度使用

手术部（室）环境的洁净度直接影响病人的手术切口愈合，是手术患者发生医院感染的重要因素之一。但美国 CDC 的报告指出，空气中浮游菌下降到阈值（如 $40cfu/m^3$）对降低术后感染率无统计学意义，因此认为空气洁净技术对降低手术部位感染率有一定的作用，单向流气流可以有效地降低室内悬浮菌和表面菌浓度，但不一定能有效降低感染率。有研究表明手术部位感染的风险更多来自接触传播而不是空气。

医院手术部（室）的环境管理应强调细菌控制的综合措施，从全方位考虑最大限度地减少医院感染风险。空气净化只是作为一种手段来消除空气途径的感染隐患，并不应片面强调净化级别，而忽略清洁消毒等更有效的基础防控措施。在一般手术部（室）提倡采用适度物理净化与化学消毒手段相结合实施，从而降低造价和运行费用。先进的控制思路和合理的人、物流程安排，能够在有效控制交叉感染的前提下，简化建筑布局和空调系统的布置，减少整个手术部（室）净化面积，只突出保护关键部位手术区。非手术区可采用非净化空调和末端高中效过滤手段，降低送风量，来达到控制目的，降低造价和运行费用，并使各种管理措施更易于执行。

目前我国出现许多不分地区、医院级别、医疗水平与手术范围，争相上洁净手术部（室）项目的现象。本次调查也发现，在洁净手术部（室）被广泛接受使用的同时，洁净手术部（室）过度使用的风险也在增加，过半数的被调查医院报告医院全部手术间均为洁净手术间。但也有医院并不清楚洁净手术间的日常维护和监测内容，在使用洁净手术室的过程中不注意门的关闭以及控制人员的流动。

鉴于洁净手术部（室）日益普及的现状，建议国家各级医疗卫生行政主管部门应在医院的监管中进一步重视洁净手术部的日常管理，并提出明确、简便可行的监管指标，相关专业学会也应加强组织对洁净手术部使用、监测、管理的技术培训，同时，应注意根据我国不同地区的环境、气候特点，组织相关调研，实事求是地制定符合当地实际情况的洁净手术部监测、管理细则，确保执行落实。

3. 消毒供应中心的职能仍需加强

医疗器械的清洗消毒和灭菌与医院感染的暴发密切相关。器械清洗不彻底是造成医院感染的重要原因。我国原卫生部2009年颁布的《医院消毒供应中心管理规范》（WS310.1-2009）中要求，医院消毒供应中心应采取集中式管理的办法，对所有需重复使用的诊疗器械、物品需要由消毒供应中心集中清洗、消毒、灭菌和供应，并要求可复用物品应采用集中化管理模式。《医院消毒供应清洗消毒技术规范》（WS310.2-2009）、《医院消毒供应监测技术规范》（WS310.3-2009）、2012年颁布的《医院消毒技术规范》（WS/T367-2012）明确规定了诊疗器械、器具和物品处理的基本原则、操作流程和监测要求。

消毒供应中心集中管理模式能够使可复用物品的清洁消毒灭菌更加专业化、规范化，不仅可以保障手术器械和物品得到有效地去污染，安全地再利用，而且还能对器械进行有效的保养，延长使用周期；取消既往器械在手术部（室）半限制区清洗，纳入消毒供应中心集中管理还可以有效改善手术部（室）环境，显著减少手术部（室）护士非护理工作量，为患者提供更多专业化服务。从而整合医院清洁消毒灭菌资源和人力资源，有效杜绝医院感染的隐患，保障患者安全。

但本次调查发现，虽然84%的医院明确建立了消毒供应中心，但仍有不到一半的医院的手术器械清洗、消毒、灭菌工作由手术部（室）和消毒供应中心共同承担，更有4家医院的手术器械消毒工作由手术部（室）承担。本次调查设计了腹腔镜部分，结果提示有超过50%的外科腹腔镜清洗地点为手术部（室），而腹腔镜灭菌地点在消毒供应中心的医院也仅约为50%。腔镜器械较普通手术器械更精细、复杂，有细小的管腔，关节、轴节、齿槽多，不易清洗；可拆卸的连接关节极易残留血液、黏液等污物，清洗不当和消毒灭菌方式选择失当会增加医院感染的风险，需要进一步关注。

如何真正实现消毒供应中心的集中化管理不仅需要有相关的管理和技术规范，还应该有切实可行的监管落实措施，很多医院消毒供应中心的管理模式也在一定程度上反映了我国医院管理的历史沿革，实现消毒供应中心的集中化管理，医院首先要破除既往的科室分割、分散清洗消毒的利益分配模式，要建设一支专业的消毒供应人员队伍，在空间、设备、设施特别是管理机制上要切实落实对消毒供应中心这一感染控制重要平台的政策，同时根据临床手术的需求，合理配置必要的手术器械，尽可能减少一些外来器械的使用，并加强对外来器械的清洗、消毒、灭菌管理。同时，还应特别注意加强对一些使用率高、周转快、腔道结构复杂、附件种类繁多的腔镜的消毒供应管理，院感管理部门也应加强对消毒供应平台的监管。

4. 普通棉布仍然是我国手术衣和铺单的主要材质

患者手术邻近的感染灶或有开口与外界相通的空腔脏器存在大量的病原微生物。在对上述部位进行手术的过程中，以上部位所带有的病原微生物会污染手术者的手套，而无菌器械及无菌巾、垫若未能及时更换，则可能造成邻近部位的感染。同时，病原微生物还可以经淋巴和血液循环播散，引起术后感染。即使经过皮肤消毒和外科手消毒，皮肤深层的20%常驻菌仍会存活，无菌手术铺巾能够在手术野周围创造无菌屏障，这就要求铺巾具备阻止血液、体液的特性。

医护人员是手术部位医院感染微生物的重要传染源之一。工作人员表皮、毛发和内衣携带一定数量的病原微生物，在手术过程中这些病原微生物可能透过潮湿的手术衣、无菌巾进入手术野或经过手术部（室）内空气播散至手术野，使患者发生手术部位感染。

我国依据欧洲 EN 13795-3：2006《病人、医护人员和器械用手术单、手术衣和洁净服》标准要求，制定了 YY/T 0506.2-2009《病人、医护人员和器械用手术单、手术衣和洁净服》的国家行业标准，在第 2 部分：性能要求和性能水平上规定手术服必须具有防护性、抗静电性和舒适性，即具有液体阻隔性能（包括拒水性、拒酒精性、拒合成血液性等）、颗粒物和细菌阻隔性能、抗静电性、断裂强力和断裂伸长率和舒适性等。同时对落絮程度也做了相关规定。

低纤维纺织品或无纺布材质一次性手术衣和铺巾强化了阻隔性能，能较好地防止微生物、颗粒和液体接触到工作人员或无菌环境，使用手术衣和铺巾术后感染率明显低于使用普通棉布。而本次调查发现，普通棉布材质的铺单仍是我国手术铺单的主流，有近70%的被调查医院采用普通棉布材质手术铺单；类似的，70%的医院采用普通棉布材质的手术衣。普通棉质的手术衣和手术铺单因纤维松散，极易掉屑，可能造成手术部位的微粒污染，影响手术部位的愈合；也会因掉屑携带尘埃和细菌对手术部（室）环境，特别是因掉屑阻挡回风口滤网对洁净手术部（室）环境造成不良影响，增加维护成本和医院感染风险。

对于解决目前手术衣和手术铺单的材质的问题，我们建议不仅从医院方面提出应该在选择购买此类物品时考虑材质要求，也希望纺织、布匹生产企业能了解医疗行业的特殊需求，并根据需求不断研发、生产符合要求的材料，并尽可能在保证质量的前提下合理控制成本，保证落实和可持续。

5. 手术区域备皮方法和流程尚待改进

为了有效减少手术部位感染的发生率，外科手术前皮肤准备成为必要，皮肤准备的目的是去除手术区影响手术术野操作的毛发、污垢和表面携带的细菌，为手术时皮肤消毒做好准备。从开始的去除毛发为重点发展到强调皮肤清洁，术前皮肤准备经历了相当长的过程。本次调查结果显示，目前绝大多数医院腹部手术术前仍常规去除手术区域毛发（接近90%），但去除毛发在手术当日的仅占 50%，且主要的去除毛发方法仍为传统的刀片刮除（85%），化学脱毛和电动剪毛的普及率仍然很低。

对于术前备皮方式与 SSI 的关系，临床医生护士与医院感染管理专业人员已有共识，难于落实的原因之一还在于现有的医疗收费体系，无论是化学脱毛膏还是电动剪毛器，均需要患者自费承担，这也是实际应用不佳的重要原因，为解决这一问题，必须制定合理的术前备皮的价格，定价应涵盖必需的辅助备皮器械，只有这样才能使这一明确有效的院感防控措施落到实处。

6. 医院感染监测系统有待加强

部分医疗机构缺乏完善的医院感染监测信息系统，不利于手术部位感染的监测与防控。目前我国医院感染管理人员来自外科专业的较少，对手术过程中的各个环节不甚了解，对国际 SSI 防控知识更新不够；由于临床外科医生一般比较专注于手术技巧和手术难度，而对包括 SSI 在内的医院感染防控不甚重视，增加了 SSI 防控的难度；SSI 医院感染的诊断标准、监测方法不一致，不同医院监测的手术类型不同，监测结果未调整不同手术风险度，结果不具有可比性；相当一部分的 SSI 发生在出院后，目前国内尚未有 SSI 出院后随访情况的数据，也还未建立完善及有效的出院后监测方案。

对于 SSI 的监测，国家应建立统一的监测报告体系，统一数据的采集方法及监测定义，同时为使监测能够为临床提出改进依据，建议应在监测体系中加入必要的相关环节和过程监测，比如手术时间、术中出血（输血量）、抗菌药物使用、术前患者血糖、血色素、白蛋白等风险指标，对于某些手术应专门建立单病种 SSI 的监测和手术平均时长，以便与国内同级医院、同类手术的对比并同国际接轨。另一重要方面则需要国家加强微生物检测体系和能力的建设，组织引进、开发一些目前已在国际上广泛应用的快速微生物检测技术，为医院感染的监测和感染的精准治疗提供科学的病原学依据。

四、中国手术部（室）医院感染管理工作展望

随着科技的发展，很多医学新技术的采用对原有手术部（室）医院感染管理工作带来了新的挑战。手术部（室）的基本建设和规范管理需要持续改进，并以科学的循证研究为基础指导管理工作，增进多学科合作是未来手术部（室）感染防控的趋势。

（一）现代医学技术的发展对手术部（室）感染管理提出更多的要求

1. 腔镜技术普及

自 1987 年法国医师 Mouret 成功使用腹腔镜完成胆囊切除术，越来越多的外科领域应用微创手术取代传统外科手术。20 世纪腔镜技术越来越普及，也向医院手术部（室）感

染管理提出新的要求。开展腔镜手术时，需要注意体位护理和清洗消毒灭菌。体位护理时需要注意根据具体术式和手术入路途径来选择，使术野处在高位，适当的体位摆放能够保证手术的正常进行并避免造成病人损伤。手术结束时需要及时将摄像头连线与导光束从摄像头手柄上拆卸下来，清水冲洗外表面或湿纱布将外表面擦拭干净。为不影响摄像头寿命，不宜频繁更换灭菌方式，腹腔镜器械结构细小复杂，需要拆分至最小单位，打开关节，彻底清洗。手术部（室）需要与消毒供应中心密切配合，对腔镜器械及时开展预处理，以利于后期清洗灭菌的成功及腔镜器械保养。针对专科手术特殊性，对个别特殊腔镜手术器械采用单独包装消毒灭菌。

2. 手术机器人技术的发展

1985 年机器人作为手术定位装置应用于脑部手术，1997 年美国制造的"达芬奇"机器人手术系统研制成功，2000 年 7 月通过美国 FDA 认证后应用于临床[19]。相对于腔镜手术，近年来兴起的"达芬奇"机器人手术技术，提供了更加自然和全方位的精细操作，只需要通过微小的切口即可提供超越人手极限的外科手术的准确性和精确性，在提高手术操作精度、减小创伤、减少术者手部颤动、减少手术人员以及减轻术者疲劳等方面具有极大的优势。该技术的应用不仅给外科带来了全新的微创理念，也打破了传统的手术部（室）护理模式，同时也给手术部（室）感染控制带来了新的挑战，要求在时间、空间、人力、流程等方面进行全面调整。

机械臂系统自身散热对手术间环境温度的影响、机械臂移动对手术间空气流动的干扰、复杂精密部件的消毒灭菌等问题仍有待深入研究和探讨。机器人手术器械具有价格昂贵，精密复杂的特点，需要消毒供应中心专职人员接受培训后才可胜任清洗消毒灭菌工作。体位的摆放需要采取预见性的护理措施，避免术中体位性损伤，增加术后感染风险。该技术也对无菌操作提出了更高的要求，床旁机械臂系统的使用突破了传统的无菌要求，其伸展的无菌臂在立体空间内的移动、旋转普遍高于双肩水平，增加了无菌管理的难度。可采用悬挂无菌单的方式将无菌区域与麻醉区域分隔，降低污染概率[20]。

3. 植入物应用广泛

随着医学技术的发展，越来越多种类、材质的植入物用于手术。植入性医疗器械对生命支持、替代功能、改善生命质量起到很大作用，但同时也存在高价值、高风险的特点，容易引起患者严重伤害事件。手术部（室）应严格质量控制，通过对供应链的管理，保证手术植入物的来源安全。可将流程管理分为库存式和临时外送式两种方式，加强库存管理。在质量管理过程中为植入物创造干净、整洁、有序的工作场所，便于检查植入物使用有效期，确保灭菌方式和存储环境要求。随着信息化的普及，更多的医院开展外来植入性手术器械及植入物使用追溯管理系统，加强对外来植入性手术器械及植入物的接收、清洗、包装、灭菌、发放的环节质控。

近年来迅速发展的 3D 打印技术以及 3D 打印的组织、器官在人类手术中的应用也为医院感染管理提出了新的课题，需要从材料的使用、结构的设计、打印制作的过程以及 3D 打印组织、器官的植入过程、感染监测以及感染后的处理等各个方面考虑到医院感染的相关风险和预防与控制对策，也对医院感染管理人员的知识和专业提出了更高的要求。

4. 数字化手术室的建立与发展

为进一步提高手术的安全性和医生的手术效率，增加医疗服务的舒适度和安全性，现代医学技术和工程技术结合的数字化手术室成为手术管理的最核心部分。数字化手术室是在洁净手术部（室）的基础上，实现手术相关设备的集成，能更好地规划手术流程，提高手术人员的工作效率和手术空间的利用率，提高手术的标准化和精准化，手术机器人等非接触技术的融合还可以有效降低医务人员的职业伤害，降低患者发生医院感染的风险。同时数字化手术室可以实现资料的传输和储存，实施开展远程会诊和视频谈话；复合手术室是在洁净手术间内将手术悬吊系统、手术视频音频管理系统和大型医疗设备三者融合在一起的数字化手术室，充分整合了手术部（室）和医疗诊断检查的功能。其概念最早是1996 年英国学者 Angelini 提出，最早应用于通过分期冠脉支架植入和搭桥手术治疗冠心病。复合手术室逐渐由心血管领域扩展到神经外科、脊柱外科等领域。未来基于影像导航系统、虚拟手术系统和手术机器人系统构建的数字手术室将会进一步提高手术质量，减少医院感染风险，降低医院手术部（室）运营成本，改善医务人员的工作环境和患者的就医体验，搭建学术平台，促进医疗实践的提升。

（二）手术部（室）的基本建设和规范管理依然需要持续改进

尽管近年来我国手术部（室）的基础建设取得了重大的成就，但本次调查也显示即使在三级医院，手术部（室）的管理也依然存在着诸多问题。依据感染控制的基本原理，无论如何复杂的手术技术和手术室设置，手术相关感染控制最核心的还是无菌操作，环境控制最重要区域和环节也是术中与暴露的切口相接触的区域的微生物。在大规模的硬件环境设施改造之后，更重要的是如何使管理措施跟上，从而保证这些硬件能够发挥到更大的效用，特别注意在使用过程中的监管。另外，还必须考虑到成本效益的问题，必须考虑到每一个洁净手术间的使用效率、能源消耗、设备维护以及管理成本，同时必须加强围术期SSI 预防的各项综合措施的落实，这也是手术部（室）感染管理的核心与根本。

（三）手术部（室）的感染管理需要以科学的循证研究为基础

目前我国的医院感染管理大多借鉴国外已有成熟的指南和研究证据，尚未建立自主的系统性、前瞻性研究体系。很多指南、标准的制定缺乏基于我国实际情况的循证研究的证据，特别是考虑到地区之间的经济发展及医疗条件实际存在的差异，很难落实所有的管理要求，这就迫切需要我们行政管理部门和医院感染管理专业人员结合我国实际针对手术部（室）运行的现状进行相关研究，提供科学、系统的循证依据，制定适合我国国情、符合医疗运行规律、遵循医院感染控制基本原则的手术部（室）医院感染管理的相关标准。

（四）多学科合作是未来手术部（室）感染防控的趋势

1. 新技术、新材料的广泛应用

现代手术技术的飞速发展，术中越来越多地使用了更多的新材料、新技术、新器械，一方面创伤、切口越来越小，减少了传统切口暴露过大感染的风险，另一方面，新的抗菌材料、器械材质可能更便于清洗消毒，提高了无菌器械的安全性，这都要求感染防控需要关口前移，感控专业人员应该参与到新技术新材料的研发过程。

2. 区域消毒供应中心的模式

目前，在某些经济较发达的地区，已经出现了区域消毒供应中心的服务模式，大规模、专业化的第三方消毒供应模式打破了传统医院在现有空间格局内改造消毒供应中心的空间限制。同时，先进的洗消设备和经过系统专业化培训的专业洗消人员以及管理队伍和规范化的操作流程也为实现消毒供应中心的专业化、标准化提供了保障。规模效益也有利于合理控制成本、区域协同标准化发展。未来医院感染管理可能更需要关注的是院内外的衔接与转运过程。

3. 现代信息技术在手术部（室）感染防控更广泛的应用

未来信息技术不仅应用在感染检测领域，基于信息和网络技术可以更多地实现远程、同步和交互功能。数字化手术室的建设可实现手术同步转播的功能，大大降低非手术人员在术间流动带来的感染风险。信息技术还可以应用于患者出院后伤口的监测，实现医患远程可视对话和伤口管理指导，减少患者往返医院的奔波，降低感染风险，还为及时发现SSI 早期征象、指导患者就诊提供可能。

总之，手术部（室）的医院感染管理需要紧跟时代发展的步伐，不断开拓新技术及管理模式，更好地保障医疗质量和患者安全。

（杨雪松　袁晓宁　刘　坤　曹　洋　何文英）

参 考 文 献

［1］Mikulicz J. Das operiren in sterilisirten zwirnhandschuhen undermit mundbinde. Centrallbl Chir, 1897, 24：713-717.

［2］Flugge C. Ueber luftinfektion. Z Hyg Infectionskr, 1897, 25：179-224.

［3］Hopkins S. English national point prevalence survey on healthcare-associated infections and antimicrobialuse. 2011, Health Protection Agency, 2012.

［4］Surveillance of surgical site infections in NHS hospitals in England, 2010/2011. Health Protection Agency, 2011.

［5］刘荣，武迎宏，邢玉斌，等. 北京市 18 所医院洁净手术部的现状调查. 中华医院感染学杂志, 2008, 18（7）：973-975.

［6］Webster J, Osborne S. Preoperative bathing or showering with skin antiseptics to prevent surgical site infection. Cochrane Database of Systematic Reviews, 2012, 12（9）：19.

［7］Grabsch EA, Mitchell DJ, Hooper J, et al. In-use efficacy of a chlorhexidine in alcohol surgical rub：A comparative study. ANZ journal of surgery 2004, 74（9）：769-772.

［8］Kasuda H, Fukuda H, Togashi H, et al. Skin disinfection before epidural catheterization：Comparative study of povidone-iodine versus chlorhexidine ethanol. Dermatology, 2002, 204（Suppl 1）：42-46.

［9］Traore O, Allaert FA, Fournet-Fayard S, et al. Comparison of in-vivo antibacterial activity of two skin disinfection procedures for insertion of peripheral catheters：Povidone iodine versus chlorhexidine. J Hosp Infect, 2000, 44（2）：147-150.

［10］Paocharoen V, Mingmalairak C, Apisarnthanarak A. Comparison of surgical wound infection after preoperative skin preparation with 4% chlohexidine and povidone iodine：A prospective randomized trial. J Med Assoc Thai, 2009, 92（7）：898-902.

［11］Darouiche RO, Wall MJ. Jr, Itani KMF, et al. Chlorhexidine-alcohol versus povidone-iodine for surgical-site antisepsis. N Engl J Med, 2010, 362（1）：18-26.

［12］ 何玮，尚少梅，郭莉．手刷刷手与海绵刷手两种方法消毒效果的比较．全国手术室护理学术交流暨专题讲座会议论文汇编，2004：264-266.

［13］ Kurz A, Sessler DI, Lenhardt R. Perioperative normothermia to reduce the incidence of surgical-wound infection and shorten hospitalization. Study of Wound Infection and Temperature Group. N Engl J Med, 1996, 334（19）：1209-1215.

［14］ Hunt TK, Hopt HW. Wound healing and wound infection. What surgeons and anesthesiologists can do. Surg Clin North Am, 1997, 77（3）：587-606.

［15］ 余红，杨惠英，施菊妹，等．围术期高浓度吸氧与择期结直肠手术部位感染的荟萃分析．中华医院感染学杂志，2015, 25（11）：2554-2557.

［16］ Mangram AJ, Horan TC, Pearson ML, et al. Guideline for prevention of surgical site infection, 1999. Hospital Infection Control Practices Advisory Committee. Infect Control Hosp Epidemiol, 1999, 20（4）：250-278.

［17］ Yoshimura Y, Kubo S, Hirohashi K, et al. Plastic iodophor drape during liver surgery operative use of the iodophor-impregnated adhesive drape to prevent wound infection during high risk surgery. World J Surg, 2003, 27（6）：685-688.

［18］ Kampf G, Kramer A. Epidemiologic background of hand hygiene and evaluation of the most important agents for scrubs and rubs. Clin Microbiol Rev, 2004, 17（4）：863-893.

［19］ Satava RM. Surgical robotics：The early chronicles：A personal historical perspective. Surg Laparosc Endosc Percutan Tech, 2002, 12（1）：6-16.

［20］ 李雪静．机器人手术系统的发展及护理管理策略．护理学杂志，2016, 31（4）：108-112.

第二节 消毒供应中心（室）的医院感染管理

医院消毒供应中心是为全院提供基础服务的重点部门之一，与器械相关医院感染的预防与控制密切相关，其功能与作用随着诊疗技术发展、人们对医院感染和患者安全意识的不断提升而变化。医院消毒供应作为控制外源性感染的重要作用正在逐步地被认识和重视。伴随我国医院感染管理发展的30年，医院消毒供应专业也经历曲折艰难，在管理与技术方面探索前行。在社会变革和快速发展的今日，已经形成具有中国特色的医院消毒供应中心质量管理体系与标准。我国从诊疗器械相关医院感染预防与控制的角度，对医院消毒供应中心的管理、操作、监测予以规范，使其能承担医院各科室所有重复使用诊疗器械、器具和物品清洗、消毒、灭菌以及无菌物品供应，成为了医院感染预防与控制的重要部门。回顾30年来我国消毒供应中心发展的历程，大致分为三个阶段。

一、初步发展（1988 年以前）

（一）消毒供应室的功能与管理

20世纪80年代，我国医院承担消毒供应工作的科室称为消毒供应室（CSSD），为分散式管理模式，即CSSD与手术室、临床科室分别承担部分清洗、消毒与灭菌工作。CSSD的主要任务是负责各临床科室常用诊疗用品的复用处理，如玻璃注射器、针头、输液（血）器、导尿包、腰穿包等，同时承担敷料制作及供应，包括棉球、纱块、棉签、手术敷料及使用后绷带等的制作、包装和灭菌。手术器械及各专科的器械，如妇产科、五官科、口腔等科室的诊疗护理器械，由手术室和各临床科室自行负责清洗包装，CSSD承担灭菌工作。当时，CSSD全部为手工操作，清洗消毒及灭菌技术水平处于较落后状态。当时大量文献报道了消毒供应的工作内容及质量，如：张七萍等人提出"医院回收使用旧纱布弊多利少"[1]、熊风岩的有关"正确处理输液器，预防热原反应"[2]、姚连初的有关"注射器的处理与注射剂澄明度"[3]、杨少飞的"用鲎试验监测输液器具处理效果显著发现的问题"[4]等。注射器、开放式输液（血）瓶及输液管等的致热原问题、灭菌质量不合格，严重地影响病人的安全。CSSD对这些诊疗用品的复用流程没有规范的要求，清洗剂的种类以洗衣粉、去污粉为主，去致热原的方法普遍使用强酸或强碱浸泡后用大量清水冲洗进行终末漂洗。矫向前等人1988年的报道[5]，1980年以来，硫酸-重铬酸钾作为传统的清洗液为绝大多数医院所采用。裴怀珍等人的"以碱代酸浸泡医用玻璃器具的实验研究"[6]都是反映出那个时期的工作范围、清洗方法及质量的状况。在灭菌及监测方面，由于当时技术条件所限，使用的灭菌设备主要是下排气压力蒸汽灭菌器，灭菌效果监测方法主要是硫磺管或留点温度计。不耐热耐湿的器械、器具和物品的消毒及灭菌，使用化学消毒剂浸泡或甲醛自然熏蒸法是医院普遍采用的方法。如：静脉输液使用的头皮针基本是用常水冲洗、酒精浸泡消毒后使用。由此可见，医院无菌物品质量处于相当落后的状态。进入 20 世纪 80 年代中期，随着灭菌设备技术不断改进，我国生产的预真空压力蒸汽灭菌器开始在医院消毒供应部门推广使用，使我国医院灭菌设备和技术与国际上 80 年代初期的水平持平。1984 年美国明尼苏达矿务及制造业公司（Minnesota Mining and Manufacturing，简称 3M）进入中国，把化学指示物、压力蒸汽灭菌和环氧乙烷灭菌用自含式生物指示物引入中国，服务于全国各地医疗机构的 CSSD。在 80 年代后期基本取消硫磺管或留点温度计等监测方法。

（二）医院感染防控的安全风险

20 世纪 80—90 年代，我国有组织地开展医院感染管理工作处在起步与发展阶段，医院感染防控的意识比较模糊，临床注射普遍存在只换针头不换针管的现象，对 CSSD 在医院感染防控中的作用尚缺乏认识，对与器械相关的医院感染事件没有足够的重视。当时灭菌设备及技术虽有所改进，但各级医院对消毒供应室的建筑、设备、人员素质及技术管理还未关注。这个时期，手术切口感染、注射部位感染及输液反应发生率较高，甚至危及患者生命[7]，经血传播疾病，尤其是乙肝的传播发生率高，王馥英等人调查报告显示，检测灭菌后针头 454 份样品，检出 HBsAg 阳性 5 份[8]，严重地影响了患者安全。

二、规范管理（1988—2006 年）

为加强医院消毒供应管理，保障患者安全，杜绝输液热原反应及注射部位感染频发的问题，1988 年原卫生部首次颁布了《医院消毒供应室验收标准（试行）》（简称《验收标准》）[9]，促使我国消毒供应工作进入规范基础建设的重要时期。《验收标准》从建筑要求、人员编制、领导体制、必备条件、管理要求等五个方面对当时医院消毒供应室提出规范要求，还针对消毒供应处理的主要物品——输液（血）器和注射器的洗涤操作规程、洗涤质量检验标准作了规定。鉴于那段历史时期医院消毒供应室的主要任务是玻璃输液瓶、注射器及科室共用器械（如导尿包等）的清洗消毒，普遍没有承担手术及临床专科器械的处置，故《验收标准》未涉及器械的管理与处置。

《验收标准》下发的同时要求各省卫生厅制定相应的验收办法，对所有医疗机构的消毒供应室分期分批进行检查验收，药检、防疫部门加强监督指导，力求在 2—3 年内，县和县以上医院都能逐步达到《验收标准》的基本要求。通过卫生行政部门强有力的推动，促进了医院领导提高认识，对原有的消毒供应室进行了整顿和改建，加大了输液（血）器、注射器洗涤操作规程的实施落实，输液热原反应和注射部位感染得到明显的控制。1989 年河南省卫生厅制定第一个省级的《医疗机构消毒供应室验收标准》。1985 年，中国与瑞典政府签制协议，为北京医院设计建设一个现代化的消毒供应室，引进蒸汽灭菌器、清洗消毒器等全套设备设施，汲取了国外消毒供应建筑的先进理念，88 年投入使用，成为我国较早的建筑布局规范的现代化消毒供应室[10]。1988 年，原卫生部颁布了《医院消毒技术规范》，成为消毒供应室消毒及灭菌等技术操作遵循的要求，其中强调了要通过物理监测、化学监测和生物监测的方法来确定灭菌物品是否合格[11]。《验收标准》明确规定消毒供应室工作必须符合《消毒管理办法》。医院消毒供应室建设与质量改进的工作在《验收标准》的推动下，进入了一个短期的快速发展期，进入 20 世纪 90 年代，我国医院消毒供应室发生了很大变化，国外先进的建筑理念、建筑技术开始进入我国。北京、上海、广东、深圳、河南等市地医院陆续新建或改建消毒供应室。1992 年北京协和医院引进全自动清洗消毒器，随后南方医科大学附属南方医院装配清洗消毒器、佛山市第一人民医院引进了长龙自动化清洗消毒器。在建筑与设备改变的同时，消毒供应管理理论被逐步认识并在实践中落实。

随着医院感染管理工作的进展，1994 年《医院感染管理规范（试行）》下发，将消毒供应室纳入医院感染管理的重点部门，要求按照《医院消毒供应室验收标准》进行管理。规范提出消毒灭菌原则和消毒灭菌效果监测要求，即压力蒸汽灭菌必须进行工艺监测、化学监测和生物监测。工艺监测应每锅进行，并详细记录；化学监测应每包进行，手术包需进行中心部位的化学监测，预真空压力蒸汽灭菌器进行 B-D 试验；生物监测应每月进行，新灭菌器使用前必须先进行生物监测，合格后才能使用，对拟采用的新包装容器、摆放方式、排气方式及特殊灭菌工艺，也必须先进行生物监测，合格后才能采用。环氧乙烷气体灭菌：必须每锅进行工艺监测，每包进行化学监测，每月进行生物监测。物品灭菌合格率必须达到100%；不合格物品不得进入临床使用部门[12]。1995 年，《医院消毒卫生标准》（GB15982-1995）、《消毒与灭菌效果的评价方法与标准》（GB 15981-1995）两项国家标准颁布，进一步规范了医院的消毒灭菌工作。1999 年，为了解《医院感染管理规范（试行）》实施进展，进一步推进落实，原卫生部医政司组织医院感染管理专家，对 6 省市 18 所医院的医院感染管理工作进行了调查，其中 65% 的医院的消毒供应室布局合理，无逆流，灭菌质量日常监测总体规范，多数医院能做到灭菌包外有化学监测，手术包中心部位有化学监测，灭菌物品标识清楚，能定期进行生物监测。所有环氧乙烷（EO）灭菌的医院均开展了生物监测。消毒员基本达到经培训持证上岗，下收下送车能做到洁污分开，同时能承担本院一次性无菌医疗用品的质量抽检与用后的回收处理工作[13]。

2002 年，原卫生部修订并发布了第二版《医院消毒技术规范》，从消毒灭菌技术的角度，对医院消毒供应室工作提供规范的要求。2000 年修订并发布的《医院感染管理规范（试行）》中，进一步细化了消毒供应室的医院感染管理要求。包括消毒供应室建筑位置及材料要求、设备设施的配置、区域布局等基础要求和工作条件；明确提出压力蒸汽灭菌操作程序按《医院消毒技术规范》的要求，灭菌效果的监测要求符合相关要求。对灭菌合格物品应有明确的灭菌标志和日期，无菌物品存放区要符合医院二类环境卫生要求。对消毒剂的浓度、常水和清洗用水的质量进行监测；对区域医院感染控制措施和清洗、包装、灭菌等环节的工作质量有监控措施；对灭菌后物品的包装、外观及内在质量有检测措施等。在《验收标准》的基础上，进一步完善技术层面的管理要求。

这个时期重要特征是明确了消毒供应室的管理体制，规定了人员岗位及资质、建筑布局及区域划分，提出污洁分流的要求。并将消毒供应室的质量纳入医院感染重点科室质量检查之中。《验收标准》在当时历史阶段，成为医院消毒供应室在管理及建设方面的规范和依据，在我国消毒供应发展史上发挥了重要的作用。

但是，进入新世纪后，我国社会经济与科技快速发展，医学的进步促使临床诊疗技术迅速发展，医院感染管理的研究在逐步深入，而医院消毒供应的管理模式、功能与任务未能随之进行调整，不能适应发展需求的弊端逐渐显露。

三、标准化管理（2006 年以后）

进入新世纪以来，医院感染影响医疗质量，危及患者、医务人员的健康乃至生命安全；增加患者的经济负担，造成国家和集体卫生资源的浪费；也吸取 2003 年传染性非典型性肺炎（SARS）防控的教训，国家通过修订《传染病防治法》，颁布《医院感染管理办法》，并于 2006 年，在国家卫生标准委员会中建立医院感染控制标准专业委员会（以下简称"院感标委会"），负责"制定与医院感染控制相关的管理、评价、预防技术标准和技术规范"，以达到通过制定的各项医院感染预防与控制标准，使医务人员有关医院感染的防范行为有所遵循，医院感染管理有所依据，监督与评价有所依从，确保《传染病防治法》和《医院感染管理办法》的贯彻落实。我国医院感染管理工作进入了法制化管理的阶段。2007 年，制定有关医院消毒供应管理的标准，被纳入院感标委会标准制订计划。

（一）开展基础研究

随着医学技术的快速发展，临床诊疗专业分工细化，各类导管及软式、硬式内镜等介入性诊疗、微创及移植手术普遍开展；高科技技术广泛应用于诊疗设备，推动着诊疗器械的更新换代，其材质从单一的金属向复合制品转化，并集电子、光学等技术于一身，对清洗处理、消毒或灭菌要求提高、难度加大，传统的处理技术难以适用。为此，医院应如何预防器械相关的手术部位和侵袭性诊疗部位的感染，除医务人员无菌技术操作、相关环境等管理外，加强对诊疗器械与用品清洗、消毒灭菌工作的管理，成为医院感染管理和医疗质量管理的重要组成部分，并成为世界各国普遍关注的重要课题。为了解和借鉴国际消毒供应管理的经验，标准起草组广泛收集了发达国家和国际组织有关消毒供应中心（CSSD）管理的标准，并组织相关专家对美国、欧洲部分国家进行实力考察和交流。

1. 国际消毒供应发展的启示

（1）重视 CSSD 在医院感染防控中的作用：美国和英国大量研究证实，手术部位感染在医院感染总数中占有较高比例，美国排第三位，英国为第二位，约占 14% ~ 16%。医院感染与医院环境、诊疗器械、医务人员行为、患者管理等因素密切相关。其中器械清洗消毒、灭菌效果与手术部位或各种侵袭性诊疗后的医院感染密切相关（约占 50%）。因此，美国及欧洲等发达国家高度重视医院消毒供应中心在医院感染防控中的作用，加强了对 CSSD 的管理和基础设施、人力等的保障。

（2）集中管理，节省成本，保证质量：发达国家注重医院各方面的成本效益、成本质量管理，针对消毒供应工作也开展了相关研究。结果证实，清洗、消毒及灭菌工作集中由 CSSD 统一负责，在人、财、物（设备及设施）以及房屋建筑方面可以节省成本，避免重复投入，有效使用人力、物力；集中由经过专门培训的人员专职负责清洗、消毒与灭菌工作，可保证器械处置的质量，有效预防器械相关感染。为此，20 世纪 80 年代，发达国家的医院已经转变了对 CSSD 的管理模式，实行集中管理，由医院 CSSD 承担全院所有重复使用、需要消毒或灭菌的器械和物品的处置与供应工作。

（3）完善的标准化管理　欧盟的《医疗器械法令》，规定了生产和复用医疗器械都必须执行相关的行业标准。欧盟国家无论医院复用医疗器械，还是企业生产医疗器械，都要执行欧盟标准（EN标准）或国际医疗器械标准委员会制定的相关（ISO）标准。

CSSD的质量管理标准以ISO13485《医疗器械生产企业质量体系认证》为基础，围绕CSSD的建筑、设备及设施、管理体系及人员资质、操作流程与规范、各种耗材（水、蒸汽、清洗剂、包装材料等），以及对清洗、消毒、包装、灭菌及放行的全过程都有完善的标准，保存所有工作记录。严格的过程质量控制是欧洲消毒供应整个质量控制系统中的显著特点，以最终保证灭菌物品质量。

在北美，主要执行美国医疗器械促进协会（简称AAMI）相关标准，其中"医疗机构压力蒸汽灭菌和无菌保障综合指南"（ST 79），是CSSD需要遵循的标准。

（4）建立第三方质量认证：欧洲及北美对医院消毒供应质量都实行严格的质量监管。欧洲大多数国家要求CSSD通过质量体系认证，包括ISO9001质量体系认证和ISO13485医疗器械生产企业质量体系认证。美国CSSD质量管理是通过国际联合委员会（JCI）的质量体系认证，依据AMMI标准、美国FDA条例及标准、美国CDC的准则和相关法规等，对设备、清洗、消毒和灭菌等工作流程进行评价，从而保证医院消毒供应中心运行的质量。

在上述政策、措施的综合作用下，医院消毒供应中心的建筑、设备、设施、质量管理和工作流程，都得到医院及医院感染管理部门的高度重视，定期进行质量评价，通过逐步完善相关法规及行业技术标准，对医院消毒供应进行管理及质量控制，促使医院消毒供应的技术水平迅速提升。

2. 本底调查，摸清我国消毒供应管理状况

为使标准具有针对性、适用性，开展调查研究，摸清现状和问题是标准制定的基本要求。

（1）1988年发布的《验收标准》已不适用

鉴于《验收标准》重点规范的是重复使用的玻璃注射器、输血（液）器的清洗、消毒。伴随我国经济的发展，原卫生部于1987年以《关于推广使用一次性塑料注射器、输液、输血管、针的通知》，要求"在传染病院（含结核病院、麻风病院等）、综合医院传染科、结核科、检验科，外宾医疗和海、陆、空港国境卫生检疫所，各级血站、防疫站的检验科推广使用一次性使用注射器、输血（液）器"，至20世纪90年代末期，各级各类医疗机构中玻璃注射器、输血（液）器已普遍被一次性用品取代，故《验收标准》已完成使命。

（2）全国及3省市调查情况，2006年3月，原卫生部组织对全国221所医院进行了书面调查，对3省市18所医院进行了实地调查，调查反映出，我国CSSD管理存在以下问题：

1）对CSSD作用欠认识：各级领导乃至CSSD工作人员，普遍存在对CSSD在医院感染防控中的作用认识不到位。在"洗洗涮涮，无关大局"的认识下，88%的医院对消毒供应工作实行分散管理，手术室及临床各科室什么人都可以做，CSSD人员不够则由临时工顶替。随着医院改革的深化，手术室和临床护理工作量同期相比大幅度增长，器械用量增

加，临床护士原本人力紧张，再承担器械处置工作，其质量与医院感染防控的需求不符的背景下，未对 CSSD 的管理模式和工作职责进行调整。

2）医院管理不到位：近年来，医院发展迅速，规模不断扩展，但是医院未将 CSSD 纳入发展规划，不能与医院规模、任务同步发展，导致 CSSD 建筑面积不足、分区不合理、基础设备与设施陈旧、落后或欠缺，绝大多数医院停留在手工清洗阶段，在人力紧张、任务重时，质量难以保证。在管理方面，医院未对消毒供应工作予以关注，业务、设备等相关主管部门未尽到对 CSSD 的管理职责，导致 CSSD 人力紧张、年龄老化，没有相应的专业培训，缺乏对 CSSD 的监管机制。

3）CSSD 基础管理薄弱：如基本的岗位职责、规章制度不健全或陈旧、缺乏可操作性；消毒、灭菌设备没有操作规范；器械的清洗、消毒、灭菌处置没有操作流程等，导致器械及物品处理不规范。如：有的医院器械清洗仅用自来水冲洗，打包只注重器械数量的清点核查，根本没有清洗质量检查的意识；灭菌物品多采用棉布包装，且污浊、破损的现象多见；灭菌物品装载不规范等。

4）从国家层面看，存在：a. CSSD 相关标准不完善，如建筑、清洗用水、某些设备等标准还不完善；b. 从国家、省市直至医院，缺乏针对消毒供应人员的岗位培训及继续教育制度，致使 CSSD 人员观念陈旧，知识得不到更新，认识存在误区，不能适应消毒供应工作发展的需要，导致一些医院特别是基层医院的供应室工作人员，多年来沿袭着一些错误的做法（如用石蜡油保养器械）。

上述因素，必然影响器械清洗、消毒、灭菌的最终质量。在实地调查的 18 所医院，各抽查 3 个由手术室清洗、打包，由 CSSD 灭菌的手术器械包，共计 54 个包的清洗消毒无一合格，存在器械的轴节不灵活、滞留着厚厚的黑色污垢、长期未洗净的血液、蛋白经高温后凝固在血管钳等带齿牙器械的沟槽中，磕碰即会掉落黑色碎渣等问题。这样的器械难以保证无菌物品质量，直接关系医疗安全。与此前后，各地屡屡发生器械相关感染暴发事件，如 1998 年，深圳妇儿医院 292 例手术患者中 166 例（56.85%）发生手术部位龟型分枝杆菌感染，直接原因是药剂师灭菌剂配置错误，根本原因是手术刀片和剪刀的灭菌方法选择不当。2005 年安徽某医院白内障手术，术后发生感染致单侧眼球被摘除 9/10（90%），其原因是手术室违背了手术器械一用一灭菌的基本原则。这些有关器械的质量问题和感染暴发事件，均表明加强医院消毒供应工作标准化管理的必要性。

（二）颁布消毒供应中心三项标准

医院消毒供应中心三项标准（简称"三项标准"），由原卫生部医院管理研究所牵头，联合北京大学第一医院、北京协和医院、中国疾病预防控制中心、上海瑞金医院、广州市第一人民医院、江苏省南京市卫生局、煤炭总医院、北京大学人民医院、3M 中国有限公司等单位，组成由医院感染管理、疾病控制（消毒）、医院建筑、护理管理、消毒供应及相关企业技术专家组成的起草组，承担三项标准的编制工作。起草组遵循《传染病防治法》《医院感染管理办法》所确定的原则要求，借鉴国际 CSSD 管理的理念和经验，结合我国国情，针对消毒供应管理存在的主要问题，将三项标准内容各有侧重，第一部分，用于规范医院及相关部门对 CSSD 的管理，为第二、三部分的实施起到基本保障作用；第二部分用于规范 CSSD 人员清洗消毒及灭菌的技术操作；第三部分旨在规范 CSSD 器械处置过程重点环节和终末质量的管理与监测。

2009 年 4 月 1 日原卫生部颁布了有关消毒供应管理的三项强制性卫生行业标准，同年 12 月 1 日实施，包括《医院消毒供应中心 第 1 部分：管理规范》WS 310.1、《医院消毒供应中心 第 2 部分：清洗消毒及灭菌技术操作规范》WS 310.2、《医院消毒供应中心 第 3 部分：清洗消毒及灭菌效果监测标准》WS 310.3。在 WS 310.1 中，明确了医院消毒供应中心的定义，为"医院内承担各科室所有重复使用诊疗器械、器具和物品清洗消毒、灭菌以及无菌物品供应的部门"，即明确了"由谁做"；WS310.2 规范了消毒供应中心复用器械处理的基本原则和技术操作流程，意在解决解决"如何做"；WS 310.3 清洗消毒及灭菌效果监测，规范了全程及终末质量控制的基本标准。三项标准明确了医院 CSSD 建设与发展应以保护人体健康、保证医疗安全为宗旨，规范了消毒供应工作管理、清洗消毒与灭菌技术操作和效果监测。强调的集中管理符合国际消毒供应工作的发展趋势，也符合我国卫生改革关于合理利用卫生资源、降低医疗成本的要求，针对并解决我国医院消毒供应管理存在的问题，以及保障医疗质量和医疗安全。其基本框架和要求，符合基本国情和医院感染管理的基本现状，与相关法律、法规等政策衔接。三项标准的颁布，标志着我国消毒供应中心医院感染预防与控制走进科学规范管理的新时期。

（三）促进我国消毒供应中心的建设

三项标准的颁布，使我国消毒供应进入快速发展时期。三项标准重点解决了 CSSD 集中管理的问题，真正承担起对医院所有重复使用诊疗护理器械、器具和物品清洗消毒、灭菌以及无菌物品供应的功能，以适应医院感染预防与控制不断面临的新挑战，保证在处理复重使用的器械、物品的每个工作环节，达到清洁、消毒和灭菌的质量标准。

1. 卫生监督对医院消毒供应工作有了执法依据

三项标准从规范管理、技术要求和质量结果三个层面，做了系统的清晰的表达，有助于监督人员对医院 CSSD 全程质量进行执法监督，促进医院遵循三项标准，规范消毒供应的工作，保证无菌物品安全。

2. 卫生行政部门和各级医院高度重视 CSSD 建设

三项标准中的条款纳入国家二、三级医院评审标准中，通过反馈评审或专项检查、验收的结果，要求医院进行整改。各省卫生行政部门也根据三项标准的要求制定了本省的实施标准（或验收标准），将医院 CSSD 建设与管理纳入了本省医院评审、医疗质量检查等管理中，结合实际工作需要，运用科学管理的方法，建立与完善医院无菌物品质量标准和检查力度，建立质量评价指标，力求通过数据科学地反映工作效率与质量，如江苏省、广东省。2016 年，国家卫生计生委医院管理研究所承担中国医院协会医院感染管理工作 30 年回顾与展望项目专题调查（简称"专题调查"），对 11 个省 1284 所医院调查显示，行政部门依据三项标准，完成对 979 所医院 CSSD（83%）的专项检查或验收。对 539 所（46%）医院提出整改要求，其中省级医院 12 所（2%），市级医院 49 所（9%），区级医院 475 所（88%）。鼓励有条件的医院 CSSD 为基层医院提供无菌物品的供应工作。121 所（10%）医院接受院外的消毒服务。二级以上医院实行了集中管理工作方式的单位不断增加，从不接受到主动地开展，医院手术器械质量出现了质的提升。

3. 医院管理职责到位

医院职能管理部门依据标准要求，执行相关的管理职责。在标准的框架内根据医院感染防控的基本原则、结合专业的进展，细化消毒供应的管理、操作规范等，促进医院实现对手术器械、各专科器械、外来器械及植入物和腔镜器械的清洗消毒、灭菌及供应的集中管理，对清洗、消毒及灭菌效果进行监测，做好指导与质量控制工作。有些省市级医院感染质量控制中心、消毒供应质量控制中心发挥很好的作用，开展全省标准培训、技术指导和质量检查等工作，如河南、安徽、陕西、广东等。

4. 医院消毒灭菌集中管理

WS310.1 明确要求医院消毒供应 采取集中管理的方式，对所有需要消毒或灭菌后重复使用的诊疗器械、器具和物品由 CSSD 统一回收、清洗消毒、灭菌和供应。受原卫生部卫生监督中心的委托，原卫生部医院管理研究所于 2013 年 1 月开展三项标准实施情况追踪评价（简称"追踪评价"），对 9 省市 365 所医院进行的书面调查显示，其中 215 所医院已将需要清洗消毒或灭菌的器械及用品集中由 CSSD 处置，实现了集中管理，实现 CSSD 集中管理的省份最高达 85%，最低为 36.6%[14]；有 125 所医院的集中管理在进行中；25 所尚未实现 CSSD 集中管理，主要为县级医院。2016 年，对 11 个省的省级及市级医院的专题调查数据显示，CSSD 实现集中管理分别上升至 92% 和 62%；其中，实现集中供应硬式腔镜器械的医院占 25% 和 32%，软式腔镜器械占 17% 和 15%，口腔器械占 38% 和 32%。医院 CSSD 为附近医疗机构提供消毒供应服务，省部级增加至 73 所（37.8%），地市级 19 所（21.8%），县区级有 20 所（10.8%）。CSSD 服务范围及对精密贵重器械的处理能力不断提高。同时出现了企业建立的消毒供应服务机构。三项标准促进我国多种形式集中管理方式的发展，解决医院消毒供应面临的问题。90% 以上的医院认为，三项标准的实施对推动本院 CSSD 实现集中管理、提高 CSSD 清洗质量和消毒灭菌质量、预防器械相关医院感染发挥了较大作用。

5. 管理体制、制度得到完善

三项标准修订前，医院对 CSSD 与医院感染、医疗质量的认识不到位，未将 CSSD 纳入医院医疗质量管理，缺乏定期考核与评价，以致缺乏促进 CSSD 持续质量改进的机制。三项标准明确规定了"将消毒供应工作管理纳入医疗质量管理，保障医疗安全"，促进医院相关职能部门落实管理职责。2013 年的追踪评价显示，86.3% 的 CSSD 直接隶属于医院的职能部门，其中隶属于护理部管理的医院占 47.3%，隶属于医院感染管理部门的医院占 33.7%。在建立及完善各类器械的处置流程、各类设备的操作规程以及岗位职责与管理制度等方面，95% 以上医院的 CSSD 建立了岗位职责、操作规程、消毒隔离、质量管理、监测、设备管理、器械管理（包括外来医疗器械）和职业安全防护制度，94.5% 的医院建立了追溯制度。90% 以上的医院建立了突发事件应急预案与相关科室联系制度并落实[14]。2016 年的专项调查显示，职能管理部门制定消毒供应集中管理的实施方案占 87%，根据 CSSD 的工作量合理调配工作人员占 94%，有了明显的提高。

6. 建筑、设施明显改善

各医院根据消毒供应的需要，对建筑和设备投入增加，清洗消毒器使用得到普及。灭菌设备质量管理得到落实。2016 年的专项调查 CSSD 建筑设施显示，有 79% 的医院在整体新建、扩建或改建中同步考虑了 CSSD 的建设；69% 的医院依据三项标准对 CSSD 进行了改建、扩建或新建；76.9% 的医院虽然在 2009 年 4 月 1 日前建院，但在标准发布后依据三项标准对 CSSD 进行了改建、扩建或新建；94% 的医院在对 CSSD 进行改建、扩建或新建前，均组织相关专家进行了论证，以保证 CSSD 布局的合理性。清洗消毒器配置达到 90%，通过每次打印运行记录来确认清洗消毒程序有效的占 68.8%，通过查看是否符合厂家使用说明来确认清洗消毒程序有效的占 72.9%，通过观察运行程序的时间与温度的占 82.5%。90% 以上医院的设备科与 CSSD 相互配合较好，能按标准要求定期对设备进行检查与维护；对设备购置进行审核（合格证、技术参数），有对厂家设备安装、检修的质量审核、验收制度；有专人负责 CSSD 设备的维护和定期检修；能保证 CSSD 的水、电、压缩空气及蒸汽的供给和质量，定期进行设施、管道的维护和检修；能定期对 CSSD 所使用的各类数字仪表如压力表、温度表等进行校验。

7. 清洗消毒与灭菌质量得到有效的控制

医院 CSSD 建立清洗消毒及灭菌效果定期监测制度，根据标准的要求，设专人负责质量监测工作。2013 年追踪调查数据显示，365 所医院中 358 所医院设专人或专岗负责质量监测工作，占 97%；按标准要求正确选择灭菌方式和灭菌程序，占 93%，每周对灭菌效果进行监测，占 87%。能及时对可疑与医疗器械相关的医院感染事件进行调查和持续改进的，2011 年有 13 所，占 3.6%；2015—2016 年报告数为零。69.61%（252/362）的医院 CSSD 信息系统已经应用或正在开发[15]。CSSD 质量纳入医院医疗质量管理范围，2016 年专题调查的数据显示，主管部门负责 CSSD 质量管理，制定质量指标，并进行检查与评价。省市级医院达到 96%，区属医院达 98%。

8. 完善对外来医疗器械及植入物、腔镜等复杂手术器械的管理

2009 年三项标准明确提出，集中管理包括外来医疗器械及植入物，把这个医院感染潜在的风险纳入管理范围。2013 年 9 省追踪评价中，调查结果[16]显示：365 所医院有 320 所使用外来医疗器械，使用后由消毒供应中心负责处置的 250 所（78.1%），手术室负责的 53 所（16.6%），其他医院负责的 2 所（0.6%），由厂家或公司处理的 15 所（4.7%）。2014 年卫计委医院管理研究所对 5 省市 106 所医院进行的植入物与外来器械的调查显示，99 所医院中全部遵循生产厂家说明书的占 19.2%，有 35 所（35.4%）的医院获得部分产品的说明书，没有说明书的 45 所，占 45.5%。2016 年的专题调查，外来医疗器械及植入物管理情况结果显示，省部和市级医院，全部由 CSSD 处置的分别占 73%、66%；进行中占 37%、34%。这些数据既为修订标准，完善对外来器械及植入物管理提供了依据，也反映出医院 CSSD 专业技术整体水平不断提升，在医院感染防控中发挥越来越重要的作用。

9. 消毒供应人员专业化建设得到加强

2013 年 5 月，经主管部门同意，原卫生部医院管理研究所、医院感染质量管理与控制中心批准建立 9 所国家级医院消毒供应实践基地。实践基地的任务是以标准为框架，进一步完善和细化 CSSD 规范化管理；规范不同类别器械、物品清洗消毒的技术操作规程；各类设备的操作流程；探讨操作流程中工作难点的解决方案；探讨 CSSD 工作人员的培训方案，并按照标准化的 CSSD 管理模式、统一的课程设置和培训教材开展区域性师资培训工

作。在 3 项标准实施的基础上编写《医院消毒供应中心岗位培训教程》，是第一部对 3 项标准释义的指导工具书[17]。

北京、甘肃等 8 个省市将消毒供应护士培训纳入了专科护士培训，北京经考核在 11 所医院建立了 CSSD 培训基地。2014 年，北京市卫计委和北京护理学会在建立基地标准、申报和专家评估的基础上，建立了北京地区消毒供应中心专科护士临床教学基地，面向各级医疗机构对 CSSD 骨干开展培训。卫生行政部门和医院相关管理者普遍认为，该项措施对提高 CSSD 管理水平和稳定 CSSD 专业队伍发挥了重要作用。

（三）消毒供应中心医院感染防控存在的问题

2009 年标准颁布至今，极大地推动了我国消毒供应中心的建设与发展，CSSD 在医院感染防控上的作用得到充分的发挥。但是，对照标准，医院消毒供应全程质量管理仍有待进一步落实。

1. 宏观管理力度有待进一步加强

卫生行政部门如何加强管理力度，促进标准进一步落实，对医院 CSSD 质量管理十分重要。2012 年，原卫生部医政司下发了"关于认真贯彻落实医院感染管理相关技术标准的通知"，其中要求"深入学习，认真开展医院感染管理相关技术标准培训工作"。国家卫计委在 2014 年修订的《卫生标准管理办法》第二十九条规定，"国家卫生计生委负责卫生标准的宣传贯彻与实施。各业务司局在各自职责范围内承担卫生标准的贯彻执行工作，将卫生标准作为指导、评审、监管等工作的重要技术依据。县级以上地方人民政府卫生计生行政部门负责组织辖区内卫生标准的宣传贯彻与实施"。但是部分行政部门仍对标准认识不足，对辖区内标准的宣贯与执行不落实或缺乏力度。2016 年专项调查，11 个省的数据显示，其中 2 个省卫生计生行政部门未对医院消毒供应进行过专项检查，5 个省的医院感染质控中心对全省医院 CSSD 质量管理整体情况不清楚。

2. 集中管理有待进一步落实

标准颁布 7 年，仍有相当数量的医院 CSSD 建筑及设备不符合标准要求，在县区级医院仍有 4% 的 CSSD 未接收手术室器械的清洗消毒及灭菌工作。医院 CSSD 的器械清洗、消毒及灭菌没有很好地进行质量控制，未能按要求进行监测。灭菌物品记录不规范，手术室处理硬式内镜的环境布局洁污交叉，设施简陋，初洗、洗涤、漂洗及终末漂洗全部用常水，包装及灭菌操作未能遵循标准；存在灭菌方式选择不正确、过度使用低温化学灭菌方式和小型压力蒸汽灭菌器的快速灭菌程序等诸多安全隐患。

3. 外来医疗器械及植入物的管理有待规范

由于医院对外来医疗器械的准入管理缺失，同类植入物相关的外来器械涉及厂商较多，医院未对选择加以适当限制；未加强对临床使用者（医生、护士）的培训，致使医护人员对外来器械欠熟悉，多数医院（如某省 5/6）存在厂商人员跟台或刷手上台现象，与《执业医师法》《护士条例》的规定相违背，也导致手术安全存在隐患；医院招标中未将提供产品说明书、灭菌参数、规定送达时间等作为招标条件，到处置环节再索取时，厂商往往配合欠佳，使得处置部门工作安排缺乏主动性，处置无依据，质量难以保证，给手术安全留下隐患。为此，医院应建立植入物与外来器械的准入管理制度，明确各相关职能部门、临床科室、手术室及 CSSD 的责任。

4. CSSD 管理需要专业化和科学化

近年来，医院 CSSD 的硬件明显改善，但管理，如岗位设置、职责与操作流程等，均需要明确和细化。需要各类医院根据本院的规模、性质、任务（专业特点）、工作量等，合理配置人员，明确岗位设置与各岗位职责。建立 CSSD 质量追溯系统，提高消毒供应工作效率和质量。

5. CSSD 人员系统培训制度有待建立与完善

CSSD 工作人员由护士、工人和消毒员组成，工人的比例较大，且工人和消毒员均无相关医学专业教育背景，参加专业岗位培训及继续教育机会较少；消毒员只有质监部门关于压力蒸汽灭菌安全管理的短期培训，但培训内容并未包含灭菌装载、灭菌过程的观察与灭菌合格的结果判断、以及卸载和湿包的鉴别等涉及灭菌质量和医疗安全的相关内容。

四、我国消毒供应中心医院感染防控工作的展望

2009 年，三项标准实施以来，我国医院 CSSD 发生了翻天覆地的变化，医院 CSSD 在医院感染预防与控制中的作用逐步被人们认识，CSSD 管理与技术的水平，更加科学化、标准化，保持与当今医疗技术同步发展，成为手术部位感染防控十分重要的环节，为患者提供安全保障。

（一）探索建立科学合理的 CSSD 质量安全评价体系

过去的 30 年，我国 CSSD 经过了曲折的发展经历，从 2009 年开始，短短的 7 年间，从接收手术室常规手术器械起步，逐步建立了良好的 CSSD 管理机制，专业技术水平不断提升，紧跟外科手术发展前沿，最大限度地满足手术消毒供应的需要。到目前，已逐步地接收外来医疗器械及植入物、各类复杂微创器械，如"达芬奇"手术机器人等的处置任务，出色地完成复用处理全过程，真正成为手术安全的基础保障。根据我国各级医疗机构的需要，创建多种形式的 CSSD 集中管理工作方式，包括医院 CSSD 集中管理、医院 CSSD 为其他医疗机构提供消毒供应服务和消毒服务机构。共同遵循卫生行业标准，提升消毒供应质量。以此为契机，学习和研究国外消毒供应的标准，逐步建立和完善具有中国特色的医院 CSSD 质量评价体系。

（二）医院 CSSD 全部实现集中管理

承担各科室所有重复使用诊疗器械、器具和物品清洗消毒、灭菌以及无菌物品供应。提升 CSSD 服务能力，建立良好快速的物流系统，适应手术器械快速周转的需要。需具有如下的特点：形成高品质的灭菌物品和安全准确快速的供应；倡导使用安全、高效、经济、绿色环保的医院清洗消毒灭菌方法；探索消毒服务机构的消毒供应/医疗联合体 CSSD 的未来发展；最大限度地保证医院感染预防与控制。

（三）复杂精密手术器械再处理新技术的应用不断进步

除了临床诊疗器械、手术室常规器械外，还包括外来医疗器械及植入物、腔镜器械及

各类复杂的器械。不断地研究、提高复杂器械处理技术,有能力解决清洗、功能检查和灭菌等疑难问题,实现外科手术软式内镜、半硬式手术内镜在 CSSD 的处理。

(四) 建立具有消毒供应专业特色的培训机制

根据医院 CSSD 人员结构的特点,以岗位需要为基础,面向 CSSD 管理者、护士和工人建立岗位培训制度。从 CSSD 如何管理,及各类器械如何处理、各种设备如何使用和操作等开展系统化培训;建立消毒员岗位培训制度,也可与质监部门合作开展培训,将基本的消毒灭菌常识、灭菌物品装卸,灭菌过程及灭菌器监测、湿包的辨识等与灭菌相关的内容,纳入消毒员的岗位培训中。做好 CSSD 工人的培训,此类人员基数大、流动性大、基础知识欠缺,培训需相对系统化。建议纳入原卫生部人才交流中心《卫生行业特有工种执业技能鉴定实施办法》管理,组织开展培训,建立资质认定制度,以保证人员质量和稳定队伍。

(五) 加强与国内外相关各学科专业的交流协作

消毒供应专业涉及多学科的理论与知识,多领域、多学科合作共同应对器械再处理所面临的挑战已经成为当前发展的趋势。国际先进国家的成熟经验、国内医院感染、消毒学、预防医学及生产企业等在消毒灭菌领域的研究,都是医院消毒供应专业发展的推动力。加强国际上的学术交流,建立国内医院之间、医院与企业之间、相关行业学术团体之间交流平台,形成常态机制,促进专业发展。随着我国中华护理学会消毒供应专业委员会成为世界灭菌学科协会(WFHSS)的成员,我国消毒供应专业走上国际的学术平台,能极大地推动我国消毒供应科学发展,促进国际间的合作,利于医院 CSSD 在医院感染防控方面发挥更大的作用。

(冯秀兰 巩玉秀 张 青)

参 考 文 献

[1] 张巧萍. 医院回收使用旧纱布弊多利少. 山西护理杂志, 1988, (1): 50-51.

[2] 熊凤岩. 正确处理输液器预防热原反应. 中华护理杂志, 1981, (2): 84-85.

[3] 姚连初. 注射器的处理与注射剂澄明度. 中国医刊, 1990 (8): 24.

[4] 杨少飞. 用鲎试验法监测输液器具处理效果发现的问题. 中国消毒学杂志, 1990, 7 (3): 164-165.

[5] 矫向前. 传统清洗液对输液器污染的研讨. 中华护理杂志, 1988, 23 (11) 680-681.

[6] 裴怀珍. 以碱代酸浸泡医用玻璃器具的实验研究. 西北国防医学杂志, 1988: 12 (3): 67.

[7] 孙月英. 两次 19 起较大输液反应的调查分析. 实用护理杂志, 1990, 6 (2) 36-37.

[8] 王馥英, 刘桂萍, 侯吉广, 等. 多次使用注射针头消毒前和灭菌后 HBsAg 污染情况调查. 实用护理杂志, 1995, 11 (8): 10.

[9] 卫生部. 医院消毒供应室验收标准 (试行). 1988.

[10] 北京医院感染管理办公室. 介绍我院新建的中心供应室. 中华护理杂志, 1990: 23 (3): 159.

[11] 卫生部. 医院消毒技术规范. 1988.

[12] 卫生部. 医院感染管理规范 (试行). 1994.

［13］李六亿．全国医院感染管理规范试行执行情况抽查调查报告．中华医院管理杂志，2000，16（9）：526-529．

［14］张宇．中国9省市医院消毒供应中心3项标准执行现状与分析．中华医院感染学杂志，2014，（10）：

［15］张宇．我国医院消毒供应中心标准实施现状及分析．中国护理管理，2015，15（4）：356-358．

［16］张宇．外来医疗器械的规范化管理．中国护理管理，2014，14（4）：410-411．

［17］刘玉村．医院消毒供应中心岗位培训教程．人民军医出版社，2013．

第三节　ICU 的医院感染管理

一、背景和意义

重症监护病房（intensive care unit，ICU）是医院集中监护和救治重症患者的专业病房，它为因各种原因导致一个或多个器官与系统功能障碍危及生命或具有潜在高危因素的患者，及时提供系统的、高质量的医学监护和救治技术。ICU 的发展无疑对挽救危重症患者的生命起到了不可替代的作用，但 ICU 的专业特点客观上决定了它是一个众多医院感染危险因素高度集中的场所。医院感染危险因素主要包括以下几个方面：①现代化诊疗技术和侵入性操作：如器官移植、机械通气、血液透析、血管内留置导管、泌尿道插管、胃管鼻饲、脑室引流等；②免疫系统抑制，如各种细胞毒药物、免疫抑制剂和激素的应用以及放射治疗等；③大量抗菌药物的使用；④基础疾病：如糖尿病、肝硬化、COPD、慢性心功能不全、慢性肾功能不全、恶性肿瘤等；⑤其他：如医护人员手、空气、物体表面被污染所致的交叉感染以及血液制品的污染，医疗仪器的污染等。

众多医院感染高危因素的聚集存在使得 ICU 患者发生医院感染的概率大大增加。文献报道，ICU 医院感染发病率高达 10% ~ 40% 左右，而住院患者总体医院感染发病率仅为 3.92% ~ 10%[1-6]。ICU 患者不仅医院感染发病率较高，感染归因死亡率更高达 10% ~ 20%，显著高于无医院感染者[7-9]。ICU 医院感染的另一重要特点是多重耐药菌感染居多，因此治疗具有更大的难度。为治疗这些难治性医院感染，大量应用强效广谱抗菌药物，后者又进一步加重了细菌耐药性的产生，形成恶性循环。另外，危重患者大多不能自理，护理人员配备不足时则易导致医院感染传播，增加暴发流行的风险。

综上所述，医院感染的高发成为阻碍危重症患者抢救成功的绊脚石，ICU 必须列入医院感染重点防控部门。ICU 的建筑格局、人员配备、人员资质、设备设施、环境卫生学及管理要求等多种因素与医院感染的预防与控制密切相关。我国医院的 ICU 在其发展过程中，曾经存在着诸多问题，如建筑格局和工作流程不合理；布局不合理；工作人员医院感染防控意识不高；及资质和数量管理存在漏洞等。因此，规范我国 ICU 医院感染管理工作，完善 ICU 医院感染预防与控制措施，提高 ICU 医院感染预防与控制能力，降低 ICU 医院感染发病率，对保障患者安全，保证危重症患者抢救成功率，节约医疗资源，提高医疗质量，有着巨大的推动力和现实意义。

二、国际 ICU 医院感染防控的历史与现状

ICU 医院感染防控涉及 ICU 的建筑布局、医院感染防控设施（主要包括手卫生设施、空气消毒设施等）、环境物体表面清洁消毒、患者的隔离、重点部位感染（主要包括器械

相关感染和多重耐药菌感染）的预防与控制、医院感染病例监测等多方面内容。目前，国际上没有整体的 ICU 医院感染防控的规范或指南，ICU 医院感染的防控通常参考某些指南或规范中涉及 ICU 的证据和规定。如建筑要求参考医疗机构建筑要求中 ICU 的建筑要求部分，空气消毒参考整体空气消毒设备的行业要求等。对 ICU 医院感染病例监测也没有特殊要求，一般按照国家整体医院感染监测网的要求上报医院感染相关数据。美国早在 1970 年就建立了国家医院感染监测系统（NNIS），ICU 仅作为国家监测网监测的重点部门之一。另外，很多国家很早就开始医院感染的目标性监测，美国也在 1999 年取消全面综合性监测，将监测重点转移到高发的器械相关感染［包括呼吸机相关性肺炎（VAP）、中央导管相关性血流感染（CLABSI）、尿管相关泌尿系感染（CAUTI）］等目标性监测上来。总之，国际上没有把 ICU 医院感染的防控作为独立的整体目标来管理，ICU 医院感染的防控均参照整体医院感染防控的相关措施来执行。

三、中国 ICU 医院感染管理的历史与现状

（一）中国各时期 ICU 医院感染管理与防控特点

我国 ICU 医院感染管理与防控特点与其他国家基本一致，即没有整体的 ICU 医院感染预防与控制规范，ICU 执行医院感染相关规范中针对 ICU 的特殊要求和普遍适用的医院感染防控规范。目前，为进一步规范 ICU 医院感染防控工作，使 ICU 有整体的、更明确、易参考的医院感染防控相关要求，我国国家卫生计生委已委托医院感染管理相关专家开始《重症监护病房医院感染预防与控制规范》的制定工作。

30 年来，我国的医院感染管理与防控工作大致经历了三个时期，ICU 的医院感染防控工作与国家整体步伐基本一致。以 2003 年 SARS 疫情暴发作为转折点，第一阶段（2003 年之前）为起步阶段，ICU 的医院感染防控工作仅侧重于环境物体表面及医疗器械的清洁消毒与消毒效果监测，缺乏对医院感染相关的建筑布局、人员管理和防护及医院感染病例监测的关注。

第二阶段（2003—2009 年）是 ICU 医院感染管理工作飞速发展的阶段。2003 年 SARS 疫情是一个巨大的警示牌，使卫生行政部门及医院感染管理者意识到医院感染防控工作的重要性及其涉及面的广泛性。原国家卫生部先后发布了 20 余项医院感染防控相关规范和指南，2006 年正式颁布了《医院感染管理办法》，使我国的医院感染管理工作进一步规范化、法制化。[10] 此阶段卫生行政部门也加强了对医院感染防控重点部门的管理，先后颁布了内镜、血液透析、口腔器械、ICU、新生儿病室等相关的针对重点部门医院感染防控规范和指南。2009 年原卫生部发布的《重症医学科建设与管理指南（试行）》（卫办医政发〔2009〕23 号），对 ICU 建筑布局、人员管理、感染防控设施、患者的隔离等均做出详细规定。[11] 与此同时，专职医院感染管理人员和 ICU 临床一线的医务人员已经意识到 ICU 医院感染病例的特殊性，开始了 ICU 医院感染的目标性监测，重点关注 VAP、CLABSI、CAUTI 和多重耐药菌感染。

第三阶段始于 2010 年，随着中国医院感染管理信息化、精准化发展，ICU 医院感染

防控工作也加快了信息化引领精准感控的步伐。随着医院感染监测信息系统的逐步建设和功能拓展，可以实现对 ICU 患者全面、客观、实时监测，并参与医院感染病例的预警，使医院感染预防和控制的关口前移，防患于未然；并能及时提供医院感染暴发线索，及时进行干预，避免恶性医院感染暴发事件的发生。信息化建设使繁重、低效、片面的手工监测成为历史，医院管理者可通过医院感染监测信息系统掌握全局，关注重点环节、完善薄弱环节，实现精准感控。此阶段的另一特点为各项指南、规范进一步细化、完善。2010 年之后，原国家卫生部陆续出台了《导管相关血流感染预防与控制技术指南（试行）》《导尿管相关尿路感染预防与控制技术指南（试行）》《多重耐药菌医院感染预防与控制技术指南（试行）》等一系列重点部位、重点环节防控指南，使 ICU 医院感染防控有据可循。

历经 30 年的发展历程，ICU 感染防控如今更加规范化、科学化、系统化。医院感染管理者开始运用管理工具，对医院感染防控流程进行科学、系统的管理。近年来，文献报道了大量的运用 PDCA 循环管理、品管圈、根因分析、风险评估等管理工具对 ICU 医院感染防控相关工作进行持续改进的案例。[12]

（二）ICU 医院感染管理与防控的现状调查

为进一步了解我国 ICU 医院感染管理与防控工作现状，中国医院协会医院感染管理专业委员会在全国范围内开展了 ICU 医院感染管理与防控工作的抽样调查，本次共调查了 14 个省（市）、自治区和军队所属的 176 所医院。其中 169 所医院设置有 ICU，7 所未设置。157 所医院完成了 ICU 医院感染管理与防控现状的调查，占 93%，其中三级医院 101 所（64.3%），二级医院 56 所（35.7%）。

1. ICU 的设置情况

所调查医院 ICU 总开放床位数合计达 7501 张，其中三级医院 6538 张（6~354，中位数 49），二级医院 963 张（3~108，中位数 10）。床位数最多的 ICU 设置：三级医院开放床位数 6~80 张，中位数 19 张；二级医院 4~26 张，中位数 10 张。ICU 病床使用率：98 所医院（62.42%）超过 85%，其中三级医院 72 所（占三级医院的 70%），二级医院 25 所（占二级医院的 45%）。ICU 种类设置趋于多样化、专科化。ICU 的种类包括综合类和专科类，见表 6-3-1。

表 6-3-1　ICU 种类设置一览表

综合类 ICU	专科类 ICU	
综合 ICU	急诊 ICU	冠心病重症监护病房（coronary care unit，CCU）
外科综合 ICU	神经内科 ICU	神经外科 ICU
内科综合 ICU	心外 ICU	心内 ICU
神经综合 ICU	烧伤 ICU	普外 ICU
	血管 ICU	呼吸 ICU
	消化 ICU	肾内科 ICU
	儿科 ICU	新生儿 ICU（neonatal intensive care unit，NICU）
	儿科心外 ICU	产科 ICU
	特需 ICU	中毒救治 ICU
	麻醉 ICU	

ICU 的数量逐年增加，以综合 ICU 为例，本次调查结果显示，1984—1999 年，仅 33 所医院设立有综合 ICU，其中三级医院 24 所，二级医院 9 所。2000—2010 年发展迅速，74 所医院新建综合 ICU，其中三级医院 48 所，二级医院 26 所。2011—2015 年，33 所医院新建综合 ICU，其中三级医院 12 所，二级医院 21 所。目前设置 ≥2 个 ICU 的医院数量为 105 所，占 66.88%，其中 80% 为三级医院（表6-3-2）。

表 6-3-2　医院设置 ICU 的数量

	医院数量（所）			合计
	仅设置 1 个 ICU（%）	设置 2~4 个 ICU（%）	设置 5 个及以上 ICU（%）	
三级医院	17（16.84）	42（41.58）	42（41.58）	101
二级医院	35（62.50）	16（28.57）	5（8.93）	56
合计	52（33.12）	58（36.94）	47（29.94）	157

2. ICU 医院感染管理组织体系

参与调查的 157 所医院全部成立了医院感染管理委员会；仅 2 所未设置独立的医院感染管理部门；2000 年之前，仅 33%（11/33）的医院 ICU 设置了医院感染兼职人员岗位，2010 年这一比例上升至 78%（91/117），目前，91%（143/157）的医院 ICU 均已设置了医院感染兼职岗位和人员。

ICU 医院感染管理工作的落实，一方面在于临床医务人员的执行力和医院感染兼职人员的科内督查，另一重要保障在于医院感染管理部门的督查。本次调查结果显示 ICU 督查覆盖率达 100%。有关督查频率，87%（136/157）的医院每月或每季度至少 1 次。

3. ICU 医院感染管理制度

ICU 作为医院感染防控的重点科室，应制定医院感染管理制度并促进落实，有效防控医院感染。本次 157 所医院调查显示，从 20 世纪 90 年代起，ICU 开始医院感染建章立制的进程。到 2006 年，50% 的医院制定了 ICU 医院感染防控制度。2016 年，所有医院 ICU 均已建立制度并处于日臻完善的阶段，74%（116/157）的医院 5 年内、65%（102/157）的医院 3 年内进行过制度的修订。

4. ICU 建筑布局

随着社会经济水平的发展，医院 ICU 的建筑水平在适应医院感染防控要求方面也逐步完善。本次抽样调查数据显示，25%（39/157）的医院 ICU 每床使用面积不足 15 m^2，13%（21/157）的医院 ICU 床间距不足 1m。以上问题均在二级医院表现得更为突出，分别占 30%（17/56）和 20%（11/56）。但与 1983—1999 年间比较，已有显著改进（图 6-3-1）。93%（146/157）的医院 ICU 设置了单间病房，其中设置有 1 间单间病房的为 45 所。设置 ≥2 间的为 98 所，全部设置为单间病房的有 3 所。43%（68/157）的医院 ICU 设置了负压病房。

ICU 洁污流程和辅助用房也不断完善。洁污流程方面，2000 年之前仅 7%（2/29）的医院 ICU 设置了洁污分开的双通道，到 2010 年，这一比例上升至 53%（52/99），到 2016 年达到 83%（120/144）（图 6-3-2）。有关辅助用房，2000 年之前仅 41%（11/27）的医

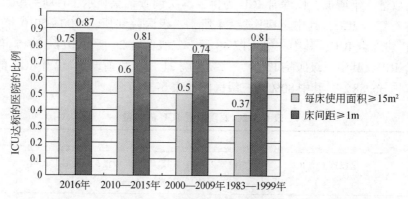

图 6-3-1 各年代 ICU 每床使用面积和床间距达标比例

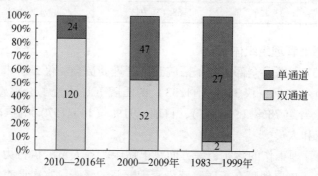

图 6-3-2 各年代 ICU 洁污双通道设置情况

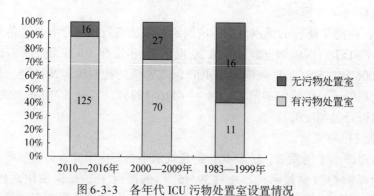

图 6-3-3 各年代 ICU 污物处置室设置情况

院 ICU 设有污物处置室，2010 年与 2016 年则分别上升至 72%（70/97）和 89%（125/141）。（图 6-3-3）。

5. ICU 医院感染防控设施、设备

ICU 医院感染防控硬件设施和设备是医院感染预防与控制的必要条件，主要包括手卫生设施、空气消毒设备和一般性诊疗器具。

（1）手卫生设施

1）洗手设施

洗手设施配置：2000 年之前，仅 6 个（6/33，18%）ICU 安装了非手触式洗手设施，包括 4 个感应式，2 个脚踏式；到 2010 年上升至 83 个（83/117，71%），包括 68 个感应式，12 个脚踏式，2 个肘式；2016 年达到 155 个（155/157，99%），包括 125 个为感应式（125/155，81%），24 个脚踏式，6 个肘式。

洗手设施数量：目前 ICU 洗手设施与床位数之比平均为 0.61，较建立之初的 0.51 有所提高。ICU 建立之初，洗手设施与床位数之比大于 1 、0.25 ~ 1、小于 0.25 的医院分别为 22 所（14%）、94 所（60%）、41 所（26%），2016 年则分别为 29 所（19%）、104 所（66%）、24 所（15%）。

2）清洁用品、干手用品与速干手消毒剂配备

清洁用品：ICU 建立之初有 48%（75/157）的医院使用肥皂洗手；2016 年，93%（146/157）的医院 ICU 均使用洗手液（皂液）洗手，10 所洗手液（皂液）和肥皂并用，仅 1 所仍使用肥皂。

干手用品：2000 年之前，仅 3 家使用干手纸巾；到 2010 年，已经有 52%（61/117）的医院 ICU 配备了干手设施，主要为干手纸巾，占 87%（53/61），其次为干手器，但仍有少数医院使用公用干手毛巾。2016 年，92%（144/157）的医院配备了干手纸巾，11 所医院使用干手器，仅 1 所医院无干手用品，1 所医院仍使用公用干手毛巾。

速干手消毒剂：2000 年之前，仅 2 家医院 ICU 配备了速干手消毒剂，到 2010 年，上升至 93 家，占 80%，2016 年，所有医院 ICU 每床均配备了速干手消毒剂。

（2）空气消毒设备

2000 年之前，仅 18%（6/33）的医院 ICU 安装了空气消毒器，30%（10/33）采用普通紫外线灯辐照消毒，52% 的医院仅靠自然通风进行空气消毒；2000 年，空气洁净技术开始应用于 ICU 的空气消毒，但发展较为缓慢，截至 2005 年，仅 14%（10/73）使用了空气洁净技术。之后 10 年间迅猛发展，到 2015 年，已经有 60%（94/157）的医院 ICU 采用空气洁净技术，其中，净化级别为 10 万级的 59（63%）所，30 万级的 24（26%）所，万级的 9 所，千级的 2 所；35%（55/157）的医院 ICU 采用各种空气消毒器，仅 8 所医院 ICU 采用普通紫外线结合自然通风进行空气消毒。

在 94 所采用空气洁净技术的 ICU 中，回风口过滤网能达到每周清洁 1 次的有 57 所（61%），每月清洁 1 ~ 2 次的有 29 所（31%），7 所的清洁频率少于 1 次/月，1 所医院从不清洁。空气洁净技术系统末端高效过滤器的更换，56%（53/94）的医院能做到每 2 年以下更换一次，约 20%（17/94）的医院为检测不合格时更换，约 25%（23/94）的医院 2 年以上更换一次，1 所医院从不更换。说明目前我国 ICU 空气消毒技术和设备虽有所提升，但消毒设备尤其是空气洁净技术系统的维护仍需加强，消毒设备本身被污染不仅达不到空气消毒作用，还会成为造成医院感染暴发的隐患。

研究显示室内温湿度与医院感染的发生有一定的相关性。本次调查显示，80%（127/157）的医院 ICU 可调节室内温度，62%（98/157）的医院 ICU 可调节室内湿度。与 ICU 建立之初的 56%（88/157）和 31%（49/157）相比，虽然有显著的提高，但仍未达到理想的要求。

（3）一般性诊疗器具

医疗器械和用具作为病原微生物的载体，如未达到有效的清洁消毒易成为传播媒介，造成病原体在患者间的传播。故ICU患者的医疗用具有效的清洁和消毒极为重要。调查显示，149所医院ICU（95%）均可实现一般性医疗用具专人专用。

6. ICU人员的配备与培训

ICU的特点决定了对ICU的从业人员数量及其专业技术和医院感染防控知识和技能上都有较高要求。近年来，ICU多重耐药菌感染和定植已成为常态，多重耐药菌感染或定植患者的隔离和分组护理对护理人员的数量也是一个挑战。

目前我国ICU人员数量配备虽逐年增加，人员高级职称的比例也逐年升高，但仍达不到工作负荷的要求，医护人员数量不足仍是各医院面临的重要问题。本次调查显示，157所医院ICU专职医师总数从成立之初的580人增长至2016年的1267人，专职护士总数从1621人增长至4467人，平均每个ICU增加4.4名专职医师和18.1名护士；具有副高级职称的专职医师从175人增长至327人，具有中级职称的专职护士从284人增长至741人。ICU人员设置也有长足发展，如具有副高级职称医师的ICU比例从建立之初的68%（106/157）提高到2016年的82%（129/157）。在ICU建立之初，仅8所医院医师人数与床位数比达到0.8：1，3所医院护士人数与床位数之比达到2.5：1以上；2016年分别增长至26所（20%）与33所（26%），此外12所（10%）医院护床比达到3：1以上。85所医院ICU配备护工，占54%，其中三级医院63所，占62%（63/101），二级医院22所，占39%（22/56）。护工的人员素质参差不齐，专业性差，ICU过多依靠护工护理也存在导致病原体医院内传播的风险。

虽然目前ICU医务人员配备数量还不充足，但近年来，各医院比较重视ICU从业人员的培训。调查显示，2000年之前，ICU医护人员接受医院或院外医院感染相关知识培训的医院占45%（15/33），组织科内培训的仅36%（12/33）；到2010年，组织参加科外培训的医院分别达到72%（84/117）与组织科内培训的为73%（85/117）；2016年科外培训已达到100%，科内培训也达94%（148/157）。通过接受培训，ICU医护人员的医院感染防控相关知识和技能得到了持续提升。

7. ICU隔离防护

本次调查结果显示，医务人员着装方面，穿着专用工作服的ICU比例从建立之初的69%提高到2016年的90%，其中14所医院采用消毒的刷手衣裤；88%（138/157）的医院ICU专用工作服由医院统一定期或不定期清洗消毒。进入ICU换鞋或穿鞋套的比例从建立之初的90%（142/157）提高到2016年的96%（150/157）。有关探视的管理，89%（140/157）的医院要求探视人员穿专用隔离衣，90%（141/157）的医院要求更换专用工作鞋或穿鞋套。

同时调查显示，ICU增加了医务人员合格防护用品的配备。配备医用外科口罩的比例从建立之初的49%（77/157）提高到2016年的75%（118/157）；配用医用防护口罩，从36%（57/157）提高到68%（107/157）；配用医用一次性防护服，从38%（60/157）提高到69%（108/157）；配用隔离衣，从69%（108/157）提高到89%（140/157）；配用护目镜或面罩，从48%（75/157）提高到85%（134/157）。尚需进一步加强合格医用外科口罩的配备。

对多重耐药菌感染或定植患者有效的隔离是预防和控制感染医院内传播、避免医院感染暴发流行的有效方法。隔离措施的落实是达到隔离目的的保证，而隔离患者的标识是标明患者隔离状况，提醒医务人员执行隔离措施的重要标志。调查显示，98%（154/157）的医院 ICU 隔离患者粘贴隔离标识。

此外，ICU 介入性诊疗操作较多，医护人员发生血源性病原体暴露的风险较高，其中主要为乙肝，为医护人员接种乙肝疫苗体现了医院管理者的防控意识。本次调查显示仅 58 所（37%）医院为 ICU 工作人员岗前进行乙肝疫苗接种。

8. ICU 环境与设备的清洁消毒与监测

床旁物体表面清洁消毒频率：56%（88/157）的医院为 2 ~ 3 次/天，40%（62/157）为 1 次/天，4%（7/157）每 2 天或以上清洁消毒一次。办公区物体表面清洁消毒频率：43%（68/157）的医院为 2 ~ 3 次/天，55%（86/157）为 1 次/天，2%（3/157）的医院每 2 天或以上清洁消毒一次。使用消毒剂种类：均采用擦拭消毒方式，82%（128/157）的医院使用含氯消毒液，13%（21/157）的医院使用消毒湿巾，仅 1 所医院使用清水。床间隔帘的处理：74%（116/157）的医院 ICU 设置有床间隔帘，其中 83%（96/116）每季度至少清洗消毒一次。其他：69%（109/157）的医院 ICU 患者的床单、被罩、枕套等每患更换，70%（111/157）的医院每周更换，77%（121/157）的医院能做到污染时随时更换。

关于患者便盆及尿壶的消毒，68%（106/157）的医院便器专人专用，一用一消毒；20%（31/157）的医院专人专用，定期消毒；还有 2.5%（4/157）的医院患者混用，但一用一消毒。便器的清洗消毒方法：8.2%（13/157）的医院采用专用便器清洗消毒机，66%（103/157）的医院手工清洗，消毒剂浸泡，还有 17%（26/157）的医院仅采用自来水冲刷。

以上数据显示我国 ICU 环境的清洁和消毒工作已基本规范地开展，但消毒效果是检验清洁消毒工作是否合格的依据。因此，规范地对环境清洁消毒质量进行监测是医院感染防控工作不可缺少的重要环节。调查结果显示，157 所医院均每月或每季度进行 ICU 环境消毒效果监测（包括空气、物体表面和医务人员手），仅 1 所医院无特殊情况不进行空气和医务人员手的消毒效果监测，2 所医院无特殊情况不进行物体表面消毒效果监测。

9. ICU 医院感染病例监测

157 所医院的 ICU 全部开展了医院感染病例监测，其中 110（70%）所医院已采用医院感染信息系统监测和上报医院感染散发病例，43（27%）所医院仍采用纸质上报卡的方式，3%（4/157）的医院采用电话或院内网进行上报。98%（154/157）的医院 ICU 有医院感染暴发上报和应急处置预案。重点部位监测主要为器械相关感染，包括 VAP、CLABSI 与 CAUTI。从 2003 年开始，各医院 ICU 逐步开展 VAP、CLABSI 和 CAUTI 的目标性监测；到 2010 年，开展该监测项目的医院分别达 57%（67/117）、58%（68/117）和 57%（67/117）；2016 年，分别增至 97%（152/157）、95%（149/157）和 95%（149/157）。60%（94/157）的 ICU 开展了手术部位感染的目标性监测。

（三）ICU 医院感染管理工作取得的成就

伴随着我国医院感染管理工作跌宕起伏的 30 年，ICU 的医院感染管理工作也取得了长足的进步。ICU 医院感染管理制度建设、建筑布局、医院感染防控硬件设施的配备、人员管理、环境的清洁消毒以及医院感染监测等方面均日趋完善。

1. ICU 的数量和床位数显著增加，ICU 医院感染发病率无明显升高

随着医疗技术的发展和社会经济水平的提高，医疗机构也不断提升对危重症患者的救治能力，ICU 作为危重症患者救治的主要场所，在建设的数量和开放床位数上逐年增加。本次调查医院的综合 ICU 床位数总和从成立之初的 1089 张增加至 2015 年的 2323 张，增长率为 113%；但根据文献报道的数据资料显示，ICU 医院感染发病率反而呈下降趋势。

2010 年之前，ICU 的医院感染发病率相对较高，据报道维持在 20% 左右的高水平[14-16]，但最近的研究显示医院感染发病率降至 10% ~ 20%[2,4,5,6,13]。Meta 分析表明，ICU 医院感染率与例次感染率分别为 3.27% 与 4.92%[5]。本次调查的结果显示，2015 年 ICU 医院感染发病率为 1.04% ~ 23.08%，中位数为 8.38%；呼吸机相关肺炎、中央导管相关血流感染、导尿管相关泌尿系感染的千日感染率中位数分别为 9.90‰、1.72‰、2.11‰。

2. 医院感染管理制度日趋完善

我国开展医院感染管理工作 30 余年来，医院感染管理制度不断完善，相关的法律、法规、规范和指南逐年增多。1995 年至 2015 年，国家颁布的与医院感染相关的法律法规和指南就多达 50 余项，大多涉及 ICU 的医院感染防控工作，如本节前述对 ICU 医院感染防控明确提出要求的就超过 10 余项。故随着国家法律、法规和指南的出台，各医院 ICU 医院感染管理制度也逐步趋于完善。

3. 建筑布局和设施日趋完善

随着医疗机构管理的规范化和社会经济的发展，我国 ICU 的设计和建筑水平已有明显改善，ICU 的建筑布局和硬件设施已逐步适应医院感染防控要求。30 余年来，新建 ICU 每床使用面积达到 15m² 的医院所占比例逐年升高。已建成 ICU 经过改扩建，每床使用面积和床间距也逐渐达标。同时，ICU 的洁污流程和辅助用房也不断完善，ICU 逐步设置了洁污分开的双通道和污物处置室。

ICU 建筑布局改善的同时，医院感染防控硬件设施的建设也逐步加强，尤其是空气消毒设备和手卫生设施的配备。30 年来，ICU 的空气消毒设备从大多数采用自然通风和紫外线灯照射消毒，逐步升级为空气消毒器和利用空气洁净技术。并逐步实现了对 ICU 室内温湿度的调节。

手卫生是预防和控制医院感染最简单有效的措施，医务人员手卫生的依从性较低一直是一个世界难题。手卫生设施的缺乏是造成手卫生依从性低的重要原因之一。我国医院感染管理工作从起步到现在，卫生行政部门大力推进医疗机构手卫生设施的建设。医疗机构增大手卫生设施建设投入，显著改善了手卫生硬件设施。大多数医院 ICU 安装了非手触式洗手设施，并配备了足量的速干手消毒剂。

由于医疗区域洗手用肥皂病原体定植率较高，不能保证洗手的效果，再加上临床医务人员还存在用白衣或不清洁的毛巾等物品干手的不正确习惯，导致某些干手用品甚至成为病原体传播的载体。近年来，我国的大部分 ICU 配备了一次性包装的洗手液（皂液）和干手纸巾或干手器，杜绝了以上问题。

4. 人力资源的配备逐年加强

近年来，随着 ICU 的深入建设，人员配备管理得到了进一步加强。表现为：专职人员数量增加，高级职称比例增加，医院感染兼职人员岗位增加，医院感染知识培训覆盖率上升，医护人员职业防护水平提升等方面。目前，虽然部分医院 ICU 医（护）人数与床位数之比尚没有达到国家要求，但已有明显改善。ICU 医院感染兼职人员是 ICU 医院感染防控的中坚力量，对医院感染防控措施的落实起到巨大的推动作用。随着 ICU 医院感染管理工作的规范开展，ICU 逐渐增设了医院感染兼职岗位。ICU 医护人员医院感染防控知识的掌握情况是影响医院感染防控的重要因素，因此做好人员培训意义重大。目前科外培训覆盖率已达到 100%，科内也已达 90% 以上。

此外，对医务人员防护用品的管理也逐渐规范。ICU 逐渐配备了医护人员专用工作服和工作鞋，各类个人防护用品，包括手套、医用外科口罩、医用防护口罩、一次性防护服、隔离衣、护目镜和面罩等，种类齐全，数量充足，符合国家要求。

5. 医院感染病例监测精准化

主动上报、手工统计的时代，医院感染漏报率高，而准确率较低，医院感染发病率不能真实地反映本科室的医院感染发生情况。近年来，随着计算机技术的发展，医院感染的监测方法也发生了巨大变革。2003 年起，有医院尝试使用医院感染监测信息系统，到 2010 年，使用医院感染监测信息系统的 ICU 仅 24 家。2011 年以后达到 103 家，占 66%。医院感染信息化建设大大节省了人力资源，并能统揽全局，使管理者和临床医护人员了解薄弱环节与防控重点，有针对性地对医院感染进行预防和控制，近年来各医院已将监测重点转向器械相关感染的目标性监测。

（四）ICU 医院感染管理工作存在的问题与对策

30 年来，我国 ICU 医院感染防控工作整体得到提升的同时，还存在不足之处，表现在 ICU 建筑布局和设施维护、病床使用率、人力资源配备及防护、床单元的清洁消毒、医院感染监测信息化水平等方面。

1. 进一步规范 ICU 建筑布局，加强医院感染防控设施的维护

空间间隔是客观上阻断病原体传播的有效途径，床间距过小易造成病床间的病原微生物交叉传播。因此，足够的每床使用面积是 ICU 建设的基本要求。我国目前还有相当数量的 ICU 每床使用面积达不到 15m² 的标准。因此医疗机构应充分考虑医疗的需求和建筑空间的条件，保证 ICU 建筑布局的合理性，以达到危重症患者的救治和医院感染防控的要求。为达到这个目的，需要多部门沟通协作，医院感染管理部门提出改进建议，卫生行政部门应严格验收，保障 ICU 建筑布局的合理性。

目前，ICU 医院感染防控设施的配置，尤其空气消毒设备的配置已有很大程度的提高。空气净化系统作为空气消毒的高端设备，可使室内空气达到较高的净化级别，但对设备维护要求严格。我国《医院空气净化管理规范》（WS/T 368–2012）对空气净化系统的维护提出了明确要求。但我国 ICU 仅 50% 能按照规范要求进行系统的维护，消毒设备尤其是空气洁净技术系统的维护仍需加强。需呼吁各医疗机构根据自身的需求和建设能力，合理选择 ICU 空气消毒设备，使 ICU 能够达到有效的空气净化或消毒，符合国家规范对

ICU 空气消毒质量标准的要求。另一方面，使用部门应加强监测，及时发现并改进空气净化系统运行中存在的问题，保障设备的正常运行。监管部门也应加强监管，严格验收标准，为保证空气净化系统的有效维护和正常运行提出改进建议。

此外，鉴于部分医院采用空气消毒器或普通紫外线结合自然通风方式进行空气消毒，病人与消毒设备同室问题应予以关注，避免造成病人的伤害。

2. 保证 ICU 病床使用率在合理范围

ICU 多重耐药菌高发，预防其传播的最有效方法之一为隔离患者，但随着多重耐药菌感染或细菌定植患者的增加，ICU 的隔离空间的局限成为防控的难点。我国虽然多数医院 ICU 设置了单间病房，但数量有限，不能满足抑制目前多重耐药菌流行的趋势的要求。且超过 50% 的医院 ICU 病床使用率 >85%，三级医院的比例更高，导致患者得不到有效隔离，不利于医院感染的预防和控制。医疗机构应根据本机构危重症患者的数量适当调整 ICU 的床位设置。ICU 床位使用率过高的医疗机构，应考虑适当扩增 ICU 床位数，使医院对危重症患者的救治能力与 ICU 的设置相适应，保证救治质量。卫生行政监管部门应加强督查，根据区域医疗资源的配置和患者的分布情况，对医疗机构 ICU 的设置提出合理化建议。

3. 保证 ICU 工作人员的数量满足需求，进一步加强医护人员的防护

人力资源的配备是保证完成各项医疗工作的基础。经过 30 年的努力，我国在 ICU 人力资源配备上已取得很大进步，但距离国际水平以及适应 ICU 繁重工作任务的要求仍存在较大的差距，护床比方面尤为突出。ICU 医护人员配备不足，一方面影响救治质量；另一方面导致各项医院感染防控措施的执行率下降，如隔离防护、手卫生依从性、侵入性操作的规范性等方面。医疗机构应客观评估 ICU 的工作量，配备相应数量的医护人员，保证重症监护的医疗质量。

另外，医院感染防控也包括广大医护人员的职业防护。ICU 侵入性诊疗操作频繁，因此医护人员个人防护用品的配备至关重要。以外科口罩为例，有相当数量的医院 ICU 未配备医用外科口罩。医疗机构应该根据需要为 ICU 配备充足、合格、在有效期内的防护用品，以保障医务人员的职业安全。医院感染管理部门应加强对 ICU 的督导，以保证医务人员使用合格的防护用品。此外，我国 ICU 工作人员岗前进行乙肝疫苗接种的医院比例较低。医疗机构应为医务人员提供特殊病原体预防的疫苗接种，并在广大医务人员中进行宣教，以增强医务人员主动预防的意识。

4. 加强患者床单元的清洁和消毒

患者床单元的消毒隔离是避免病原体交叉传播的最重要的方法。目前，部分医院对直接接触患者的床单、被罩、枕套等的更换和清洗消毒存在诸多问题，如长期住院患者不更换，甚至出现可见污染时不能随时更换，更勿论每患更换。相关医疗机构应根据国家规范要求建立相应的规章制度，探索改进执行的方式，促进落实。

5. 加强医院感染病例监测信息化建设

医院感染病例实时监测信息系统的研发和应用是医院感染病例监测方法的一次质的飞越。但我国还有众多医院 ICU 仍然依靠临床医生纸质卡片主动上报和感染管理科对出院终末病历抽查的方式监测感染病例。医疗机构应加快医院感染管理的信息化进程，根据需求

适当增加信息化建设投入，使 ICU 医院感染病例的监测更加规范、数据更加准确，为医院感染管理者提供更好的监测平台，使医院感染监测数据得到更好的应用。

四、ICU 医院感染管理工作的展望

2016 年是我国医院有组织开展医院感染预防与控制工作的第 30 个年头。30 年来，通经过众多感染防控专家的共同努力，使我国的医院感染管理工作走上了步步攀升的阶梯，取得了可喜的成就。ICU 作为医院感染防控的重点部门，无论在人员配备还是在技术力量上均可影响防控的水平和成效。近年来，随着医疗技术的发展，越来越多的高精尖侵入性诊疗技术应用于临床危重患者的救治中，对 ICU 医院感染防控提出了更高的挑战。30 年 ICU 医院感染防控的实践经验为未来防控工作积累了宝贵经验，相信经过一代代感控人的不懈努力，会使我国 ICU 医院感染管理工作持续改进，做到更加规范化、科学化、精准化，最终达到国际先进水平。

1. ICU 医院感染的预防与控制更加规范化、科学化

我国卫生计生委《重症监护病房医院感染预防与控制规范》有望在近年内出台。该规范作为我国第一个专门针对 ICU 的整体的医院感染防控规范，可以为医院感染管理工作者提供一个直接的、全面的、有力促进 ICU 医院感染管理的法规依据，是进一步依法依规开展科学的、系统的管理的制度保障，将使我国 ICU 医院感染管理工作更加规范化。同时，医院感染管理涉及医疗过程的多个环节，应用管理工具，进行系统追踪，使管理更加科学化，是有效提高管理效能的重要方法。

2. ICU 人力资源配备充足，保障各项医院感染防控措施落实到位

过去的 30 年已经证明，ICU 是医院感染防控的重要阵地，人力资源的足量配备是保障医院感染防控措施落实的基础。随着各级卫生行政部门和医疗机构对 ICU 医院感染防控工作的重视，未来 10 年，ICU 人力资源的配备会进一步加强，尤其是护理人员数量的增加和重症护理专业化培训的开展，将使医院感染各项防控措施的落实，尤其是隔离患者的分组护理、医护人员的标准预防等水平有大幅的提升。

3. 信息化助力精准感控

随着计算机网络技术的发展和大数据时代的到来，医院感染管理的信息化水平正在飞速提升。过去的 10 年，医院感染监测信息系统的建设已经实现了从单机版、单一统计功能向网络化、智能化感染病例报警功能的飞跃。未来 10 年，医院感染管理信息系统将实现医院感染病例的预警功能，使感染防控的关口进一步前移，真正践行"防胜于控"的理念。管理者可以利用医院感染管理信息系统，推进医院感染的闭环管理，进一步挖掘数据，实现大数据时代的精准感控。

（王力红　赵　霞）

参 考 文 献

[1] Zhang Y, Zhang J, Wei D, Yang Z, Wang Y, Yao Z. Annual surveys for point-prevalence of healthcare-as-

sociated infection in a tertiary hospital in Beijing, China, 2012—2014. BMC Infect Dis, 2016, 16 (1)：161.

[2] 文细毛，任南，吴安华，孟莉，郭燕红．全国医院感染监测网 2012 年综合 ICU 医院感染现患率调查监测报告．中国感染控制杂志，2014，13（8）：458-462.

[3] Abdel- Wahab F, Ghoneim M, Khashaba M, El- Gilany AH, Abdel- Hady D. Nosocomial infection surveillance in an Egyptian neonatal intensive care unit. J Hosp Infect, 2013, 83（3）：196-199.

[4] 吴玲丽，张娟，孙迎芳．综合性 ICU 医院感染的调查分析与管理．中华医院感染学杂志，2015，25（1）：114-115，124.

[5] 朱佳清，王丽春，王秋雁，等．ICU 医院感染目标性监测：Meta 分析与系统评价．中华现代护理杂志，2015，21（7）：828-832.

[6] 吴安华，文细毛，李春辉，等．2012 年全国医院感染现患率与横断面抗菌药物使用率调查报告．中国感染控制杂志，2014，13（1）：8-15.

[7] Szabó D, Barcs I, et al. Extended-spectrum beta-lactamases：An actual problem of hospital microbiology（a review）．Acta Microbiol Et Immuno Hugarica, 1997, 44（4）：309-325.

[8] Al- Mousa HH, Omar AA1, Rosenthal VD2, Device-associated infection rates, bacterial resistance, length of stay, and mortality in Kuwait：International Nosocomial Infection Consortium findings. Am J Infect Control. 2016, 44（4）：444-449.

[9] 陈明玉，李振富．老年脑梗死患者肺部感染的危险因素及对预后的影响．中国实用医刊，2015，42（15）：47-48.

[10] 中华人民共和国卫生部．医院感染管理办法．2006.

[11] 中华人民共和国卫生部．重症医学科建设与管理指南（试行）．2009.

[12] 孙琳．品管圈活动在降低 ICU 医院感染发生率中的效果分析．吉林医学，2015，36（6）：1239.

[13] 朱欢，古娟，马骏．综合医院 ICU 目标性监测分析与干预．中华医院感染学杂志，2014，24（17）：4382-4384.

[14] 朱克群，杨健．重症监护病房医院感染及护理措施．当代护士（学术版），2005，（8）：88-90.

[15] 贾淑梅，刘冰，杨秀玲，等．外科重症监护病房患者医院感染前瞻性调查研究．中国感染控制杂志，2003，2（2）：1-3.

[16] 李荔，高哲平，祖丽媛，等．重症监护病房医院感染目标监测的探讨．中华医院感染学杂志，2004，14（8）：860-863.

第四节　综合医院新生儿病房的医院感染管理

一、新生儿医院感染的概念与工作开展的背景意义

（一）概念

（1）新生儿：是指分娩出生到生后 28 天内的婴儿。

（2）新生儿病房收治标准：收治胎龄 32 周以上或出生体重 1500 克以上，病情相对稳定不需要重症监护治疗的新生儿[1]。

（3）新生儿重症监护室（NICU）收治标准：早产儿、低体重儿及各种危急重症需救护的新生儿。

（4）医院感染：是指住院患者在医院内获得的感染，包括在住院期间发生的感染和在医院内获得出院后发生的感染；但不包括入院前已开始或入院时已存在的感染。医院工作人员在医院内获得的感染也属医院感染[2]。

（二）新生儿医院感染工作开展的背景意义

新生儿期是人在一生中经历变化最大的一个时期，从清洁的环境来到万物生长的环境，失去母体的保护，对外界环境的适应能力差，对疾病的抵抗力较弱，易并发各种感染，感染后病情发展迅速，死亡率高。如何降低新生儿的死亡率是降低我国儿童病死率的关键，而降低死亡率的关键在于降低感染率。虽然近年来我国医疗卫生技术取得了飞速的发展，但新生儿尤其早产儿、低体重儿的医院感染率及死亡率仍居儿科首位。

国外报道，新生儿医院感染率高达 24.0%，远高于其他科室感染。医院感染不仅增加患者的医疗费用，延长住院时间，而且影响预后。对于生理功能尚未成熟的新生儿来说，医院感染更是一大威胁。由于新生儿免疫功能不健全，各器官功能尚未发育成熟，免疫应答亦未发育完善，以致发生感染的概率较高，且在感染的早期临床症状并不明显，如果感染未得到及时控制，继续发展可能会导致败血症、感染性休克等，给新生儿的生命安全带来极大的威胁。

近些年来，我国发生了数起新生儿医院感染暴发事件，较为典型的有 2008 年 9 月，西安交通大学医学院第一附属医院发生严重新生儿医院感染事件，9 名新生儿感染，其中8 名死亡。2009 年 3 月，天津蓟县妇幼保健院 6 名新生儿医院感染导致败血症，5 名死亡。这些为公众熟知的重大公共卫生事件，在医疗领域和社会均造成不良影响，构成对住院新生儿的严重威胁，新生儿医院感染管理成为医院安全管理的重要内容。

二、国际新生儿医院感染管理的历史与现状

（一）医院感染监控历史

美国、欧洲及其他先进国家的医院感染管理早在 20 世纪六、七十年代就已经步入正轨。1974 年，美国疾病控制预防中心（CDC）主持开发了国家医院感染监测（NNIS）系统，以监测医院感染的发生及相关的危险因素和病原体。NNIS 系统一直致力于应用统一的医院感染病例的收集方法和感染率的计算方法，建立全国医院感染发生率的数据库，用于衡量医院内各专业科室及不同医院间医院感染水平。2005 年，美国 CDC 将 NNIS 系统与透析监测网（DSN）、国家医务人员监测网（NaSH）3 个监测系统进行整合，形成了国家医疗安全网（NHSN），参与医院感染监测的医疗机构也从 20 世纪 70 年代的 10 余所医院增加到 2007 年的 923 所[3]。

20 世纪 90 年代，法国、英国、德国、加拿大、澳大利亚等发达国家分别在美国之后建立了各自的医院感染监测系统，在医院感染的预防与控制工作中发挥了积极有效的作用。美国卫生与人类服务中心（HHSGOV）定义医院感染多倾向于大多数学者所描述的 NICU 内的晚发性感染，即感染发生在生后 72h 后。感染部位和病原依据不同国家、不同年代、不同单位而不同，常引起重视的是因为广谱抗生素的运用导致真菌感染逐年多发，以及耐多药菌株的增多，从而加重了治疗的难度[4]。

由于新生儿医院感染独有的特点，感染控制不能照搬成人的经验。发达国家很早就开展系统的大规模调查研究，致力于数据收集工作。1999 年美国儿科疾病预防监测网进行了第一次的全国范围新生儿医院感染流行病学的横断面调查，2002 年加拿大预防控制网也对全国的儿科患者进行了横断面调查（CNISP），随后欧洲及新西兰等国家也成立了相应的儿科及新生儿监控网络。在这个大环境下，新生儿的医院感染控制也取得了一定的进步，然而发展中国家开展医院感染的监测和控制较发达国家晚，资源有限，开展相关工作有一定难度[5]

（二）医院感染部位

医院感染发生的部位很多，危险因素不同医院感染发生的部位不同，如经外周静脉置入中心静脉导管（PICC）容易引起血液感染，气管插管易发生呼吸道感染。这些危险因素在同一个国家的大多数医院中出现的频率非常相似，因此感染部位的发病情况基本相同，大多数以下呼吸道感染、尿路感染和外科切口感染为主，但各国医院感染部位的位次也有所不同。新生儿医院感染部位国外报道不一，目前国外的大多数研究以血液系统感染为主，1 项新生儿重症病房 4 年前瞻性研究（2008—2011 年）发现在新生儿重症病房医院感染率是 8.3%，最常见的是器械相关性感染，其次是呼吸机相关性肺炎。其中早产儿因其器官发育不成熟、免疫功能低下、易受各种病原菌侵袭，是医院感染的高危人群[6]。一项 5 年前瞻性调查发现血流感染在新生儿中为 10%，而在早产儿中可以达到 50%[7]，有报道称新生儿体重每低 500g，医院感染的发生率约增加 3%。早产儿的情况更为严重，其

医院感染的发生率比足月儿高 3～10 倍。医院感染目前已成为新生儿死亡，尤其是早产儿死亡的主要原因之一[8]。

（三）医院感染控制措施

新生儿是医院感染的高发科室，患儿的胎龄、出生体重、住院时间、疾病种类、病情程度、基础疾病数量、侵袭性操作、肠外营养支持（TPN）、抗生素的使用等都是新生儿医院感染的危险因素。胎龄越小、出生体重越低，医院感染率越高；病情越严重、基础疾病越多越容易发生医院感染；新生儿窒息、早产儿、新生儿缺血缺氧性脑病（HIE）患儿医院感染发生率明显高于未患该病患儿。住院天数和医院感染互为因果因素，住院天数的延长会增加医院感染的概率，而医院感染的发生又会延长住院时间。这不仅加重了患儿的病情，延长了住院时间，增加了家属的经济负担和医护人员的工作量，而且降低了床位使用率，严重者会导致患儿死亡。因此新生儿医院感染的控制效果也能部分地反映医院的医疗护理质量，做好新生儿医院感染的预防与控制措施具有十分重要的意义。

国外一项多中心研究结果显示[9]17 个 NICU 中医院血流相关性感染的发生率达 19.7%，为判断新生儿医院感染暴发和制定控制措施提供依据。2006 年美国儿科预防工作网在 27 家医院推行一系列感染控制措施，使导管相关血流感染率减少了 41%。

新生儿重症监护病房要布局合理、美观、空气对流、采光良好和楼层不宜太低，最好建在离手术室和产房相对较近的地方，这样可以减少转运途中接触过多的病原体和转运时间过长延误抢救。病区内严格划分新生儿感染与非感染病室，各区清洁消毒用具相对固定，严格分区，使用并合理，分配治疗室、仪器室、配奶间、沐浴室及处置室，每个床单位要有足够的空间。1971 年美国小儿科学会认为新生儿重症监护室内每床的占有面积以 6.0～6.5m² 为宜。美国公共卫生署则规定新生儿室每床占有面积应为 2.8m²。室温相对恒定在 24～26℃，湿度为 55%–65%。在做好患儿保暖工作的基础上定时开窗通风，每天 2 次，每次 30min，室内放置空气净化器，保持室内空气清新。地面每日用 500mg/L 含氯消毒液湿式拖地 2 次，桌面、远红外辐射台、暖箱、呼吸机、护理车、病历夹等暴露的物体表面每日用 500mg/L 含氯消毒液擦拭 1 次。如有条件可以安装空气层流净化设施，其设备的管理包括：密切监视净化空调系统是否正常运转，保持室内温度、湿度、室内压力等正常，根据空气培养的结果，定期检查空气净化系统，保证系统正常运行。为保证新生儿的清洁与卫生，要严格限制出入新生儿人员[10]。以前很多医院的产科都设立婴儿室，将新生儿集中在一起进行护理，但这常增加交叉感染，升高医院感染率，这种危险应引起产科护理的重视，目前已基本改为母婴同室，大大减少医院感染发生率，避免延长新生儿住院时间，影响预后。

三、中国新生儿医院感染开展的历史沿革与现状

我国的医院感染监控工作起步较晚，但发展较快。1986 年我国原卫生部医政司将医院感染管理纳入主要工作日程，并组织全国 17 所医院组建了我国第一个医院感染监控系统，这标志着我国医院感染管理工作的正式起步。随着信息技术和科学水平的发展，计算机网

络越来越多地被应用到医院感染监控工作中，在一定程度上提高了医院感染管理的工作效率。2000 年前后，多个省市和医疗机构开发了区域性的医院感染监控系统，利用前瞻或回顾性的研究方法监测住院病例医院感染的发生情况，直到 2003 年 SARS 的出现和流行，尤其是医务人员短期内的高感染率超过历史上任何一种传染病，这才引起了政府和卫生行政部门以及医疗机构的高度警惕，逐渐加强了医院感染防控的研究，加大了对医院感染管理工作的监督、协调，甚至惩罚的力度。2006 年原卫生部出台了《医院感染管理办法》，办法中明确规定了对医院感染管理不力的处罚措施，充分说明我国政府已对医院感染防控高度重视。

我国新生儿部分医院感染暴发事件：

医院感染暴发是指在同时或短时间内，同一病区或某一病人群体中，出现 3 例或以上同种同源感染病例的现象。医院感染暴发是医院中最严重的公共卫生事件，一旦发生，其危害十分严重。下面是我国新生儿医院感染暴发事件回顾，以引起警示。

1993 年 3 月，某市医院 14 名新生儿柯萨奇 B 型病毒感染，10 名死亡。

1993 年，某市妇儿医院 44 名新生儿柯萨奇 B 型病毒感染，15 名死亡。

2005 年，某妇幼保健院发生 20 多名新生儿沙门菌感染。

2008 年 9 月，西安交通大学医学院第一附属医院严重医院感染事件，9 名新生儿感染，8 名死亡。

2009 年天津蓟县妇幼保健院 6 名新生儿感染发生败血症，5 名死亡。

有调查表明在我国医院感染暴发事件中，新生儿医院感染暴发事件占整个医院感染暴发事件的 60%[11]，这与新生儿自身的免疫特点、抵抗力低下及其他多种因素有关，因此，分析新生儿医院感染高危因素，有针对性采取干预措施是杜绝新生儿医院感染暴发的关键措施。

我国经过 20 多年的努力，医院感染管理工作已经取得了长足进展，但毕竟起步较晚，存在与发达国家的间距，还有许多地方需要改进和完善。

近些年发生的数起新生儿医院感染暴发事件再次为医院和医务人员敲响警钟，引起了原卫生部、医院管理者和医务人员的重视。2009 年 12 月原卫生部颁布了《新生儿病室建设与管理指南（试行）》，其中根据新生儿特点制定的医院感染防控指南，从建筑布局、科室管理、消毒隔离、检查评估等方面对新生儿医院感染预防与控制工作提出指导意见，具有很强的针对性和实用性。国家卫计委的医院管理年、医疗质量万里行和百姓放心医院等检查中，均将 NICU 和新生儿科作为重点检查部门。

四、中国新生儿医院感染管理发展沿革情况调查

（一）基本现况

由中国医院协会医院感染管理专业委员会牵头的中国医院感染管理工作 30 周年总结课题之一"综合医院新生儿病房的医院感染管理"，共调查了 195 家医院，其中 188 家医院设立有独立的医院感染管理科，占 96.41%，未独立成科的医院绝大部分附属于医务处。所有医院均建立了感染管理委员会。几乎所有医院的感染管理科与感染管理委员会同时成

立，感染管理科成立最早的是中南大学湘雅医院，成立时间为1985年，其他医院起步于20世纪90年代。

（二）新生儿科现况

新生儿科最早成立于1972年，在调查的195家医院中154家医院设立了独立的新生儿科。成立之初与2015年相比，床位数平均增加10.28张，设立NICU的科室增长22.73%，NICU床位数平均增加6.8张；医护人员数量平均增加10.7人，职称层次有了较大提升，高级职称比例逐渐增加，主任医师由38%增加到58%，副主任护师由16%增加到32%。

（三）制度建设

2010年有2所医院未制定任何医院感染防控相关制度，2015年所有医院均制定了医院感染相关制度，且99.3%医院适时更新，高于2010年的91.8%。制度落实情况也有较大改进，对制度落实情况进行监督检查，医务、护理、院感三部门联合协作督查由2010年的31所增加到2015年的85所。制定院内质控标准医院由2010年的106所增加到2015年的153所医院。

（四）布局流程

根据《医院感染管理办法》相关要求，新生儿病房应位于医院清洁环境中，远离传染源，靠近产科病房及产房，接近新生儿重症监护病房，形成相对独立区域。2015年98.7%的医院新生儿病房设置在相对独立区域，高于2010年的81.5%医院。根据需要设置新生儿室、重症新生儿室、隔离新生儿室（呼吸道、接触隔离等）、独立沐浴室、配奶室、治疗室、办公室、处置室、储藏室、工作人员更衣室及值班室等，区域划分明确的医院2015年为96.2%，高于2010年的71.9%。设置新生儿隔离病房的医院由2010年的73所增加到2015年的109所，为感染患儿的隔离治疗提供合理的空间隔离条件。

（五）医院感染监测

主要感染部位2010年和2015年均依次为上呼吸道、下呼吸道和胃肠道。感染病原体主要为大肠埃希菌、肺炎克雷伯杆菌和金黄色葡萄球菌，其中金黄色葡萄球菌和肺炎克雷伯菌构成比有所上升。常见多重耐药菌主要为而耐甲氧西林金黄色葡萄球菌（MRSA）、产超广谱β-内酰胺酶（ESBLs）肺炎克雷伯杆菌和大肠埃氏希菌。气管插管、外周静脉留置针和经外周静脉中心置管为前三位侵袭性操作。

（六）环境管理

与2010年相比，2015年安装空气净化设备、定期地面消毒清洁、物表清洁消毒、清洁用具分区使用、抹布一床一巾及床单元终末消毒等比例均有明显提高。所有参与调查的医院均开展了空气、工作人员手和物体表面等监测。

（七）医疗器具管理

新生儿暖箱、辐射抢救台及蓝光箱等实施终末清洁消毒的医院，2010年为63.4%，低于 2015 年的 77.5%。重复使用呼吸机管路交由消毒供应中心集中清洗消毒的医院由 2010 年的 65.3%上升到 2015 年的 81.4%。对呼吸机、监护仪、输液泵、听诊器、血压计等频繁接触的物体表面进行擦拭消毒的医院，由 2010 年的 24.3%上升至 2015 年的 99.3%，增幅明显。

（八）奶具管理

做到奶具一人一用一消毒和盛放奶瓶容器清洁消毒的医院，2015 年相对 2010 年提高不明显，仍然有个别医院落实不到位，截止 2015 年仍有 5.4%的医院未落实。使用一次性奶瓶奶嘴比例，2010 年为 4.5%，2015 年为 10.2%。奶粉管理方式 2010 年和 2015 年发生变化，科室统一调配比例增加，患儿家长提供减少。

（九）手卫生

制定手卫生制度和相关规定的医院，2015 年为 99.4%高于 2010 年的 91.7%。在病室入口、家属探视入口等处配备洗手设施，有洗手图示标识、水龙头为非手触式、每床配备有速干手消毒剂、配备干手设施等比例 2015 年较 2010 年明显增加。手卫生知识培训 2015 年已做到覆盖 100%，高于 2010 年 88.3%，且培训频次明显增加。

（十）人员管理

工作人员执行入室前洗手、更衣的医院，2015 年为 96.1%，高于 2010 年的 86.7%。对传染或感染患儿实施单间隔离或同室隔离医院，2015 年虽较 2010 年提高，但差异无统计学意义，仍有少量二级医院没有隔离条件。对探视者的着装和手卫生等实施管理 2015 年较 2010 年有较大改善。

（十一）医院感染暴发

参与本次调查的医院中，新生儿科成立以来，医院感染暴发和（或）疑似医院感染暴发的有 13 家。暴发次数 5 家为 1 次，1 家发生过 3 次；暴发发生时间：除一次发生在 2016 年，其余均发生在 2011 年，季节以春夏季为主；发生人数：除一家医院 3 次胃肠道轮状病毒暴发共计 36 人，其余感染暴发平均每次发生 4.8 人；感染部位：胃肠道感染暴发 3 次（均发生在一家医院）、血流感染暴发 3 次、下呼吸道感染暴发 2 次；无感染暴发引起死亡的病例。疑似医院感染暴发 14 家医院，共计发生 20 起，时间分布在 1992—2016 年期间，平均每次暴发有 3.1±1.0 人。

新生儿医院感染最常见的是轮状病毒。轮状病毒是引起婴幼儿腹泻的主要病原体之一，其主要感染小肠上皮细胞，从而造成细胞损伤，引起腹泻。轮状病毒每年在夏秋冬季流行，感染途径为粪-口途径，临床表现为急性胃肠炎。新生儿免疫系统不健全，且不卫生的喂养习惯可以导致疾病传播，引起感染暴发。其次新生儿的血流感染暴发和呼吸道感染暴发也是常见的感染类型。

（十二）医院感染发生率

从 2010 年至 2015 年，医院感染发生率从 1.54%下降到 0.90%，但多重耐药菌感染率由 0.64% 上升到 1.40%。

五、新生儿科医院感染管理工作取得的成就

中国感控 30 周年新生儿及 NICU 医院感染管理调查结果显示，新生儿及 NICU 医院感染管理工作成效显著。表现在医院感染相关监测项目从无到有，院感防控的设施设备逐渐完善，高级职称临床医护人员参与新生儿院内感染率监测指标的下降等，充分说明了我国新生儿医院感染管理政策有力、防控技术指南科学、标准操作性强，各级卫生行政部门和医院落实到位。具体归纳主要有以下几点。

（一）人才及制度建设得到发展

随着时代的发展，医学的进步，新生儿科也有了长足的进步和发展。我国新生儿科医院感染管理工作逐步得到重视，人才建设相对于建立初期得到很大提高。调查显示我国新生儿科科主任及护士长等职称结构提升，为医院感染防控奠定了良好基础。制度建设及落实情况也有较大改进，为医院感染防控保驾护航。

（二）医院感染防控基础设施逐步完善

调查结果表明，我国绝大部分医院对新生儿医院感染防控的重视程度明显增加，基础设备设施逐步完善，环境得到很大的改善，做到布局流程合理，区域划分明晰，增加单间隔离设置，做好院感防控物理隔离屏障。

（三）医院感染防控措施得以落实

手卫生、环境清洁、医疗器具清洁消毒、暖箱消毒以及医疗废物管理等措施逐步落实，大部分医院手卫生设施明显改善，使得各项管理规范的落实得以保障。

（四）各项医院感染监测项目开展

大部分医院均开展了医院感染、暴发流行、多重耐药菌以及环境卫生学、手卫生等监测，特别是将新生儿列入重点监测和管理部门，通过监测，不仅获得监测数据，且可及时发现实际工作中的问题，让医院感染防控重点聚焦，有利于持续改进。

总之，我国新生儿医院感染管理工作，得到了各级各类人员重视，临床医务人员的医院感染防控意识逐步提升，手卫生、无菌技术操作、环境清洁消毒等得到更好地开展，从而最终减少医院感染暴发事件发生，保障新生儿医疗安全。

六、新生儿医院感染工作存在的问题与对策

（一）缺乏新生儿医院感染预防与控制的标准或技术指南

目前，卫生行政部门和医院对于医院感染管理的工作重视程度越来越高，国家层面出

台多部医院感染管理相关技术标准，作为高风险部门的新生儿病房也由于暴发事件的高发而备受关注，但在医院感染控制的标准体系和学科建设中，新生儿医院感染预防与控制的标准尚未出台，也对我国新生儿医院感染防控工作带来了困难。亟待在国家层面组织制定新生儿医院感染管理相关标准、技术指南等。希望通过标准体系的建立，规范新生儿病房医院感染监测标准与方法，通过效果评价，探索一套有效可行的防控措施。

（二）医护人员不足与床位过多的矛盾仍然普遍存在

近年来，国内各级综合医院、妇幼保健院、儿童医院的新生儿病房和新生儿重症监护病房建设迅速发展，同时，由于快速发展带来的不均衡、不规范、不完善现象较突出。各级医院新生儿科普遍存在人员配置不足、人才梯队不合理的现象，而且级别越低的医院越严重。不仅影响新生儿科的医疗质量，而且导致标准落实不规范、监测数据分析缺失，各医院之间可比性差。因此，合理配置新生儿科的人力资源，制定适合学科发展规划的人才培养计划，实现科学有效的人力资源管理尤为重要。

（三）建筑布局仍存在不合理，控制医院感染的基本设施仍需加强

在多起的医院感染暴发事件中，暴露出一些医院在新生儿病房的新建、改建与扩建中，未充分考虑医院感染的预防与控制工作，违反医院感染防控的基本原则，建筑布局不合理，分区不明确，正常新生儿与感染新生儿置于同一室，护士站和治疗室内甚至在NICU没有流动水洗手设施等，这些都给医院感染防控带来隐患，亟须完善与逐步规范，二级医院尤需关注和改善。

（四）医院感染管理工作基础薄弱，专业队伍不稳定

从事医院感染管理专职人员，专业从单一到多样化，医、护、技等专业结构不断优化，高学历高职称人才不断补充到感控队伍，专业学术成果日益增加，充分显示了卫生行政部门对感控专业的重视。

但是由于目前感控专职人员没有经过系统严格的专业培训，面临职称晋升困难，专业队伍不稳定，很多优秀的专职人员选择离开感控团队从事其他专业屡见不鲜，业务水平难以满足医院感染管理工作的需要，导致医院感染管理工作效率低，应急能力差，部分医院感染管理工作仍然停留在纸上，尚未开展或很少开展真正意义的医院感染设防与控制工作，医院感染监督、监测工作不到位。

建议卫生行政部门从国家层面给予感控人员政策上面的支持，稳定感控专业队伍，对于新生儿院感防控尤为重要。多学科、多部门支持与配合，可为新生儿医疗护理安全质量保驾护航。

（五）防控医院感染基本措施执行力差

无菌技术操作、消毒隔离、手卫生等[12]，这些防控医院感染的基本措施，虽已得到国际的公认，但是没有引起应有的重视，致使执行不力，洗手方法不正确、消毒隔离措施落实不到位，直接引起医院感染的暴发。加强院感防控知识培训，逐级落实监管责任，保

证质量安全尤显重要。

（六）抗菌药物及激素使用不合理

抗菌药物及激素的滥用、不合理使用导致菌群失调，增加了细菌的耐药性，同时也增加了二重感染率，是医院感染发生率明显升高的重要因素。而此现象在各级医院病房新生儿中相当普遍。规范合理使用抗菌药物及激素是当务之急。

七、中国新生儿科医院感染管理工作发展趋势与展望

（一）实行新生儿医院感染监测信息化，实施目标性监测调查

1986 年 WHO 提出有效控制医院感染措施之一，就是医院感染监测和通过监测进行效果评价。新生儿及 NICU 采取专职人员与临床医务人员密切配合，实施新生儿医院感染的目标性监测，可以发现不同体重组新生儿医院感染的发病特点、及时发现医院感染聚集性发生事件、评价防控措施的有效性，既可以推进新生儿医院感染防控工作的落实，也可以评价防控工作的效果。

2009 年实施的《医院感染监测规范》中，提供了我国新生儿病房目标性监测的方法、医院标准化监测流程，增加监测结果的规范性和可比性。

目前新生儿感染率和感染部位及有关侵袭性操作总体趋于平稳，消化道和呼吸道是新生儿医院感染最主要部位，医院感染病原菌以革兰氏阴性杆菌为主，近年来感染部位构成、主要病原体构成、侵袭性操作构成无变化，但多重耐药菌感染呈增多趋势，与相关报道相同[13,14]。

国外有关报道提示中心静脉导管的血流感染有所增加，且是目前的防控重点[15-19]，我国因缺乏有关数据，目前感染情况不清楚，但也应是防控重点。

开展新生儿医院感染目标性监测，建设网络监控系统，随时监测新生儿医院感染情况是未来新生儿医院感染监测趋势。对医院感染病例和病原检测结果认真分析，查找感染途径，提出整改意见，并落实且应跟踪验证，做到持续改进。

设有新生儿及 NICU 的医院全面实行医院感染监测信息化全覆盖，以实现高效实时监测，实现院感防控关口前移，使感控人员将精力集中到临床干预，可以提高效率，最大限度降低医院感染，特别是暴发的风险，保障医疗安全。

（二）重视重点部位、重点环节管理

对于在 NICU 中应用广泛的经外周静脉穿刺中心静脉置管（PICC），防止导管相关感染始终是非常重要的。选择好的置管位置、做好置管位置的皮肤消毒、进行 PICC 置管的无菌操作、导管放置时间长短、使用抗菌中心静脉导管等，均与败血症的发生有关[20-21]。

应用呼吸机治疗后，予以静脉注射丙种球蛋白、尽量减少不必要的侵入性操作、每 3 天更换湿化器及管道 1 次等[22]对预防呼吸机相关肺炎的发生有很大帮助。

气管插管、气管内吸痰、胃肠道外营养支持、PICC、动脉内置管等技术操作的应用为

治疗增添了有效手段，同时也增加了院内感染的风险。在执行此类操作时严格执行无菌操作技术，重视重点部位、重要环节管理是防控新生儿医院感染的重要内容，应予高度重视。

（三）　加强新生儿院感防控队伍建设，强化联合协作防控医院感染

目前由于新生儿医护人员严重缺乏，患者维权意识提高以及全社会对医疗领域的关注度增加，加之一些西方国家和我国台湾将医疗机构的医院感染发生率向公众公开等，不排除将来我国也采用类似的方式公布医院感染的发生率，这些也将迫使医疗机构更加重视院感防控，同时也对感控提出新的挑战，必将迫使加强我国新生儿院感防控队伍建设，持续改进新生儿感控工作质量。

医院感染需要多学科、多部门的合作，多学科协作是近年来提出的重要医学模式[23]，目的旨在使传统的、个体式、经验性医疗模式转变为现代的、小组协作规范化决策模式，由此推动全方位专业化、规范化的诊治策略与合理化医疗资源整合配置，最终以质量控制系统来不断提高亚专业水平和进一步推动多学科交叉发展。

因此，加强新生儿医院感染预防与控制团队建设，做好医院感染防控工作，医院领导的重视是动力，儿科、产科、医院感染管理科、检验科的密切合作是关键。任何诊疗环节、任何操作人员的疏忽，均有可能导致新生儿医院感染或感染暴发发生。配奶操作污染、沐浴过程交叉、手卫生差等，有可能直接导致医院感染暴发。因此医院感染的预防与控制需要不同学科、不同部门人员的通力合作，而这恰恰是目前医院感染防控工作的薄弱环节。

（四）　新生儿医院感染措施融入临床路径的制定与实施

推行临床路径既能贯彻医院质量管理标准，又能节约医疗资源，是医院管理的发展趋势。原卫生部 2010 年已经在全国开展临床路径管理试点工作，鼓励各试点医院根据自己的工作实际，制定和实施符合本医院机构工作特点和需要的临床路径。医院感染管理工作抓住这个机遇，将新生儿医院感染控制措施融入临床路径的制定和实施中，将感染控制措施制度化、规范化。

（五）　建立质量管理体系，加强新生儿医院感染规范化管理

新生儿医院内获得性感染近年来有增加的趋势，且严重威胁新生儿的生命，因而，监测和控制新生儿医院感染是非常重要的工作。新生儿医院感染控制工作有待于我们采取多种措施，如合理使用抗菌药物、强化环境清洁消毒、接触隔离以及提高医务人员手卫生依从性和正确率等可有效控制新生儿医院感染暴发[24]。新生儿科应从质量管理体系与严格督查等方面控制医院感染的发生，质量考核与监控是控制新生儿感染的有效方式，规范的医疗行为是有效的医院感染防控措施，可以显著降低新生儿医院感染率及病死率。

参照国际标准和科学循证，兼顾我国国情，制订我国的新生儿医院感染管理质量评价标准、技术标准操作规范（SOP）等，供新生儿病房建设前、使用中参考，按照标准建设，从而加强我国新生儿规范化管理，使我国各级各类新生儿病房医院感染管理达到同质

化。由各省市分级监管，定期对所属各医疗机构进行质量检查，按照相关规定或技术指南，定期实施监督检查，不断完善和提高，推动我国新生儿医院感染管理质量持续改进与提升。

（六）加强基层医院新生儿院感管理，完善新生儿病房及 NICU 的规模建设

本研究发现基层医院新生儿及 NICU 院感管理亟待加强，如二级医院的建筑布局不合理，部分医院感染管理规章制度不能及时更新，部分医院对高频物体表面的清洁消毒不到位，手卫生用品投入不足，未做到对隔离患儿的终末消毒，存在较大的院感隐患。医院感染暴发时有发生，多重耐药菌引起的院内感染上升等，暴露出我国基层医院新生儿医院感染防控薄弱环节。成立以省医院感染质量控制中心为龙头，地市为枢纽，县乡为网底的新生儿医院感染管理模式，建立对基层医院的新生儿及 NICU 医院感染管理全覆盖的督查和质量控制机制，可有效提高基础新生儿医院感染管理质量，显著降低新生儿医院感染率及病死率。

随着国家二胎政策的开放，目前的新生儿病房及 NICU 数量将很快将不能满足新生儿就诊需求，各层级医院扩大新生儿病房及 NICU 的规模建设，培养相应的新生儿及 NICU 医务工作者是当务之急，以免造成应不暇接以及密集型新一轮的新生儿院内感染。

随着儿科学的发展，新生儿学已成为一个专门的学科。新生儿医院内获得性感染近年来有增加的趋势且严重威胁新生儿的生命，因而监测和控制新生儿医院感染是非常重要的工作，新生儿医院感染控制工作有待于我们进一步的研究、探讨。

（马红秋 张 磊 邵亦波 张秀萍 刘海鹏）

参 考 文 献

[1] 中华人民共和国卫生部 卫医政发〔2009〕. 123 号. 卫生部关于印发《新生儿病室建设与管理指南（试行)》的通知.

[2] 中华人民共和国卫生部. 医院感染诊断标准. 北京：中华人民共和国卫生部. 2001.

[3] Pittet D, Donaldson L. Clean care is safer care: The first global challenge of the WHO World alliance for patient safety. Infection Control and Hospital Epidemiology, 2006, 26 (11): 891-894.

[4] Clark R, Powers R, white R, et al. Nosocomial infection in the NICU: A medical complication or unavoidable problem? Journal of Perinatol, 2004, 24 (6): 382-388.

[5] Payne NR, Carpenter JH, Badger GJ, et al. Marginal increase in cost and excess length of stay associated with nosocomial bloodstream infections in surviving very low birth weight infants. Pediatrics, 2004, 114 (2): 348-355.

[6] Recep Tekin , Tuba Dalb, et al. A 4-year surveillance of device-associated nosocomial infections in a neonatal intensive care unit. Pediatrics and Neonatology, 2013 54 (5), 303-308.

[7] 要慧, 李六亿, 新生儿医院感染暴发的特点及防控进展. 中国护理管理, 2011, 11 (8): 66-68.

[8] Mitt P, Metsvaht T, Five-year prospective surveillance of nosocomial bloodstream infections in an Estonian paediatric intensive care unit. Journal of hospital infection. 2014, 86 (2): 95-99.

[9] Urrea M, Iriondo M, Thio M, et al. A prospective incidence study of nosocomial infections in a neonatal care unit. Am J Infect Control, 2003, 31 (8): 505-507.

［10］张晓丽．新生儿重症监护病房医院感染特点及高危因素分析研究．山东大学，2012．

［11］徐秀华，吴安华，任南．我国医院感染管理的发展与现阶段的任务．中华医院感染管理杂志，2000，16（9）：534-536．

［12］WHO Guidelines on Hand Hygienein Health Care（Advanced Draft）．WHO. 2005．

［13］黄淑环，张伟嫦，梁建红，等．新生儿科医院感染目标性监测．中国感染控制杂志，2012，11（1）：59-61．

［14］吕婕，陈峰，等．新生儿医院感染病例分析与干预措施．中华医院感染学杂志，2010，20（12）：1702-1703．

［15］Hewlett AL, Mark E. Rupp ME. New developments in the prevention of intravascular catheter associated infections. Infectious Disease Clinics of North America, 2012, 26（1）：1-11．

［16］Ming-Yan Hei, Xiao-Chun Zhang, Xiang-Yu Gao, et al. Catheter-related infection and pathogens of umbilical venous catheterization in a neonatal intensive care unit in China. Amer J Perinatol, 2011, 29（2）：107-114．

［17］Duo-shuang Xie, Wei Xiong, Rui-ping Lai, et al. Ventilator-associated pneumonia in intensive care units in Hubei province, China：A multicentre prospective cohort survey. Journal of Hospital Infection, 2011, 78（4）：284-288．

［18］Taylor T, Massaro A, Williams L, et al. Effect of a dedicated percutaneously inserted central catheter team on neonatal catheter-related bloodstream infection. Advances in Neonatal Care, 2011, 11（2）：122-128．

［19］Kaufman D A, Manzoni P. Strategies to prevent invasive candidal infection in extremely preterm infants. Clinics in Perinatology, 2010, 37（3）：611-628．

［20］Has MK, Paten JB, Fisher DE. Percutaneous central venous catheterization. Three years experience in a neonatal intensive care unit. Am J Dis Child, 1990, 144（11）：1246-1250．

［21］Garland JS, Henrickson K, Maki DG. The 2002 hospital infection control practices advisory committee centers for disease control and prevention guideline for prevention of intravaseular device related infection. Pediatrics, 2002, 110（5）：1009-1013．

［22］Cardero L, et al. A comparsion of two airway auctioning frequencies in mechanically ventilated, very low birth weight infants. Respir Care, 2011, 46（8）：783-788．

［23］中国普外基础与临床杂志编辑部．多学科协作综合医疗模式——MDT 的探讨．中国普外基础与临床杂志，2007，14（1）：31．

［24］Omotayo Fatokun. Exploring antibiotic use and practices in a Malaysian community. International Journal of Clinical Pharmacy, 2014, 36（3）：564 569．

第五节　内镜中心（室）的医院感染管理

一、内镜中心（室）医院感染管理的概念与工作开展的背景意义

内镜问世已 100 多年，经历硬式与软式两大阶段，近代发展成纤维内镜和电子内镜，前者藉光学导像目镜窥察，后者藉 CCD 荧屏显示，两者均能深入外通式管道脏器如消化道、呼吸道、泌尿道。闭合式体内镜可以进入胸腔、腹腔、关节腔进行观察诊断、活体取材，同时兼能进行腔内手术，如肿瘤摘除、疏通癌性梗阻、胆囊摘除等，应用高新技术开展介入治疗，还具有摄影、录像或放大和处理图像等电脑智能化多种功能，是现代化新颖的高精技术设备。近年来随着内镜技术的飞速发展，胶囊内镜、小肠镜、NBI 内镜，超声内镜等各种新型内镜不断出现，内镜也从单纯诊断发展到可以进行各种复杂的治疗，为疾病的诊治与预防起到了积极的作用。

内镜作为一种侵入人体腔内的仪器，因其材料特殊、构造精细、存在许多管腔、窦道，许多部件不耐高温、高压、怕腐蚀，只能采用低温消毒或消毒剂浸泡，又因其造价高，医院内镜数量少，使用频率高等原因，给内镜消毒带来许多困难，是造成医院疾病交叉感染和医源性传播的重要途径[1]。此外，由于消毒剂使用不当，也会对病人与工作人员造成化学性伤害。因此防止因内镜检查交叉感染的措施——内镜清洗消毒[2]，是值得临床重视的问题。在内镜诊疗技术应用不断大幅度增加的情况下，如何加强内镜的使用与管理，保证消毒灭菌质量，确保医疗安全，是摆在内镜使用者和医院感染管理者面前的一个重要问题。规范的清洗消毒是预防和控制内镜相关感染的关键。

二、国际内镜清洗消毒管理的历史与现状

自 1962 年 Pepper 等人发现戊二醛经碱化后对细菌芽胞具有明显的杀灭效果以来，使得戊二醛逐步成为一种广谱、高效、低刺激、低腐蚀、安全低毒、稳定的消毒剂，也是继甲醛和环氧乙烷之后化学消毒剂发展史上的第 3 个里程碑。70 年代中后期戊二醛开始应用于内镜的消毒，基于此，各个国家相继制定了内镜清洗消毒规范或指南，使内镜的感染控制问题越来越引起人们的重视。

（一）美国内镜清洗消毒管理情况

美国是最早开始制定内镜清洗消毒规范的国家。1978 年，美国执业医师感染控制学会成立了负责内镜清洗消毒工作的专门委员会，并提出了可曲式纤维内镜清洗消毒指南。它可能是最早的指南，它强调了要仔细地清洗内镜表面及所有孔道、应以高水平的消毒剂如 2% 戊二醛进行消毒处理、还需用流水冲洗内镜表面及孔道等内容。1994 年美国 FDA 又提

出：内镜及附件，应在 25℃2% 戊二醛液浸泡 45min，以完成高水平消毒，保证 100% 杀灭所有微生物包括分枝杆菌和芽胞。美国感染控制和流行病学专业人士学会（APIC）于 1994 年公布了软式内镜清洗消毒的 APIC 标准。在总结大量实践经验的基础上，ASGE 制定出消化内镜感染控制临床应用指南，对消化内镜清洗消毒方法、消毒剂应用等都做了切实可行的规定，增强了临床可操作性。随后，美国胃肠病学会（ACG）、美国消化病学会（AGA）、美国消化护士学会（SGNA）、美国围手术期注册护士协会（AORN）、美国试验和材料协会（ASTM）以及 CDC、FDA 等，也都相继制定出各自的内镜清洗消毒操作标准、方案、规范或指南。2003 年，美国消化内镜学会（ASGE）和美国卫生流行病学协会（SHEA）召开会议，由医师和护士组织、感染控制机构、联邦管理组织及公司领导的代表参与，就内镜清洗消毒专题展开讨论，第 2 天产生的共识总结了研讨会上公布的数据，并提出了内镜消毒的建议，这也是目前影响最大应用最广泛的软式消化内镜消毒处理多学会共同指南，经过 11 个专业学会共同批准，它们分别是 ASGE、SHEA、医疗保健组织联合委员会（GCAHO）、ACG、AGA、APIC、SGNA、AORN、美国结直肠外科学会（ASCRS）、美国消化内镜外科学会（SA GES）及美国联邦微创外科学会（FASA）。

（二）欧洲内镜清洗消毒管理情况

英国胃肠病学会（BSG）内镜委员会于 1983 年就提出了内镜清洗消毒应遵守的基本规范，但是当时制定规范时许多内镜还不能全部浸泡于液体中，此外也未考虑 HIV 感染等特殊情况。1988 年英国胃肠病学会（BSG）内镜委员会对 1983 年的规范进行了修改，专门提出了 HIV 感染者胃肠镜消毒的问题。随着感染控制及流行病学的研究进展，对内镜清洗消毒的要求越来越严格。1998 年 BSG 内镜委员会再次修改了内镜清洗消毒，将 2% 碱性戊二醛消毒时间由过去的 4min 提高到 10min。2000 年欧洲胃肠内镜学会（ESGE）制定了新的内镜清洗消毒指南，该指南获得了微生物学家、内镜医师、护士及医药企业人士的一致认可。该指南特别提出要保证内镜清洗消毒的程序严格执行，势必会增加内镜消毒时间，因此建议在内镜中心增加内镜数量以完成日常的操作；此外还会增加内镜检查的成本，即便如此也要严格遵守指南要求，以保证患者和工作人员的安全。2008 年 ESGE 更新了这一指南。

（三）日本内镜清洗消毒管理情况

日本历来非常重视内镜的清洗消毒工作。1977—1983 年成立了第一届内视镜消毒研究委员会，1995 年又组建了第二届委员会，1996 年 3 月制订出内镜清洗消毒指导方案，进行推广和不断改进。此外日本消化内镜技师协会（JGETS）也制定了相关的内镜清洗消毒规范。1988 年 JGETS 成立，1992 年 JGETS 成立了消毒委员会，为制定内镜消毒规范做准备，1996 年第一版 JGETS 的内镜消毒规范出版，2004 年第二版规范出台。而日本消化内镜学会（JGES）于 2006 年制定了 JGES 的第三版内镜清洗消毒规范。为了使整个学会的消毒规范统一，便于操作，2008 年日本消化内镜技师协会、消化内镜学会及环境感染协会（JSEI）制定了多学科的内镜清洗消毒指南。目前日本的内镜洗消多遵循该指南进行。

（四）其他组织及国家内镜清洗消毒管理情况

世界胃肠病学组织也针对内镜消毒问题及各个国家不同的实践情况制定了内镜消毒实践指南，目前是 2005 年修订的版本。此外澳大利亚、加拿大等多个国家的相关学会都有自己的内镜清洗消毒指南。这也说明世界各国都非常重视内镜操作相关的医源性感染控制问题。但是关于内镜清洗消毒操作过程的规范很多，也导致各国各个协会的标准有不完全一致的地方，因此在实际执行过程中难免遇到一些问题，因此每个国家都应该根据自己的实际情况，组织多学科专家共同制定相应的规范，以便于在实际工作中统一执行。

三、中国内镜医院感染管理开展的历史沿革与现状

（一）中国内镜医院感染管理开展情况的历史沿革及各时期的特点

我国消化内镜工作已经在全国普及，诊断与治疗内镜技术基本上与国际接轨，但是内镜清洗消毒方面的工作远落后于许多发达国家。

1. 在内镜发展的早期（2004 年之前）

在消化内镜发展的早期，没有相应的规范规定内镜清洗消毒的方法和程序，清洗消毒方法十分简单：用液体冲洗内镜的管腔（仅用非流动水），用酒精擦净内镜的表面。当时仅用清水清洗内镜，消毒剂基本上是一些低水平的液体消毒剂（如季铵化合物、石碳酸、酒精、洗必泰、碘伏等）。到了 80 年代随着内镜清洗消毒规范的制定，对清洗消毒有了认识和要求。内镜清洗由单纯用清水洗改为用清洁剂清洗，能够更好地去除血迹及黏液等组织残留物，同时还能保证消毒剂发挥更好的消毒效果。70 年代后期 80 年代初期，发生数起在内镜逆行胰胆管造影（ERCP）后铜绿假单胞菌血症，推测可能是由于残留在管腔内的水分导致条件致病菌生长，促使了酒精冲洗、管道吹干、内镜垂直放置等技术改进。1988 年以后，随着内镜制造水平的发展，使得内镜可以完全浸泡在液体里进行洗消。我国第一次消化内镜消毒规范研讨会于 1997 年 9 月 2 日至 3 日在南京召开，来自全国 21 个省市和自治区的 129 名代表出席了会议。主要讨论了内镜消毒设备、消毒技术及方法、消毒液的选择和应用等并且制定了我国第一部消化内镜消毒试行方案，使我国的内镜清洗消毒工作逐步走上正规。

2. 内镜技术迅速发展时期（2004—2014 年）

这个时期，内镜的诊疗技术发展迅速，包括支气管镜、喉镜、胃镜、十二指肠镜、小肠镜、结肠镜、超声内镜、腹腔镜、宫腔镜、胆道镜等。进入 21 世纪后，随着消化内镜技术的发展，又陆续出现了胶囊内镜、双（单）气囊小肠镜、染色内镜、放大内镜、荧光内镜、共聚焦激光显微内镜等特殊内镜。与此同时，随着大量内镜诊疗附件的研制与开发，除了传统内镜治疗技术逐步完善外，不断有创新性的技术相继问世，如内镜下黏膜切除术（EMR）、内镜下黏膜剥离术（ESD）、经口内镜下肌切开术（POEM）、内镜联合腹腔镜、胆胰恶性肿瘤的介入治疗及难治性胆胰管结石碎石治疗等，使得内镜从单纯的诊断工具发展成为疾病微创治疗的最重要措施。自从 1973 年实施第 1 例内镜下逆行胰胆管造

影术（ERCP）以来，ERCP 在中国大陆地区的发展已经有 40 年，在胆总管结石、慢性胰腺炎、胰腺假性囊肿等疾病的治疗中替代了大部分手术治疗，极大地提高了治疗成功率，降低了并发症发生率。ERCP 联合超声内镜正逐步成为胰胆系统疾病内镜治疗的热点。随着消化内镜新概念的出现和内镜医师观念的转变，消化内镜下治疗技术正从消化道腔内向管壁内甚至腔外逐步深入。

为进一步加强医疗机构内镜清洗消毒工作，保障医疗质量和医疗安全，原卫生部组织有关专家，在调查研究的基础上制定了《内镜清洗消毒技术操作规范（2004 年版）》，以行政发文的形式规定了内镜清洗消毒的各项要求。对清洗消毒有了更深的认识和更严格的要求[3-5]。无论机洗还是手工清洗都更注重按严格的标准规范操作。越来越多的各种材料制作的专用流动水清洗消毒槽（四槽或五槽）用于临床，并配有自动控制时间的灌流系统、高压水枪、高压气枪、干燥设备，使内管道清洗更加彻底，消毒更加严格。新的第二代自动四槽或五槽内镜清洗消毒系统又增加了电脑清洗消毒程序控制、储存功能，使内镜清洗消毒的每一步骤严格按时完成后才能进入下一程序，每一个受检者的清洗消毒过程、时间数据都储存在电脑中，可以备查。在手工清洗消毒内镜的同时，内镜自动清洗消毒机也不断发展使得消毒过程更标准化、更有效[6]。

3. 内镜清洗消毒规范化时期（2014 年以后）

2010 年以后，内镜医学的进步已经深刻地广泛地改变了几乎所有临床医学学科的工作模式，提高了医生的诊治水平，为广大患者带来了福音。随着技术和观念的进步，内镜清洗消毒有了新的进展。2014 年国家卫计委又组织专家参考国内外最新相关文献、指南及共识意见，结合我国实际情况，制定了我国消化内镜清洗消毒专家共识[7]。从布局流程到设备耗材、清洗消毒流程、内镜附件的处理、内镜储存、个人防护、内镜清洗消毒的管理及监测与记录，以行业标准的形式规范内镜的清洗消毒工作，使内镜的医院感染管理工作有了质的飞跃。

（二）中国内镜医院感染管理工作的现状

从 2004 年原卫生部《内镜清洗消毒技术操作规范》发布以来，我国城市三级医院内镜清洗消毒已大有改进，每日内镜检查量：呈明显增长趋势。作为一种检查和治疗的工具，"胃镜"在临床上有绝对的优势。2016 年，由中国医院协会医院感染管理专业委员会牵头的"中国医院感染管理工作 30 周年总结"课题之一"内镜中心（室）的医院感染管理"调查了全国 11 个省市共 278 家医疗机构参与调查，其中填写完整（1986 年、2005 年及 2015 年）信息的 78 家，填写 2005 年及 2015 年相关信息的 175 家，填写 2015 年信息的 278 家。其中二级医疗机构 47.06%，三级医疗机构 52.94%。结果显示：每天每根胃镜检查的人次由 1986 年的 0.7 次增加到 2015 年的 5.6 次。在人员配备与培训、设备投入、高效消毒剂的选用、操作程序的规范方面都有很大提高。

1. 经过培训的清洗人员增加，由工人清洗的比例明显增加

清洗人员的数量及清洗质控是确保内镜清洗消毒过程不可忽视的重要环节[8]。本次对于"清洗人员"的调查发现，清洗人员的数量呈增长趋势。多数医院都是以护理人员清洗为主，但是经过培训的工人的比例逐年上升，从 1986 年的 2.94% 上升到目前的 21.48%，

（表6-5-1），且大多经过省市级的培训，或者通过进修、医院内部培训等方式来提高清洗水平。其中，没有内部质控的比例从1986年的42%减少到2015年的6.7%。清洗人员能自觉执行规范的清洗消毒技术标准，最终达到掌握最佳的技术操作技能，为确保内镜的清洗质量提供保证。

表 6-5-1　清洗人员类别构成变化

类别	1986 年	2005 年	2015 年
医生	10.81%	3.80%	4.10%
护士	81.08%	88.61%	56.56%
工人	5.41%	1.27%	13.11%
护士+工人	2.70%	6.33%	29.51%

2. 清洗用水质量提高

内镜消毒效果是否合格，不仅与消毒剂有关，还与清洗过程、冲洗用水等多方面因素有关[9]。内镜冲洗用水不同于治疗用水，虽然与人体不直接接触，尚未见到相关卫生要求，但可能导致消毒后的内镜重新被污染。清洗用水质量的变化非常明显。1986年50%的单位使用存储水进行内镜的清洗，2005年，90%的单位使用流动水进行清洗，而2015年这一比例已达到100%。水的质量也不断提高，2015年有16%的机构使用纯化水进行内镜的清洗，52%的医疗机构使用过滤水。并且42%的医疗机构清洗用水水温可以调节。

3. 清洗用品及设施改善

调查显示最初的清洗方式主要是水桶内浸泡，而2015年手工流动水清洗槽（组）、含有自动灌流器的半自动清洗槽（组）、及全自动清洗机（台）的使用逐渐普及。1986年几乎没有清洗酶的使用，但是到2015年已经有超过99%的医疗机构使用酶液清洗内镜。清洗计时方式也由1986年的人工估算（72%）到2015年普通计时器（44%）及自动灌流器计时（53%）普遍使用。内镜内孔道冲洗[10]也由简单冲洗到目前的强化冲洗、自动化冲洗（表6-5-2），有效改善了清洗质量。

表 6-5-2　内镜孔道冲洗方式构成变化

冲洗方式	1986 年	2005 年	2015 年
简单冲洗	94.44%	46.91%	9.02%
强化冲洗	5.56%	50.62%	42.62%
自动化冲洗	0.00%	6.17%	57.38%

4. 内镜消毒及监测日趋规范

内镜消毒用消毒剂品种逐渐增加，打破了戊二醛独占内镜消毒剂市场的状态。《内镜清洗消毒技术操作规范（2014年版）》中，规定了戊二醛用于各种内镜的消毒时间，随着消毒剂的发展，逐渐有邻苯二甲醛、氧化还原电位水和络合氯类消毒剂应用于内镜消毒。本次调查结果显示，化学消毒剂浸泡作为消化内镜最普及的消毒方式，随着对医院感染的重视，消毒剂的使用逐渐规范化，洁尔灭等低水平消毒剂已不再使用，取而代之的是酸化水、邻苯二甲醛等消毒剂的普及。在本次调查中，戊二醛的使用率呈下降趋势（表

6-5-3）。消毒剂应每天监测浓度及定期微生物学监测[11-12]，调查结果显示监测日趋规范化，只有0.74%的机构不能做到定期对浓度及微生物情况进行监测。

表6-5-3　消毒剂使用情况变化

消毒剂种类	1986年	2005年	2015年
戊二醛	63.89%	92.59%	57.39%
邻苯二甲醛	0.00%	0.00%	16.39%
酸化水	0.00%	7.41%	13.11%
其他	36.11%	2.47%	13.11%

5. 清洗消毒记录信息化

从调查显示1986年以前，没有清洗消毒记录。2005年以清洗人员采用人工记录的方式，工作繁重，使操作人员耗费大量的时间与精力。并且内镜周转较快，书面记录难以快速查询，不具备长期保存数据和可追溯性的效果。2005年采用自动化记录及2015年采用信息化追溯系统的机构增多（表6-5-4），可以记录清洗人员、具体每个清洗消毒时间、使用患者信息等。真实记录内镜清洗消毒、使用过程的完整数据，并且操作简单，可以减轻手工记录的繁琐工作，提高工作效率。

表6-5-4　消毒记录方式变化

记录方式变化	1986年	2005年	2015年
手工记录	100.00%	98.75%	81.96%
自动化记录	0.00%	1.25%	9.02%
实现可追溯	0.00%	0.00%	9.02%

（三）内镜医院感染管理工作取得的成就

我国消化内镜在新器械、新技术的应用上基本与世界同步，内镜清洗消毒技术也同步发展。

1. 内镜清洗消毒技术规范化　随着内镜诊疗技术的迅速发展，各级医院相继成立了内镜中心，鉴于内镜结构的复杂性及特殊性，进一步规范内镜清洗消毒，杜绝因内镜清洗消毒不彻底造成的医源性感染发生。内镜自动清洗消毒机的技术发展非常快，甚至一台机器可以同时洗消多根内镜，国内应用及其清洗的单位也越来越多了[13]。随着内镜洗消技术的发展，从事内镜诊疗和内镜清洗消毒工作医务人员的培训也越来越受到重视。培训内容包括了个人防护知识、国家关于血源性病原体职业暴露的相关规定、内镜及附件清洗消毒的程序、内镜的构造及保养知识、疾病的传播知识、安全工作环境的维护、高水平消毒剂的使用及医疗废物处理等内容，以确保内镜感染控制的有效性[14]。

2. 清洗消毒记录信息化　以往内镜的清洗消毒记录大多采用人工记录的方式，工作繁重，使操作人员耗费大量的时间与精力。由于内镜周转较快，书面记录难以快速查询，不具备长期保存数据和可追溯性的效果。操作人员随意性较大，缺乏有利的监管手段进行约束，存在事后补充或篡改记录的可能。无法收集处理过程和技术参数的动态信息，进行质量分析和预测。2015 年以后采用信息化追溯系统的机构增多，该系统可以记录清洗人员、具体每个清洗消毒时间、使用患者信息等。可以约束操作人员工作规范，不可跳越逆转，有利于提高内镜清洗消毒质量和安全性。提高工作质量和效率。真实记录内镜清洗消毒、使用过程的完整数据，并且操作简单，可以减轻手工记录的繁琐工作，约束清洗工作人员行为，降低出错概率，提高工作效率。实现全过程追溯，对清洗消毒质量不合格或过期的内镜能自动预警提醒，消除安全隐患，降低感染率。

3. 感染管理监测常规化　在内镜的清洗消毒技术的执行中，消毒剂浓度每天监测，一旦浓度低于正常则立即更换消毒剂以确保消毒剂浓度。消毒内镜消毒效果每季度监测、内镜附件每月监测常规开展，使内镜的清洗消毒质量得到有效监控。

（四）内镜医院感染管理工作存在的问题与对策

随着软式内镜诊疗技术应用范围的不断拓宽。防止交叉感染将成为 21 世纪内镜检查面临的重大问题。2015 美国华盛顿州某医院发生特大耐药大肠埃希氏菌暴发感染事件[15]，32 名接受 ERCP 检查的患者出现严重胰腺及胆道感染性疾病，有超过 30% 的患者死亡，其中 7 名发生在分离出大肠埃希氏菌的 1 月内。无疑向我们说明了一个显而易见的事实：在手工清洗掉所有的可见污物之后，内镜的生物负载仍存在，特别在那些容易污染和难以观察和清洗的部位，如活组织检查端口和通道等。在软式内镜诊疗技术应用不断大幅度增加的情况下，如何加强内镜的使用与管理，保证消毒灭菌质量，确保医疗安全，是摆在内镜使用者和医院感染管理者面前的一个重要问题。在此后的实际工作中，如何采取日常监督与定期监测相结合，关注清洁与清洗、消毒与灭菌、干燥与保存、监测与监督等诸环节，以最大程度保障患者安全是我们今后的工作重点。

随着消化内镜下治疗的发展，内镜治疗附件越来越多，一次性附件如活检钳等已用于临床，对杜绝内镜感染有很大作用[16]。但由于经济条件所限，部分受检者仍然不能做到一次性附件一次性使用，此时内镜附件如导管、圈套器、内镜注射器、乳头切开器的消毒灭菌就显得尤为重要，还有清洁刷也不能经受压力蒸汽灭菌。

基层医疗机构的内镜使用也十分普遍，主要是用于诊断，由于使用频率有限，常集中在某一天进行，这为内镜的规范的清洗消毒带来挑战。清洗质量如何保证，消毒剂的选择，消毒剂的浓度及生物监测如何保证同质化等都是有待解决的问题。

四、中国内镜医院感染管理工作展望

（一）与内镜技术同步发展的感控水平

1. 感控为内镜新技术的开展保驾护航　我国内镜领域的新理念、新技术、新器械发展迅速，内镜医学的进步已经深刻而广泛地改变了几乎所有临床医学学科的工作模式，提高了医生的诊治水平，为广大患者带来了福音。比如近年来，以"达·芬奇"机器人手术系统（the da Vinci surgical system）为代表的机器人手术系统在腹腔镜外科中的应用显现出一系列的优势，使其在腹腔镜前列腺切除手术、腹腔镜胰十二指肠切除手术中的消化道吻合重建上更为得心应手。内镜技术要保持飞速发展的态势，必须有与之相对应的内镜清洗消毒技术，如机器人器械的清洗消毒灭菌如何实现，其无菌状态如何保持等，对于这类内镜的清洗机器的清洗精细化是感控的重要的研究方向，随着内镜的内部结构愈发精细复杂，彻底洗消难度逐渐增大，常规的清洗消毒是否能满足内镜治疗技术的开展将是未来需要重点攻克的难题。希望在未来有更多的临床研究、尤其是设计严谨的多中心随机对照试验启动、完成，为内镜的清洗消毒灭菌工作提供循证医学证据，为进一步推广普及奠定基础。同时，其采取的灭菌方法也是需要探讨的问题。可以预见，十二指肠镜等多种治疗性内镜的清洗消毒将不断引起大家的高度关注，未来将更多地采取灭菌方法对其进行处理。

2. 参与内镜诊疗过程的感控措施实施及研究 内镜诊疗术后出现感染的风险及其相关因素的研究会成为将来的研究重点。以 ERCP 为例，术后发热的患者是否有感染存在，感染是否与具体操作步骤有关，哪些感控措施可以减少术后感染等，大量的过程研究有待我们与临床医务人员共同去完成。未来的内镜感控应该是内镜技术过程的感控，是在大量研究基础上的科学感控。

3. 内镜消毒灭菌方法趋于多元化 对于许多内镜的消毒灭菌方法不再单一，以胃镜为例，戊二醛使用在减少，更多的单位选择采用消毒时间短、相对工作人员安全性好的邻苯二甲醛、酸性氧化电位水等，十二指肠镜由于清洗难度大，感染风险高，采用过氧乙酸全自动清洗消毒灭菌的会增加。同时，采用过氧化氢低温等离子灭菌内镜的方法应用广泛，压力蒸汽灭菌和其他低温灭菌如甲醛蒸汽灭菌方法，随着内镜材质的改进，在临床上的应用会日趋增加。

（二）内镜清洗消毒灭菌工作同质化

质量控制是内镜技术发展的"生命线"，是患者医疗安全的基本保障。我国内镜清洗消毒灭菌质控存在差异化，不同地区不同级别医疗机构对于内镜的清洗消毒灭菌的重要性认识不一致。内镜清洗消毒技术操作因人而异，距离同质化管理尚有较大差距。在未来的5-10年里，各级医院感染管理质控中心与消化内镜等相关专业合作，制定各种内镜清洗消毒技术 SOP，对于清洗人员进行培训、考核，为内镜的清洗消毒灭菌质控同质化做出努力。

在人力成本不断升高的未来，自动清洗消毒机器的应用将会日益增加。对于机器的清洗消毒质控要求也将出台，特别是机器的自身清洗消毒功能是一个非常重要的环节。

内镜清洗消毒灭菌记录信息化实现可追溯，目前医疗机构大多采用手工记录的方式进行清洗消毒的追踪和追溯，工作较繁琐，可能存在事后补记、记录不及时等现象，不利于约束工作人员行为。计算机信息具有信息量大，记录详尽、便于查询，可追溯性强等优点，可以责任到人。并且数据可长期保存，可与医院其他信息系统实现数据共享和实时传递。实现全过程追溯，对清洗消毒质量不合格或过期的内镜能自动预警提醒，消除安全隐患，降低感染率。信息技术是未来的必然趋势。

通过第三方检测中心或依托大医院使内镜相关监测同质化是未来发展方向。以内镜清洗消毒效果监测为例，众多社区服务中心不具备内镜消毒效果监测条件，随着医改的不断深入，基层医疗机构将更多地承担患者的基本检查及治疗，内镜的使用在社区等基层单位会越来越多，其清洗消毒灭菌的同质化十分重要，必须明确的是开展内镜诊疗项目就应执行国家相关规范，因此，通过每季度由第三方进行检测来保障内镜监测同质化也是发展趋势。

（李 阳 姜亦虹）

参 考 文 献

［1］消化器内视镜技师学会．消化器内视镜の感染制御に関するマルチソサエティ实践ガイド揭载［EB/OL］．2013-07-18. http：//www. jgets. jp/CD MS guide 20130710. pdf.

［2］Beilenhoff U，Neumann CS，Rey JF，et al. ESGE-ESGENA guideline：Cleaning and disinfection in gastro-intestinal endoscopy. Endoscopy，2008，40（11）：939-957.

［3］中华人民共和国国家卫生和计划生育委员会．WS/T367-2012. 医疗机构消毒技术规范．北京：中国标准出版社，2012.

［4］中华人民共和国国家卫生和计划生育委员会．WS310.1-2009 医院消毒供应中心第 1 部分：管理规范．北京：中国标准出版社，2009.

［5］中华人民共和国国家卫生和计划生育委员会．卫生部关于印发《内镜清洗消毒技术操作规范（2004年版）》的通知［EB/OL］．2004. http：//www. moh. gov. cn/mohyzs/s3593/200804/18624. shtml.

［6］ASGE Quality Assurance In Endoscopy Committee，Petersen BT，ChennatJ，et al. Multisociety guideline on reprocessing flexible gastrointestinal endoscopes：2011. Gastrointest Endosc，2011，73（6）：1075-1084.

［7］中国消化内镜清洗消毒专家共识意见，中华消化内镜杂志，2014（31）：617-623.

［8］Rutala WA，Weber DJ. The Healthcare Infection Control Practices Advisory Committee（HICPAC）. Guideline for Disinfection and Sterilization in Healthcare Facilities，2008［EB/OL］. http：//www. cdc. gov/hicpac/pdf/guidelines/Disinfection Nov 2008. pdf.

［9］Rey JF，Bjorkman D，Duforest-Rey D，et al. WGO-OMGE/OMED practice guideline endoscope disinfection［EB/OL］．2005. http：//www. docin. com/p-542922726. html.

［10］Beilenhoff U，Neumann CS，Rey JF，et al. ESGE- ESGENA guideline for quality assurance in reprocessing：Microbiological surveillancetesting in endoscopy. Endoscopy，2007，39（2）：175-181.

［11］Society of Gastroenterology Nurses and Associates. Guidelines for the use of high- level disinfectants and sterilants for reprocessing offlexible gastrointestinal endoscopes. Gastroenterol Nurs，2004，27（4）：198-206.

［12］American Society for Gastrointestinal Endoscopy，Petersen BT，Adler DG，et al. Auto mated endoscopies processors. Gastrointest Endosc，2009，69（4）：771-776.

［13］Alvarado CJ，Reichelderfer M. APIC guideline for infection prevention and control inflexible endoscopy. Association for Professionals Infection Control. Am J Infect Control，2000，28（2）：138-155.

［14］Society of Gastroenterology Nurses and Associates. Standards of infection control in reprocessing of flexible gastrointestinal endoscopes. Gastroenterol Nurs，2013，36（4）：293-303.

［15］Noronha AM，Brozak S. A 21st century nosocomial issue with endoscopes. BMJ. 2014 Mar 19；348：g2047. doi：10. 1136/bmj. g2047

［16］Rey JF，Bjorkman D，Duforest- Rey D，et al. WGO- OMGE/OMED practice guideline endoscope disinfection［EB/OL］．2005，http：//www. dociin. com/p-542922726. html.

第六节　血液透析中心（室）的医院感染管理

一、血液透析中心（室）医院感染管理的概念与工作开展的背景意义

（一）概念

1. 血液净化（blood purification）

把患者血液引出体外并通过一种净化装置，除去其中某些致病物质，净化血液，达到治疗疾病的目的，这个过程即为血液净化。血液净化包括：血液透析、血液滤过、血液透析滤过、血液灌流、血浆置换和免疫吸附等。

2. 血液透析（hemodialysis，HD）

指将患者的血液引流至体外循环装置后，通过具有弥散、对流及吸附功能的人工装置（如透析器、血液滤过器）模拟肾的部分功能，排除血液中的毒素、代谢产物，维持电解质和酸碱平衡，并清除多余水分的过程。

3. 血液透析中心（室）（dialysis center）

血液透析中心（室），是利用血液透析的方式，对因相关疾病导致慢性肾衰竭或急性肾衰竭的患者进行肾替代治疗的场所，是各级医院大内科为了治疗慢性肾衰竭或急性肾衰竭疾病而设置的一个临床科室。

4. 血源性病原体（blood borne pathogen）

血源性病原体是指存在于血液和某些体液中的能引起人体疾病的病原微生物，例如乙型肝炎病毒（HBV）、丙型肝炎病毒（HCV）和人类免疫缺陷病毒（HIV）等。

5. 血透事件（dialysis event，DE）

血透事件主要包括使用抗菌药物、血培养结果阳性和血管通路部位出现脓液、发红或肿胀加剧。在这3种血透事件基础上，推断血流感染和血管通路感染（血管穿刺部位感染和血管通路相关血流感染）[1]。

（二）血液透析中心（室）医院感染管理工作开展的背景意义

血液透析（以下简称为血透）患者人数众多。2008年，我国血透患者约79.1人/100万[2]。近年来，高血压、糖尿病、自身免疫性疾病等可能合并肾损害的慢性疾病发病率不断升高，加之环境因素、人口老龄化等，导致终末期肾病患者日益增加；同时，随着我国医疗卫生事业的发展，全民经济水平、透析技术与透析从业人员水平、血透患者生存率和生活质量的提高，血透患者人数以每年超过11%的速度增长。根据中国肾数据系统的数据，截至2012年底，中国接受血透的患者已达到27万人，且其中90%为接受连续性肾替代治疗的终末期肾病患者[3]。

血透患者有基础疾病、营养不良、免疫力下降，且需要长期使用血管通路进行穿刺或留置导管，是感染的高危险人群。血透患者不仅可发生血管通路感染（包括血管穿刺部位感染和血管通路相关性血流感染），还可发生其他部位的感染，如肺炎、尿路感染等[4]。血透患者发生血流感染的危险因素主要包括留置中心静脉导管、其他部位有感染、高龄、罹患糖尿病、手卫生依从性差、铁超负荷状态，以及鼻腔内金黄色葡萄球菌定植等。其中，留置导管是血透患者发生血流感染最重要的危险因素[5]。血透患者发生感染不仅影响患者本身疾病的康复、增加患病率和病死率，而且增加抗菌药物的使用率、延长住院天数，增加住院费用。

此外，血透患者是感染乙型肝炎病毒（HBV）和丙型肝炎病毒（HCV）的高危人群，主要原因包括使用相同的透析机、静脉药物污染、感染控制不充分、输血和患者免疫力下降[6~7]。同时，因这些感染发病时间长、起病慢、感染途径多、临床表现不典型等，具有较高的隐匿性，不易被察觉。血透患者 HBV/HCV 感染会导致较高的发病率和死亡率。Aghakhani Ad[8]等发现约 2% 的血透患者因患病毒性肝炎而死亡。美国等发达国家的血透机构常因明显违反操作规程而导致 HBV 感染暴发，例如：1992—2007 年间美国和欧洲有30% 的 HBV 感染暴发发生在血透机构。不同国家血透患者感染 HBV 和 HCV 的感染率有所不同。SarraElamin[9]等指出，由于感染预防和控制措施的实施及乙肝疫苗的使用，HBV的感染率明显下降，美国血透患者 HBV 新发感染率从 6.2%（1974 年）降至 0.06%（1999 年）。而因 HCV 缺乏疫苗，HCV 感染率仍处于较高水平。Lyn Finelli[10]等报道，2002 年美国血透机构中，HIV 感染患者占 1.5%。

因此，如何对血透进行规范化管理，确保血透医疗安全、提高血透医疗质量，预防和控制血透患者感染的发生成为近年来医院感染管理关注的重点。血透质量控制和规范化管理是医院医疗质量管理的重要组成部分，是需不断完善、持续改进的过程，主要涉及从业人员管理、布局和设备管理、消毒隔离管理、患者管理、透析资料登记管理等方面。

二、血透中心（室）医院感染管理工作的国际历史与现状

（一）血透相关不良事件的监测

美国建立了一系列关于血透患者的监测体系。美国国家血透相关疾病监测（National Surveillance of Dialysis-Associated Diseases，NSDAD）从 20 世纪 70 年代就已开展监测项目，该项目是美国 CDC 和保健财政机构联合开展的针对所有的终末期肾病患者的调查，分别于 1976 年、1980 年、1982—2002 年期间每年或每两年进行。前期主要收集患者总数、多重耐药菌感染患者的治疗情况、医务人员和患者 HBV 的患病率和 HBV 疫苗的使用情况、血透相关感染的预防和控制措施，以及透析相关不良事件的发生率及致死率等信息，后期调查还增加了医务人员和患者 HCV 的患病率。CDC 的监测数据显示：1972—1974 年，患者和工作人员中 HBsAg 阳性者分别达到 6.2% 和 5.2%，因无症状慢性感染患者的存在及缺乏适当的预防控制措施，HBV 感染暴发较为常见；而到了 1983 年，发病率已降至0.5%，隔离透析的比例从 75% 上升至 86%，每月筛查患者 HBsAg 的比例从 57% 上升至

84%。隔离透析和规律的血清学监测，对 HBV 传播的成功预防起到了关键性作用。CDC 还于 1998—2012 年调查了 11 例在慢性血透中心 HCV 患者的暴发事件，均与未严格执行感染控制措施相关，如不正确的药物处理及准备（共用治疗车以准备和分发药物，共用多剂量药瓶），在不同患者之间使用未消毒设备和用品，未及时清理飞溅出的血液等。因此，CDC 自 2001 年开始推荐血透患者在开始透析时及透析后每 6 个月常规检测 HCV 抗体。1985—2002 年，美国为 HIV 感染者提供长期血透的透析中心从 11% 上升至 39%，已知 HIV 感染者的比例从 0.3% 上升至 1.5%，但 HIV 感染者的比例仍保持相对稳定。然而，美国尚无血透中心报道有患者与患者间的 HIV 传播，但其他国家有此报道；HIV 感染暴发主要与重复使用穿刺工具，设备消毒不严格，患者间共用注射器和透析器有关。

1999 年，美国 CDC 发起了透析监测网络（Dialysis Surveillance Network，DSN），由大约 100 家自愿报告透析感染数据的门诊透析中心组成。上报数据包括不同类型血管通路的患者总数（以计算感染和不良事件率）以及隔夜留院观察、门诊静脉使用抗菌药物和血培养阳性的发生率。2005 年，参与 DSN 监测的门诊血透机构被邀请加入美国 CDC 发起的监测系统 NHSN，旨在把血透患者的感染和与感染相关的一些事件整合为血透事件，作为感染模块合并在患者安全部分进行报告。2006 年，血透事件监测正式开始实施，并沿用至今。监测人群包括所有维持血透的门诊患者（包括短期患者），主要收集三种特殊类型事件的数据：静脉使用抗菌药物、血培养阳性以及血管穿刺部位出现脓、红、肿胀加剧[11]。2008 年，美国医疗保险和医疗补助服务中心（Center for Medicare and Medicaid Services，CMS）把监管和监测作为终末期肾病患者透析护理的一部分，旨在早期控制血管通路带来的日益增加的医疗费用，血透感染监测常用的结果指标包括：出口部位感染、隧道感染、导管相关性血流感染。在过去 40 年里，美国 CDC 还调查了透析机构的聚集性不良事件，其中 24 例为细菌/真菌感染或热原反应，28 例为病毒感染，11 例为接触化学污染物，2 例为血透中的过敏并发症。

欧洲尚缺乏诸如美国 NHSN 这种专门针对血透事件的系统而完善的监测体系，尚未开展血透不良事件的监测。但是，英国、沙特、爱尔兰和科威特等国家曾有过类似的相关研究报道。2002 年，英国某医疗机构根据 DSN 的血透事件监测系统，收集了 3418 患者·月，评估监测对抗菌药物使用、菌血症和住院发生率的影响[12]。沙特阿拉伯利雅得的 KAMC 医院根据美国 NHSN 血透事件监测方案，对门诊血透患者进行了为期 20 个月的血透事件监测[13]。2010 年，爱尔兰某医院同样根据美国 NHSN 血透事件监测方案对血透中心患者进行了监测，共收集 222.5 患者·月的数据[14]。2012 年，Badawy[15] 等对科威特 5 个成人门诊血透中心进行了为期 12 个月的血透事件监测，旨在获取血透事件发生率的基线，并与美国 NHSN 数据报告[11]进行比较。

（二）暴发控制

美国 CDC 回顾总结了 2008—2015 年期间上报至 CDC 网站的有关 HBV 和 HCV 医院感染暴发事件，其中有 18 次事件发生于血透机构，共牵涉到 96 例患者，2622 例患者被追踪监测。通过在 PUBMED 上采用检索式"hemodialysis［Title］AND outbreak［Title］AND hepatitis B［Title］"，可搜索出 5 篇有关血透中心发生 HBV 暴发的文献，分别发生于日本、巴西、美国和墨西哥；而采用检索式"hemodialysis［Title］AND outbreak［Title］AND hepatitis C［Title］"，可搜索出 10 篇有关血透中心发生 HCV 暴发的文献，分别发生于越南、美国、泰国、意大利、法国和西班牙。由此可见，暴发事件不仅发生在发展中国家，也可能发生在发达国家。更重要的是，暴发事件常常被作为负性事件对待，导致很多暴发事件没有被上报或进行文献报道，我们所能看到和知晓的暴发事件仅仅是冰山一角。

在近期的暴发事件中，引起国内外专家广泛关注的是发生于新加坡中央医院（Singapore General Hospital，SGH）的 HCV 感染暴发事件。2015 年 4—9 月期间，SGH 的 64A 病房和 67 病房发现 22 名急性 HCV 感染病例。随后，对 2015 年 1—9 月份就诊于以上科室的所有病人进行了筛查，又发现 3 名病例，病例总数增加到 25 人，其中 20 人为肾移植病人，8 名病人死亡。SGH 对此次聚集疫情进行了调查，采取措施加强了感染控制，并于 2015 年 9 月 25 日向该国卫生部提交了调查报告。9 月 28 日，新加坡卫生部委托独立评估委员会（IRC）对 SGH 所开展的调查和相关措施进行独立、客观和严格的评估。IRC 认为，此次经血传播的 HCV 暴发疫情，可能是因 2015 年 4—6 月期间 SGH 的肾病病房内存在多重因素所致，尤其是病情危重患者聚集以及感染控制措施执行不到位加速了其传播。IRC 据此提出了一系列建议，包括提高系统监测和报告急性 HCV 感染的敏感性；在卫生部内成立一支专业队伍，负责暴发的监测、调查和管理，并确保暴发疫情发生时有足够专家开展工作；以及完善对医院感染和异常风险的上报流程。

（三）透析登记[16]

透析登记是将透析有关医疗信息进行规范化整理、构建透析相关资料库，通过对数据资料统计分析，反映透析治疗的历史与现状，供临床、科研、透析中心日常管理使用，促进透析治疗规范化及持续质量改进，同时也为卫生行政部门、医疗保险部门制定相关政策提供参考。

日本是世界上较早开展透析登记的国家之一，自 1968 年开始每年进行一次全国长期透析治疗状况的调查，由日本透析医学会主持。1986 年日本透析医学会成立统计调查委员会，专门负责日本全国长期透析治疗问卷调查。该委员会每年 11 月底将调查登记表或磁盘发送到全国各登记单位，由各透析单位填报后上报透析医学会统计调查委员会进行统计分析。2006 年的统计报告显示，2005 年底日本全国 398 个透析中心回收 394 个中心的登记表，回收率为 98.9%。

英国透析登记（UK Renal Registry），主要是收集和分析英国肾病的发病率、临床治疗和预后相关的标准化数据，目前已成为国民健康计划编制、临床研究和基础研究的参考数据库。英国透析登记由英国肾病学会主持，并由卫生署、英国儿科肾病学会、英国移植学会共同资助，是一项由慈善事业委员会实施的肾病学会的非赢利性慈善工作，作为发展肾病治疗和护理的社会资源。英国透析登记的特点是定期收集和分析患者的生化和血液检测信息。登记中心每个季度从各个注册医院自动采集数据。每年发表年度报告，对各个中心患者的人口学统计资料、治疗质量和结果等进行比较，为各参加医院和国民健康保险机构提供参考数据。

美国建立了肾病数据系统（United States Renal Data System，USRDS），主要收集、分

析和发布有关美国终末期肾衰竭患者相关信息，自 1989 年以来每年发表年度报告，详细报告美国终末期肾衰竭的发病率、患病率、死亡率、病因、患者特征等流行病学特征以及这些指标的年度变化规律，并预测未来可能的变化趋势，同时报告国际间终末期肾衰竭的发病率、患病率、死亡率、病因、患者特征等的比较。

欧洲肾病学会-欧洲透析与移植协会登记系统（ERA-EDTA Registry），主要收集欧洲各个国家和地区肾替代治疗登记资料，并对采集的数据资料进一步进行统计分析。ERA-EDTA Registry 由欧洲肾病学会和欧洲透析与移植协会资助。

（四）规范透析用水和水处理设备标准

现代透析技术对透析液的要求很高，也增加了使用透析液被污染的风险。其中，大量使用碳酸氢盐透析液为细菌提供了生长条件，而采取联机在线血透滤过机器生产置换液的方式，对透析用水和透析液中的微生物要求则更加严格。美国 CDC 的流行病学调查显示，透析患者的高热反应是透析器再处理用水不符合医疗器械促进协会（Association for the Advancement of Medical Instrumentation，AAMI）的标准而引起的。因此，为保障水质稳定并达到透析要求，减少透析相关事故的发生，各国主管部门和组织先后制定了透析用水处理设备标准，具有代表性的国家和组织有美国、加拿大、欧洲和国际标准化组织（International Organization for Standardization，ISO）等。

1981 年，美国国家标准协会（American National Standards Institute，ANSI）和 AAMI 联合制定了《血透系统》（RD5：1981）标准，对水处理设备要求做了详细的规定。1996 年，AAMI 肾病与消毒技术委员会将《血透系统》标准拆分为三大部分，制定了《透析浓缩液》（RD61：2000），《血透用水处理设备》（RD62：2001）和《血透系统》（RD5：2003）。这三个标准旨在规范厂家设备的生产和医疗机构的工作，但因起草初衷不同，对医疗机构的指导实用性不高。因此，AAMI 于 2004 年制定了集水质、设备及操作规范为一体的专门用于指导医疗机构的《血透液》（RD52：2004）。随着家庭透析病例的增加，2007 年又增加了专门针对家庭透析的补充说明（Amendment 1-Annex C），用于规范家庭或急诊透析治疗。同时，关于水处理设备的标准（血透应用的水处理设备 AAMI RD 62-2001 Water Treatment Equipment for Hemodialysis Applications）也升级到 2006 版本。

虽然欧洲部分国家参考美国 AAMI 标准，但欧洲也制定出了应用于血透方面的相关规范——最佳血透实践指南（EBPG），专门针对水处理设备的相关要求和维护原则作了详细规定。1986 年加拿大肾透析附属委员会负责起草了关于水处理设备的标准——《血透的水处理设备和水质要求》，并提交体外循环技术委员会和健康医疗技术战略指导委员会讨论后开始实施，该标准后来修订至 2003 版（CSA Z364：2003）。

尽管各国制定了各自的血透用水水质标准，但主要以美国 AAMI 的标准为基础，从理化指标和生物指标两大方面进行规范。随着相关研究的开展，透析用水的各项指标，特别是微生物指标越来越得到重视。为此，美国、加拿大及欧洲进行了多中心联合研究，评估透析用水的微生物指标。参照 AAMI 的规定，透析用水细菌不超过 200 CFU/ml，内毒素浓度不超过 2 EU/ml，但实际调查发现 35.3% 的水样细菌超标，44% 的水样内毒素超标。

为解决各国对于血透用水处理设备规范的迫切需求，ISO 于 2006 年着手水处理设备相关国际标准的起草工作，并于 2008 年 2—7 月在 23 个成员国内进行了意见征求，最终于 2009 年 4 月正式发布 ISO 26722《血透及相关治疗用水处理设备》标准，至此诞生了第一个关于血透用水处理设备国际标准。

（五）透析器复用

由于成本和经济条件的原因，很多透析中心针对同一名患者复用透析器，尤其是患者数量多（>40）且以营利为目的的透析中心。1997 年，美国一个透析中心平均复用透析器 17 次（1～65 次），最多复用 38 次（1～179 次）。透析器复用的重要核心是无菌技术。然而，因操作者复用操作不当而引发患者感染和高热反应仍时有导致暴发的情况，如化学消毒剂的浓度不当或水质不符合标准等原因。后来，美国一家大型透析供应组织决定不再复用透析器，导致截止 2002 年美国复用的机构降至 63%。据调查，欧洲透析器的复用率，英国为 36%，瑞士 35%，瑞典和荷兰仅 1%。日本和台湾基本不复用，法国则禁止复用。

由于复用的不规范化和诸多临床问题的出现，AAMI 于 1983 年公布了透析器复用的第一版标准，以后又分别于 1993 年和 2002 年修订了两次，目前的标准 AAMI RD47-2008 Reprocessing of Hemodialyzers 是由政府组织专家制定的。1986 年美国公共卫生署（PHS）纳入了 AAMI 的血透器复用指南，并作为 PHS 的指南给 CMS，纳入医疗保险条款，且涉及血透器回收的程序必须遵从规定并严格执行。美国健康服务支付当局（Health Care Financing Administration，HCFA）以及 CMS 还提出，只有完全符合 AMMl-RD47 规定标准才能给予报销。美国药品食品监督管理局（FDA）也对复用消毒剂的注册提出"有效性"、"环境保护性""不同透析器的兼容性"三项基本要求。K/DOQI 指南中提出，透析器复用应遵循美国医疗器械发展委员会标准和推荐的方法。

（六）血透相关医院感染管理的规范和指南

美国、加拿大、英国和日本等国家制定了一系列有关血透医院感染管理的相关规范和指南，内容涉及疫苗使用、血管通路的置管和维护及感染防控、HCV 感染的慢性肾病患者的预防、诊断和治疗等。具体详见表 6-6-1。

表 6-6-1　血透相关医院感染管理的规范和指南

规范/指南/推荐意见名称	制定的组织	时间	网址或出处
Guide to the Elimination of Infections in Hemodialysis	Association for Professionals in Infection Control and Epidemiology	2010 年	www. apic. org/Resource ＿ /Elimination-GuideForm/7966d850- 0c5a- 48ae- 9090-a1da00bcf988/File/APIC- Hemodialysis. pdf
Infection Control Requirements for Dialysis Facilities and Clarification Regarding Guidance on Parenteral Medication vials	Centers for Medicare and Medicaid Services（CMS）	2008 年	http：//www. cdc. gov/mmwr/preview/mmwrhtml/mm5732a3. htm
Recommendations for Preventing Transmission of Infections Among Chronic Hemodialysis Patients.	Centers for Disease Control and Prevention（CDC）	2001 年	http：//www. cdc. gov/mmwr/PDF/rr/rr5005. pdf

续表

规范/指南/推荐意见名称	制定的组织	时间	网址或出处
Guidelines for Vaccinating Kidney Dialysis Patients and Patients with Chronic Kidney Disease	Advisory Committee on Immunization Practices (ACIP)	2006 年	http：//www. cdc. gov/diabetes/pubs/pdf/CKD_ vaccination. pdf
Clinical Practice Guidelines for the Prevention, Diagnosis, Evaluation, and Treatment of Hepatitis C in Chronic Kidney Disease	改善全球肾病预后组织（KDIGO）	2008 年	http：//www. kdigo. org/pdf/KI% 20Hep% 20C% 20GL% 20Apr% 202008. pdf
KDIGO 2012 Clinical Practice Guideline for the Evaluation and Management of Chronic Kidney Disease	改善全球肾病预后组织（KDIGO）	2013 年	http：//www. kdigo. org/clinical_practice_ guidelines/pdf/CKD/KDIGO_2012_ CKD_ GL. pdf
KDIGO Guideline for the Prevention, Diagnosis, Evaluation and Treatment of Hepatitis C in Chronic Kidney Disease	改善全球肾病预后组织（KDIGO）	2008 年	http：//kdigo. org/home/hepatitis- c- in-ckd/
Infection Prevention Tools	CDC	/	http：//www. cdc. gov/dialysis/prevention-tools/index. html
2011 update Japanese Society for Dialysis Therapy Guidelines of Vascular Access Construction and Repair for Chronic Hemodialysis	日本透析治疗学会（Japanese Society for Dialysis Therapy，JSDT)	2015 年	Ther Apher Dial. 2015 Mar；19 Suppl 1：1-39.
Japanese Society for Dialysis Therapy Clinical Guideline for "Hemodialysis Initiation for Maintenance Hemodialysis".	JSDT	2015 年	Ther Apher Dial. 2015 Mar；19 Suppl 1：93-107. Ther Apher Dial. 2015 Mar；19 Suppl 1：93-107.
Clinical Practice Guideline：Vascular Access For Haemodialysis	英国肾病协会（RA，The Renal Association）	2015 年	http：//www. renal. org/guidelines/clinical-practice- guidelines- committee#st-hash. g7osX1RW. dpbs
RA Guidelines - Haemodialysis	RA	2009 年	http：//www. renal. org/guidelines/clinical-practice- guidelines- committee#st-hash. g7osX1RW. dpbs
RA Guidelines - Blood Borne Virus Infection	RA	2009 年	http：//www. renal. org/guidelines/clinical-practice- guidelines- committee#st-hash. g7osX1RW. dpbs
Guidelines for the management of chronic kidney disease	加拿大肾病学会（CSN，CANADIAN SOCIETY OF NEPHROLOGY）	2008 年	CMAJ. 2008 Nov 18；179（11）：1154-62.

规范/指南/推荐意见名称	制定的组织	时间	网址或出处
Care and Maintenance to Reduce Vascular Access Complications	加拿大安大略省注册护士协会（Registered Nurses' Association of Ontario, RNAO）	2008 年	http://rnao.ca/sites/rnao-ca/files/Care_and_Maintenance_to_Reduce_Vascular_Access_Complications.pdf
Assessment and Device Selection for Vascular Access	RNAO	2008 年	http://www.carecor.com/health-care-staffing-services/news/infusion-therapy-assessment-and-device-selection-vascular-access

三、中国开展的血透中心（室）医院感染管理工作历史沿革与现状

（一）中国血透中心（室）医院感染管理工作开展情况的历史沿革及各时期的特点

同国外发达国家建立的完善的血透监测和监管体系相比，我国相对起步较晚，但随着我国经济的发展，社会医疗保障机制的逐步建立和完善，以及医疗改革不断深化，我国血液净化工作发展得更为迅速。

近几十年来，我国透析设备不断发展和完善。我国早期血透使用蒸馏水和软化水，但软化水导致很多并发症。1978 年浙江研制出电渗透装置，处理水质优于软化水，后来又附加活性炭和紫外线杀菌装置。20 世纪 80 年代以来，我国多家医院先后引进反渗水处理系统，使透析用水进一步净化。目前我国已经研制出水处理系统全套热消毒的设备，使水质能够达到透析用水的国际标准，为感染控制提供了良好基础。随着血透患者不断增加，我国各地血透中心规模和数量不断增多，如北京市血透机由 1999 年的 629 台增加到 2005 年的 1092 台，上海市血透机由 1998 年 567 台增加至 2007 年的 1345 台，江苏省血透机已超过 3000 台。因此，规范化管理血透对于确保血透安全、不断提高血透质量具有十分重要的意义。

我国血液净化工作 30 多年来迅速发展，血液净化专业组织也在逐渐发展和完善。1980 年，中华医学会肾病学分会成立。1982 年 12 月中国生物医学工程学会组建中国人工器官及生物材料学会（专业委员会）。1988 年，在深圳召开了第一届全国性血液净化会议。1991 年，透析与肾移植奠基人之一、上海市第一人民医院谢桐教授创立了中国透析移植研究会（Chinese Dialysis & Transplant Association, CDTA），学会的宗旨是促进我国透析与肾移植的临床和科研向一体化、国际化方向发展。1998 年中华医学会肾病学分会决定进行全国透析与移植登记，第五届肾病专业委员会成立的全国透析登记工作组于 1999 年主持完成了第一次全国透析移植登记，并将报告发表在 2001 年《中华肾脏病杂志》上。之后因种种原因全国性的透析登记工作未能继续，以至于多年来我国一直缺乏自己的终末期肾衰竭的发病率、患病率、死亡率、病因、患者特征等重要资料。2010 年，原卫生部颁布了《关于开展血液净化病例信息登记工作的通知》。目前，我国已有成熟的全国血透患

者病例信息登记系统（Chinese National Renal Data System），该网络登记系统由原卫生部和中华肾病学会共同创建。2003 年，北京大学人民医院肾内科创建人于仲元教授组建了中国医院管理学（协）会血液净化管理分会。中华医学会肾病分会每年组织一次专题血液净化会议。现在全国多数省市均建立了血液净化专业组织，每年均召开全国或省市级血液净化专业会议。为积极整合透析移植领域相关的生物医学工程研究的力量，2015 年在上海召开的中国透析移植学术会议发起成立中国生物医学工程学会透析移植分会。2016 年，第十四届中国透析移植大会暨首届公济透析移植论坛召开，该大会也是 CDTA 加入中国生物医学工程学会后的第一次全国性的学术会议。而 1990 年创办的《透析与人工器官》专业刊物，1992 年创刊的《肾病与透析肾移植杂志》，2002 年出版的《中国血液净化》杂志，成为我国血透发展史的里程碑。图 6-6-1 总结了我国血透相关的大事记。

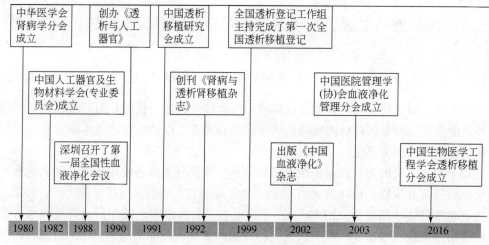

图 6-6-1　我国血透相关学会和组织成立大事记

血透治疗的规范化管理是医疗质量的一个重要组成部分。近 20 年来，国内外学者尤为重视血透的质量管理与持续性质量改进，国内部分地区也先后成立了血透质量控制和改进机构，旨在提高各地区的血透治疗水平。1999 年，上海市卫生局成立血透质量控制中心，并常规开展上海市年度透析登记工作，由血透质量控制中心和上海仁济医院具体实施，已连续 10 年完成了 1996—2006 年的年度上海市透析登记工作[17]。2002 年 12 月，北京市成立了血透质量控制和改进中心，旨在规范血透中心的诊疗行为，统一质量标准，保证透析治疗安全，提高透析患者的生存质量。中心制定了中心工作守则、年度工作计划及进度安排，定期向专家组及北京市卫生局汇报，向北京市血透中心负责人进行年终工作总结。2002—2004 年间，北京市的透析单位对透析用水的管理意识明显提高，不断改善透析用水的质量[18]。

我国原卫生部在 2000 年就颁布了《医院感染管理规范（试行）》，对血透室的医院感染控制提出了明确要求。2005 年原卫生部《血液透析器复用操作规范》实施后，很多医院开始严格执行该规范，同时一些医院结合实际情况逐步淘汰了复用透析器，这在很大程度上减少了血透院内感染的发生。2006 年原卫生部颁布的《医院感染管理办法》中再次强调应加强医院感染高风险科室的医院感染防控。

尽管各级医院对血液净化中心的医院感染控制工作的重视程度均有提高，但一些血液净化中心仍存在问题。这些问题涉及多方面、多层次、多学科、多部门；有管理和意识问题，也有学科发展和专业知识问题；有医疗体制的限制，也有医院管理和病人自身的因素。例如，血液净化中心普遍存在医院感染规章制度不健全且落实不到位（布局不合理、操作流程不规范、专科管理不善、监督考核不落实）、医务人员医院感染预防控制意识薄弱，对透析机的消毒、阳性病人的隔离及透析器复用等管理方面缺乏监管等。更重要的是，不同地区、同一地区的不同医院，其医院感染的防控水平存在较大差异，尤其是一些基层医疗机构，未认识到血透室是感染高危科室，不能有针对性地开展医院感染的防控工作。

正是基于上述原因，近年来我国血透相关感染暴发事件频发[19]：2009年山西省太原公交职工医院，47名血透患者中20名HCV抗体阳性；2009年11月安徽省霍山县医院，19名血透患者感染HCV；2009年12月，安徽省某医院77名血透患者中39名HCV抗体阳性，其中15例确诊为医院感染；2010年1月，安徽省某市30余名血透病人发生HCV感染；2010年1月，安徽省某县16人发生HCV感染；2010年3月大理州某医院59例血透患者感染HCV；2010年4月，内蒙古巴彦淖尔市乌拉特前旗某医院11名血透患者感染HCV；2011年8月22日，河南新安县人民医院6名血透患者被确认感染HCV；2016年2月，陕西商洛市镇安县医院出现血透导致26人感染HCV的暴发事件，见图6-6-2。

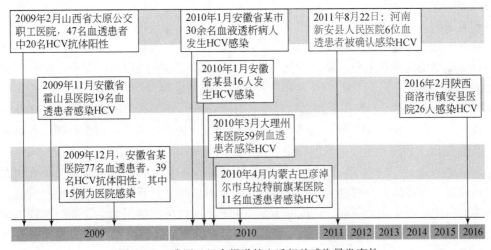

图6-6-2 我国已经有报道的血透相关感染暴发事件

为规范我国医疗机构开展血透治疗，防止血透患者医院感染的发生，保证血透质量，中国医院协会血液净化中心管理分会于2009年颁布了《血透质量管理规范（草案）》，2010年原卫生部颁布《血液净化标准操作规程（2010版）》（2010年1月）、《医疗机构血透室基本标准》（2010年3月12日）、《医疗机构血透室管理规范》（2010年3月23日），促进了我国血液净化技术的有序发展。

2013年12月在中华护理学会学术部的组织指导下，中华护理学会血透专业委员会具体负责，启动了《血透专科护理操作指南》的编写工作，其编写原则包括：建立血液净化护理安全操作模式，提倡过程管理和细节管理，重视手卫生、血液净化中心物品表面和环境的清洁消毒管理，阻断疾病传播途径。编写前中华护理学会学术部分别在全国 30 家血液净化中心进行了现场观摩，发放调查问卷 3000 余份，咨询国内外专家 30 余名。

透析用水是血透治疗的必备基础，用水处理设备不达标将造成并发症，严重影响透析质量。目前水处理设备普遍采用以反渗透处理工艺为核心的水处理技术，大部分水中的有害离子能够得到很好的去除，因此目前造成透析用水不合格的主要原因是微生物指标。过去的几十年中，各国专家大都低估了透析用水细菌污染在长期血透患者慢性炎症性疾病中的作用，忽略了透析用水水质、水处理设备质量和设备操作维护，导致了部分水处理设备由于设计、使用和维护不当造成的不良后果，如水质相关的透析事故和抽样水质的不合格。透析用水微生物污染是一个需要密切关注的问题，采用目前的检测技术所发现的水质污染很可能只是实际污染状况的冰山一角。

回顾血透的历史，国内外多次发生因透析水质不合格导致的重大透析事故，轻者引起各种透析的急慢性不良反应，甚至造成不可逆的并发症，重者导致个体或群体死亡事件。国内相关机构对医院透析中心水处理设备及水质进行了调查。2003 年湖南省疾病预防控制中心对该省 14 个市（州）99 家医院的血透室采集血透用水，对理化指标、致热原和细菌总数进行了检验，结果显示完全合格的只有 31 家，占 32%。2008 年浙江温州地区血液净化质量控制中心对温州地区 17 家透析中心水处理的维护情况及透析用水、透析液的配制和监测等情况进行初步调查，结果显示其中 1 家医院采用中央供应反渗水，但无法进行总机器和管道的消毒；现场检测透析用水，9 家不合格，占 52.94%。

随着水处理设备行业的发展，国内水处理厂家、医疗机构用户和监管部门对于水处理设备行业标准的需求越来越迫切，我国食品药品监督管理局（SFDA）发布了食药监械函【2009】第 7 号文《关于印发 2009 年制修订医疗器械行业标准项目计划的通知》，文中第 A2009022-Q-gz 项要求制定血透用水处理设备行业标准，并委托全国医用体外循环设备标准化技术委员会（SAC/TC158）具体负责起草和制定血透及相关治疗用水处理设备行业标准，然后《血透和相关治疗用水处理设备技术要求》YY0973.1-2010 正式颁布，同年还颁布了《血透设备》（YY 0054-2010）。但是由于我国各地原水水质差异较大，城市和农村医疗机构对于设备的重视程度不一，各地对于新标准的实施过程肯定会产生一些问题，但是作为国内的第一个同类标准，该标准为企业生产、医疗机构使用和主管部门监管提供了极大的指导作用。2011 年和 2015 年国家又先后颁布《血透和相关治疗用水处理设备技术要求》第 2 部分：用于单床透析（YY 0793.2-2011）和《血透和相关治疗用水处理设备常规控制要求》（YYT1269-2015），在原有基础上进行了更新。

针对血透治疗用浓缩物和治疗用水，国家还相继颁布了 YY0572-2005《血透和相关治疗用水》（ISO 13959：2002，MOD）、《血透及相关治疗用浓缩物》（YY0598-2006）、《血透及相关治疗用浓缩物》（ISO13958-2014）、《血透及相关治疗用透析液》（ISO11663-2014）、YY0572-2015《血透及相关治疗用水》（ISO 13959：2009，MOD）。

我国相继颁布的血透相关的国家规范和标准详见表 6-6-2。

表 6-6-2 我国相继颁布的血透相关的国家规范和标准

名称	颁布时间	颁布机构
《血透器复用操作规范》卫医发【2005】330 号	2005.8.11	卫生部
《医疗机构血透室管理规范》【2010】35 号	2010.3.23	卫生部
《医院消毒卫生标准》GB15982-2012	2012.6.29	卫生部
《血透和相关治疗用水》（ISO 13959：2002，MOD）YY0572-2005	2005.7.18	国家食品药品监督管理总局
《血透及相关治疗用水》（ISO 13959：2009，MOD）YY0572-2015	2015.3.2	国家食品药品监督管理总局
《血透和相关治疗用水处理设备技术要求》YY0973.1-2010		国家食品药品监督管理局
《血液净化标准操作规程》（2010 版）	2010.1	卫生部
《血透及相关治疗用浓缩物》YY0598-2006	2006.8.1	国家食品药品监督管理总局
《血透质量控制管理规范（草案）》		中国医院协会血液净化中心管理分会
《中国血透用血管通路专家共识（第 1 版）》	2014.6	中国医院协会血液净化中心管理分会血液净化通路学组
《医疗机构血透室基本标准（试行）》卫医政发〔2010〕32 号	2010.3	卫生部
《血透设备》YY 0054-2010,2010 年第 97 号	2010.12	国家食品药品监督管理局
《血透和相关治疗用水处理设备技术要求》第 2 部分：用于单床透析 YY 0793.2-2011	2011.12.31	国家食品药品监督管理局
《血透室建设与管理指南（征求意见稿）》	2009.8.17	卫生部

（二）中国血透中心（室）医院感染管理工作的现状

近年来，随着我国经济的发展，社会医疗保障机制的逐步建立和完善，以及医疗改革不断深化，我国血液净化管理工作发展更为迅速。透析观念也逐步改变：血管通路的选择不仅强调"首选内瘘"，还应该"最后才考虑留置导管"；对待感染从"治疗感染"理念到"重在预防"。

甘和平[20]等通过问卷调查和现场监督检查相结合的方式，对上海市所有正常使用的60 家血透室的医院感染管理情况进行调查，结果发现大多数血透室医院感染管理制度的建立、环境布局、消毒隔离等方面符合规定要求，透析器不复用，但仍有少数血透室存在高负荷运转、不同种类的传染病患者不能做到完全分开透析、人员配备和感染控制知识培训不到位等安全隐患。

中国医院协会医院感染能力建设项目于 2013 年 10 月至 2014 年 9 月对国内 11 省市 33家医院的血透中心进行了门诊血透患者血透事件的监测，该监测方案借鉴美国 NHSN 的监测方式并结合我国实际，应用前瞻性目标性监测方法系统完善地开展了多中心调查研究，了解我国门诊血透患者血透事件发生的现状，分析和探索影响血透事件发生因素，为管理者制定有针对性的医院感染干预措施提供了参考依据。该项目总共监测了 42795 例次门诊血透患者，总体来看，各地区血透患者使用通道类型主要为内瘘，使用率为 73.5%，明显高于 NHSN 2006 年数据报告的 43%；而隧道式中心静脉导管和人工血管（分别为 15.4% 和 1.0%）使用率均低于 NHSN 数据（分别为 31% 和 25%）。监测期间总共发生 1113 例血透事件，血透事件发生率为 2.6%。血透事件主要类型为全身使用抗菌药物（占 2.1%）。其中，其他导管全身使用抗菌药物率最高（占 4.8%），其次为隧道式中心静脉导管（3.5%），人工血管最低（0.9%）。隧道式中心导管的血培养阳性率和血管通路部位出现脓、发红或肿胀加剧率最高，分别为 0.5% 和 1.2%。

2016 年，由中国医院协会医院感染管理专业委员会牵头的"中国医院感染管理工作 30 周年总结"课题之一《血透中心的医院感染管理》调查了全国 14 个省（市）、自治区及军队共 174 家医疗机构血透中心（室）的情况，其中三级医院 108 家，二级医院 66 家，结果显示：174 家血透中心（室）床位数从 1973 年至今由 595 张增至 6486 张（是原来的近 11 倍），调查当月透析总人数约为 29813 人，透析总例次高达 277915；护士每班平均管理透析患者数 5~6 人；其中有 140 家医院在国家颁布《血液净化标准操作规程》和《医疗机构血透室管理规范》以后对血透室进行了改建、扩建或新建。165 家医院的血透中心（室）符合功能流程合理和洁污区域分开的基本要求，44 家有置管手术室；仅 13 家医院有复用透析间，仅 7 家医院仍对非传染病患者开展透析器复用，高通量透析器复用 8~20 次，低通量透析器复用 4~10 次；172 家医院开展内毒素监测，其中 125 家为定量监测，26 家医院为每月监测一次，143 家医院为每季度监测一次，其他医院为抽查；174 家医院全部开展细菌培养，165 家医院为每月监测一次，7 家医院为每季度监测一次，其余为抽查；158 家医院开展了手卫生观察，167 家医院在国家颁布《血液净化标准操作规程》和《医疗机构血透室管理规范》以后对血透室手卫生设施进行了改进；172 家医院透析的管路是一次性使用，170 家医院患者使用的床单、被套、枕套等物品是一人一用一更换，174 家医务人员进入透析治疗区执行了换工作鞋或穿鞋套；139 家配备有 HBV 专用透析机，115 家配备有 HCV 专用透析机，9 家配备有 HIV 专用透析机，131 家配备了急诊透析机，74 家有备用透析机；156 家医院血透室新进工作人员在上岗前必须进行 HBV 筛查，171 家医院血透室在岗工作人员在岗期间必须进行 HBV 筛查，158 家医院的血透室要求医务人员如果 HBsAb（-）需进行疫苗接种，且 78 家医院会承担疫苗接种费用。

（三）血透中心（室）医院感染管理工作取得的成就

1. 重视水处理质量，防止感染暴发

近年来，由于卫生行政法律法规的建立和健全，卫生行政部门对透析水质规范了要求，形成了企业和国家标准。2005 年，我国国家食品药品监督管理局颁布《血透和相关治疗用水》行业标准。各省市也相继成立了监管透析质量（包括水质）的社会学术组织、质量检查中心和卫生行政机构，定期对透析用水质量进行监测和检查，并对不合格的单位限期整改，大大提高了透析患者的安全性。

2. 重视医院感染防控措施

感控 30 年课题《血透中心的医院感染管理》调查结果表明，我国绝大部分医院对血透中心（室）医院感染防控的重视程度明显增加，主要表现在手卫生设备设施逐步完善，阳性患者分区分机透析，基本实现一次性物品不复用，有条件者还配备了急诊透析机和备用透析机，重视医务人员的疫苗注射，一些医院甚至承担疫苗注射费用。

我国 HBV 感染率较高，部分 HBV 感染患者同时患有肾疾病，血透患者普遍免疫力低下，一些血透中心对肝炎病毒防控不力等易导致血透患者 HBV 感染。但近年来 HBV 感染率已呈明显下降趋势，与一系列防控措施密不可分，如血透患者和医务人员进行 HBV 筛查、隔离透析、HBV 疫苗的应用等。

3. 首次开展血透不良事件的监测

我国于 2009 年颁布了《医院感染监测规范》，但内容仅涉及重点部位和重点科室监测，且目前没有针对血透室患者的感染制定详尽的监测方案，因此国内多数医院还没有重点关注过血透相关的感染事件。中国医院协会医院感染能力建设项目于 2013 年 10 月至 2014 年 9 月对国内 11 省市 33 家医院的血透中心进行了门诊血透患者血透事件的监测，该项目第一次在国内开展血透相关不良事件的监测，从而了解我国血透患者抗菌药物使用情况、血流感染及血管通路相关感染发生情况。目前该项目仍在 16 家医院开展。

美国 NHSN 在血透事件监测中，单独口服抗菌药物者没有列入统计范围，而一些血透中心偏向于优先使用口服抗菌药物以治疗病原菌感染，因此计算出的血透事件发生率比真实值偏低。同时，由于经济、文化、体制等方面的差异，我国大部分血透患者受经济条件的影响，口服抗菌药物以替代正规的静脉使用抗菌药物治疗，明显降低了血透事件的发生率。美国 NHSN 对血透事件的定义不完全符合我国国情，因此我们在监测过程中，把通过口服、肌注和静脉三种途径使用抗菌药物统一作为全身使用抗菌药物，全部纳入监测范围。

通过该监测，有效地促进了感控专职人员对重点部门血透室的关注，不仅可以获得项目监测数据，还可以及时发现病房实际工作中的问题，让感控重点聚焦，有利于持续改进。在监测过程中，一线护士需观察和了解患者的相关血透事件发生情况，可及时发现患者的感染情况，有助于医护人员共同探讨感染易发的环节和原因，采取行之有效的预防措施，将感染控制在最小范围。同时，该监测有效提高了临床医务人员的医院感染防控意识，手卫生、无菌技术操作、环境清洁消毒等能够在临床医务人员、保洁和工人中得到更好地开展，从而最终减少血透事件的发生，降低血透患者的医院感染发生率。

（四）血透中心（室）医院感染管理工作存在的问题与对策

随着数量众多的血液净化中心开业，各种新兴的治疗模式、新型的医疗器械层出不穷，血液净化中心在医院管理、人员培训、消毒隔离、控制血流感染等方面依然面临严峻的考验。尽管近年来各级各类医疗机构和各级卫生行政部门均对感控更加重视，也取得了显著进步和很大成绩。以在我国仍是发展中国家的这一基本国情下，整个医疗卫生行业基本满足了 13 亿多人口的医疗卫生需求，且医院感染总体发生率较低，这确实是人类历史上的重大成就。然而，我国的血液透析中心（室）在医院感染管理工作方面还存在一些问题。

1. 有规定，但执行不严；需要更新规定并强化落实

血透相关感染暴发层出不穷且分布于全国多个省市，且有理由相信这些报道出来的事

件可能还只是冰山一角，这就提示除了这些事件调查报告中所提示的个人在操作过程中有违反诊疗常规而导致暴发这样的个体因素外，必然还有系统问题（如人力资源不足导致过于繁忙，规范规定不够清楚导致实践中具体操作差异大，医疗机构内部和外部监管不足等）。而将责任归于个人，不利于找到问题的实质原因并加以克服。此外，国家卫生计生委医院管理研究所医院感染管理质量与控制中心在近期对多个省市基层透析室进行的检查发现：许多透析室都在流程布局等诸多方面存在明显不符合规范之处。其实不符合规范的情况不仅见于基层医疗机构的透析室，也在一定程度上见于大型医院的透析中心。令人深省的问题是，为什么这些中心（室）尽管有明显不符合规范之处，还能长期"带病"存在？有规定不依、有规定但未严格执行，其实是人皆共知的普遍存在的问题。不解决规定和实践脱节的问题，就很难从根本上保障医院感染的防控。这些问题的存在当然需要很长时间才能初步缓解，但应从现在开始做起。

规范难以落地，一方面的原因可能是规范自身的问题，如可能表现在：①规定了原则但却不够明晰应该具体如何去做；②各个不同部门制定规范时相互沟通不足，规定之间有不统一之处（也就是"九龙治水"的情况）；③我国是发展中国家的基本现实（意味着人均医疗资源难以与发达国家匹配）与源于发达国家的规定可能不匹配等；④一些规定的科学依据不足或者需要更新。

可能的对策包括：在国家卫生计生委的统一领导和组织下建立多学科多部门的专家委员会，梳理现有各类各项规定，并基于现有的科学证据和我国的实际情况，在充分征求意见下，制定针对透析操作和管理的细节描述完整、清楚且可操作性强的规范（或手册或者指南等形式），并且定期（如每3年）更新。我国原卫生部于2010年发布的《血液净化标准操作规程》对血液透析的标准操作流程做了很好且较为详细的规定。然而，从近期新加坡总医院的血透相关HCV感染暴发事件的调查报告来看，标准操作流程需要针对每一个细节做出明确的规定，否则操作者容易出现理解错误和执行偏差。我国的这些标准操作流程也还需要细化，尽可能围绕实践将每一个可能的细节说清楚。按要求，医疗机构还应依据我国颁布的这些标准操作流程，结合自身的实际制定适合自身的操作流程。规范中应考虑到每个可能的细节，并制定流程图、演示图片或者视频等工具，便于在实践中落实。在制定规范时还需要考虑尽可能减轻医务人员和患者的不必要的工作和/或心理负荷。如果现有规定的措施确实缺乏明确科学依据，应考虑取消。例如，从现有证据（如2010 APIC Guide to the Elimination of Infections in Hemodialysis）来看，对于HCV和HIV感染者采取标准预防足以阻断其传播，并无确切科学依据分区分机透析能够降低其传播；而血透相关的HCV和HIV传播和暴发往往是违反了标准预防和无菌操作技术。我国目前规定将HCV和HIV感染者分区分机透析，似乎能够引起医务人员的高度重视以便将标准预防等感控措施执行到位，然而分区分机会增加医疗机构的成本负担、可能造成因为不具备相应条件而使患者不能透析，以及可能给医务人员带来虚假的安全感（也就是可能以为分区分机透析就安全了而忽视了标准预防等措施），甚至还可能带来一系列少见、但一旦遇上后处理棘手的问题（如患者同时感染HBV和HCV、或者HIV和HCV等）。不推荐分区分机的证据来自于国外，也可能不适合我国国情，有必要组织研究证实分区分机对阻断HCV和HIV传播的价值。例如，我国规定梅毒患者也需要分区分机透析，然而分区分机就意味着资源的消耗，在执行层面常难以落地或者造成医疗机构不接受此类患者进行透析的情况。目前国外的指南均未推荐梅毒患者需要分区分机透析，因此，有必要对现有文献进行系统分析，以明确分区分机是否确实为预防梅毒在血透室传播的有效措施。总而言之，如何让预防血透相关感染的感控措施精准化将是今后的一项长期挑战。

规范难以落地，另一方面的原因则是监管的问题，可能表现在：①疏于或缺乏监管（监管的频率不足）；②监管的质量不高（如流于形式，未能发现实质问题）；③监管后对违反规范的情况缺乏有力度的对应措施（"不痛不痒"）等。如何强化监管是一大挑战，可能的对策是在国家卫生计生委的统一领导和组织下，进一步明确各级卫生行政部门及其所属卫生监督部门和疾病预防控制中心在监管中各自的职责，并匹配相应资源让监管能够切实执行。对于修订后的规范（表6-6-2）应强制执行，监管中发现的问题，需要建立追踪和回访的机制。对于不能符合要求的中心（室），应限期整改，整改后仍不能符合要求者，则应停业整顿。

2. 专业队伍不足，亟待加强培养

此处所提的专业队伍包括两种人群：①从事血液透析的专业人员；②从事血液透析感染预防和控制的人员。

从事血液透析的专业人员数量不足是较为常见的问题，人力资源不足是目前血透中的突出问题。此外，血液透析操作环节和步骤多，专业性较强。因此，亟待加强对血液透析人员的培养。教育培训的方式也应有所改变，强调以操作为中心，把操作中的细节讲透，且受培训者能实际演练。除了定期培训外，还需要定期（如每年一次）检查血液透析专业人员对于知识和操作技能的掌握程度，以及在实践中的操作是否符合要求。

血液透析感染的预防和管理涉及面广，如透析室的合理布局、个人防护用品配备、清洁和消毒、透析液和透析用水、医疗废物的处理、手卫生、血管通路感染的预防等多个方面，因此需要专业的医院感染专职人员进行正确的监管和督导，才能有效控制医院感染的发生。然而，目前我国的血液透析感染控制专业队伍不能满足客观发展的需要，亟需增加专业人员，特别是缺乏有经验的主力。因此，加强专业队伍培训是关键，首先是本单位培训，或到上级医院进修，本地学术团体组织学习班和培训班，有条件的地方建立考核后持证上岗制度，争取参加本地、外省市、全国或者国际会议，汲取国内外先进经验。加紧培养青年人才，提高医院感染管理人员的素质和水平，建立一批技术水平较高的专业队伍迫在眉睫。

3. 未足够重视医务人员和患者的免疫接种情况，亟待建立针对医务人员和血透患者免疫接种的规范或机制

在血源性病原体中，HBV有疫苗可以预防。但我国现在对医务人员接种疫苗尚未作出明确的规定，实际上我国还尚未建立起针对医务人员免疫接种的要求和体系。血透患者虽为HBV感染的高危人群，我国对于通过接种HBV疫苗预防血透患者HBV感染的重视程度仍然不足。除了HBV之外，由于处于人多且密闭的环境中，医务人员和血透患者还可能感染水痘（水痘疫苗尚未纳入国家计划免疫）、麻疹和流感等可通过疫苗预防的疾病。因此，尚亟待出台针对医务人员和血透患者疫苗接种的方案和规定（如谁需要接种、接种的方案、由谁承担接种和监测的相关费用等）。

4. 数据化管理尚不足，亟待加强血液透析临床数据化管理

实现血液透析临床数据化管理，在线透析数据管理软件的应用，能有效促进血液透析治疗和管理的规范化。2012 年 1 月美国 CMS 启动了一个有关 ESRD 的质量激励计划（Quality Incentive Program，QIP）。该计划是在 Medicare 系统中第一个与透析质量有关的支付（pay-for-performance）计划，试图用于改善透析患者质量、提高透析管理的一致性。目前我国一些大型三甲医院已实现了电子病历系统对血液透析患者的透析相关数据进行管理，其中包括医院感染相关的数据，但绝大部分医院还有待软件系统的开发和技术支持。

四、中国血液透析中心（室）医院感染管理工作的展望

（1）结合国内外发展历史沿革及现况，对中国血透进行展望，有以下发展趋势：①血透人数显著增多：从血透人数增加的趋势来看，我国血透患者的数量仍处于快速增长期，再加上我国老龄化现象已经日益明显，也是其在可见将来保持上升的一个重要因素；②新技术的开展：除了透析中心（室）进行集中的血透之外，床旁的持续肾替代治疗（CRRT）将日益增多，而且新的血透技术可能会被开发和应用于临床；③透析场所走出医院：在鼓励社会办医的背景下，不附设于医院的专门血透中心（室）可能将大量建立；为方便人民群众就医，血透甚至可能会较多地放置于社区医疗中心开展；④来自患方的压力增加：患者维权意识提高以及对接触自身的医务人员卫生习惯的关注度增加，将对感控提出新的挑战，也将倒逼感控工作的改进；⑤医保政策调整：不排除将来出现通过医保付费杠杆来促进感控工作的情况（例如在美国，如果患者在医院内发生了导管相关血流感染，医保则拒付医疗费用）；⑥向公众报告：一些西方国家和我国台湾都以不同形式将医疗机构的医院感染发生率向公众公开，不排除将来我国也采用类似的方式公布感染的发生率，这也将迫使医疗机构更加重视感控。

2. 在这些发展趋势下，可采取以下措施以做好医院感染防控

（1）强调预防为主

一方面应尽可能减少需要血透的患者，并建立针对患者和医务人员的免疫接种体系：通过预防措施减少需要接受血透的患者人数将是最主要的感控措施。减少需要血透患者人数的主要预防措施包括：①加强慢性肾疾病的早发现、早治疗（例如通过体检）；②切实落实对糖尿病、高血压等常导致肾功能不全的慢性疾病的管理；③加强全社会健康教育和普及疾病预防知识。以上这些措施至关重要，但需要国家或者各级卫生行政部门来顶层设计，并组织实施；需要各级疾病预防控制中心和新闻媒体等的大力参与；医疗机构内的医院感染管理部门在此方面作用有限，但医院感染管理工作者应利用各种机会汇报、宣传"预防为主"的观念，为推动以上措施落地起到自身作用。

另一方面，还需要建立针对医务人员和血透患者的疫苗接种体系，具体规定接种的指针、方案、费用报销等事宜。

（2）扩大感控关注范围

除了感染血源性病原体（HBV、HCV 和 HIV）外，血透患者可发生多种类型的感染，主要包括穿刺部位感染、导管相关血流感染（血管通路相关血流感染）、下呼吸道感染等。

这些感染以细菌和真菌为主。针对血透患者的感控应从主要关注血源性病原体，扩大到对导管相关血流感染和穿刺部位感染的防控，并逐步扩大到呼吸道感染等其他部位感染的防控。

此外，在部分发达国家（如美国），感染的防控还涉及防控与患者诊疗相关的不良事件，例如血透事件和呼吸机相关事件。这些事件中有些与感染密切相关（如血透事件中的静脉使用抗菌药物），有些不一定与感染有关（如呼吸机相关事件中呼吸机相关并发症可能为肺水肿等感染之外的因素所致）。采用"事件"而非"感染"的监测定义，可能更有利于做到相对客观判断，也有助于减少医患之间的误解和对立。

（3）监测和评价体系应从评估感染率过渡到评估对患者预后的影响

将来的感控必然会在强调医疗机构的内部持续改进的同时，强调医疗机构之间的比较。目前我国卫生行政部门已经要求医院上报感染相应的数据，将来医疗机构之间的比较（benchmarking）可能会更被强调。从部分发达国家在感控的发展来看，感控的监测和评价体系逐渐从强调感染发生率和患病率过渡到关注患者的预后（如患者的住院率、住院时间和死亡率），毕竟感控是为了通过预防感染来保障医疗安全和改善患者预后。患者是否有感染的判断面临临床标准和监测定义之间的固有区别，同时判断有时较为主观，甚至可能很困难。强调感染发生率和患病率，可能导致漏诊漏报，造成假象，误导感控工作。

（4）建立正确的透析用水系统卫生链的概念

建立正确的透析用水系统卫生链的概念，注重每个环节的保养及微生物控制，采用规范化的定期消毒保养以确保患者透析安全及透析质量至关重要。只针对透析系统中一个孤立部分进行常规消毒无法对微生物进行有效控制，会导致患者发生并发症，如热源反应，还会引起内毒素抗体、补体激活，腕管综合征，非典型性不适等慢性炎症。因此应用消毒程序时应考虑整个透析系统，使透析系统相关的液体管路的细菌灭活，阻止这些微生物的生长达到控制指标水平。透析用水系统链应包括：自来水→前水处理→反渗机→反渗水分配系统→连接透析机水管 →透析器→浓缩液→滤器复用→下水道。

（5）建立透析领域的整体发展观及质量控制体系，加强规章制度制定和执行管理

建立质量管理体系，基于国情，参照国际标准和科学证据，制订我国的透析中心质量评审标准及血液透析诊疗规范（或手册、指南等形式）、透析技术标准操作规范（或手册、指南等形式）等，使每个透析中心在建立前、运作中都能按照规范指引其构建，供临床参考、释疑及指导，从而加强我国透析中心的规范化管理，使透析中心的技术发展均衡不受地区及规模的影响。行政团体建立严格的监管制度，定期对所属各透析中心进行质量检查。医生、护士、工程师及厂家共同重视水质的质量控制及指标。各地区医疗机构按照卫计委和卫生行政部门的相关规定，制定本地区、本透析中心的规章制度、操作规范；经常强化和检查，不断完善和提高。同时，借鉴国际化理念带动我国透析技术的全面发展，推动国内透析中心质量评审标准、诊疗指引、操作技术的国际化发展。

（张　慧　宗志勇）

参 考 文 献

［1］ Center of Disease Prevention and Control. NHSN Dialysis Event Protocol. 2012.

［2］ Zuo L, Wang M, Chinese Association of Blood Purification Management of Chinese Hospital A Current burden and probable increasing incidence of ESRD in China. Clinical Nephrology, 2010, 74 (Suppl 1): S20-S22.

［3］ Liu ZH. Nephrology in china. Nature reviews. Nephrology, 2013, 9: 523-528.

［4］ Schweiger A, Trevino S, Marschall J. Nosocomial infections in dialysis access. Contributions to Nephrology, 2015, 184: 205-221.

［5］ Rojas-Moreno CA, Spiegel D, Yalamanchili V, et al. Catheter-related bloodstream infections in patients on emergent hemodialysis. Infection Control and Hospital Epidemiology, 2016, 37: 301-305.

［6］ Vallet-Pichard A, Pol S. Management of hepatitis B virus and hepatitis C virus infection in chronic kidney failure. Nephrologie & Therapeutique, 2015, 11: 507-520.

［7］ Marinaki S, Boletis JN, Sakellariou S, Hepatitis C in hemodialysis patients. World Journal of Hepatology, 2015, 7: 548-558.

［8］ Aghakhani A, Banifazl M, Eslamifar A, et al. Viral hepatitis and HIV infection in hemodialysis patients. Hepatitis Monthly, 2012, 12: 463-464.

［9］ Elamin S, Abu-Aisha H. Prevention of hepatitis B virus and hepatitis C virus transmission in hemodialysis centers: Review of current international recommendations. Arab Journal of Nephrology and Transplantation, 2011, 4: 35-47.

［10］ Finelli L, Miller JT, Tokars JI, Alter MJ, Arduino MJ. National surveillance of dialysis-associated diseases in the United States, 2002. Seminars in Dialysis, 2005, 18: 52-61.

［11］ Klevens RM, Edwards JR, Andrus ML, et al. Dialysis surveillance report: National Healthcare Safety Network (NHSN) -data summary for 2006. Seminars in Dialysis, 2008, 21: 24-28.

［12］ George A, Tokars JI, Clutterbuck EJ, Bamford KB, Pusey C, Holmes AH. Reducing dialysis associated bacteraemia, and recommendations for surveillance in the United Kingdom: Prospective study. BMJ, 2006, 332: 1435.

［13］ Balkhy HH, et al. Decreasing but differential trends of adverse events among dialysis outpatient following re-enforcement of infection control measures; 20-month surveillance study. BMC Proceedings, 2011, 5: 208.

［14］ Bajwa R, Casey A, Collier C, et al. Can the NHSN dialysis event protocol be implemented in an Irish dialysis unit? International Journal of Infection Control, 2012, 8 (3): 841-843.

［15］ Badawy DA, Mowafi HS, Al-Mousa HH. Surveillance of dialysis events: 12-month experience at five outpatient adult hemodialysis centers in Kuwait. Journal of Infection and Public Health, 2014, 7: 386-391.

［16］ 张伟明, 钱家麒. 国内外透析登记现状. 中国血液净化, 2007, 6: 468-470.

［17］ 钱家麒, 张伟明. 上海市血透治疗的规范化管理及现状. 中国血液净化, 2006, 5: 119-120.

［18］ 周福德, 王梅. 北京市血透的发展与质量改进. 中国血液净化, 2006, 5: 117-118.

［19］ 李六亿. 血透感染丙型肝炎事件引发的思考. 中国护理管理, 2010.

［20］ 甘和平, 林建海, 何静怡, 仇伟, 周艳琴. 上海市血透室医院感染管理现状调查. 实用预防医学, 2006, 20: 25-28.

第七节　口腔专业的医院感染管理

一、口腔专业医院感染管理工作开展的背景意义

（一）口腔医学发展史与医院感染

医学的产生和发展始终是伴随着人类发展的各个阶段。口腔医学的发展则是从 1728 年法国军医皮埃尔·福查德出版的《牙外科医生：牙齿治疗》一书为起点，创立了现代口腔医学学科，他因此被称为世界牙科之父[1]。1840 年全球第一所牙医学院巴尔的摩牙学院（Baltimore College of Dental Surgery）成立，这是近代口腔医学的重要里程碑。我国则以 1917 年华西协和医科大学牙科系的创建为标志，至今，国内口腔医学的发展已有近 100 年的历史。口腔医学发展的同时医源性感染也备受关注，特别是病毒性肝炎、HIV 病毒感染等传染性疾病的出现，但直到 19 世纪 70 年代末国内外学者才开始高度重视传染性疾病与口腔医学的关系。乙型病毒性肝炎（HBV）一直是我国的"国病"[2]，而 HBV 传播途径之一是医源性感染，由于口腔诊疗的特殊性，如不注意口腔器械的消毒灭菌，就很容易导致传染病在口腔诊疗中传播。

（二）口腔诊疗的特点

1. 口腔诊疗操作的特点

口腔诊疗基本是在病人口腔内进行的，操作过程中常会被血液和唾液污染。病人的血液除携带有大量细菌之外，还可能会携带 HBV 病毒、HIV 病毒及其他致病因子，而口腔诊疗都是近距离操作，这增加了患者和医务人员的被感染的机会。另外，在口腔诊疗切磨过程中产生的含有细菌的悬浮颗粒，极易污染周围环境。研究表明，高速涡轮机造成的气雾可能在 1 min 内散发出 $1000cfu/m^3$ 的细菌，其中 95% 的微粒直径小于 $5\mu m$；三用喷枪干燥牙齿造成的气雾每分钟散发细菌 $72cfu/m^3$，有 65% 直径小于 $5\mu m$；未经消毒的修复打磨、牙洁治后的机械抛光所形成的碎屑或固体颗粒物质均可污染空气，进入黏膜（口、鼻、眼）和破损的皮肤（手），其中结核分枝杆菌、巨细胞病毒及上呼吸道感染病毒等或随空气进入支气管及肺泡，导致肺结核、肺炎、流感等疾病的传播。刘桂平[3]等人用气动牙科器械喷雾冲洗 5 名开放性肺结核病人的患牙，处理仅 1min，在距病人口腔 1.2m 处仍可采得到结核分枝杆菌。

2. 口腔器械及其污染特点

由于口腔器械内部结构复杂、腔隙多、使用后会被患者的血液、唾液、龈沟液等污染，不易清洗和消毒，给牙钻提供动力的牙科手机内部有精密复杂的机械结构，因为提供动力，存在回吸，容易造成病原体在患者间交叉污染。研究显示，口腔医疗器械 HBV 污

染率为 5%～30%[4]。邓宏燕等人[5]用强阳性鸭肝炎病毒污染牙科手机,结果发现被 HBV 污染的牙科手机即使在斑点杂交检测为阴性结果的情况下,也不能排除传播肝炎病毒的可能。所以口腔器械易成为感染性疾病的媒介,成为传播多种疾病如 HBV、HCV、HIV 的重要途径,同时也存在传播结核、克雅病及其他蛋白相关性疾病的可能。而口腔诊疗的许多仪器均是锐利器械,消毒后容易变钝,有的器械不耐高温,也增加了消毒灭菌的难度。

(三) 口腔诊疗中规范开展医院感染管理工作的迫切性

1978 年我国第十一届三中全会后,全国开启了改革开放的道路,口腔医学事业也得到了快速的发展。由于我国当时的经济、教育、医疗条件等的限制,口腔诊疗器械和防护用品配备不足、医务人员感控意识薄弱、消毒灭菌不规范等,加上口腔医学本身治疗的特点和部分感染性疾病的传播途径等,感染性疾病极易在口腔诊疗中的传播。随着改革开放的深入,社会经济与口腔医学的发展,越来越多的人开始重视口腔的预防保健,我国 2005 年的调查显示口腔疾病患病率高达 97.6%[6],这导致口腔诊疗服务的需求量不断增加,提供口腔诊疗服务的医疗机构也迅速增加。由于我国各地区经济、教育、医疗等发展不均衡,口腔医疗机构开展诊疗服务时面对巨大的挑战,而口腔专业的医院感染管理工作又相对滞后,总结口腔医学专业医院感染管理发展中取得的成就,出现的问题,以及解决这些问题的一些历史经验、方法和研究等,对于今后制定适合全国的口腔专业医院感染管理相应的标准、技术操作指南、提高口腔专业医疗质量和安全等具有重要的参考价值。

二、国际口腔专业医院感染管理的历史与现状

从 1728 年法国军医皮埃尔.福查德的第一本牙科专著到 1840 年世界第一个牙科学院的建立,牙科发展经历了 100 多年。19 世纪则是口腔专业学科快速发展的阶段:“1834 年在美国纽约由 15 个牙医发起成立了第一个口腔医生协会 (American Society of Dental Surgeons)、1839 年世界上第一个口腔类期刊 (American Journal of Dental Science) 在美国创刊、美国阿拉巴马州 (Alabama) 颁布了第一部牙医从业法案 (Dental Practice Act)”。牙科感染预防和控制的早期知识与措施都得益于 19 世纪末微生物学的进步及感染控制在医学上的应用,主要是手术器械的蒸汽处理及洗手。20 世纪的上半叶,牙科中的设备、器械、操作和感染控制水平发展变化不大。1959 年,由于耐甲氧西林金黄色葡萄球菌 (Methicillin-resistant Staphylococcus aureus, MRSA) 在英国和美国的出现,医院感染的概念被提出,当时称为医院获得性感染 (hospital-acquired infections, HAIs),现在称为医疗保健相关感染 (healthcare-associated infections, HAIs)。当时的牙科小器械在大部分情况下是使用开水煮沸消毒后继续使用,随后,一次性使用的无菌牙针开始出现,压力蒸汽灭菌锅开始在牙科器械消毒灭菌中使用;个人防护方面,包括手套、护目镜、防护服和口罩在内的个人防护用品于 20 世纪 60 年代开始逐渐得到推广;每个患者用完的牙科器械都要进行消毒的医院感染防控理念也开始普及。

到 20 世纪 70 年代,国外学者首先开始重视病毒型肝炎与口腔医学的关系。特别是 1981 年,首例艾滋病 (AIDS) 的发现,引起了国外各医疗学术团体和卫生管理部门对经

血传播疾病的重视。1987年世界卫生组织（WHO）、各国的CDC、牙医学会等相继提出了控制口腔医疗涉及牙科材料、器械、设备等方面的感染控制与管理的基本原则、建议和具体措施。

在美国，1978年，美国牙医学会（American Dental Association，ADA）首次提出了口腔诊疗感染控制建议，并于1985年重新修订了控制感染措施。1986年，美国疾病预防控制中心（National Center for Chronic Disease Prevention and Health Promotion，CDC）针对口腔制定了《牙科感染控制实践（推荐）（Recommended infection-control practices for dentistry）》，1993年和1996年又分别在之前的基础上做了补充及修订。2003年，美国CDC与其他感染控制专家合作，以最新、公认有效的科学证据为基础，重新修订了指南，并由牙科专业、公共卫生专业、医院流行病学专业以及感染控制领域的专家和专业机构共同制定和审核，再经过公众对该项决策制定过程的客观评价，最终美国CDC出台了《牙科医疗单位感染控制指南（Guidelines for infection control in dental health-care settings）》[7]。2003版指南明确并增加了牙科医疗机构感染控制的新内容，不仅内容全面而且具有实践性，是全球针对牙科诊疗单位感染控制比较全面的指南，很多国家和地区都参照其制定本土化的口腔诊疗操作和器械处置规范。美国CDC《指南》的主要内容包括：①培训教育和保护牙科医疗工作人员；②防止血源性病原体的传染；③手卫生；④个人防护装备；⑤接触性皮炎和乳胶过敏；⑥医疗物品的消毒和灭菌；⑦环境感染控制；⑧牙科综合治疗台水路、生物膜和水质；⑨其他部门、设备和特殊操作的注意事项（包括放射、技工室、牙科手机、口腔外科操作、吸唾管回流和注射药物治疗等）；⑩感染控制评价计划。该《指南》涵盖了从医务人员的防护到医疗用品、设备、环境的消毒灭菌方法以及实践性操作、感染控制的管理等方方面面的内容。在环境感染控制中特别提出容易直接或间接污染的临床接触面（Clinical Contact Surfaces）和无证据存在传播疾病危险的内务面（Housekeeping Surfaces）的概念及针对性的处置方法。对已感染传染性疾病或曾经发生职业暴露的医务人员进行了工作限制，以防止感染的进一步传播。并给出了实用性的口腔水路的感染控制建议、口腔预冲洗、拔除牙齿的处理以及外科激光电刀产生的烟雾可能对环境造成的污染等新的关注点和感染控制的思路方法。

英国卫生部在1997年制定了《牙科感染控制建议书（Advice sheet：infection control in dentistry）》[8]，这个建议书除了对职业防护、器械清洗和消毒、医疗废物处理的指导外，强调了牙科单位有保证感染控制程序常规运行的职责和义务，包括保护患者的义务，不仅使患者免受感染的风险，而且还要保护患者隐私，承担对所有就医者即便是感性性疾病患者也要提供高质量牙科服务，但同时也有接受或拒绝治疗某一患者的权利，未采用足够措施控制导致交叉感染的牙医将会受到执业行为不当的指控等；另外还针对预防一些感染性疾病在牙科诊疗中的传播，规定患血源性传染病、克雅氏病、结核分枝杆菌、MRSA等感染性疾病的牙医和助手不应参加口腔诊疗的有创操作。

澳大利亚的牙科协会ADA（Australia Dental Association）在2008年制定了第一版《澳洲牙科协会的感染控制指南（ADA Guidelines for infection control）》[9]，自2012年起每3年更新一次。2012版的主要内容基于ADA感控协会成员20年的研究结果，并结合了英国、美国、澳洲以及新西兰等国家牙科感染控制的研究成果和指南。这个版本的指南不仅详尽阐述了牙科感染控制的基本理念、措施和要求，还针对口腔治疗技术发展而使用的新器械设备提出了相应的感控措施，如镍钛根管器械、根尖测定仪、无痛麻醉仪等，增加了一些空气传播性疾病如麻疹、腮腺炎及结核在牙科治疗时防止交叉感染的方法，如延迟口腔诊疗、采取空气隔离防护、口腔治疗时使用橡皮障等，以减少污染物对空气的污染和医务人员暴露在污染空气的危险等措施。

德国的罗伯特-科赫研究院在 1998 年制定并于 2006 年修订了《牙科医学的感染防止——卫生措施（Guideline for dental hygiene of the Robert Koch-Institute)》[10]。罗伯特-科赫研究院是德国联邦政府所属卫生部的一部分，是负责疾病预防和控制的机构。该指南除了对医患双方在感染防控方面有细致明确的指导外，对口腔器械按照传播疾病的危险程度进行了分类，对清洗消毒灭菌、存放比其他国家和地区严格。此外对免疫抑制、囊性纤维化等特殊患者也提出了治疗中预防感染的建议，提出"根据患者情况评估治疗风险，如给免疫缺陷的患者治疗牙齿时推荐牙科治疗水系统使用灭菌水或白开水作为冷却水，以减少患者的感染风险"。另外在建筑布局中分别对候诊区、治疗室、X 光室、清洁室等区域的洗手设备、环境材料等做了具体要求。

美国、英国、德国等发达国家在 70 年代末期认识到了牙科感染控制的必要性，并逐步开展了牙科感染控制的相关研究工作，这类学术研究从 80 年代中期开始逐步增加，90 年代研究趋于成熟。从 PUBMED 数据库检索牙科感染控制相关的文献显示，牙科感染控制相关的研究集中在 1996 年到 2005 年期间，平均每五年发表近 300 篇左右；而 1996 年之前仅检索到 64 篇，2005 年以后至今平均每年发表 214 篇左右；研究的内容涉及牙科器械的消毒灭菌、管理、医务人员职业暴露的预防以及暴露后职业限制、牙科综合治疗台水系统生物膜的预防、牙科诊疗环境的清洁等各个方面。这些国家在这个时期分别制定和修订了牙科诊疗相关的感控指南和建议书，也是在这个时期，感控新理念、新产品、新方法不断涌现，如出现了带自动消毒设计的牙科综合治疗台、专门用于牙科手机的清洗保养的消毒设备等。

三、中国口腔专业医院感染管理工作开展情况的历史沿革与现状

（一）中国口腔专业医院感染管理工作开展情况的历史沿革及各时期的特点

自 1986 年我国医院感染管理起步以来，历经 30 年的发展，医院感染管理理念与系统建设逐步渗透入各个学科。口腔科医院感染管理体系就是在这样的背景下，以国家相关法律、法规、标准、规范、研究等为基础，逐步建立起来的。1982 年《上海第二医学院学报》上刊登了一篇题名为《口腔念珠菌感染——一个英国牙科医院的经验》的文章，标志着我国口腔专业感控研究的起步。尽管起步较晚，但 30 年来进展迅速，在制度建设、培训教育、清洗消毒以及新兴技术应用等方面不断完善与改进。纵观 30 年来口腔感控方面发表论文数量（图 6-7-1），自 2005 年开始出现明显上升趋势，可能与 2005 年原国家卫生部出台《医疗机构口腔诊疗器械消毒技术操作规范》有关。回顾我国口腔专业医院感染管理工作发展的历程，大致可分为三个阶段。

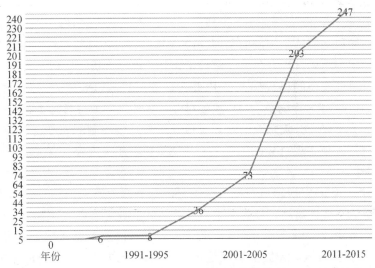

图 6-7-1　中国口腔感控 30 年相关文献研究情况中国 CNKI 检索结果

1. 探索起步阶段（1985—1994 年）

1985 年之前，口腔医疗器械通常采用自来水清洗的方式处理，少数医疗机构使用酒精、碘伏、新洁尔灭等化学消毒剂表面擦拭或浸泡、紫外线照射以及甲醛熏蒸等方法进行消毒，很少对医疗器械进行高水平消毒和（或）灭菌。1985 年之后，口腔治疗和口腔学科建设蓬勃发展，而对于口腔专业医院感染控制与管理仅有粗浅的认识，并未形成完整的体系，正如北京大学口腔医院原院长张震康教授接受访谈时所说："当时尚未意识到医院感染的重要性，而医生也不管消毒，大家一致认为这是护士的事"。

这一时期关注的焦点是口腔科交叉感染问题。1987 年，蒋雄万[11]等翻译了美国疾病预防控制中心（CDC）有关控制牙科交叉感染措施的建议，发表在《国际口腔医学杂志》上，文章表明在牙科治疗过程中，如不采取感染控制措施可能会导致 HBV、HCV、HIV 等医源性疾病的观点，并提出包括洗手、佩戴手套、器械清洗、消毒以及医疗垃圾处理等相关建议。1988 年，北京医科大学口腔医院曹采方教授发现超声波洁治所产生的气雾可造成空气污染，有导致交叉感染的潜在风险，因此为医务人员配备了防护用品（橡胶手套、防护眼镜、面罩等）；同时开展试验研究证实超声洁治前让患者用 3% 过氧化氢溶液漱口 1 分钟，可大大减少诊椅周围空气中浮游细菌数量。这项措施成为牙周超声洁治之前的常规步骤，并被写进了教科书[12]。同年为加强与振兴口腔医疗器械生产而组建的"上海齿科器械厂"，在其设计口腔器械时，开始考虑利于器械清洁、消毒、维修保养等问题[13]。

1990 年以后，有关口腔交叉感染的研究更加注重系统性。如吴彩杰、安雁鸣等人[14,15]详细分析了在口腔修复过程中导致交叉感染的环节，涉及诊疗环境、医疗器械、模型制作、清洗消毒等多种因素，解决方法不能一蹴而就，需综合考虑，抓住重点。

此阶段尽管一部分口腔科医生开始意识到口腔治疗过程中交叉感染的重要性，但国内无论从口腔医学教育，抑或学科发展方面对口腔感染控制方面知识的普及和研究仍很少，没有将口腔感染控制工作提到议程上来。

2. 快速发展阶段（1995—2004 年）

1994 年原国家卫生部《医院感染管理规范》出台之后，各地区均在医院感染管理的层面上加强了口腔科医院感染控制的管理，1995 年之后，各口腔专科医院逐步建立了口腔医院感染管理组织与感染管理办公室，感控工作开始由专人负责。1996 年中华口腔医学会成立是口腔医学事业发展的里程碑[16]，以此为标志，我国口腔感染控制工作开始了跨越式发展的进程。1998 年，徐岩英、LP. 圣曼雅克、郭传瑸等教授参考大量国外文献后，撰写了我国第一部关于口腔医院感染的专著《口腔医院感染控制的原则与措施》。2002 年原卫生部颁布的《消毒技术规范》增加了口腔科感染控制相关内容，有关口腔感染控制的探索性的研究不断深入。

1998 年，李文秀等[17]根据口腔专科医院可能造成医院感染的途径，以手卫生、器械消毒、空气消毒、一次性物品管理为抓手，显著降低了医院感染的发生，突出了护理工作在感染防控中的重要性。2003 年 SARS 之后，口腔专科医院的医院感染管理步入科学化、系统化。刘翠梅等[18]报道通过健全管理组织、加强培训力度、严格消毒灭菌措施、重视环境管理等措施多管齐下，极大提升了医院的感染预防控制能力。

2004 年，武迎宏等[19]对北京地区 18 个区县 262 所口腔诊疗机构医院感染管理现状开展专项调查。结果显示 82.2% 的医院建立了医院感染管理规章制度，但 32.2% 的机构缺乏制度监督和落实；有关器械清洗消毒，64.6% 的医院单独设立器械清洗室；82.6% 配备快速灭菌器，36.8% 具有超声清洗机。通过调查发现口腔医疗机构开始重视口腔器械的消毒工作，用于口腔专业的医院感染控制投入不断增加，但实际工作中仍有不小的盲区；此外由于口腔专业特点与器械的特殊性，制定适应口腔专业的清洗消毒技术指南以及规范临床口腔器械的清洗、消毒、灭菌程序和行为，势在必行。

3. 逐步规范阶段（2005—2015 年）

这一阶段，随着医院感染认知维度的拓展、实践领域的拓宽，医院感染管理更加贴近临床，医院感染管理发展进入了新时期，"新常态"特征逐步体现，推动了口腔专业感染控制工作。口腔的医院感染管理组织体系逐渐完善，全国三级甲等口腔专科医院，部分二级口腔专科医院均设立了独立的医院感染管理部门，人才队伍也发生了巨大转变，由原来单一的护理人员转变为公共卫生、流行病、临床医学、管理学等多学科人才济济一堂。历经国家卫计委 2006 年医院管理年、2010 年质量万里行等专项检查以及三级医院评审对口腔医院感染控制工作的检阅，目前口腔专科医院和（或）综合医院口腔科均建立了完善的三级院感网络，基本构建了制度规范体系，医院感染能力不断提升。

在国家卫生行政部门的重视下，有关口腔专业感染管理的各项规范、标准等不断更新和涌现。2005 年，原国家卫生部出台了《医疗机构口腔诊疗器械消毒技术操作规范》，这是首个有关口腔行业的感控规范。2006 年原卫生部成立了医院感染控制标准委员会，标委会于 2010 年和 2013 年分别针对口腔行业制定了《口腔器械消毒灭菌技术规范》和《口腔门诊医院感染管理规范》，这标志着我国口腔专业医院感染管理迈入了一个崭新的台阶。

这一阶段另一显著的特点为防护意识的增强与防护措施的进步。研究显示，HBV、HIV 感染者的血液、体液中均携带相应病毒，医护人员职业暴露与感染病毒有关，口腔医生、临床护士是主要的高危人群，他们可通过直接接触患者血液、体液或污染病毒的锐器刺伤感染。据统计我国病毒性肝炎与 HIV 发病率分别为 90.3/10 万与 3.3/10 万，而 2004 年北京地区口腔诊疗机构医院感染管理现状专项调查显示 81.7% 的医务人员接受过个人防护培训，但 50.5% 不能按要求防护[19]。血源性疾病的高发病率与医务人员的低防护意识更增加了口腔专业医院感染隐患。此外，口腔专业的特点，除了口腔器官的生理上与病理上的特殊性外，口腔医疗设备构造复杂，器械种类繁多，价格昂贵，各种诊疗操作均在口腔中进行，高速飞转的牙钻产生大量气溶胶不断污染着诊疗环境。

因此，使用有效的口腔诊疗器械消毒与灭菌方法，重视口腔从业人员职业保护，减少医院感染传播的风险，是口腔专业关注和研究的热点。自原国家卫生部陆续出台《医疗机构口腔诊疗器械消毒技术操作规范》《医院感染管理办法》等规范指导口腔诊疗器械的消毒灭菌工作之后，大部分医疗机构配备了压力蒸汽灭菌器、超声清洗机、塑封机、自动注油机等，口腔器械基本达到一人一用一高温灭菌。随着 2009 年《血源性病原体职业接触防护导则》的颁布，"普遍预防（universal precaution）"的理念深入人心，医疗机构为工作人员配备了手套、隔离衣、口罩、护目镜或防护面罩等防护用品，这同时也是避免造成患-医-患的医院感染链，提高医疗服务质量不容忽视的一个方面。

（二）中国口腔专业医院感染管理工作的现状

为了深入了解口腔专业医院感染管理工作的现状，回顾历史，总结经验，展望未来发展方向，由中国医院协会医院感染管理专业委员会主持的"中国医院感染管理 30 年回顾与展望"课题之"口腔医院感染管理 30 年回顾与展望"，通过问卷调查、访谈和查阅档案资料等方式，对全国 15 个省（市）、自治区共 74 家口腔医疗机构进行了调查，包括公立口腔专科医院 27 家，民营口腔医疗机构 47 家（其中口腔门诊部 22 家，诊所 25 家）。总体调查情况如下：

1. 组织机构

调查中发现仍有三级甲等口腔专科医院没有独立的医院感染管理部门，部分公立口腔医院的院感管理人员是兼职，一些小型、中型口腔诊所没有专人从事医院感染管理工作。民营口腔诊所存在诊室布局不合理（牙椅间无隔断）、缺少空气消毒设施、牙科综合治疗台用水使用自来水的现象。医院感染管理制度的内容虽然逐步完善，但缺乏统一的标准，存在与临床实际操作不相符的现象。另外，还缺少奖惩制度，传染病管理相关制度不健全。

2. 消毒灭菌

公立口腔专科医院的器械多在消毒供应室集中消毒灭菌，但随着诊疗新技术的开展，口腔器械复杂多样，个别器械配备不足，仍存在科室自行消毒灭菌的现象。牙科综合治疗台表面消毒隔离方法多样，民营口腔机构多为有效氯或酒精擦拭，口腔专科医院多采用隔离膜覆盖，但均做不到"一人一用一擦拭或更换"。调查的医院中，有 2 家三级甲等口腔专科医院使用消毒湿巾和季铵盐类消毒剂进行物表消毒，改进了以往的物表消毒和低危器械的消毒方式，已经有学者对不同成分的消毒剂的消毒效果进行了研究对比，但缺乏明确统一的定论，需要在以后的临床实践和科研中进一步探讨和证实。

3. 人员培训

调查中发现，感控知识培训存在不足，多数医护人员对口腔诊疗器械的消毒灭菌要求和标准、消毒隔离制度、消毒灭菌效果监测等知识并不了解，消毒员培训不到位，护士仅对自身从事的工作内容熟悉，对科室及医院的各项感控制度和消毒灭菌知识并不知晓。调查中发现，医生普遍对感控知识掌握较少，感控意识相对薄弱，然而医院针对医生的院感知识培训没有引起足够的重视和广泛开展。

4. 专业队伍建设

调查结果显示，从事医院感染管理工作的人员多为护理专业、临床专业。部分口腔医疗机构没有专门的医院感染管理者，而是兼职管理的形式。可见，医院管理缺乏专业人才。在对学生的访谈中也发现，在口腔本科教育中，医院感染的相关知识及技能是选修课程，多数同学因不了解其授课内容和重要性，所以并未选修。说明我国目前的感控教育理念与临床实际工作脱节。

四、口腔专业医院感染管理取得的成就

口腔的医院感染管理工作从认识、起步到发展壮大，经历了 30 年漫长的历程，在老一辈口腔医务人员、医院感染管理人员等的辛苦付出下，口腔的医院感染防控工作逐渐步入正轨，30 年来主要取得了以下成就：

（一）规范牙科手机和牙科器械的清洁消毒，基本达到一人一用一消毒或灭菌

加强口腔诊疗器械的消毒工作，是有效预防和控制医源性感染、保证医疗安全的重要环节。1998 年全国开始逐步推行牙科手机一人一用一灭菌，结束了牙科手机使用后擦拭消毒的历史；1999 年原卫生部开展了"加强口腔医学基础技术设施项目"，为全国 34 所口腔医院和综合性医院口腔科装备牙科手机消毒灭菌设备，该项目极大推进了全国口腔医疗机构控制交叉感染的历程；2003 年前后，开始要求将使用后的接触病人伤口、血液、破损黏膜或进入人体无菌组织的各类口腔诊疗器械按照"清洗——消毒——灭菌"的流程进行处理，如根管器械、牙周刮治器、洁牙器等，并要求首选物理灭菌法。为此，原卫生部于 2004 年下发了《关于加强口腔诊疗器械消毒工作的通知》，要求各级卫生行政部门必须履行对医疗机构的监督管理职责，对开展口腔诊疗工作的综合医院、口腔医院、口腔诊所等医疗机构以及开展美容牙科的美容医疗机构进行全面检查，重点检查其口腔诊疗器械的消毒工作。这进一步推动了牙科手机和牙科器械规范化清洁、消毒、灭菌的工作。

（二）口腔相关医院感染管理规章制度逐步完善

30 年来，口腔诊疗相关的医院感染管理经历了从无到有、从粗到细的过程。2000 年颁布的《医院感染管理规范》（试行）对口腔科的医院感染管理工作提出了明确的要求，随后 2002 年发布的《消毒技术规范（2002 年版）》中也专门提到了口腔诊疗器具与环境的消毒与灭菌。2005 年，为进一步加强医疗机构口腔诊疗器械消毒工作，保障医疗质量和医疗安全，原卫生部组织有关专家，在调查研究的基础上制定了《医疗机构口腔诊疗器械消毒技术规范》，从口腔诊疗的基本要求、口腔消毒工作程序及要点、消毒与灭菌效果监

测等方面进一步规范了医疗机构口腔诊疗器械消毒灭菌工作。2006 年《医院感染管理办法》颁布后，各口腔专科医院均按要求成立了医院感染管理部门，各口腔科也成立了医院感染管理小组，配置专兼职人员从事口腔的医院感染防控工作，进一步保障了患者就医的安全。

另外，为更好地指导各级各类医疗机构开展口腔诊疗工作，原卫生部医院感染控制标准委员会委托北京大学口腔医院分别于 2010 年和 2013 年制定了《口腔器械消毒灭菌技术规范》和《口腔门诊医院感染管理规范》。为了保证实用性，制标人员在充分参考美国、德国、英国等发达国家针对牙科诊疗单位感染控制指南和建议的同时，调研了我国 18 个省市自治区共 513 家提供口腔诊疗服务的医疗机构口腔诊疗器械消毒灭菌的情况，根据我国实际制定了上述两项标准。

（三）口腔诊疗相关医院感染的科学研究发展迅速，感控理念渐入人心

自 1986 年后，近 30 年间我国就口腔诊疗相关医院感染预防与控制方面的研究近 3500 篇，研究的领域涉及牙科手机消毒灭菌、牙科椅位水的处理、医护人员职业暴露与防护、建筑布局的卫生学要求、口腔医院感染管理的现状调查、术后手术部位感染的目标性监测、降低口腔医院感染的干预性研究等各个方面。

最后，国内口腔诊疗设施设备在设计方面也开始考虑到了感控因素，改进了口腔设备在控制交叉感染方面的设计，如牙科手机的防回吸装置等，这标志着我国口腔医院感染管理工作进入了一个新的台阶，也是我国 30 年口腔感控取得的可喜成绩。

五、口腔专业医院感染管理工作存在的问题与对策

尽管口腔专业医院感染管理工作在过去的 30 年里取得了许多成绩和进步，但是由于我国地域大、人口众多，全国各地经济、教育、医疗条件存在很大差异，加上人民群众对口腔医疗服务需求加大、各地开展口腔诊疗服务的医疗机构众多，因此，口腔的医院感染管理方面还存在一些问题。

（一）医院感染管理水平参差不齐，制度措施落实上有盲点

口腔专业的医院感染管理水平参差不齐，差距较大。虽然卫生管理部门和相关质量控制中心等组织机构不断进行了各种专项培训、督导工作，但是大量的个体私人诊所和一些基层医疗机构的执行状况却令人堪忧。既有监管不力等客观原因、也有成本控制顾虑，更有从业人员素质参差不齐、感控意识淡漠的主观因素。这需要卫生行政部门、卫生监督执法以及技术管理部门和组织有机地联合起来，按照国家的相关法律法规对口腔诊疗机构进行督导检查，为保障口腔医疗安全而行动。

另外，由于口腔诊疗操作的"侵入性、喷溅性"，口腔器械和材料的"结构复杂、种类繁多、材质多样"的特点，感染管理上还具有专科的复杂性，在各种制度措施落实上仍有盲点和遗漏。对于目前正在实施的《医疗机构口腔诊疗器械消毒技术规范》，还存在一定的局限性，缺少从建筑布局、口腔放射、诊疗环境等重点环节的感控要求，由于缺少以

上重点环节的感控要求，使得开展口腔诊疗服务的医疗机构在医院感染管理上存在误区，实际工作中无章可循或可操作性差等。

（二）从业人员感控意识不足

由于缺乏相应的培训或培训后效果欠佳，导致目前口腔诊疗从业人员对口腔的医院感染防控工作认识不够，特别是从事口腔器械消毒的人员没有经过规范培训，导致口腔器械消毒灭菌不规范，存在医院感染的隐患。纪学悦等[20]对天津市 16 个行政区（县）的 900 多名口腔诊疗从业人员的研究显示，调查人群对于 27 项医院感染控制知识的总得分为 18.52±2.89 分，最高 26 分，最低仅 7 分，其中有 4 项问题的单一知识答对率低于 20%，包括"非一次性使用的探针和口镜达到消毒水平即可"（4.04%）、"每次口腔诊疗操作都应戴口罩帽子"（10.03%）、"不可用下排气式压力蒸汽灭菌器对牙科手机进行灭菌"（12.92%）、"用快速卡式压力蒸汽灭菌器裸露灭菌有效期不得超过 2h"（14.42%）。这可能与目前医学院校感染控制相关教育还不系统和完善有关，现在仅有一些消毒隔离基础知识散布在护理、传染病、口腔预防医学等学科的某些章节当中，这些知识和理念对于理解和自觉认可医院感染控制管理是远远不够的。医院感染管理专家、医学教育专家以及医院管理专家都应强烈呼吁，在基础医学教学中加强对感控知识和操作技术的传授和考核，在进入临床实习阶段时溶入相关法律知识和技术规范的学习和培训，让感染控制理念在学生时代就牢牢树立起来，让从业人员意识到到各种感控指南和技术规范既是在保护患者安全，同时也是在保护医疗从业人员自身的安全，这种教育尝试目前在国外已经开展。

（三）从业人员标准预防理念差，个人防护用品使用不足

虽然我国已经推广了"标准预防"很多年，但是口腔从业人员中标准预防的意识仍然不足。付新国等[21]对济南军区所属医院口腔科医务人员的个人防护情况调查显示，即使在三级甲等医院，工作时戴手套占 90%，戴防护镜的仅 43.3%，戴眼面罩的有 30%，有 83.2% 的人视所有患者为传染源；而三级乙等医院的情况稍差，分别为 85%、27.5%、17.5% 和 76.3%。而广东省 150 家口腔医疗机构的调查也显示了相似的结果[22]，总体上工作时戴手套的占 82%，戴防护镜的占 23.3%，戴眼面罩的占 12.7%，接诊前后洗手的占 98.7%，但是能正确洗手的仅 28.0%。因此，将来医院感染防控的工作重点还需要加强口腔从业人员标准预防和个人防护用品正确使用等相关知识的宣传和培训，医疗机构应为从业人员提供足量、合格的个人防护用品，并督促从业人员在实际工作中正确使用，保护自身的安全。

六、中国口腔专业医院感染管理工作的发展与展望

口腔门诊医院感染管理工作的重要性不言而喻，感染的发生会出现在任何一个治疗环节中。医务人员在诊疗操作过程中极易发生意外损伤，医护人员就有可能感染传染性疾病。同样，口腔的诊疗器械、物品如果消毒不严格，就诊的患者也存在发生医源性感染的危险，使治疗疾病的场所成为传播疾病的场所。感染控制工作不仅仅是制度的建立，更重要的是口腔

医务工作者要有强烈的感染控制意识，充分认识医院感染的危害性及控制医院感染的重要性，克服无所谓和怕麻烦的错误思想，从被动接受感染控制变为主动参与感染控制。口腔专业技术进展迅速，面临新的时代，我们要把握好前进道路的方向，保证医疗安全。

（一）新形势、新进展，注重新产品、新技术的监管

随着我国经济的发展，口腔诊患保健和需求不断增加。目前口腔诊疗工作出现了新的形势、新的进展，越来越多新的产品和新技术相继开展，指南的更新跟不上技术的发展，因此，许多新产品、新技术的应用难以得到相关指南和标准的统一监管，在消毒灭菌和合格性监测方面存在很大障碍。因此，在相关产品及新技术应用时代的到来，我们如何选用合理的消毒灭菌方法来应对，怎样采用有效的监管措施来保证其安全有效，是今后几十年需面临的重要问题。

（二）加强口腔医务人员职业安全

口腔诊室的感染除给患者带来痛苦和经济损失外，医务人员感染也是令人困扰的事情，其中很大一部分来源于医务人员的职业暴露。口腔诊室医务人员的职业暴露主要来源于两个方面：锐器伤和飞沫传播感染，同样存在着诸多血源性疾病的感染风险。因此，在注重医疗器械的消毒灭菌，保护患者的同时，今后要加强医务人员的自身感染的保护。第一，要采集医务人员基线血清，建立工作人员健康档案；第二，做好医务人员的疫苗接种工作；第三，做好医务人员的再教育工作如培训、进修等，提高其知识水平和感染防控意识；第四，建立健全的医务人员职业暴露及时处理程序和机制，保证安全有效的暴露后处置工作。

（三）重视基层口腔门诊医院感染管理

口腔医疗器械相关感染目前主要关注于大型综合医院和专科医院，很少关注到小型医院、个体诊所等机构。众所周知，口腔医疗器械的灭菌是否合格直接影响到相关感染的发生。因此，在高度关注大型综合医院口腔科和专科医院的同时，今后要着力关注一些基层口腔门诊如：乡镇卫生院和个体诊所，在这些"特殊门诊"普遍存在空间布局不合理，缺少消毒灭菌设备，消毒灭菌方法不规范，工作人员专业知识和感染防控知识和意识欠缺。行政部门在此方面应加大监管力度，加强基层口腔门诊医务人员的专业培训，督促国家文件和标准的执行。

（四）更注重多学科合作，共同做好口腔相关感染的防控

感染控制工作一直离不开多学科的合作，共同研发口腔感染控制相关产品，开展多学科研究，如缺少对口腔医务人员感染控制知识培训的指标和对如何保证牙科综合治疗台用水质量、评估牙钻等口腔小器械重复使用的功能、测定印模材料有效的消毒方法等一系列的循证医学数据和规章制度，所以口腔门诊的感染控制工作，任重而道远，需要在今后的工作中不断探索和研究，提出科学的解决办法，以保障口腔患者的医疗安全。

（刘翠梅　李莉莉　夏天娟　王　菲　乔　甫　何惠英　姜宏敬　于明红）

参 考 文 献

[1] 赵铭民, 李世俊. 2016 中国口腔医学文化博览. 北京: 人民卫生出版社, 2016. 3.

[2] 李梦东, 王宇明. 实用传染病学. 北京: 人民卫生出版社, 2004. 7.

[3] 刘桂平, 张秀华. 口腔科护士职业性危害的原因分析及防护进展. 山西护理杂志, 2000, 14 (1): 13-14.

[4] 陈力, 阎黎津, 傅体权, 等. 口腔器械消毒效果的调查研究. 中华医院感染学杂志, 2001, 11 (6): 51-52.

[5] 邓宏燕, 谢尧, 邓小虹, 等. 牙科手机传播乙型肝炎可能性的动物实验研究. 中华医院感染学杂志, 2006, 16 (10): 1102-1104.

[6] 卫生部统计信息中心、中华口腔医学会. 中国口腔医学实用信息 2005. 北京: 人民军医出版社, 2005.

[7] National Center for Chronic Disease Prevention and Health Promotion, James S, Marks JS, Maas WR. Guidelines for Infection Control In Dental Health- Care Settings Morbidity and Mortality Weekly Report (MMWR). Recomm Rep, 2003, 52 (RR-17): 1-61.

[8] British Dental Association (BDA). A12 Advice Sheet: Infection control in dentistry [EB/OL] http://www. dh. gov. uk/en/Aboutus/Chiefprofessionalofficers/Chiefdentalofficer/DH_ 4134424. html, 2003-02-01.

[9] Australian Dental Association (ADA). Guidelines For Infection Control- 2008 St. Leonards, NSW., Australia: Australian Dental Association inc, 2008.

[10] Mitteilung der Kommission für Krankenhaushygiene und Infektionsprävention beim Robert Koch- Institut. Infektionsprävention in der zahnheilkunde- anforderungenan die hygiene. Bundesgesundheitsbl, 2006, 49: 375-394.

[11] 蒋雄万. 有关控制牙科交叉感染措施的建议. 国外医学·口腔医学分册, 1987, 14 (4): 227-230.

[12] 樊明文, 李世俊. 2013 牙科博览. 北京: 人民卫生出版社. 2013.

[13] 郑麟蕃, 吴少鹏, 李辉. 中国口腔医学发展史. 北京: 北京医科大学 中国协和医科大学联合出版社, 1998.

[14] 吴彩杰, 孙晓波. 口腔修复科护理中交叉感染的预防. 口腔医学纵横, 1991, 7 (4): 248-249.

[15] 安雁鸣, 张仁伟. 口腔修复科院内交叉感染的预防. 现代中西医结合杂志, 1995, 4 (4): 126.

[16] 周学东, 叶玲. 中国口腔医学教育史. 北京: 高等教育出版社, 2015.

[17] 李文秀. 口腔专科医院的医院感染管理. 中华护理杂志, 1998, 33 (06): 59-61.

[18] 刘翠梅, 沈曙铭. 口腔医院 "非典" 时期消毒隔离措施的实施与应用. 中华医院管理学会医院感染管理专业委员会. 中华医院管理学会第十届全国医院感染管理学术年会论文汇编. 中华医院管理学会医院感染管理专业委员会: 2003, 1.

[19] 武迎宏. 口腔诊疗机构的医院感染管理现状. 中华医院管理学会医院感染管理专业委员会. 中华医院管理学会第十一届全国医院感染管理学术年会论文汇编. 中华医院管理学会医院感染管理专业委员会: 2004, 3.

[20] 纪学悦. 天津市口腔医护人员医院感染知识、态度和拒诊意愿调查. 天津医科大学, 2013.

[21] 付新国, 王莉. 济南军区所属医院口腔科医务人员个人防护情况调查. 实用医药杂志, 2014, 31 (3): 250-251.

[22] 奚玫, 梁星峰, 任飞, 等. 广东省口腔医疗机构个人防护状况调查报告. 广东牙病防治, 2007, 15 (5): 224-225.

第八节　骨髓移植病房的医院感染管理

一、中国骨髓移植病房医院感染管理的概念与工作开展的背景意义

骨髓移植病房是医院开展造血干细胞移植的重要场所，也是医院感染管理的重点部门。20世纪以来，人类的疾病谱已发生重要变化，恶性肿瘤成为威胁人类健康的重要疾病，其中恶性血液病呈逐年上升趋势，造血干细胞移植已经成为现代医学发展的一个重要里程碑，对恶性血液病的治疗和康复起到了决定性的作用。然而，由于患者特殊的免疫抑制状态以及流行病学暴露等客观因素，移植感染已经成为造血干细胞移植生存率下降，死亡率升高的主要原因之一，国外一组研究表明原发病复发导致移植后死亡占40%-80%，感染占10%-20%[1]；某单中心1000例移植监测显示，移植后100天内共59例死亡（5.9%），死亡原因包括原发病恶化（25例）和移植相关并发症（34例），其中15例与感染直接相关。相关研究还表明真菌和CMV感染的死亡率最高，诊断CMV感染30天后病死率高达43%[2]。一组75例儿童造血干细胞移植后，6例（8%）发生真菌感染，其中5例死亡[3]。因此，骨髓移植病房的医院感染管理尤为重要，直接影响着医疗救治的成败和患者的生命安全。通过系统的回顾与展望，我们可以说生物医学引导下的骨髓移植病房医院感染管理必须清楚地认识到排异与感染是相互关联的，二者均受到免疫抑制治疗调节的影响，这也是骨髓移植病房医院感染管理有别于其他重点部门的特殊性所在。

二、国际骨髓移植病房医院感染管理的历史与现状

20世纪70年代生物医学在人类疾病基本机理的阐明、发现和发展，源于重组技术的新分子治疗手段以及流式细胞学新诊断技术的应用等三大重要基础科学领域取得了令人瞩目的进展，并成功地应用到临床，成就了造血干细胞移植技术，从此，医院感染管理就伴随着造血干细胞技术迅猛发展，但从科学评估的角度看，医院感染管理的循证研究仍然远远落后于造血干细胞移植技术本身。国际上权威的文献资料表明，欧美国家虽然在造血干细胞移植的感染控制方面积累了一些重要的经验，但还缺乏足够的随机对照试验来验证。在美国，各造血干细胞移植中心进行的一项调查研究显示，各中心控制感染的方案差距很大[4]。2000年美国疾病控制与预防中心（CDC）、美国感染性疾病协会（IDSA）和美国血液与骨髓移植协会（ASBMT）联合颁布了预防造血干细胞移植患者机会性感染的循证指南[5][6]。这份指南包括关于控制造血干细胞移植的211条建议。这些建议包含如下主要内容：病房的通风，建筑施工、装修和建筑物的清洁，隔离屏障措施，手卫生，设备管理，活动场所与植物以及玩具的要求，移植中心医护人员和来访者的要求，患者皮肤和口腔护理，静脉置管相关性感染的控制，对特殊院内感染包括嗜肺军团菌、耐甲氧西林葡萄球

菌、对万古霉素低敏感的葡萄球菌、耐万古霉素球菌、梭状芽胞杆菌、社区获得性呼吸道病毒及结核分枝杆菌等的流行病学监控、预防和控制。该指南根据重要性和现有证据的支持力度对211条建议进行了分类分级，其中 A Ⅰ 6 条、A Ⅱ 12 条、A Ⅲ 41 条、B Ⅱ 14 条、B Ⅲ 89 条、C Ⅱ 2 条、C Ⅲ 19 条、D Ⅰ 条、D Ⅱ 4 条、D Ⅲ 22 条、E Ⅱ Ⅰ 条。（A 级表示该指南条款具有有效和有确定临床意义的重要依据；B 级表示该指南条款具有有效和临床意义有限的重要或较重要的依据；C 级表示该指南条款有效性证据不足或有效性相对于可能出现的副作用或化学预防治疗费用或其他替代方法无更加优势；D 级表示该指南条款具有一定程度上否定有效性而支持副作用的证据；E 级表示该指南条款具有强烈否定有效或副作用的重要证据；Ⅰ 级表示至少有一个良好执行的随机对照试验提供支持的证据；Ⅱ 级表示至少有一个设计合理的随机对照队列或病例控制的研究提供支持的多中心研究证据；Ⅲ 级表示证据来自权威专家基于临床经验、描述性研究或专家委员会报告提出的建议。）

该指南中 A Ⅰ 的具体建议：无论是否受到其他患者、环境或其他物体的污染，所有人员在进出 HSCT（造血干细胞移植）受者或正接受预处理治疗等待 HSCT 患者的病房，或直接接触这些患者前都应该清洗双手；所有的护理人员，如果患有空气、飞沫或直接接触传播性疾病（比如水痘带状疱疹、感染性肠胃炎、口唇或手指的单纯疱疹、上呼吸道感染等），应限制其与患者接触，可暂时安排其干其他工作；如果在 HSCT 中心发现 1 例实验室确诊的军团菌感染病例，尚处于疾病发作前第 2-10 天的，或在 HSCT 门诊发现 2 例或更多实验室确诊的军团病患者，院内从事感染控制医务人员就应进行彻底的流行病学和环境的调查，寻找可能的军团菌环境污染源（比如淋浴器、自来水、冷却塔或热水供应系统）；为控制接触耐万古霉素肠球菌，如同"耐万古霉素肠球菌"中所详述的，须严格执行标准的感染控制措施；所有可能直接接触梭状芽胞杆菌感染患者、其所处的环境或其物品的护理人员，在进入这些患者的病房或接触他们的分泌物、排泄物前，均应戴好手套；最近或既往结核菌素皮肤试验阳性而未进行预防性治疗的 HSCT 候选患者均应拍摄胸片，以明确有否活动性结核感染

该指南中 A Ⅱ 的具体建议：HSCT 中心应防止鸟类接近医院的进风通道；接触可能污染生物材料的所有人员都应戴合适的手套；应建立工作隔离政策，以鼓励护理人员及时报告他们的疾病史或疾病接触史；患传染性感染性疾病者（如上呼吸道感染、流行性感冒、近期有传染病接触史、急性发作的带状疱疹患者，无论是否已愈；水痘减毒活疫苗接种 6 周内出现类似急性发作症状的，口服脊髓灰质炎疫苗后 3~6 周内者）都不允许进入 HSCT 病房，也不允许直接接触 HSCT 受者或正在进行预处理治疗的 HSCT 候选患者；如一个 HSCT 中心供水系统中检出军团菌，则该供水系统必须做彻底的去污处理，并核实的确已消除了军团菌；为预防 MRSA 的感染和细菌定植，HSCT 中心必须严格执行基本感染控制措施，如接触不同患者前均应洗手，使用必要的隔离屏障（如进入 MRSA 感染或污染定植的患者病房时要戴好手套等）；HSCT 中心所有人员必须要求慎用抗生素，尤其是万古霉素，以防止出现耐万古霉素葡萄球菌；静脉使用万古霉素有可能导致 VRE 的出现，万古霉素和所有其他抗生素，尤其是抗厌氧菌的制剂，都须谨慎使用；所有梭状芽胞杆菌感染的患者在整个病程中都必须被隔离以防传播；护理人员在护理伴有上或下呼吸道感染的 HSCT 受者或正在接受预处理治疗的 HSCT 候选患者时，及所有护理人员和来访者处于

"获得性呼吸道病毒感染病区"时，均应更换手套和洗手；为了防止 HSCT 患者被感染上腺病毒，来访者或护理人员如患有传染性结膜炎，在分泌物停止排出或眼科医师认为已没有炎症和传染性前，应禁止与患者直接接触；对可疑或确诊为肺部或是咽喉部结核的患者，HSCT 人员应该遵照有关健康人群结核病控制的指南进行处理。

该指南中 E II 的具体建议：等待 HSCT 患者或 HSCT 受者严禁接种结核疫苗，因为这会在免疫抑制人群中引起播散性或致命性的结核感染。

同时，2003 年 6 月美国 HICPAC 颁布了"环境感染控制恢复设施应用指南"[7]，这两部相继出台的 CDC 指南受到了国际血液病和感染控制专家们的高度认可，一致认为代表着国际上造血干细胞移植医院感染管理的现阶段技术发展水平，具有较强的现实指导意义。

三、中国骨髓移植病房医院感染管理开展的历史沿革与现状

（一）中国骨髓移植病房医院感染管理开展情况的历史沿革及各时期的特点

中国骨髓移植病房医院感染管理系统的开展起源于 20 世纪 80 年代，是随着医院感染管理早期理念的引入和当时骨髓移植技术的需求而起步和发展的。由于骨髓移植技术（后期改称为造血干细胞移植）的复杂性和特殊性，最早成立骨髓移植病房的医院并不多见，真正快速发展是进入 21 世纪以后。本次专项调研的全国 42 家有骨髓移植病区的医院反馈结果显示 20 世纪 80 年代建科的仅有 7 家，20 世纪 90 年代建科的有 15 家，而本世纪以来建科的达到 20 家。根据建科的时间段划分和技术评估，中国骨髓移植病房医院感染管理的发展走过了不平坦的历程，20 世纪 80 年代是中国骨髓移植病房医院感染管理发展的原始探索期，20 世纪 90 年代是中国骨髓移植病房医院感染管理发展的经验积累期，本世纪以来是中国骨髓移植病房医院感染管理发展的快速循证期。原始探索期的特点是现阶段医院感染管理的理论基础单纯来源于无菌技术，特别重视细菌感染防控，但对病毒感染和真菌感染的防控认识不足，没有形成系统化科学化的感染防控流程，隔离技术相对单一，各医院间医院感染管理的水平差异较大；经验积累期的特点是初步摸清了移植各阶段感染防控的基本规律，医护人员对感染防控技术的理解进一步加深，在技术层面能够查询到可供参考的专业论文和区域性的骨髓移植医院感染管理相关的指南性文件，骨髓移植病区的综合性感染控制体系初步建立，基本的医院感染监测指标已经列入常规工作计划，移植并发症中感染的危险性呈下降趋势；快速循证期的特点是移植物宿主病与感染的内在联系更加明确，全环境保护的感染控制模式已经基本成熟，专业化的医院感染管理专兼职队伍已经发挥重要作用，感染防控多学科协作的平台已经基本搭建，病区医院感染管理的循证研究全面展开，目标性监测引导下骨髓移植病房医院感染的精细化管理呈现显著成效，特别是病毒感染和真菌感染的防控措施更加科学有效。

（二）中国骨髓移植病房医院感染管理工作的现状

伴随着我国造血干细胞移植技术的发展，骨髓移植病房的医院感染管理工作正在快速

而健康地成长，发挥着不可替代的作用。与 30 年前相比，造血干细胞移植从只能采用同胞中 HLA 全相合供者发展到成功应用非血缘供者、脐带造血干细胞乃至亲属单倍体相合供者；从只能接纳 45～50 岁以下、脏器功能完全正常的年轻患者发展到可以安全有效地应用于 60-65 岁甚至更高龄、脏器损伤的患者，目前我国的造血干细胞移植在数量上和质量上均处于国际领先水平[8]。本次调研显示 42 家医院共开展移植病例 13057 例，其中自体移植 3730 例、成功 3591 例，亲缘全相合移植 4546 例、成功 4056 例，非血缘全相合移植 1841 例、成功 1613 例，单倍体移植 2652 例、成功 1721 例，这些成功数据的背后反映着医院感染管理专兼职人员的辛勤汗水和技术水平。

调研结果显示目前我国骨髓移植病房的医院感染防控水平已经处于成熟发展阶段，并呈快速提升趋势。

（1）洁净用房建设和使用现状。42 家医院的骨髓移植百级洁净病房已经达到 246 间（80 间带卫生间），其中实行医院集中式维护保养方式的有 9 家医院，实行厂家维护保养方式的有 15 家医院，实行科室维护保养方式的有 1 家医院，实行厂家、医院和科室联合维护保养方式的有 8 家医院，实行厂家和医院维护保养方式的有 9 家医院；高效过滤器使用 1 年更换的有 3 家医院，使用 2 年更换的有 7 家医院，使用 3 年更换的有 2 家医院，3 年以上更换的有 5 家医院；对尘埃粒子计数、菌落数、压差、风速、温度、湿度等 6 项主要性能指标全部进行常规监测的医院高达 20 家，占 47.62%，对其中 5 项指标开展常规监测的医院有 7 家，占 16.67%，对其中 4 项指标开展常规监测的医院有 5 家，占 11.90%，仅对其中 3 项以下指标开展常规监测的医院有 8 家，占 19.04%。

（2）病区消毒管理现状。42 家医院的骨髓移植病区全部开展了符合规范要求的日常消毒、终末消毒和入仓前强化消毒，入仓前强化消毒各医院一般在清水擦拭、肥皂水擦拭、清水再擦拭、消毒剂擦拭、消毒剂喷雾、开机通风中选择 3～5 种方式组合进行消毒，7（16.67%）家医院选用 6 种方式，8（19.04%）家医院采用 4 种方式，7（16.67%）家医院采用 3 种方式，9 家医院（21.43%）采用 2 种方式，有 6 家医院仅用消毒剂擦拭一种方式作为入仓前消毒，1 家医院在消毒剂擦拭后仍选用甲醛加高锰酸钾熏蒸消毒。选用的化学消毒剂品种为含氯消毒剂、过氧乙酸、甲醛、醋酸氯己定、酒精、酸性氧化电位水等。其中大部分医院把清水擦拭与洁净空调开启作为了辅助消毒的常规方法。

（3）病区保洁现状。42 家医院的骨髓移植病房的日常消毒一般采用紫外线照射、化学消毒剂擦拭、化学消毒剂喷雾或空气消毒机对病区和净化仓进行日常消毒。消毒方式选用紫外线灯照射消毒加化学消毒剂擦拭的占 47.62%，选用化学消毒剂擦拭消毒的占 28.57%，选用化学消毒剂气溶胶喷雾消毒加化学消毒剂熏蒸消毒或采用空气消毒机消毒的占 0.05%，其中三种消毒方式交叉联用的医院占 14.29%；选用的化学消毒剂品种为含氯消毒剂、过氧乙酸、甲醛、醋酸氯己定、酒精、酸性氧化电位水等。其中大部分医院把清水擦拭与洁净空调开启作为了辅助消毒的常规方法。地面采用地巾或拖布擦拭，消毒剂以含氯消毒剂为主，个别医院使用洗必泰或酸性氧化电位水，地巾或拖布等卫生洁具的消毒为高压灭菌或含氯消毒剂浸泡。

（4）患者餐食消毒现状。患者餐食消毒主要为微波消毒（66.67%），其次采用高压消毒（30.95%），只有 1 家医院采用由家属煮沸消毒。

（5）医护人员进入洁净病房的隔离防护流程现状。进入洁净病房流程为：洗浴、穿无菌衣、戴无菌口罩帽子、换鞋、戴手套、进仓加穿隔离衣。20家医院工作人员进入病区仍保持经过六个步骤全过程，22家医院省略洗浴步骤。

（6）服装、被服、床单位以及便器的消毒管理现状。参与调研医院所有工作人员工作服、患者衣服及被服均采用高压灭菌，工作人员工作服一般每天或每班消毒一次，患者衣服和被服多数医院每周二次更换，个别医院能做到每天更换，所有医院均能做到需要时及时更换。

（7）患者入仓前药浴的现状。4家医院患者入仓前药浴采用聚维酮碘溶液，32家医院患者入仓前用醋酸氯己定液药浴，2家医院分别采用500mg/L含氯消毒液、250mg/L含氯消毒液药浴，1家医院患者药浴采用爱尔施消毒液，1家医院采用洁肤柔润肤皂液和洁肤柔免洗消毒液。

（8）患者口腔、眼、外耳道、消化道、肛周等人体部位的感染预防措施现状。90.48%医院常规进行洁牙和口腔治疗，时间一般在入仓前3~14天，9.52%医院必要时进行洁牙和口腔治疗。口腔护理每日3~8次不等，口腔护理液最常用生理盐水、碳酸氢钠、洗必泰漱口液，一般为生理盐水和碳酸氢钠交替使用，或洗必泰漱口液和碳酸氢钠交替使用。有医院使用酸性氧化电位水、呋喃西林液、生理盐水加庆大霉素或复方甲硝唑。常规用于点眼的药物有：氯霉素眼液、利福平、红霉素眼膏、妥布霉素、左氧氟沙星、泰利必妥液、阿昔洛韦眼液。清洁鼻腔预防感染常用：聚维酮碘、氯己定、氯霉素滴眼液、氟嗪酸滴鼻液、金霉素眼膏、红霉素软膏、碘甘油、复方薄荷脑滴鼻液。外耳道的清洁消毒常规使用抗菌素类滴眼液、眼膏或碘伏或75%酒精、氯己定等。消化道去污：8家医院采取清洁灌肠，3家医院清洁灌肠分别加氟哌酸+制霉菌素、肠虫清、复方甲基异噁唑+黄连素，4家医院不做肠道去污，其余各医院均使用口服抗菌药物、抗病毒药物及抗真菌药物，如氟哌酸、氧氟沙星、黄连素、阿昔洛韦、氟康唑等。肛周坐浴使用碘伏液（28.57%）、高锰酸钾液（21.43%）、洗必泰（23.80%）。

（9）实验室检查的现状。42家医院在患者入仓前均进行巨细胞病毒、EB病毒、乙肝病毒、丙肝病毒、HIV和梅毒抗体的检测。

（10）患者带感染入仓的现状。在所有参加调研的医院中有9家医院，在感染明确或抗菌药物治疗有效的情况下患者带感染入仓。

（11）预防感染用药的现状。在预防感染用药方面，6家医院不使用抗菌药物预防感染，如北京大学第一医院、山东大学第二医院，17家医院采取联合用药，常用头孢类、青霉素类、磺胺类、喹诺酮类、特殊类抗菌药物有万古霉素、碳青霉烯类，15家医院使用一种抗菌药物，如头孢呋辛、左氧氟沙星、瑞贝克、复方甲基异噁唑。1家医院联合用药使用伊曲康唑预防真菌感染。

（12）中心静脉导管管理的现状。在中心静脉导管使用上29家医院使用PICC，23家医院使用锁骨下静脉置管，16家医院使用颈内静脉置管，3家医院使用股静脉置管。导管维护方面：消毒液的选用为碘伏或氯己定，贴膜更换一般每周更换1~2次，封管液选用肝素盐水或生理盐水，置管情况均能做到每日评估。

（三）中国骨髓移植病房医院感染管理工作取得的成就

1. 重点建设了一大批高质量规范化的洁净病房，为感染防控提供了坚实的物质基础。循证医学已经证明以洁净技术为核心的保护性隔离是造血干细胞移植患者感染防控最有效的方法之一。42 家医院调研显示，共修建百级洁净病房 246 间，这为感染防控提供了不可缺少的物质基础，为造血干细胞移植成功提供了先决条件。

2. 系统建立了一整套人性化的全环境保护工作模式，为感染防控提供了有效的隔离屏障。移植技术免疫抑制的特殊性决定了医院感染管理的复杂性，造血干细胞移植都存在重度的中性粒细胞减少、免疫功能低下，极易并发感染等问题，严重者危及生命。全环境保护（TEP）是一种综合的感染预防措施，通常包括空间环境和人体环境两个方面的管理[9]。通过原始摸索期、经验积累期和快速循证期，我国的全环境保护工作模式已经完成了对患者从入仓前的准备到患者入仓后的无菌化护理两个核心感染防控环节的流程化管理，在洁净病房环境、物体表面消毒、各类物品（日用品、药物、食物等）消毒、患者的无菌化护理和工作人员卫生通，以及污物的无害化处理技术方面建立了规范化应用标准，实践证明这些规范化的应用标准能够有效减少感染的发生，并在体现人性化管理方面受到患者的好评。

3. 全面开展了一体化的医院感染实时监测项目，为感染防控提供了医学干预的工作方向。医院感染监测是现代化医院感染管理的新理念和新方法，特别是骨髓移植病房的医院感染监测特异性更强，敏感性更强。由于患者特殊的易感性，包含有洁净空调系统主要性能指标、环境卫生学指标和医院感染率以及器械相关感染等指标的一体化医院感染监测在实践中发挥了巨大实际效能。42 家医院的调研表明，在骨髓移植病房开展的医院感染监测，其重视程度相对于其他科室更加受到重视，而且监测方法的依从性更高，监测结果的客观性更强，监测结论的指导性也更科学。

4. 精准确立了一系列常态化的防控技术流程，为感染防控提供了最基本的专业技能。通过文献查询和 42 家医院的调研可以明确我国骨髓移植病房的医院感染管理已经科学精准地确立了以风险评估和流行病学为基础的常态化防控技术流程，这些流程与受者免疫系统缺陷的时序相关联、与仪器的风险相关联、与机会感染的时相相关联、与预期感染的影响因素相关联，在移植方式和调控方案以及实验室检查等技术环节上实现了精准的流程化，推动了感染防控的基础性医疗护理技能的提高。

5. 精心培养了一大批专业化的医院感染管理专兼职人员队伍，为感染防控提供了循证医学的技术支持。42 家医院的调研表明大型综合医院骨髓移植病房的专兼职医院感染管理人员在数量和质量上明显高于其他科室的同类人员，特别是面对感染防控问题专业化的应对策略方面更加灵活。随机访谈的 6 名负责骨髓移植病房的医院感染管理专职人员对关键监测数据的采集和结果掌握得非常准确，对国内外相关技术指南的掌握非常准确；随机访谈的 11 名科室感控医生对移植物宿主病与感染的相关性理解比较透彻，对预防药物的使用掌握比较准确；随机访谈的 17 名科室感控护士基础理论扎实、动手能力强、特别是无菌技术相关操作娴熟，具有较强的解决感染防控难点问题的能力。这些战斗在临床一线的医院感染管理专、兼职人员用娴熟的感染防控技能直接为患者提供医疗护理服务，有效地预防和控制了感染的发生。

6. 科学优化了一系列抗感染药物合理预防用药方案，为感染防控提供了最佳的化学防线。感染是移植最常见的并发症，也是关系到移植成败的主要因素，虽然感染和多种因素相关，但我国感染控制专家通过实践研究发现优化抗感染药物的预防用药方案可以有效防控感染的发生和发展，并在临床工作中收到了很好的疗效，例如使用更昔洛韦预防或预治疗移植后高风险患者 CMV 感染，可以使患者发生 CMV 感染的时间比一般发生时间晚数周到数月[10]；氟康唑作为常规预防性措施，极大地减少了浅表、黏膜和侵袭性白念珠菌的感染[10]。

7. 优先突破了带感染入仓等重大难点问题，为感染防控的未来发展提供了开拓性的创新思路。造血干细胞移植感染的流行病学和危险因素中病原学的环境接触和感染史通过周密的医学干预评估，特别是通过全环境保护措施的开展已经处于可控制状态，然而，患者病原植入的危险因素是医院感染管理的难点问题，本次调研显示 42 家医院中有 9 家医院，在感染明确或抗菌治疗药物有效的情况下，患者带感染入仓。通过随机访谈了解到该技术的突破彰显了我国对移植感染防控的能力和水平，特别是对应急状态下造血干细胞移植患者具有重大的临床意义，在访谈中医护人员谈到患者带感染入仓的技术难点在于对常规感染防控措施的更加精细化和对防控措施时间节点的准确把握。

（四）中国骨髓移植病房医院感染管理工作存在的问题与对策

1. 免疫抑制状态下排异与感染内在联系的循证研究明显缺乏，直接制约着骨髓移植病房医院感染管理的深层次发展。回顾 30 年移植感染学的发展历程，虽然感染防控技术突飞猛进，但令人惊讶的是，主要的病原体几乎没有太多的变化，巨细胞病毒（CMV）和曲霉一直位列榜首。就 CMV 来说，它是移植病房的心腹大患[11]，它可能通过以下几种方式为临床制造感染的麻烦：它能够抑制免疫力，使本来已经低下的免疫功能进一步消弱；它的发生有时间性，可能与移植物排斥和移植物宿主病（GVHD）有病理生理上的联系[12][13]；与其他机会性感染的发生有流行病学的联系；对其靶器官感染的治疗非常昂贵，且会导致明显的骨髓抑制和肾功能不全的副作用，这些副作用反过来又可能使患者容易发生其他并发症。但是，这些理论推断，又没有得到循证研究的证实和拓展，这种状态长期以来导致我国骨髓移植的感染控制只能是机械性发展，这也是 CMV 30 年来始终为移植感染中主要感染病原的深层次原因。由此，可以推论未来深层次推动骨髓移植病房医院感染发展的主要技术措施必须将免疫抑制状态下排异与感染内在联系的循证研究放在首要地位。

2. 部分医院洁净病房洁净空调系统的维修保养明显不足。工业化起步的洁净空调技术进入医学领域是一场技术革命，这种技术的变革推动了医学的发展，特别是在骨髓移植方面，洁净技术的应用是非常重要的，也可以说是不可缺少的。然而，洁净空调技术是包含了建筑、医技装备、消防设施、室内建筑装饰、电气、自动化控制、医用气体以及管理体系等在内的复杂系统，它虽然在理念上、技术手段上凝聚着高科技、高标准的精华，但是作为一种系统集成产品，特别是包含着现代医疗建筑和洁净空调技术的复杂结合体，往往影响洁净程度和患者安全的因素也是复杂的、致命的。每一组净化空气的流入均有复杂的空调机组作物质基础，也就是说，洁净度的影响因素是多方面的、随时可变的，特别是洁净空调系统的维护保养更加至关重要。本次调研发现部分医院有轻视维修保养的现象，具体表现在设备层管理混乱、无专职技术人员值班、无维修保养记录，不按照规范要求及时更换高效过滤器等方面。洁净病房洁净度的好坏与感染的发生密切相关，而洁净空调系统的维护保养又与洁净度的好坏密切相关。因此，必须高度重视洁净病房洁净空调系统的维修保养工作，洁净病房医护人员作为直接使用者，必须了解设备的性能和状态，把存在的问题和隐患及时反馈给工程技术人员和感染控制专职人员；工程技术人员作为专业的设备维修保养者，必须尽职尽责围绕主要性能指标和系统维护保养标准操作手册开展各项工作，在完成既定的标准程序的同时主动了解洁净病房医护人员对设备使用的情况，并接受感染控制专职人员的督导；感染控制专职人员作为法定的专业管理者，必须主动开展对患者感染率进行目标性监测，对工程技术人员、手术室人员进行法规化培训，并开展实时督导。因此，洁净空调设备的使用和管理必须分工明确、共同负责。

3. 部分医院洁净病房的主要性能指标监测明显缺项，直接影响着洁净空调系统的安全性评价。洁净空调技术的应用反映了洁净病房医院感染管理工作的专业性。有的学者明确提出："洁净技术向生物医学转向是一场重大技术革命"。这种工业化应用技术对传统医疗技术的良性冲击，对长期埋头贡献于临床医学事业的医务人员来说是一个挑战。大家明显地感到，继续使用过去的思维方法和管理理念已经不能适应现代化发展的要求，必须接受和创新工业化设备管理的思路，医院感染管理要体现洁净技术的专业性。可以说骨髓移植洁净病房的每一项主要性能指标的监测都具有强大的技术性理论支持，它是保证患者安全实施全过程控制的重要数据，直接与洁净度相关。但是，在本次调研中发现部分医院监测指标明显缺陷，无法满足规范的要求，存在重大的安全隐患。医院应建立洁净病房主要性能指标监测制度，认真完成好每一项主要技术指标的监测，落实责任制，明确职责与分工，保证洁净空调系统的正常运行，保证感染防控的有效性。

4. 部分医院存在感染防控措施科学性不强，效果不明显的问题。骨髓移植病房的医院感染管理业务面广、交叉性强、技术环节多，始终贯穿在每一项具体的医疗护理工作中，是最复杂的危险评估与技术评价管理体系之一。为了达到预防感染的目的，全体医护人员克服困难，全面开展了各项感染控制措施，然而，现代医院感染学强调有效性和科学性评估。本次调研结果显示部分医院的感染防控措施存在科学性不强和效果不明显的问题。主要表现在化学消毒剂使用浓度过大、消毒频率过强、患者餐食消毒过度、洁净病房过度使用、抗菌药物使用不符合规范要求等诸多技术环节。面对复杂的医疗环境和免疫功能低下的患者，我们应该更加遵循国际化的技术指南，在循证医学的指导下评估每一项感染控制措施的科学性和有效性，不做无用功，关注副效应损伤，让每一项感染防控措施得到最佳的评价。

四、中国骨髓移植病房医院感染管理工作的发展趋势

（一）遵循国际指南的依从性会显著提升

从第一例骨髓移植实施至今的数十年里，我们已经获得了许多宝贵的经验，一些经验

获得了专家的共识和认同，上升为指南或基本原则，但在诸如感染控制最佳措施等一些基本问题上还存在一定程度的争议，目前国际上认定美国疾病控制和预防中心（CDC）、美国感染性疾病协会（IDSA）和美国血液与骨髓移植协会（ASBMT）联合颁布了《预防造血干细胞移植患者机会性感染的循证指南》是移植感染学的一个里程碑，因为它对已有的文献进行了最广泛的总结。我国骨髓移植病房的医院感染管理也总结了许多具有中国特色的感染防控措施，但从科学的角度评估循证不足。遵循国际化的指南是学科发展的客观规律，骨髓移植病房的医院感染管理的发展也不会例外。

（二）感染控制相关的多学科合作会更加密切

造血干细胞移植后感染的复杂性和特殊性，决定了多学科合作的临床基础。移植后感染的危险因素主要来源于患者与原发病治疗措施的相互作用，干细胞植入的数量及质量，与环境中致病菌的接触情况，特别是伴随性疾病和既往感染史，让患者的感染表现形式更加复杂，在临床工作中多学科合作的案例不断涌现，独立的、单一的专业应对模式已经出现短板，而多专业学科的大会诊、大讨论碰撞出的学术火花，呈星火燎原之势。而感染性疾病科、重症监护科、肾病科、呼吸科、消化科、心理科、放疗科、检验科等科室学术作用的发挥让移植后感染的应对更加科学化，未来的发展一定是多学科的融合。

（三）感染与伦理和法律的阐述会更加明确

在异基因造血干细胞移植中，我们会涉及两个患者，供者无论是亲属供者还是无关供者通常是广义上的健康人，也是具有独立民事行为能力的人，但不可否定也许是一个具有潜在感染能力的人，从伦理思考的角度，法律上的有效同意，仍然不能解决感染风险的问题，特别是当供者作为唯一来源者，又是一个潜在感染源时，在医院、供者和受者之间将会产生生命、伦理、法律、科学与现实的碰击，如何实现本质和目的统一将是未来发展的必然。

（四）全环境保护的感染防控循证研究会更加科学

全环境保护的有效性目前是建立在实践的基础上，在具体的防控技术上循证的科学性还差距很大，未来将会更加关注如下2个方面：

1. 洁净病房建设在保障感染防控的基础上更具人性化。我国的洁净病房建设没有专用的国家标准，基本上是参照 GB50333《洁净手术部建筑技术规范》开展工作的，洁净手术部和洁净病房在具体的使用方面有显著的差异，洁净病房需要的人性化设计非常迫切。可喜的是本次调研 42 家医院中已经有 80 间洁净病房设计了卫生间，然而，人性化设计是无止境的，目前除了功能和结构需要进一步优化以外，洁净技术的主要性能指标也需要进一步论证，如何在防控感染的基础上更加符合人的舒适度要求，是未来洁净病房建设的主流方向。

2. 有效减少接触病原微生物的具体措施更加集束式。全环境保护的感染防控核心是保护性隔离。然而，微生态学认为，绝对的无菌环境是很难达到的，微生物的暴露是不可避免的，在空间环境中，重点要降低患者接触真菌的概率，在人体环境中，重点是维持人体正常菌群的平衡，这些工作的展开必须实行集束式的防控措施，但是，如何进行组合、如何评价组合将是未来全环境保护的重点研究方向。

（五）免疫缺乏或抑制与感染防控之间的内在关系会更加明确

免疫缺乏或治疗性免疫抑制是引起移植后各个时期感染并发症的原因，为此，感染控制的研究离不开免疫缺乏或抑制这个病理基础，未来感染防控的发展将会关注以下几个问题。

1. 细菌感染的防控更加关注解剖屏障破坏的影响。完整的皮肤和黏膜是个人抵抗细菌感染的重要屏障。干细胞植入和植入早期通常持续约 30 天，在此阶段，解剖屏障的破坏和中性粒细胞减少是导致细菌感染的最重要因素。放射线与化学药物可引起健康皮肤发生重大的改变，导致脱发、干燥和出汗障碍，而穿刺针和血管导管可以损伤正常的皮肤屏障。未来的发展会更加关注皮肤黏膜的保护。

2. 病毒感染的防控更加关注病毒潜伏感染风险的活化。所有造血干细胞移植受者都存在高病毒感染风险，尤其是单倍体移植。过去我们在具体的临床工作中更多关注的病毒感染是外源性传播的，但是近年来发现移植后病毒感染来源于患者的潜伏病毒复发和活化，这部分病毒主要是巨细胞病毒（CMV）、单纯疱疹病毒（HSV）、EB 病毒等，这些病毒初次感染患者后潜伏于体内，待移植后活化复发。未来感染防控的发展一定会关注这部分病毒在人体内的清除与控制。

3. 真菌感染防控更加关注流行病学的证据。通过循证研究发现酵母菌感染通常发生在移植后早期（中位数在移植后 2 个星期的中性粒细胞减少期），侵袭性曲霉病呈现两种分布，第一个发病高峰在移植后早期的中性粒细胞减少期，第二个发病高峰是移植后 100 天，主要是因为移植物宿主病的发生或治疗。侵袭性真菌感染的相关死亡率很高[14]，但真菌感染的初始阶段很难诊断和治疗，因此预防就更为重要。未来感染防控的发展主要尝试流行病学指导下的防控措施标准化，可以通过减少或避免接触传染性媒介和（或）预防性使用抗真菌药物达到控制的目的。

4. 寄生虫感染防控更加关注个体的易感性。移植后的寄生虫感染主要来源于宿主本身携带、干细胞供者携带和输血传播，对于免疫缺陷的宿主重点要关注巴贝虫病、疟疾、南美锥虫病等寄生虫感染，利斯曼原虫感染和弓形体也有一定的发病风险，寄生虫感染的防控一定要特别关注个体的易感性。

（六）护理人员配置以及社会服务对感染防控的有效性推动会更加科学

骨髓移植病区必须拥有一个高质量、配置合理的护士团队，才能处理好移植患者复杂的病情，国外通常自体移植患者与护士的比例为 3～4∶1，异基因 HSCT 为 2∶1，包括夜班在内的每个班次必须安排高年资有经验的护士在岗，要培训年轻的护士如何正确护理粒细胞缺乏或免疫移植的患者[15]。同时，要使移植患者接受社会服务、进行心理学评估，鼓励社会团体积极参与移植相关事宜的协作，这些服务对于感染防控都是有关联的、至关重要的，这也是未来社会进步的发展趋势。

（7）患者群的有效交流对感染防控推动会更加彰显

造血干细胞移植是一个诊疗时间长、咨询问题多的医疗护理过程，特别是移植前期或后期、患者之间、患者与医护之间，能够有一个畅通交流的信息平台是至关重要的，这个交流平台由一名高年资的专科护士作为倡导人，可以是 QQ 群，也可以是微信群，大家在隔离的状态下探讨移植的并发症，特别是加强免疫缺乏状态下日常生活的个人健康体会的交流，这种交流平台对推动感染防控具有非常现实的指导意义，也是未来随访和健康教育的发展方向。

（8）日间病房的推广建立对感染防控作用会更加突出

日间病房是近些年国际上推行较好的一种医疗服务模式，移植患者在更加自主、更加宽松的环境中，接受所需的治疗和护理服务，不需办理住院手续，在较为短暂的治疗时间结束后就可以回家，这种服务模式有效减少了患者的住院日，对于感染防控具有特殊、深远的意义，这种模式已经在部分医院展开，未来将是一种发展趋势。

（9）创建和使用造血干细胞移植数据库对感染防控的支持会更加明确

未来移植患者数据库的建立是信息化发展的必然结果，移植患者数据库的运作应该建立在有规律、高质量的监控技术上，与相关数据库的链接是通畅和密切的，这种多中心数据库的创建和使用，对感染防控的作用是非常有意义的，特别是在流行病学调查方面将发挥不可替代的作用。未来的造血干细胞移植数据库将由单个中心向区域多中心以及国家数据库发展。

（曹晋桂　崔　霞　蒋　伟　何晓锋　翟红岩）

参 考 文 献

［1］International Bone Marrow Transplant Registry. Autologous Blood and Marrow Transplant Registry. IBMTR/ABMTR Newsletter, 2002；9：4-11.

［2］Ljungman P, Biron P, Bosi A, et al. Cytomegalovirus interstitial pneumonia in autologous bone marrow transplant recipients Infectious Discase Working Party of the European Group for Bone Marrow Transplantation. Bone Marrow Transplant, 1994, 13：209-212.

［3］Hovi L, Saarinen-Pihkala UM, Vettenranta K, et al. Invasive fungal infections in pediatric bone marrow transplant recipirnts：Single center cxperience of 10 years. Bone Marrow Transplant, 2000, 26：999-1004.

［4］Pos SS, Larson E, McGuire D, Krumm S. A national surver of infection prevention practices on bone marrow transplant units. Oncol Nurs Forum, 1994, 21：1687-1694.

［5］Guidelines for preventing opportunistic infections among hematopoietic stem cell transplant recipients. MMWR Recomm Rep, 2000, 49：1-125

［6］Guidelines for preventing opportunistic infections among hematopoietic stem cell transplant recipients. Biol Blood Marrow Transplant, 2000, 6：659-713.

［7］Centers for Disease Control and Prevention. Guidelines for environmental infection control health-care facilities；recommendations of CDC and the Healthcare Infection Control Practices Advisor Committee（HICPAC）. MMWR, 2003, 52（No. RR-10）

［8］黄晓军. 实用造血干细胞移植. 北京：人民卫生出版社，2014：4-5.

［9］贺鹏程，张梅. 造血干细胞移植规范化应用新进展. 西安：西安交通大学出版社，2013：2009-2010

［10］谭建明. 移植感染学. 北京：人民卫生出版社，2006：29-35.

［11］Boeckh M. Current antiviral strategies for controlling cytomegalovirus in hematopoietic stem cell transplant recipients: Prevention and therapy. Transpl Infect Dis, 1999, 1: 165-178.

［12］Arend SM, Gyger M, Alrajhi A, et al. Rejection treatment and cytomegalovirus infection as risk factors for Pneumocystis carinii pneumonia in renal transplant recipients. Clin Infect Dis, 1996, 22: 920-925.

［13］Einsele H, Hebart H, Kauffmann- Schneider C, et al. Risk factors for treatment failures in patients receiving PCR-based preemptive therapy for CMV infection. Bone Marrow Transplant, 2000, 25: 757-763.

［14］Jennifer Treleaven, A. John Barrett. 造血干细胞移植的临床实践. 陈虎译. 北京: 北京大学医学出版社, 2016: 492-510

［15］ASCO. Recommended criteria for the performance of bone marrow transplantation. Oncology, 1992, 6: 114

第九节　烧伤病房的医院感染管理

一、中国烧伤病房医院感染管理工作的概念与工作开展的背景意义

烧伤是由于热、电、放射线、酸、碱、刺激性腐蚀性物质及其他各种理化因素（除外暴力）作用于人体，造成体表及其下面组织的损害、坏死，并可引起全身一系列病理改变的损伤，包括冷伤或冻伤。另外，因这些因素导致损伤的后期瘢痕相关处理也包括在内。

我国从上个世纪50年代开始，由于患者的需求量增大，全国各地开始建立烧伤治疗学组或中心，在半个多世纪的实践中，我国烧伤学界在医疗和科研水平上都有巨大的进步，甚至很多方面都处于世界最先进的行列。

感染的诊疗是烧伤治疗过程中的一项常规技术，但是属于医院感染范畴的感染还是会明显增加患者不良预后甚至死亡的风险，文献显示，感染是烧伤患者死亡的主要原因之一。

自1986年我国医院感染管理一系列规范和措施出台至今已有30年，医院感染管理在医学各个专业领域取得了瞩目的成绩，尤其是一些医院感染高危的重点学科，比如呼吸科、感染疾病科、手术科室、重症监护病房等，都形成了独自规范的管理模式和内容，而在一些医院感染管理的重点环节上，比如，医院感染诊断标准、标准防护措施、无菌器材的灭菌、手卫生、环境物表的清洁、抗菌药物合理应用和耐药菌防控等方面，都有大量实用的规范和操作指南指导医务人员的行为，烧伤学科也不例外。

烧伤疾病的诊疗过程涉及医学中的许多门类，以典型的大面积深度烧伤病人为例，患者会依次经历伤后48h内的休克期、48h之后的水肿回吸收期（同时也进入感染期）、创面修复期（伴随感染期）、康复期等多个阶段，涉及抗休克补液治疗、电解质平衡的维持、深度创面的手术修复、预防和控制各个系统可能出现的感染等多种医疗手段。在整个疗程中，容易出现感染的环节很多，比如烧伤创面、吸入性损伤可能伴随气管切开的护理、吸入性损伤伴随成人呼吸窘迫综合征、深静脉长期置管、导尿管的持续、肠道菌群失调、长期静脉高营养等，预防和控制感染始终是治疗烧伤疾病中非常重要的一个组成部分。

"烧伤感染"的概念，广义上包含诊疗过程中出现的所有感染类型，比如创面感染、肺部感染、血流感染等，也包括院内获得的感染和入院时带入的感染；狭义的烧伤感染往往单指院内获得的烧伤创面感染。由于烧伤创面的感染常难以区分是否为院内获得，所以很多文献中并不严格甄别这个概念。本文中烧伤感染的定义取其广义的范畴，特定情况下会使用"烧伤创面感染"字样。

烧伤疾病的常规诊疗过程中包含感染的处理，所以烧伤医院感染的发现与报告容易被忽视，国内外医院烧伤创面感染率跨度较大，从低于2.00%到高于80.00%均有报道，究

其原因可能与病情严重程度、研究年代、研究地区、诊断标准、烧伤诊疗水平、防控措施等多种因素有关。从感染的治疗到预防，我国各个历史时期的烧伤医务人员都在不断探索控制感染的措施，也发现了一些有效的措施并在临床予以推广，比如手卫生、消毒隔离、环境物表清洁、抗菌药物应用管理等，但相较国外已经将烧伤治疗的环境纳入层流净化适用范围来看，我们还有必要了解更多防控措施并探索其有效性。

时值我国医院感染管理工作发展 30 周年，医院感染管理工作在卫生行政部门、医疗机构、医务人员、民众等各个层面受到越来越多的重视和理解，我们迫切需要充分了解我国烧伤病房在这方面的发展与现状，并希冀通过与国外的对照，发现我国的成绩与不足，为以后进一步发展烧伤病房的医院感染管理的工作提供依据和思考。

二、国际烧伤病房医院感染管理工作的历史与现状

谈到烧伤病房医院感染管理工作，不得不谈烧伤学科的发展。在第二次世界大战以前，除了少数西方国家设立的创伤研究机构中附有烧伤研究小组外，在临床上多数是由外科或皮肤科医生进行烧伤治疗，并无烧伤专业。现代化战争以及冶炼和化学工业的发展，突出了烧伤问题的严重性，为临床治疗和基础研究带来了新问题。特别是现代化进攻战中烧伤患者显著增多，在使用原子武器的地区烧伤的比重将占绝对的优势，因此国外对于热烧伤治疗的问题给予了很大的重视。在 1951—1954 年间，有关这一问题学术界发表了很多的著作。下面从烧伤感染的诊断标准、烧伤救治的水平、烧伤感染率与细菌分布情况以及感染防控措施等方面介绍国外烧伤医院感染管理工作的历史沿革和现状。

（一）烧伤感染的诊断标准

烧伤感染概念较为宽泛，包含烧伤创面感染、烧伤脓毒症等。在医院感染的诊断中，烧伤感染的诊断标准主要围绕烧伤创面感染进行描述，将通过创面皮肤软组织块或表面涂抹样本的定量检测确认病原菌侵入非烧伤组织作为诊断感染的金标准，不同时期烧伤感染的诊断标准也围绕这个金标准在解读和变化。

1970 年美国 CDC 主办的第一届国际医院感染会议中首次提出烧伤感染的诊断定义。在之后的 20 年中，美国 CDC 不断完善医院感染定义，并于 1988 年正式提出医院感染监测定义。此后，美国 CDC 又在 2008 年提出新的医院感染诊断标准，以上定义和诊断标准均着重强调烧伤创面组织活检对诊断的重要性。

2015 年美国 CDC 修订了特定感染类型的监测定义。其中对烧伤感染的定义在烧伤创面外观和特性改变的基础上，着重强调了"没有其他感染可解释时的血培养阳性"。该诊断似乎对原有的将创缘组织活检结果作为诊断的金标准予以了弱化。

（二）烧伤救治的水平

学术界通常以严重烧伤患者的救治成功率/存活率作为衡量烧伤救治水平的标准，烧伤早期的抗休克和贯穿始终的感染防控是患者存活的关键。针对早期抗休克，国外学者总结了较多的补液公式，使患者平安度过伤后 48h 休克期的可能性大大增加。因此，感染防

控逐渐成为救治成功的关键。

20 世纪 60 年代，国外烧伤面积大于 90% 的患者生存时间均小于一日[1]。80 年代后[2]，国外重视了创面的处理，同时注重了烧伤环境的无菌处理，但是感染率并没有明显下降，仍维持较高水平。随着重症医学的生命支持手段不断进步，严重烧伤的救治水平随之也获得了更大的提升，患者可获得很高的存活率。因此，近来的文献逐步以存活后的生活质量体现救治成功率。

（三）烧伤感染率与细菌分布情况

20 世纪 60—70 年代，在烧伤病房中由铜绿假单胞菌引起的感染最为多见[3]，有 1/4 患者创面存在铜绿假单胞菌感染。近半个世纪来，国内外文献中，烧伤感染细菌分布情况基本相同[4]，总体以 G⁻菌为主[5]，前三位通常是金黄色葡萄球菌、铜绿假单胞菌和鲍曼不动杆菌，且三者耐药性不容乐观。

对于菌种来源或者感染部位，创面一直以来占有绝对优势。1980 年黎鳌[10]等在综述中提出，80%～90% 以上的败血症来自创面感染。在 20 世纪 60 年代，国外提出了"创面脓毒症"的概念，认为当创面每克组织中细菌载量超过 10^5 以上时，感染可向深部发展，侵入正常组织，临床症状与败血症相同，但血培养多为阴性（约 40% 为阳性）；同时，也强调了内源性感染的重要性，从而将烧伤医院感染的来源从外源性感染扩展了一大步。

2006 年，Deirdre Church 等[6]解释了烧伤患者创面菌种变迁的机理，认为若不使用局部抗菌药物，烧伤创面皮肤附属器深部的 G⁺菌，会在 48h 内迁移到创面表面；在烧伤 5-7 天后，一些其他来源的病原菌才会出现，包括 G⁺菌、G⁻菌，以及来源于病人正常的肠道和上呼吸道或病房环境及工作人员手上的细菌。

（四）感染防控措施

对于烧伤患者，早期、彻底的清创以及早期消灭创面[7]对预防感染尤为重要。这一理念在今天看来都不过时！当然，清创前局部应用抗感染药物和全身的抗感染治疗也非常重要。

И·С·科列斯尼柯夫等[8]编写的《烧伤的治疗》，是我国翻译最早的关于烧伤诊疗方面的国外文献，其中对于烧伤感染的防治，仅提到了抗菌药物这一个手段。20 世纪 60 年代开始，国外一致强调烧伤病房的无菌问题，但几乎没有文献提及环境及空气处理。1964 年烧伤"创面脓毒症"的概念被提出后，国外学者一直把注意力放在创面局部抗感染处理上，大量外用抗感染药物用于创面，如磺胺嘧啶银和磺胺嘧啶锌等，部分还沿用至今。

20 世纪 70 年代开始，环境和空气的清洁处理逐步被烧伤学者重视。层流洁净室逐步用于烧伤等多种需要严防感染的疾病诊疗，然而到 1979 年，国外专家[9]即认识到，层流洁净技术并不是降低手术切口感染率的保障，还需要严控术中人流与物流，减少扬尘所致附着微生物的颗粒弥散，同时手术和处置技术也必须严格遵守无菌操作。到 20 世纪 80 年代，发达国家烧伤病房进行严格的空气管理已成为常态。

1979 年祖述宪[10]综述了国外医院感染的现状，将致病菌的传播途径进行了系统的展示，提出了空气传播、接触传播、飞沫传播和血液传播等途径，并且就常见的致病菌予以归类。文中认为，各种致病菌的来源和传播途径的重要性是可变的，它取决于传染源的多少和传播者的工作性质，以及采取预防措施是否及时等因素。在隔离处理过程中，洗手、环境清洁和终末处理等措施都具有重要意义。

目前，引起烧伤医院感染的危险因素越来越多，如较大烧伤面积（% TBSA）、烧伤创面延时切除/切开和各类侵入性操作等。针对这些因素，临床发展出一些相应的防控措施，如在每次换药时评估伤口性质、气味或引流量的变化；处理开放伤口和换药时严格执行无菌操作；更换敷料时医护人员戴无菌手套和隔离衣[11]；早期切痂治疗和闭合伤口；加强日常清洁、消毒工作及垃圾的处理收集，减少环境中病原体负载量；具备独立的隔离病房和层流空气净化系统；病区和设备的设计应尽量减少烧伤患者在病房的进出及转移；对大面积烧伤病人定植或感染多重耐药菌的患者采取包括单间隔离和接触隔离等措施，必要时采取飞沫传播的预防措施；恢复期的病人应与急性烧伤的病人分开，因为恢复期患者在长期住院时易获得耐药菌；烧伤患者的护理人员应相对固定；医护人员严格执行手卫生，并在每一次进出烧伤病人的隔离病房时都应穿戴防护用品（如防护服、手套、面罩）；减少不必要的探视；小儿烧伤患者还应限制不可洗的玩具；抗菌药物临床合理应用及三级管理；MRSA 携带者去定植；用有抗菌作用的物质浸泡衣物和亚麻织物，预防新入院患者出现院内感染菌株的定植等。

国外专家提出，利用手术的方式去除烧伤创面的感染病灶是基础，另有几项措施亦十分重要。第一，现代化的烧伤中心应该具备单间隔离条件，最大限度减少患者的转运，甚至手术也尽可能在该隔离单元完成；第二，对于特定患者，护理团队相对固定；第三，感控人员开展严格监测。对于耐药菌的控制，有专家认为局部创面应用银离子敷料和去定植等临床常规实践是最重要的措施。此外，手卫生、抗菌药物合理应用和接触隔离等也十分重要。

三、中国烧伤病房医院感染管理工作开展的历史沿革与现状

（一）中国烧伤病房医院感染管理工作开展情况的历史沿革及各时期的特点

我国的烧伤治疗从 1956—1958 年正式开始，在大跃进的特殊历史时期出现了大量的烧伤病人，为此，全国几大城市几乎同时建立了烧伤中心。笔者按照下面几个方面介绍我国烧伤病房医院感染管理方面的历史沿革：①烧伤感染的诊断标准；②烧伤救治的水平；③烧伤感染率与细菌的分布情况；④感染防控措施。

1. 烧伤感染的诊断标准

我国最早的烧伤医院感染诊断标准，应为 1990 年总后勤部卫生部和原卫生部发布的《医院感染诊断暂行标准》。1993 年第三军医大学西南医院烧伤研究所对该标准进行修改，初步拟定烧伤医院感染诊断标准如下：①入院 48h 以后，患者创面菌群转变为病房流行株，并因该流行株导致创周急性炎症，创面脓毒症或败血症和创面深度加深者。②供皮区感染，出现脓性分泌物。③静脉或尿路导管感染者。怀疑静脉内感染，静脉周围红、肿、痛、有分泌物，与其有关的体温升高，且导管半定量培养菌落数大于 50 个菌落/毫升。

④其他传染性疾病，有明确潜伏期的疾病，自入院第一天起，超过常见潜伏后所发生的感染可诊断的医院感染、无明确潜伏期的疾病发生于入院48h后方可定为医院感染。⑤组织活检或伤口刮取物在普通显微镜下出现单纯疱疹病毒或在电镜下看到病毒颗粒。⑥其他系统感染依各系统医院感染诊断标准。

2001年原卫生部颁布《医院感染诊断标准（试行）》：

（1）临床诊断

烧伤表面的形态或特点发生变化，如：焦痂迅速分离，焦痂变成棕黑、黑或紫罗兰色，烧伤边缘水肿。同时具有下述两条之一即可诊断：①创面有脓性分泌物；②患者出现发热体温>38℃或低体温<36℃，合并低血压。

（2）病原学诊断

临床诊断基础上，符合下述两条之一即可诊断。①血液培养阳性并除外其他部位感染。②烧伤组织活检显示微生物向临近组织浸润。

（3）说明：①单纯发热不能诊断为烧伤感染，因为发热可能是组织损伤的结果或病人在其他部位有感染。②移植的皮肤发生排斥反应并伴有感染临床证据（炎症或脓液），视为医院感染。③供皮区感染属烧伤感染。

该标准一直在我国沿用至今。

2. 烧伤救治的水平

在20世纪60年代前，国内外大面积烧伤患者的救治成功率都很低，直到1958年，我国第一例大面积烧伤患者丘财康被抢救成功，后来类似抢救风格正式奠定了我国在烧伤诊疗上的国际地位[12]。

1963年常致德等[13]提出烧伤总面积与感染的致病菌和感染率及预后存在关系，面积愈大，Ⅲ度烧伤愈多者，败血症发病率愈高，死亡率愈高。

1983年以后的20年是中国烧伤专业大发展的时期。专业队伍不断壮大，临床经验日益成熟，并形成了中国特色的诊疗风格。我国在烧伤休克、感染、吸入性损伤、创面修复、康复锻炼等方面的研究与应用均达到国际先进水平，救治水平保持国际领先。全国整体烧伤治愈率达到90%，部分单位治愈率达到99%，Ⅲ度烧伤半数治愈面积达到86%，远高于世界其他国家。

3. 烧伤感染率与细菌分布情况

国内烧伤感染率高低差异较大。在早期的文献，很少涉及感染的诊断标准，后期虽提及诊断标准，但各医疗机构患者烧伤的轻重程度不同，诊疗水平不一致等，均可导致感染率差异较大。

1950年，我国外科创面感染中常见病菌主要是葡萄球菌和链球菌，阴性菌少见。1958年主要是耐药的葡萄球菌及阴性菌，而引起病人死亡的创面败血症是以铜绿假单胞菌为主的阴性菌败血症。1959年是耐药葡萄球菌感染最多的一年。后来随着新抗菌药物的出现，葡萄球菌被控制，1972年后烧伤病房的细菌规律又回到了G⁻杆菌为主的局面。也有专家认为[13]感染菌种跟烧伤面积有一定关系，提出烧伤面积在50%以下者，多为单纯的球菌感染，预后较好，而面积在50%以上者，除球菌外，其他杆菌如铜绿假单胞菌、大肠类杆菌或混合感染的较多见，死亡率也较高。自90年代后，条件致病菌明显增加，但是总体来说，革兰氏阴性杆菌仍然多于革兰氏阳性球菌，在单株菌种的检出率中，金黄色葡萄球菌的检出率最高，国内几家大型烧伤中心的相关数据较为一致[14]。在阴性菌中，铜绿假单胞菌和不动杆菌的检出率较高。这些致病菌的耐药性逐年变化，呈现上升趋势。

2000 年一项前瞻性的研究[15]认为烧伤感染部位居前三位的分别为血液、创面及呼吸系统。

4. 感染防控措施

我国从烧伤学科发展的早期就开始关注如何采取措施减少院内感染的发生，虽然那个时期还没有医院感染的定义。

从 20 世纪 50 年代至 70 年代末，我国烧伤学界对于烧伤院内感染基本形成了以创面处理为主，配合环境清洁消毒和隔离以及医护人员无菌管理的模式[13]。关于空气清洁消毒的处理方式，60 年代国外烧伤病房已开始采用层流技术，国内虽重视空气的处理，但仅限于通风和空气理化消毒等措施，因对空气传播致病菌并未找到依据，所以认为消毒隔离制度应着重做好接触隔离，尤其是创面处理须按照外科无菌原则进行[16]。

1980 年，有学者[17]提出医院内要有专职部门或人员负责院内感染的监测工作。这个是很重要的一个信号，提示国内开始寻求建立专业化的医院感染管理体系。

20 世纪 90 年代起，我国烧伤学术界开始出现了医院感染的诊断标准与防控措施。住院时间长、烧伤面积大、创面深、大于 60 岁或小于 10 岁的年龄，均是医院感染的危险因素，很多文献支持烧伤感染率与疾病本身的严重程度相关性最大，所以，根据病情严重程度进行分区管理是有必要的。另外，烧伤病房的布局、设备清洁、消毒隔离制度落实、院内感染管理要求、抗菌药物管控、陪护管理、生物敷料的应用等均会影响院内烧伤感染率[15]。

创面处理是预防烧伤感染的根本措施。它涉及临床最终治愈的问题，也符合外科处理感染的通用原则。从 20 世纪 60 年代起，一些抗感染的外用药开始应用于烧伤创面，早期创面干燥、早期清创、早期覆盖创面逐渐成为大面积烧伤患者创面处理的成功模式。进入新世纪以来，各种烧伤创面的外用敷料快速发展，一些抗菌敷料的使用也增加了创面的修复机会。但严重烧伤创面处理的总体模式没有根本变化。

（二）中国烧伤病房医院感染管理工作的现状

为了了解我国烧伤病房医院感染管理工作的现状，在中国医院协会医院感染管理专业委员会的支持下，以我国医院感染管理 30 年总结项目为契机，我们进行了全国部分省份和部队医院的调研工作，结合调研结果，将我国烧伤病房医院感染管理工作的现状与大家分享。

1. 纳入研究的医院的基本情况

（1）医院的性质类别

本次调查最终共纳入 17 个省份 85 家医院，全部为综合性医院，83 家为公立医院（97.65%），仅两家医院为非公立医院。其中，三级甲等医院 56 家（65.88%），二级甲等医院 18 家（21.18%），三级乙等医院 9 家（10.59%），合格医院 2 家（2.35%）；教学医院 70 家；省部级医院 26 家（30.59%），地市级医院 38 家（44.71%），区县级医院 21

家（24.71%）。

（2）医院全院床位及烧伤科床位情况

85家医院实际开放床位数中位数为1500张（最小为260、最大为7000），烧伤科编制床位中位数为28张，实际开放床位中位数为30张，烧伤科实际开放床位超过编制床位的比例较大，尤其有多达18家（21.18%）医院烧伤科超过120%的编制床位。这在工作人员编制不能同步扩增的情况下，会极大地增加医护人员的劳动强度，同时，意味着有限的烧伤病房空间会有加床明显的现象，这会成为医院感染增加的隐患。

85家医院中设置专门的烧伤重症监护室的数量为34家（40.0%），BICU床位中位数为5.5张。将医院分别按照医院等级、全院床位数和烧伤科实际开放床位数进行分类比较，发现医院等级和全院床位数并不是影响BICU设置的因素，而烧伤科实际开放床位数是影响BICU设置的条件，当烧伤科实际开放床位超过30张时，设置BICU的需求大大增加。

（3）烧伤病房医护人员配置情况

共有85家医院参加医生床位比调查，共计医生820人，床位3129张，其中包含BICU 212张，医生床位比为0.26∶1。

共有84家医院参加护士床位比调查，共计护士1548人，床位3123张，其中包含BICU 212张，总体护士床位比为0.50∶1。但如果按照ICU护士床位比2.5∶1的要求计算，则烧伤普通病房的护士床位比仅为0.33∶1，低于0.4∶1的基本要求了。

结合前面床位超编的问题，其实烧伤病房普遍医护人力资源较为紧张。

2. 我国烧伤医院感染管理相关现状

（1）烧伤感染的诊断标准

目前，国内在医院感染管理方面较为通用的是2001年原卫生部颁布的医院感染诊断标准（试行）版本，国外多参考美国CDC制定的诊断标准，调研发现，我国绝大多数（82家，96.47%）烧伤医生采用原卫生部2001年颁布的医院感染诊断标准（试行）版本，但又同时有一半（44家，51.76%）的烧伤医生依据了自身的判断，说明在临床实际操作过程中，前者被规范执行的情况实则堪忧，但也有超过10家医院（11.76%）的烧伤医生在参考美国CDC提供的烧伤感染诊断标准，说明临床医生已经意识到我国既有的烧伤感染诊断标准存在操作性需要改进的问题，同时也接受了部分发达国家的理念。另外，没有任何一家医院提出其他的参考标准或内容，也说明了在烧伤感染诊断标准方面的了解局限性。其实，通过前文介绍的沿革会发现，我国还有一些学术组织进行过近期的有价值的修订。

（2）烧伤医院感染率与细菌分布情况

关于烧伤医院感染率和抗菌药物使用率两项内容，2010年仅有49家医院（49/85，57.6%）提供了数据，随后逐年数据提供者越来越多，至2015年已有80家医院（80/85，94.12%）提供了数据，从侧面反映了逐年有更多的医院在增加监测数据获取或管理的能力。随着我国2011年全国抗菌药物临床合理应用专项整治活动开展以来，抗菌药物使用率大幅下降，在5年时间中，降低了几乎一半的使用率（2010年为80.97%，2015年为44.13%），而感染率仅在2013年（4.05%）出现了升高（调研中并未设计2012年该项数据），随后逐年下降，经过 5 年的努力，2015 年（3.34%）已经降低到了原来 2010 年（3.39%）的水平。这个规律也从深层次说明了，抗菌药物对于防控烧伤感染是有效的，但是自抗菌药物发明以来，医学界存在忽视无菌技术落实的情况。

应该说，总体上烧伤医院感染率并不高，但从文献可知，烧伤医院感染率与烧伤患者的危重程度有关，我们进行了 2016 年 3 月 10 日共计 81 家医院参加的现患率调查，发现烧伤感染率为 5.36%，烧伤例次感染率为 6.08%。按照 1970 年全国烧伤大会对烧伤严重程度的分类，该日住院烧伤患者中，特重度占 6.83%，重度占 12.09%，中度占 39.57%，轻度占 41.5%。经统计学分析，二、三级医院之间烧伤患者的严重程度分布并无明显差异。但按照感染率高低分类，危重患者的占比还是对感染率有显著影响的，这在后文会专门提及。

对于烧伤医院感染部位分布来说，从历史沿革看，创面来源一直是第一位。我们调研了 2010 年和 2015 年的数据提示，2010 年仅有 47 家医院提供了数据，其中 63.83%（30/47）的医院提示最多见的烧伤感染部位为创面，第二位是下呼吸道，第三位是血流感染；2015 年有 70 家医院提供了数据，其中 64.29%（45/70）的医院提示最多见的烧伤感染部位依然为创面，第二位和第三位仍然是下呼吸道和血流感染。这个间隔 4 年的数据说明了烧伤感染部位较为稳定的指向，其来源最多的依然是创面。如何防止烧伤创面的感染依然是我们需要努力的方向。本数据也说明，2015 年比 2010 年有更多的医院将烧伤感染部位的监测纳入日常监测工作。

对于阳性菌株标本的来源看，2010 年和 2015 年前三位惊人地一致，分别为：第一位为创面分泌物（2010 年 61.45%，2015 年 74.78%），第二位为痰培养（2010 年 13.74%，2015 年 8.73%），第三位为血培养（2010 年 13.07%，2015 年 8.25%）。这个数据与前述烧伤感染的部位基本吻合。

从烧伤感染菌株的分布看，各医院提供了菌种排名和菌株占比，为了规避各医院送检量差异过大造成排名不均衡的问题，我们按照每个菌种提供名次中最多的医院数来进行排位，2010 年排在前三位的分别是铜绿假单胞菌、金黄色葡萄球菌和鲍曼不动杆菌，而2015 年排在前三位的分别是金黄色葡萄球菌、铜绿假单胞菌和鲍曼不动杆菌。金黄色葡萄球菌和铜绿假单胞菌的地位多年来一直是前两位，这与国外研究也一致。

（3）感染防控措施现状

已知的感染防控措施较多，除了烧伤学界在 20 世纪 60 年代就发现的根据病情分区收治病患、严格的消毒隔离措施等外，还有先进的医院感染管理理念融入后增加的一些感控具体措施，比如，手卫生、环境物表清洁、空气清洁消毒、多重耐药菌的处理等，针对这些具体的措施，我们进行了调研。

1）烧伤病房设置单间的情况

84 家医院中，设置有单间的烧伤病房有 66 家（78.57%），分析发现，当烧伤科实际开放床位超过 30 张时，设置单间的需求大大增加。

2）烧伤病房院感监控医生和监控护士的设置情况

各医院烧伤病房的监控医生与监控护士在设置上几乎完全同步，超过 70% 的医院都是在 2003 年之后设置的监控人员。按照常理，烧伤病房监控人员的设置一般是与全院各科的监控人员同步设置的，所以，我们能推论绝大部分医院也是在2003年非典事件后才意识到设置监控人员完善医院感染管理三级网络最后一级的重要性的。

3）烧伤常规换药时医护人员佩戴防护用品的情况

98.82%（84/85）的医院在烧伤换药过程中佩戴口罩、帽子和手套，但仅有27.06%（23/85）的医院在换药过程中使用隔离衣。对烧伤患者进行创面换药处理时，白衣被污染的机会很大，不能每日更换的白衣会成为致病菌良好的传播途径，所以隔离衣的规范使用应能有效避免上述问题。

4）瘢痕整形患者与创面患者分房间收治情况

76.19%（64/84）的烧伤病房会采取将烧伤后期瘢痕整形患者与存在创面患者进行分房间收治。还有9.52%（8/84）的医院会进行同房间但床位不直接相连的方式收治。创面是微生物良好的培养基，致病菌定植或感染的情况十分常见，而瘢痕整形患者属于清洁手术的范畴，空间上的过分接近使患者交叉感染的风险大大增加。研究提示，大多数医院烧伤科医护人员还是能够有意识去尽可能防止交叉感染。

5）手卫生情况

参与调查的84家医院中（1家数据缺失），有80家医院的医院感染管理部门对烧伤科室进行手卫生监测，占95.24%。其中，每周进行监测的医院有14家（17.50%），每月监测的有38家（47.50%），每季度进行监测的有21家（26.25%），另有2家（2.50%）医院不定期开展监测，1家（1.25%）医院每年开展监测，另有4家（5.00%）医院未对监测频率进行详细说明。此研究结果说明，手卫生已经成为烧伤科室常规的高频监测项目。

74家医院统计了2015年的烧伤科手卫生依从性，各医院烧伤科手卫生依从性范围由35%至100%，中位数75%。

从调研结果看，绝大多数医院（82.35%的烧伤普通病房和85.29%的BICU）选择干手纸巾作为干手的方式，令人欣慰，但是在BICU竟然还是有高达8.82%的医院采用自然晾干，这在重点部门来说是不合适的，临床单元手卫生耗材的支出可能是很多人的理由，但笔者认为，观念陈旧和理念的不到位可能才是真正的原因。

6）烧伤病房空气清洁消毒方法分布情况

对于空气清洁消毒方法，每家可以多选方式。

烧伤普通病房空气清洁消毒方法：84家医院中（1家医院数据缺失）65家采用开窗通风的方式进行病房空气清洁消毒（77.38%），38家采用紫外线照射（45.23%），57家使用空气消毒机（67.86%），2家医院使用层流净化（2.38%），7家采用新风装置（8.33%），3家采用其他方式（3.57%）。

BICU空气清洁消毒方法：35家有BICU的医院中，19家医院采取开窗通风的方式进行空气清洁消毒（54.29%），8家使用紫外线（22.86%），23家使用空气消毒机（65.71%），11家采用层流净化（31.43%），7家采用新风装置（20.00%）。

BICU选择层流净化的比例接近三分之一，空气消毒机在烧伤普通病房和BICU的使用机会均高达三分之二。我们知道，采用这些空气清洁消毒的方式时，严格保障这些设备正常运转是重要的，否则其结果是反而不如直接开窗通风，所以，对这些设备的监测需要加强。

7）床单位等物表终末消毒措施

在烧伤普通病房进行终末消毒处理时，对于床单、被套和枕套绝大部分医院（超过90.00%）送洗衣房，极少数医院用床单位臭氧消毒机（2.38%）或一次性使用（9.52%）。对于床垫大约40.96%的医院采用床单位臭氧消毒机，送洗衣房占到9.64%。对于床褥和枕芯分别有36.14%和34.15%的医院采用床单位臭氧消毒机，26.51%和25.61%的医院送洗衣房。对于床头柜、床架、床栏杆和墙面治疗带绝大多数医院采用含氯消毒液擦拭（超过96%），仅有极少数医院采用清水或一次性消毒纸巾擦拭等方式。

BICU中进行终末消毒处理时，对于床单、被套和枕套绝大部分医院（超过85.71%）送洗衣房，极少数医院用床单位臭氧消毒机（2.86%）或一次性使用（床单2.86%，被套5.71%，枕套8.57%）。对于床垫大约44.12%的医院采用床单位臭氧消毒机，送洗衣房的占5.88%。对于床褥和枕芯分别有38.23%和35.29%的医院采用床单位臭氧消毒机，分别有32.35和29.41%的医院送洗衣房。对于床头柜、床架和床栏杆绝大多数医院采用含氯消毒液擦拭（97.14%），对于吊塔采用含氯消毒液擦拭的医院占到81.82%，对于仪器面板，采用含氯消毒液擦拭的占到46.88%，酒精擦拭占到34.38%，其他方式，比如，一次性消毒纸巾、清水擦拭和紫外线照射分别占到9.38%、6.25%和3.13%。

床单位终末消毒处理时，能重复使用的、可挪动的东西送洗衣房还是绝大多数，臭氧消毒机在不方便挪动的床单位使用中尚未达到一半的比例，而一次性消毒纸巾由于方便和节约时间的优势，可能会成为固定台面清洁消毒的较好方式。

8）对于存在烧伤创面或鼻腔、肛周多重耐药菌定植的患者的处理措施

81家医院中，对于多重耐药菌定植的患者，使用速干手消毒液和张贴床旁隔离标识的比例为90.12%，流动水洗手的比例占86.42%，诊疗护理时戴手套比例为83.95%，床旁隔离或角落隔离比例为76.54%，单间隔离比例为58.02%，护理人员相对固定比例为60.49%，诊疗护理时穿隔离衣比例为45.68%。经过分析发现医院总床位数≥1500张的医院比<1500张床位的医院在护理人员相对固定和诊疗护理时隔离衣使用方面做得更好。

9）对存在多重耐药菌感染的患者的处理措施

85家医院中，使用速干手消毒液比例为95.29%，张贴床旁隔离标识的比例为94.12%，流动水洗手的比例占91.76%，诊疗护理时戴手套比例为90.59%，床旁隔离或角落隔离比例为71.76%，单间隔离比例为68.24%，护理人员相对固定比例为67.06%，诊疗护理时穿隔离衣比例为67.06%。分析发现，医院总床位数≥1500张的医院比<1500张床位的医院在诊疗护理时穿隔离衣和床旁或角落隔离方面做得更好。

对于多重耐药菌感染患者处理的措施落实情况总体比定植患者的要好，尤其是单间隔离和隔离衣使用方面。但是，创面定植和感染两类患者，从接触防护来说，重要性并无差异。

（4）感染防控措施的分析与推荐

2015年烧伤科感染率从0%到22%不等，并非正态分布，中位数为2.02%，研究组遂根据中位数将85家医院分为<2.02%的低感染率组和≥2.02%的高感染率组，试图分析一些防控相关措施与之的关联性。最后发现，高感染率组的医院烧伤重度及特重度病人占

总烧伤病人的比例（64.86%）高于低感染率组的医院（39.47%），且差异具有统计学意义（$\chi^2 = 4.8422$，$P = 0.028$）；高感染率组的医院对陪住、护工、患者进行手卫生培训的比例（75.00%）低于低感染率组的医院（91.11%），且差异具有统计学意义（$\chi^2 = 3.995$，$P = 0.046$）。其他的措施尚未发现有明显关联。但研究也存在一定的局限性，比如，样本量过小，且研究基本为现状研究，对于烧伤医院感染的影响措施仅限于关联性研究，而非因果推论，尚需前瞻性研究以验证结果。

另外，我们在调研表中请各医院的医院感染管理者根据自身经验做出烧伤院感防控措施的推荐，按不同类别分类后取排名前三的措施，分别列于下方，这些措施虽然是主观推荐，但是从实践中得来，是管理者们经验和体会的展示，同时也能从一些文献中获得共鸣，所以也并非凭空臆造，推荐的措施供大家参考。

1）关于烧伤病房消毒隔离工作的推荐措施

①严格掌握手卫生时刻，加强抽查，提高手卫生依从性；②认真做好病房环境的消毒隔离工作，包括物表和空气的清洁处理；③对于重症患者进行保护性隔离。

2）关于烧伤科室内部管理的推荐措施

①减少探视或谢绝探视；②设立专用的烧伤和重症烧伤区域，人员相对固定；③加强科室陪护、护工人员的管理，如手卫生培训等。

3）关于烧伤病房医疗救治的推荐措施

①严格落实抗菌药物分级管理制度，根据病情、药敏结果合理应用抗菌药物，合理预防使用抗菌药物；②操作时严格实行无菌技术；③正确处理病人创面，及时清创。

4）关于医院感染管理科室综合管理的推荐措施

①加强多重耐药菌的管理；②加强对科室人员的院感相关知识培训；③院感处定期进行医院感染的质控检查与考核，加强重点环节和部位的监管、监测，定期开展环境物表的常规监测。

（三）中国烧伤病房医院感染管理工作取得的成就

从我国烧伤学科的发展历程来看，感染的防控一直伴随烧伤诊疗水平的发展，随着对烧伤、感染疾病的认识增加，也伴随我国1986年医院感染管理事业的起步发展，我国烧伤病房医院感染管理工作在以下几个方面取得了较大的成就。

1. 对烧伤感染的认识深入并引进医院感染的范畴

从20世纪50年代开始，烧伤诊疗过程中感染一直是治疗的重点，甚至感染的控制程度直接决定患者的治愈可能性，虽然从20世纪60年代我国一些烧伤医疗先驱已经意识到交叉感染对于烧伤患者的危险性，也采取了一些手卫生、消毒隔离等措施，但是没有形成完整的防控体系，更多的精力还是放在烧伤创面的处理和抗感染治疗中。长时间来，创面的早期暴露、尽早清创去除坏死组织、尽早修复创面和全身与局部的抗感染药物应用等措施作为烧伤诊疗的常规原则执行至今，但是预防交叉感染的规范性措施的落实是从20世纪80年代才开始，这体现在烧伤学界开始探讨烧伤医院感染的诊断标准，从1993年至今，烧伤学界一直在不断修订该项诊断标准，2001年我国卫计委（原卫生部）也出台第一部试行医院感染诊断标准，其中也包括烧伤医院感染的诊断标准。从治到防，是烧伤感染诊疗认识的深入和规范的结果，这跟我国医院感染管理工作的开展和推进直接相关。

2. 医院感染管理三级网络的体系健全

医院感染管理需要医院感染管理委员会、医院感染管理科室和临床科室院感管理小组三级网络的体系，这个体系的完整才能保证医院感染管理的最新理念和规范落实到最需要执行的临床科室，医院感染发生的主体所产生或监测的一些信息才能反馈给制定和引导规则的管理者，从而，保证管理的有效性和及时性。1995 年陈增辉[18]等撰文《我国医院感染管理的现状及展望》提示，1994 年我国 98% 的医院建立了医院感染管理委员会（或管理小组），94% 的医院成立了医院感染科或配备有专（兼）职人员。从我们调研结果看，到 2015 年，烧伤病房监控医生和护士的设置比例已经接近 100%，这为我们的管理工作提供了完整的人员体系保障。

3. 烧伤感染防控的措施具体且针对性强

烧伤感染的最大来源是创面，但是对于创面感染传播的可能途径，并非仅有接触，其实考虑到烧伤创面外用敷料的大量使用，这其中产纤维或微尘的敷料较多，所以，存在空气传播的可能性存在，所以烧伤学界一直并没有将烧伤感染的防控局限在接触隔离，而是很早就开始研究烧伤感染的途径，在具体防控措施中除了接触隔离的措施外，也一直重视环境空气的处理。国外虽然很早就将层流净化环境用于烧伤病房，但国外的感染率和死亡率并没有明显改善，所以我国根据自己的国情，并没有盲从，而是很谨慎地跟进与总结。而那些已经明确有用的防控院内感染的基本措施，比如手卫生、保护性隔离等，被普遍接受且得到较高程度的落实。

4. 烧伤感染率下降

感染是严重烧伤患者的死亡主要原因之一，严重烧伤患者救治成功率其实也能反映烧伤感染的控制水平。从 20 世纪 50 年代至今，我国烧伤整体的救治水平一直处于世界前列，甚至超过很多发达国家，其中，感染的防控能力提升功不可没。烧伤患者大范围皮肤缺损，意味着皮肤这层人体最重要的屏障功能丧失，外界病原菌侵入的可能性大大增加，这并非是单纯感染治疗能解决的，应该看到，防止感染比治疗感染更重要。我国早期朴素的烧伤病房分区收治病人的方法、重症病人严格隔离的理念、医务人员严格洗手和更衣更鞋等细节，放在今天，似乎依然不过时，它们导致了烧伤感染率的下降，保证了很高的存活率。此外，我国医院感染管理的工作逐步深入到烧伤病房，使这些细节更为规范，而且也更丰富了烧伤感染防控的内涵，进一步使烧伤感染控制在较低的水平。

5. 医院感染管理工作在重大公共卫生事件中的作用增加

烧伤是一个伴随战争、工业、化工等发展的学科，群伤或成批伤事件较多，这些事件社会影响大，比如，各类化工爆炸事件、公共汽车起火事件、地震等。早年在这些事件处理中临床和公共危机专家较多，但往往难以顾及医院感染的问题，除了没有机会或能力外，更多的可能是缺少理念。随着我国医院感染管理工作的推进深入，越来越多的烧伤专家和卫生行政管理人员意识到群伤事件中医院感染蔓延的严重后果，除了造成患者本身的治疗困难外，还会形成更大范围的恐慌和社会动荡。应该说，2003 年非典事件把医院感染管理专业人员推到了所有跟感染传播有关事件的风口浪尖，也是医院感染管理人员真正发挥大作用的起始。到如今，几乎所有重大的公共卫生事件或重大灾难存在人员伤亡的事件中，都离不开医院感染管理工作者的参与，最典型的就是近年的"8.2"昆山粉尘爆炸事故和"8.12"天津港爆炸事故，其中，都有我们医院感染管理专家的身影，而且从卫生行政部门到临床烧伤学界，都主动提出对院感人员的需求。

（四）中国烧伤病房医院感染管理工作存在的问题与对策

根据烧伤病房和医院感染管理工作的历史沿革及现状分析，我们觉得在如下几个方面存在问题，并探索解决方案。

1. 烧伤医院感染的诊断标准不完善

目前我们参考的烧伤医院感染诊断标准还是2001年国家卫计委（原卫生部）颁布的试行版，一直以来没有修订，其中部分内容已过时或可操作性不强，烧伤学界曾有专家们尝试进行修订。我们建议卫生行政部门尽快组织专家进行诊断标准的修订工作，在修订过程中，可以参考美国CDC和我国烧伤学界的诊断标准。另外，我国卫计委2001年版本和美国CDC2008年版本在烧伤感染的诊断上都直接定位于创面感染，但对于如何分辨是否为医院感染，则没有明确表示，所以需要强调在做出烧伤感染的诊断前，还需要排除入院时即伴有烧伤感染的情况。在参考这些标准时，需要充分了解病原菌定植和感染的区别，在明确烧伤创面存在感染的情况下，再确定其是否为院内获得，然后才能诊断为烧伤医院感染。在长时间治疗的过程中，如果出现感染创面致病菌株的改变，也应属于医院感染的范畴。

2. 微生物标本送检不够规范

从我们调研获知，烧伤感染送检阳性标本的来源排在前三位分别是创面分泌物、痰和血液，而且2010年和2015年数据基本相同。从标本来源看，只有人体本身无菌的部位或腔隙获取阳性结果才会有较大的临床价值，而排在前两位的创面分泌物和痰均存在污染菌和定植菌的问题，当结果为阳性时，必须判断临床指导价值。所以，还需要进一步规范微生物标本的送检，提高标本的送检质量，比如增加血液送检等。至于对策，笔者认为，通过规范烧伤感染的诊疗流程，或者制定烧伤感染的临床路径，将微生物标本送检规范固化在流程或路径中，同时加强相关培训，提高临床人员的意识，应有良效。

3. 致病菌耐药情况严重

本次调研限于篇幅和时间的原因，没能设计多重耐药菌耐药情况方面的调研内容，所以没能获得目前烧伤病房的耐药菌现状，不过文献提示，烧伤感染的常见细菌前三位多年来一直是金黄色葡萄球菌、铜绿假单胞菌和鲍曼不动杆菌，均存在严重的耐药问题，尤其是耐碳青霉烯类铜绿假单胞菌和鲍曼不动杆菌比例甚至超过60%，国内外均如此。有很多专家提出抗菌药物精准应用和轮换使用的问题，不过笔者认为，除此之外，烧伤病房内对多重耐药菌的严格隔离、陪护人员的相对固定、手卫生的严格执行等还是十分重要，从我们调研结果看，有些措施落实并不十分理想。

4. 烧伤群伤或成批伤院感防控流程需要立项

烧伤群伤或成批伤事件较多，具有不同于其他学科的特色，在处理这些事件时，往往会出现多名严重烧伤患者同时收入病房的情况，临床医护人员专注于疾病本身的治疗，容易因为流水线作业式的群伤抢救模式而忽视患者本身及相互间的感染防控，而且院内感染的效应在临床上往往反应偏迟，所以，临床人员难以在群伤抢救时顾及院内感染的防控问题。笔者认为，应该将医院感染的防控流程在群伤或成批伤救治的诊疗常规中立项并落实。

四、烧伤病房医院感染管理工作的展望

根据本次调研和总结，参考国外热点问题，展望我国烧伤病房医院感染管理工作的趋势，有些是具体的细节问题，也有宏观政策和管理的问题，供参考。

（一）行政管理

美国 CDC 在 20 世纪 70 年代就建立了国家医院感染监测系统，英国在 20 世纪 80 年代也成立了挂靠在 CDC 监控系统的医院感染监测网。国外的医院感染监测系统主要是整合在医院的 HIS 系统上，能完成感染预警、疾病进展、医疗费用、治疗方案、预后等监控，比较健全和先进。从 20 世纪 80 年代中期开始，国内很多医院陆续开发出了自己的监控软件，目前有影响力的至少有 5 种以上，各自覆盖一定区域的医疗机构，为科学管控医院感染起到了很大的作用。未来 5—10 年，各种医院感染监控软件可能会普及到二级甚至更基层的医疗机构，覆盖更大的范围。但日后全国范围内的监控系统统一兼容的难度将是巨大的。建议国家从卫生管理高层统一开发和发布医院感染监测系统，各医疗机构和学科均能从中获益。当然，美国 CDC 建立的医院感染监测体系也并非全面性监测，系统中最新的烧伤医院感染的统计结果更注重烧伤病人导管相关性血流感染、导尿管相关性泌尿道感染和呼吸机相关性肺炎等器械相关性医院感染的数据。这可能与烧伤创面感染的诊断标准在临床操作中有一定难度有关。此外，器械相关性医院感染的后果较为严重，同时干预效果较好，也是一个重要的原因，这点值得我们参考。

（二）在烧伤学术体系建设中提升医院感染防控的地位

在学术团体成熟发展的今天，有很多临床学科在学术会议或论坛中设置了医院感染的板块，这些学科往往是感染相关或医院感染问题较为突出的科室，比如感染疾病科、重症医学科、呼吸科等，烧伤作为外科学的一个分支学科，感染在其中占有相当大的分量，如果不能成功地控制烧伤医院感染，烧伤疾病本身的治疗将十分艰难，所以每一名合格的烧伤科医生都应该有相当丰富的医院感染防控知识和技能。其实，在我国医院感染管理学术组织中已经出现了很多临床相关的学组，反之，在烧伤学术组织中设置医院感染防控相关的学组也是合理的。未来 5 年，通过学术交流也许能使医院感染防控的地位在烧伤学术体系中建立。

（三）加快烧伤病房医院感染防控的研究

1. 烧伤创面感染途径的研究

当前国内外烧伤整体的救治水平都很高，烧伤感染率处在较低的水平，但烧伤创面感染的途径依然没有完全明确。从理论上来说，接触传播是根本，但是国外已有文献[19]提

示，给烧伤患者换药或进行床铺整理后会导致周围空气中细菌载量明显增加，并能在这些操作后的一小时内都保持显著增高的状态，由此提出更为严格的隔离措施，要求医护人员进入烧伤病房着隔离衣，甚至建议在给患者换药或进行床铺整理后一小时内暂时禁止人员进入。那么这些是否意味着，接触性传播的致病菌是否也能通过空气传播并增加烧伤创面感染的概率呢？层流洁净环境对于烧伤病房的必要性如何？烧伤创面的敷料是否需要替换成不产生纤维的材质？这些措施的社会经济学价值如何？这些问题是我们研究的方向，并且，针对可能的途径进行相应防控措施的落实是目标。

2. 防控多重耐药菌感染的研究

（1）定植筛查和去定植

2006 年国外[6]提出入院筛查烧伤患者耐药菌定植情况是烧伤病房控制院内感染的措施之一，若病人在入院时有定植耐药菌或在住院过程中感染多重耐药菌，则需要与烧伤科其他病人物理隔离。2013 年另一篇国外文献[20]则进一步提出去定植是烧伤患者多重耐药菌防控的重要措施，对携带 MRSA 的病人和工作人员（但耐药革兰氏阴性菌去定植是否有利依然存疑）鼻腔使用莫匹罗星软膏去定植，每周至少两次 4% 洗必泰洗澡。目前我国烧伤病房多重耐药菌防控主要采取接触隔离、病房环境的清洁消毒、医护人员无菌管理等措施，而入院时筛查耐药菌定植情况尚未普遍开展。未来 5 ~ 10 年，我们应该积累更多的循证经验，探讨是否可以将多重耐药菌的防控关口前移，在患者入院时筛查耐药菌定植情况，采取去定植等措施，并探究其卫生经济学效益等问题。

（2）严格落实防控措施

关于多重耐药菌患者的管控，较为明确的措施包括物理隔离、抗菌药物合理应用、陪护人员固定、医务人员无菌操作和手卫生、环境物体表面清洁消毒等，国外专家还认为，轮换使用烧伤外用抗菌药物应能延缓细菌耐药的发生；同时，实验室应配合常规开展检测微生物对外用抗菌药物的耐药性。只有每一项措施能够切实得到落实才能发挥其作用。美国最近的一项全国调研[11]显示，烧伤病房收治新鲜烧伤病人时，医护人员使用帽子、口罩、隔离长衣和手套的比例分别为 71%、82%、95% 和 100%，日常换药或术后换药时的比例分别为 64%、80%、97% 和 100%。调研显示我国烧伤医护人员在日常换药时隔离衣的使用比例仅为 27.06%，即使在处理多重耐药菌感染患者时，隔离衣的使用率也仅为 67.06%，并且，相当多的烧伤病房还不具备单间隔离的条件。所以，未来我们需要更好地落实很多已知的有效的防控多重耐药菌的措施。当然，其中一些措施涉及病房的硬件、人员配置和经济体制问题，需要借助未来的医改进行强化落实。

（3）严格遵守多重耐药菌感染患者的解除隔离标准

目前，对多重耐药菌感染患者解除隔离的标准国内外不尽相同。我国《医院隔离技术规范 WS/T311-2009》认为 MRSA 需要在临床症状好转或治愈的基础上连续两次培养阴性方可解除隔离，其余多重耐药菌临床症状好转或治愈即可解除。美国 HICPAC 发布的相关指南规定，患者几周内未接受抗菌治疗的情况下，1 ~ 2 周内连续三次及以上多重耐药菌培养阴性方可解除隔离，该指南着重强调了微生物的培养这一客观结果，对定植和感染采取统一标准，而我国的标准过多强调了临床症状，指导临床实际操作时不够严谨。所以，为了进一步防控多重耐药菌，我们需要重新界定我国的解除隔离标准，将定植也纳入严控的范围。

3. 将医院感染防控纳入烧伤诊疗常规

烧伤群伤或成批伤事件较多，未来需要将医院感染的防控流程立项在群伤或成批伤救治的诊疗常规中并落实，将这些防控流程泛化到烧伤甚至所有存在感染风险的学科诊疗常规中，对各个学科都将大有益处。从发现细菌以来，人类与细菌的战斗贯穿整个医学发展，无菌术的发明是人类开始占据优势的开始。一些无菌技术在医学发展的过程中逐渐成为了基本技能的一部分，是每一个医学者都应该了解甚至掌握的必备能力，但抗菌药物的发明使感染的防控似乎变得得心应手，它在一定程度上弱化了无菌术在医学者心目中的重要程度。耐药菌的出现，使医学者又不得不重新审视和发展无菌术或者防菌术。医院感染管理发展 30 年来，我们了解和掌握了很多医院感染防控方面的知识和技能，也在各种重要事件中指导和解决了很多临床困难，但若要使这些知识和技能进一步变为临床医学者们的又一项必备的基本技能，我们必须将那些已经明确有效的医院感染防控的内容融合到烧伤救治的诊疗常规中，最终成为每一名合格烧伤医务工作者的必备技能。

（陈　辉　范珊红　张　波　杨　琳　刘　爽）

参 考 文 献

[1] 马永江，陶光珂. 国外烧伤文献综述（摘要）. 人民军医，1961，11：60-62.

[2] 安徽医学院烧伤研究室. 国内外治疗严重烧伤的进展. 安医学报，1978，1：1-6.

[3] 黄谷良. 铜绿假单胞菌感染的若干问题（综述）. 国际流行病学传染病学杂志，1976，1：5-10.

[4] 候树藩. 烧伤的最新观点. 广州医学院学报，1977，2：42-46.

[5] 黎鳌，杨宗城. 国外烧伤防治研究进展近况述评. 重庆医药，1980，4：36-39.

[6] Church D, Elsayed S, Reid O, et al. Burn wound infections. Clinical Microbiology Reviews, 2006, 19 (2)：403-434.

[7] 黎鳌. 一年来烧伤救治研究资料综述. 人民军医，1961，11：1-7.

[8] И·C·科列斯尼柯夫，B·H·谢伊尼斯，张丰. 烧伤的治疗. 人民军医，1956，6：34-42.

[9] 陈孟伦. 医院中生物洁净. 建筑技术通讯（暖通空调），1979，1：44-48.

[10] 祖述宪. 医院感染的预防——主要涉及隔离问题（综合）. 国际流行病学传染病学杂志，1979，3：108-114.

[11] Meyerson JM, Coffey R, Jones LM, et al. Burn center barrier protocols during dressing change: A National Survey. J Burn Care Res, 2015, 36 (4)：e238-e243.

[12] 王民怀. 抢救丘财康式的风格不断出现——第二军医大学抢救严重电烧伤合并破伤风及败血症危急病人脱险. 人民军医，1958，10.

[13] 常致德，汪昌业，高智仁. 预防大面积烧伤败血症的一些措施（摘要）. 人民军医，1963，11：21-22.

[14] 陈辉，张国安. 烧伤病房病原菌分布与抗药性分析及对策. 中华外科杂志，2007，45 (13)：898-901.

[15] 杨兴华，徐秀华，黄晓元，等. 烧伤病人医院感染的临床研究. 湖南医科大学学报，2000，25 (4)：388-390.

[16] 汪良能，鲁开化. 烧伤治疗中的创面菌群变化与败血症的防治. 解放军医学杂志，1964，4：

262-266.

［17］洪剑霞. 医院内感染及其预防. 江苏医药，1980，11：33-35.

［18］陈增辉，巩玉秀，李六亿. 我国医院感染管理的现状及展望. 中华医院管理杂志，1995，11（12）：717-721.

［19］Bache SE，Maclean M，Gettinby G，et al. Airborne bacterial dispersal during and after dressing and bed changes on burns patients. Burns. 2015，41（1）：39-48.

［20］Leseva M，Arguirova M，Nashev D，et al. Nosocomial infections in burn patients：Etiology，antimicrobial resistance，means to control. Ann Burns Fire Disasters，2013，31，26（1）：5-11.

第十节　检验科在医院感染控制中的作用

一、中国临床微生物检验开展医院感染控制工作的背景意义

医院感染管理学的发展越来越朝着精细化感控的道路发展，离不开多学科协作，临床微生物室的发展对医院感染控制有着重大的意义和作用，对感染性疾病的诊断与治疗、医院感染的病原学诊断层面的判定、抗菌药物的合理使用、多重耐药菌（Multi-drug Resistentorganisms，MDRO）医院感染预防与控制、环境卫生学及消毒灭菌效果的监测、疑似医院感染暴发或医院感染暴发调查、重点部门重点部位目标性监测等均有着莫大关联。

1986 年原中华人民共和国卫生部发文，在原卫生部医政司的直接领导下，成立了全国医院感染管理监测与控制研究协调小组，开启全国医院感染管理工作，2016 年即将迎来我国医院感染管理工作开展 30 周年华诞纪念日，在这 30 年里，临床微生物室也经历了岁月的变迁，飞速发展，对医院感染管理的发展起到了量变到质变的推动作用，我们本着"回顾、传承与展望"的理念，对中国临床微生物检验在医院感染控制中的促进与发展进行了研究。

二、国际临床微生物检验技术发展及其对医院感染防控的促进

（一）国际微生物检验技术及设备的发展有助于感染病原体的检出

1. 微生物检测技术发展

国际微生物检验技术的发展也历经染色、培养、生化鉴定等为主的传统的监测方法，逐步增加了血清学与免疫检验、基因检测、核酸杂交技术、聚合酶链反应（Polymerase chain Reaction，PCR）、20 世纪 90 年代中期发展起来的基因芯片技术、其他基因检测技术，如多位点可变数量串联重复序列分析（MLVA）、新的环介导恒温扩增法（Loop-mediated Isothermal Amplification of DNA，简称 LAMP）、质谱分析技术。

上述检验技术的发展，提高了病原学的检出阳性率、增加了检出种类、缩短了检出时间，避免了经验用药，同时为抗感染治疗争取了时间，特别是基因水平的检测手段，可快速、准确、高效获得病原体的遗传信息，广泛用于病原微生物感染的快速诊断、耐药机制的研究以及基因序列分析、基因分型、分子流行病学调查和抗感染药物的研制等，有着较大的意义和作用。例如目前已经开发出了针对大肠埃希菌、李斯特菌、白念珠菌、军团菌等病原体的免疫磁珠，广泛应用到各级科研和实验室[1]。2008 年 YoungBin Park 等[2]利用 IMBS 结合实时荧光定量 PCR（IMBS-RT-PCR）第一次成功检测出了草莓的诺如病毒。2008 年 Wang L 等[3]用 LAMP 技术快速检测了 200 例肺结核患者的痰标本，结核分枝杆菌的阳性检出率远远高于培养法和染色法。2011 年 Lalande 等[4]以产毒株培养为金标准，用

LAMP 检测艰难梭菌，敏感性和特异性分别可达 91.8% 和 99.1% 且 1h 内出结果。20 世纪 90 年代，基质辅助激光解吸电离飞行时间质谱才开始成功用于细菌及真菌鉴定，具有能够高能量分析大量样品的指纹图谱的优点，为蛋白质组学用于结核病的诊断提供了科学的依据。

2. 国际微生物室血培养仪的发展与应用

20 世纪 70 年代以后，血培养方法技术的发展除继续优化培养基和培养条件外，着重细菌生长后快速检测方法的研究。20 世纪 80 年代初，美国 Becton Dickinson and Company Ltd. 推出 BACTEC460 快速血培养仪，20 世纪 90 年代荷兰-美国 OrganonTeknika Corp. 推出 Bact/Alert（B/A）全自动快速血培养仪，接着美国 BD 公司推出荧光增强检测全自动血培养仪，到目前第三代血培养系统的法国 Mimi VIYAL-100 全自动荧光衰减检测血培养仪，是系统中惟一采用荧光衰减技术监测微生物生长的，即培养基结合的荧光分子在没有微生物生长前具有一定荧光值，当有微生物生长时、或产生 CO_2，或 pH 发生改变、或氧化还原电势改变，均可导致荧光分子发生衰减，通过检测荧光衰减水平即可判断培养基中有无微生物生长。该血培养仪是自动化非介入性、连续瓶外监测系统，集培养监测于一体，完全排除了人为的干扰，减少了污染的机会，操作简便。在基础研究、生物工程技术的推动下，结合其他的先进分析工具和手段，自动血培养仪将显示其更加广阔的应用前景。总之，全自动血培养仪的出现与使用，提高了血标本病原菌的检出，对抗感染治疗有着较大的促进和提升作用。

（二）国际临床微生物室在医院感染控制中作用

1. 微生物室参与多重耐药菌的管理

20 世纪 90 年代，美国 MDRO 较为突出的是耐万古霉素的肠球菌，21 世纪初以耐甲氧西林的金黄色葡萄球菌（methicillin resistant staphylococcus aureus，MRSA）为主，美国全国医疗保健安全网（NHSN）报告显示[5]：2009—2010 年，金黄色葡萄球菌导致的中心静脉相关血流感染、导管相关尿路感染、呼吸机相关性肺炎、手术部位感染比例为：54.6%、58.7%、48.4%、43.7%。2014 年美国医疗保健流行病学会（SHEA）更新了 2008 年发布的《急症医院中 MRSA 传播预防策略》，近几年关注耐碳青霉烯类肠杆菌科细菌，包括 NDM-1 和 KPC，临床微生物室常规保存所有临床分离菌株，特别是 MDRO。把无论是定植还是感染的 MRSA，均作为实验室确定事件监测，实验室进行预警，建立 3 方面完善的信息系统，当出现新的 MRSA 菌株时，能快速通知临床医护人员，收集 MRSA 数据，还能识别出再次入院的 MRSA 定植患者。

对于革兰氏阴性 MDRO，欧洲临床微生物学和传染病学会（European Society of Clinical Microbiology and Infectious Diseases，ESCMID）于 2013 年发布《降低院内 MDR-GNB 传播的感染控制指南》，提及对于以下 MDRO，包括定植或感染的产 ESBL 的肠杆菌科细菌、MDR-KPN、MDR-AB、MDR-PA。微生物室建立预警信息告知临床，利于临床执行标准预防。2005 年 CLSI 文件 M100-S15 中规定应对来源于无菌体液或确定有临床意义的奇异变形杆菌推荐做产超广谱 β-内酰胺酶（ESBLs）的检测，非常关注细菌产生 ESBL、MRSA、VRE、CD 情况，2008 年 Batchelor 等[6]开发的基因芯片可以检测出编码耐超广谱β-内酰胺酶、磺胺类、四环素类、氨基糖苷类等 47 个耐药基因的大肠埃希菌和沙门氏菌。2010 年

Naas 等[7]设计的基因芯片可以检测出铜绿假单胞菌、肠杆菌科细菌、鲍曼不动杆菌中各型β-内酰胺酶类耐药基因。

随着抗菌药物的使用，能筛选出耐药的艰难梭菌，目前人们越来越多地关注产毒素的艰难梭菌，把艰难梭菌作为主要监测的 MDRO 之一。

20 世纪 70 年代，主动筛查逐步运用，作为医院感染监控体系的一部分应运而生，文献报道，使用主动筛查方法筛查 MRSA，对医院感染防控有着重要作用[8]。法国生物梅尼埃公司的 MDRO 鉴定显色培养基（chromID），包括耐甲氧西林的金黄色葡萄球菌、产超广谱 β 内酰胺酶肠杆菌，可用于对患者咽拭子、肛门拭子或高频接触的环境进行主动筛查，及时发现 MDRO 定植或感染菌，关卡前移，有目标地进行感染防控。

2. 注重对临床的培训与沟通

临床微生物室注重对临床的培训与沟通，据文献报道美国加州大学洛杉矶分校检验人员非常重视与临床医生沟通细菌耐药的监测结果，定期将本院的细菌耐药监测结果制作成小手册，发放给临床医生。定期与感染科医生一起讨论近期所碰到的感染病例，提出进一步检验和抗感染治疗的建议[9]，实现了从实验室走向临床的方略。

3. 微生物室积极参与抗菌药物管理方面的进展

在抗感染治疗领域，微生物室关注抗菌药物合理使用，积极参与。一方面体现在微生物室参与了抗菌药物管理，例如美国感染病学会（Infectious Diseases Society of America，IDSA）发布了专门针对管理抗菌药物使用的计划"抗菌药物管理计划（Antimicrobial Stewardship Program，ASP）"，微生物室等多部门加入其中，共同指导临床合理使用抗菌药物。SHEA 倡导除非病人明确的感染证据，否则对于住院病人超过 72h 不要继续抗菌药物治疗；避免侵入性器械操作（包括中心静脉导管、气管导管和导尿管等），如果需要的话，注意拔管评估，不要过度使用。侵入性器械的使用带来了感染的主要风险。除非患者有感染的迹象或症状，否则不建议常规做尿常规、尿培养、血培养或艰难梭菌检验，测试有可能为假阳性从而导致过度诊断和过度治疗。没有确凿艰难梭菌感染证据的患者，不要轻易使用抗菌药物治疗，抗菌药物的使用会导致梭状芽胞杆菌复发的风险增高。

另一方面，临床微生物室关注细菌的耐药监测，国际上注重建立各国家级的监测网，同时国际区域间的细菌耐药监测网也初步形成，能够实现数据的共享与对比分析，定期向临床公布相关数据，从而更好指导临床合理使用抗菌药物。如欧洲细菌耐药监测系统（European Antimicrobial Resistance Surveillance System，EARSS）、美国国家医疗保健安全网（National Healthcare Safety Network，NHSN）、英国抗菌化学治疗学会细菌耐药监测计划（British Society for Antimicrobial Chemotherapy Resistance Surveillance Project，BSACRSP）等。

4. 注重标本质控，标本来源

国外标本送检率较高，且关注血培养等无菌体液，对于痰标本等争议较大的标本不主张检测，文献报道[9]美国加州大学洛杉矶分校临床微生物标本量每年约 30 万份，尤其关注血培养。亚专科分工细，包括细菌学、结核、真菌、寄生虫、病毒学等，提示病原学送检率及检出率，对于医院感染病例的诊治有着极大的推动作用。

5. 病原菌的基因同源性鉴定

常用的同源性鉴定方法有质粒指纹图谱分析、限制性核酸内切酶分析、随机扩增多态性 DNA 分析、脉冲场凝胶电泳、重复序列聚合酶链反应（rep-PCR）等[10]。目前，国外多采用质粒指纹图谱结合其他多种方法的联合分型技术来进行医院感染的流行病学研究。常用的细菌同源性分析方法为 ERIC-PCR。2006 年 Ecker 采用多重 PCR 结合电喷射离子化质谱技术 PCR/ESI-MS 对不动杆菌进行基因同源性分析，对医院感染暴发流行的来源及传播途径的追踪具有重要意义[11]。

三、中国临床微生物检验在医院感染控制中开展的历史沿革与现状

（一）中国临床微生物检验的发展及其对医院感染防控的促进

1. 微生物室的质量评价体系逐步促进抗感染治疗规范化、合理化

临床微生物室质量评价工作包括室内质量控制、室间质量评价。2006 年原卫生部颁发了《医疗机构临床实验室管理办法》，要求临床机构实验室必须开展室间质量评价，具体标准按照《临床实验室室间质量评价要求》执行[12]。近年来随着检验技术的发展，室间质量评价成绩总体稳定，并呈逐年上升趋势[13]。室间质控的成功除了取决于室内质控的标准化及稳定性之外，还必须严格执行 CLSI 更新标准，才能保证细菌鉴定思路的正确及结果分析的准确性。通过持续参加室间质评活动提高了微生物室对病原菌的培养、分离、鉴定及药敏的综合技术能力。质控回报后应及时分析失控原因，才能帮助实验室不断地总结经验，促进工作人员业务素质能力的提高。随着质评工作的深入开展，不仅提高了检验数据的准确性，同时规范化和标准化操作技术的推行让医院感染监测更加规范、数据更加可信。

目前国内主要有两大细菌耐药性监测系统，分别是卫计委全国细菌耐药监测网（Mohnarin）和中国 CHINET 细菌耐药性监测系统。细菌耐药监测网的使用为我国细菌耐药监测领域开启了全新的篇章，截至 2016 年全国细菌耐药监测网成员单位已达 1412 家，说明细菌耐药的监测已得到众多医院的重视。细菌耐药监测网提供的监测数据使临床合理用药或经验用药更具科学性，能为抗菌药物研发等诸多领域提供有价值的参考资料，为临床合理使用抗菌药物奠定基础。

2. 微生物检验技术的发展对医院感染控制工作的促进

（1）微生物室逐步开展各项检测技术

随着微生物室学科的发展与进步，我国先进发达城市医疗机构开展厌氧菌培养技术、真菌学检验技术、结核分枝杆菌的检测技术、艰难梭菌的检测；同时开展同源性鉴定工作，随着分子生物学技术的发展，同源性鉴定技术在医院感染控制工作中的应用十分广泛，如文献报道[14]对医院环境卫生学监测中筛选的多重药耐药菌（MDRO）及临床标本进行同源性鉴定与分析的研究，发现 MDRO 患者易对医院环境造成传播，环境中存在 MDRO 的定植，医院对 MDRO 患者应及早采取接触隔离预防控制措施，加强环境清洁消毒频次，严格执行手卫生，防止医院感染暴发流行。赵霞[15]等通过对住院患者检出的多重耐药鲍不动杆菌进行同源性鉴定，确定医院内流行株。

艰难梭菌及其毒素检测的开展有利于医院感染抗菌药物相关性腹泻的判定和治疗，同

源性鉴定开展，对于判定疑似医院感染暴发和医院感染暴发有着较大的指导作用。

（2）仪器设备的投入使用

自 2007 年开始，在国家科技部等相关部门的大力支持和扶植下，正式启动了"全自动血培养仪"的研发工作。在上海交大医学院郭晓奎教授、瑞金医院倪语星教授、第二军医大学长海医院沈茜教授、北京大学人民医院王辉教授等众多专家学者的积极参与和指导下，2010 年国内拥有自主知识产权的"伯盛泰"全自动血培养仪全面研发成功。血培养仪的推广使用，带来了我国微生物检验历史性的转折，缩短了检测时间，提高了阳性检出率，同时也促进了临床对菌血症的及时诊断和后续的治疗。

3. 临床微生物检验在医院感染管理工作中的地位和作用

（1）参与疑似医院感染暴发的调查

进行疑似医院感染暴发调查中，需要多部门的配合，其中临床微生物检验属于参与学科之一，需要配合病人标本采集，怀疑感染与环境相关时，还需启动环境卫生学消毒灭菌效果采样，将目标菌进行同源性鉴定与分析。龚杰[16]等通过调查 ICU 病区的 4 例下呼吸道感染患者、医务人员手、呼吸机管道、氧气湿化瓶及螺纹管分离出的 5 株铜绿假单胞菌，其药敏谱高度一致，证实为多重耐药铜绿假单胞菌引起医院感染暴发，故应加强环境卫生的清洁消毒。韩志伟[17]等对一起中心静脉置管后菌血症暴发感染进行调查分析，发现 4 例患者血培养、中心静脉导管尖端和治疗室台面等均分离出产酸克雷伯菌，且药物菌谱完全一致。而引起此次感染的主要原因是部分人员无菌观念淡薄、无菌操作执行不严。赵辉[18]等通过调查对碳青霉烯酶类抗菌药物耐药肺炎克雷伯菌的分子机制及其同源性，为新生儿感染的预防和监测提供参考依据。通过临床微生物学检验，明确医院感染的病原体及病原体的同源性，在最短时间内完成医院感染暴发的调查，找出应对措施，降低病死率。

（2）推进抗菌药物的合理使用

2004 年开始随着国家关于抗菌药物管理各种规范及文件出台，以及 2005 年抗菌药物临床应用及细菌耐药监测网建立、等级评审、全国抗菌药物临床应用专项整治活动方案等活动，促进了抗菌药物规范性管理，临床微生物室在此过程中也得到了提升与锻炼，使用限制类抗菌药物治疗前，微生物标本送检率不低于 50%，使用特殊类抗菌药物治疗前，微生物标本送检率不低于 80%，大大提高了临床标本的送检率，抗菌药物管理也取得了一定的成效：各级部门对抗菌药物管理的高度重视、全行业关注细菌耐药问题、抗菌药物合理使用水平在提高、微生物标本送检量在大幅上升。这对我国临床微生物室的发展起到了一定的推动作用！从而对抗感染治疗带来无限生机，对医院感染管理也有着不可估量的作用。降低细菌耐药性，根源在于合理使用抗菌药物，正确抗感染治疗，微生物室在此项目中起着不可忽视的作用，定期对病原微生物药敏结果进行统计分析，及时反馈临床，指导临床合理选择用药。

（3）临床微生物室逐步参与医院感染教育和培训工作

近年来，随着临床微生物学者们的呼吁和相关学术讨论的深入，检验前的质量控制一直是国内临床实验室质量管理的重点和难点。2015 年北京协和医院徐英春教授等组织修订了《临床微生物常见标本送检指南解读》，对细菌性肺炎标本、血流感染标本、泌尿系感染标本及手术部位感染标本正确采集及送检进行详细解读，如指南指出痰液不是诊断细菌性肺炎的最佳标本，血培养、支气管肺泡灌洗、气管吸取物能够提供更可信的病原菌信息；血培养采集最佳时间是尽可能在患者寒战开始时、发热高峰前 30~60min 内采血，在患者接受抗生素治疗前采血，如患者已经应用抗菌药物进行治疗，应在下一次用药之前采血培养，同时或短时间内完成几套血培养采集等。

标本采集是临床微生物检验工作的第一道程序，是标本质量控制的关键环节。标本采集过程是否正确，直接影响检验结果的准确性，如痰标本要关注培养前痰涂片质控等。同时还应关注标本的类型，例如提倡多送检无菌体液标本，标本的前期质控得到了前所未有的关注。对医院感染诊断有着划时代的意义。

（4）临床微生物检验参与 MDRO 的管理

MDRO 管理涉及多学科协作，微生物室首当其冲，随着 2009 年《医院感染监测规范》的下发，越来越多的微生物室参与进来。2011 年我国卫生部办公厅印发《多重耐药菌医院感染预防与控制技术指南（试行）》，要求医疗机构加强 MDRO 医院感染管理；加强手卫生、消毒隔离、无菌操作等防控措施；严格按照抗菌药物临床使用的基本原则执行；切实落实抗菌药物的分级管理；合理实施个体化抗菌药物给药方案。MDRO 的管理涉及多学科协作，临床微生物室参与其中：如把 MDRO 纳入危急值管理，及时提醒临床进行接触隔离预防控制措施、定期向临床反馈 MDRO 监测数据及抗菌药物治疗用药微生物标本送检率、病原菌敏感率等。

（5）环境卫生学的监测

按照 2012 版《医院消毒卫生标准》要求，医疗机构定期对消毒供应室、手术室、口腔科、胃镜室和透析室等重点部门开展环境卫生学及消毒灭菌效果监测，微生物室需要积极配合。

（二）中国临床微生物检验在医院感染控制工作的历史沿革与现状

2016 年，由中国医院协会医院感染管理专业委员会牵头的"中国医院感染管理工作30 周年总结"课题之一《中国临床微生物检验在医院感染控制中的促进与发展》调查了全国 14 个省（市）、自治区及军队共 187 所医院临床微生物室开展与医院感染管理相关工作的情况，其中三级医院 110 所，二级医院 77 所。

1. 微生物室基本情况

参加调查的 187 所医院均设置有微生物实验室，其中实验室最大的占地面积 2600m^2、最小的仅 10m^2。7 所医院未配置专职人员，113 所医院配置微生物专职人员 ≤5 人，15 所医院专职人员超过 20 人。

186 所（99.47%）微生物室配备了生物安全柜，172 所（91.98%）配置洗眼装置和全自动血培养仪，162 所（86.63%）配置全自动微生物鉴定仪，27 所（14.44%）医院配置了微生物质谱分析仪。

最早使用 LIS 系统的时间是 1996 年，2010 年 96 所（51.34%）微生物室使用 LIS 系统，2016 年共 156 所（83.42%）微生物室使用 LIS 系统。LIS 系统最早对感染管理科开放的时间是 1998 年，2010 年共有 72 所（38.50%）的微生物室对感染管理科开放了 LIS

系统，2016 年有 156 所（83.42%）的微生物室对感染管理科开放了 LIS 系统。

2. 微生物室医院感染管理基本情况调查

（1）微生物室医院感染管理小组工作开展情况

143 所（76.47%）成立了微生物室医院感染管理小组，141 所（75.40%）微生物室质控组开展自查工作，其中包括 135 所（72.19%）医院开展手卫生与标准预防管理，116 所（62.03%）医院开展标本控制管理工作，118 所医院（63.10%）实现 PDCA 管理流程。

（2）微生物室工作人员常规进行标本接种时防护用品选择情况

89 所（47.59%）医院使用一次性外科口罩，129 所（68.98%）医院选择佩戴一次性医用口罩，依然有 7 所（3.74%）医院选择纱布口罩，157 所（83.96%）医院选择佩戴帽子，63 所（33.69%）医院会要求穿隔离衣。

（3）医院感染管理制度与流程的建立

175 所（93.58%）医院开展手卫生制度，181 所（96.79%）建立了标准预防及职业暴露处置流程，180 所（96.26%）建立病原体培养基等医疗废物管理制度，183 所（97.86%）建立有生物安全管理制度，危急值报告制度建立的医院有 168 所（89.84%）。

（4）微生物室病原体培养基等医疗废物处置方式

177 所（94.65%）采取的是就地高压灭菌处理，有 7 所（3.74%）医院采取就地消毒浸泡处理。

3. 临床微生物室配合感控所开展的工作

（1）临床微生物室与临床的沟通与互动

1）参与医院感染病例会诊：2000 年之前 14 所单位参与医院感染病例会诊工作，2001 年至 2005 年 3 所开展会诊，2006 年至 2010 年有 28 所，2011 年至 2016 年有 51 所开展会诊。

2016 年 187 所医院中，96 所医院临床微生物室参与临床医院感染病例会诊工作，其中 34 所医院采取到科室会诊的方式，11 所医院采取检验医师常规报告结果解读方式，分析定植菌、感染菌、污染菌，其余医院则结合两种方式进行会诊。

2）开展标本采集、运送方式等培训情况：微生物室常规开展对临床培训工作最早开始于 1989 年，截止到 2010 年有 82 所（43.58%）微生物室开展此项工作，且 2010 年有 22 所（11.76%）新增该项工作。2016 年共有 132 所（70.59%）微生物室开展，其中有 41 所微生物室发现问题随时进行培训，另 91 所选择有规律地进行培训。

（2）参与疑似医院感染暴发或医院感染暴发调查

疑似医院感染暴发和医院感染暴发调查中，当怀疑与环境相关时，需要启动环境卫生学及消毒灭菌效果监测，临床微生物室参与调研过程，比较重要的是对病原菌进行同源性鉴定，本次调研 26 所（13.90%）临床微生物室具备同源性鉴定能力，2015 年 26 所医院中有 12 所微生物室进行过疑似医院感染暴发同源性鉴定。

（3）微生物室参与医院环境卫生学及消毒灭菌效果监测

按照国家相关规范要求，医院定期开展环境卫生学及消毒灭菌效果监测，微生物室需要积极配合。在本次调研中发现，2015 年除了 26 所单位由感染管理科完成监测外，其余

161 所单位均由微生物室完成相关监测，其中 44 所微生物室参与标本采样，155 所负责此部分标本的接种，129 所参与结果判定是否合格。

（4）参与多重耐药菌多部门协作管理工作情况

MDRO 管理涉及多学科协作，微生物室首当其冲，随着 2009 年《医院感染监测规范》下发，越来越多的微生物室参与进来，2010 年 29 所（15.51%）医院微生物室参与，2012 年共 32 所（17.11%），2016 年参与 MDRO 管理的微生物室共有 172 所（91.98%）。

1）微生物室开展目标监测 MDRO 情况

微生物室主要纳入以下 MDRO 进行目标性监测：MRSA、VRE、VRSA、CRE、CR-AB、MDR-PA 及 PDR-PA，调研结果显示，185 所（98.93%）的微生物室均开展 MRSA监测，180 所（96.26%）开展了 VRE 的监测，148 所（79.14%）开展 VRSA 监测，158所（84.49%）开展 CRE 监测，CR-AB、MDR-PA 及 PDR-PA 开展的单位及比例分别为：154 所（82.35%）、149 所（79.68%）和 146 所（78.07%）。

2）微生物室与临床如何实现 MDRO 无缝对接管理

微生物室检出 MDRO 后主要通过以下四种方式通知临床：电话通知、化验单盖章、信息系统备注、感染管理科通知。调查发现 2010 年与 2015 年相比较，此项工作有较大的推动，如 2010 年 38 所（20.32%）的微生物实验室会忽略此工作，2015 年所有 187 所（100.00%）医院微生物室发现 MDRO 后均会通过各种途径告知临床。

在 MDRO 管理中，定期向临床发布相关数据，微生物室逐步参与到此项工作中来，2010 年与 2015 年相比较，参与反馈的由 125 所（66.84%）上升到 179 所（95.72%）。反馈频率主要为每月和每季度，每月反馈的从 15 所（8.02%）上升至 28 所（14.97%），每季度反馈的从 73 所（39.04%）激增至 122 所（65.24%）。

（5）微生物室参与抗菌药物合理应用管理

降低细菌耐药性，根源在于合理使用抗菌药物，正确抗感染治疗，微生物室在此项目中起着不可估量的作用，定期对病原微生物药敏结果进行统计分析，及时反馈临床，指导合理选择用药。本次调研发现微生物室使用 WHONET 软件统计药敏结果的有 117 所（62.57%），使用医院感染实时监控软件的有 26 所（13.90%），还有 44 所（23.53%）微生物室仍在使用手工统计来分析药敏结果。2010 年与 2015 年相比，开展向临床反馈药敏的医院有所上升，从 116 所（62.03%）微生物室上升至 176 所（94.12%）。反馈频次主要以季度为主，2015 年有 154 所（82.35%）的医院实现季度反馈工作。

ICU 等医院感染重点部门，由于收治大量免疫力低下、感染或基础疾病严重病人，病原体变化趋势及药敏需要特别关注，微生物室逐步开展对其前五位病原微生物抗菌药物敏感率反馈工作，调研发现 2010 年 100 所（53.48%）单位开展反馈工作，2015 年增至 179所（95.72%），反馈频率以季度为主。

（6）微生物室在抗感染治疗中所做的努力与角色

在各种感染性疾病的诊断与治疗中，微生物室报告单成为临床医生重点关注的辅助检查，在抗感染治疗过程中，需要关注感染菌、定植菌与污染菌的鉴别与判定。微生物室在其中充当了重要角色。

1）标本的质量控制

首先关注标本来源，痰标本是争议比较大的标本，而国内标本中送检比例最高，本次研究发现，2015 年痰标本所占送检标本比例平均为 51.21%，血标本为 24.10%，无菌体液比例为 5.60%。与 2010 年相比较痰标本比例下降了 4.24 个百分点，血标本上升了 4.83 个百分点，无菌体液标本上升 1.1 个百分点。

其次关注痰培养前常规进行痰涂片镜检，观察 WBC 与每低倍视野鳞状上皮细胞的数量或比例，每低倍视野鳞状上皮细胞<10 个、WBC>25 个，或鳞状上皮细胞：WBC<1：2.5，可作为污染相对较少的"合格"标本接种培养。本次调研发现最早痰培养前痰涂片是在 1990 年有 4 所（2.14%）医院就已经开始，截止 2010 年共 118 所（63.10%）开展此工作，并且 2010 年新增痰培养前进行痰涂片的医院共 30 所（16.04%），为各年份中新增之最，2015 年共 163 所（87.17%）微生物室开展此项工作，且痰涂片描述 WBC 与上皮细胞比例及染色病原菌形态的医院有 144 所（77.01%），描述 WBC 是否吞噬或伴行革兰氏阳性或阴性菌或真菌等情况的医院有 102 所（54.55%）。

最后需要关注血培养推行双侧双份情况，这对于临床判定菌血症、导管相关血流感染等医院感染时有着较大的意义。微生物室倡导血培养推行双侧双份从 2010 年共有 65 所（34.76%）增至 2015 年 139 所（74.33%），其中针对全院推广比例从 2010 年 37 所（19.79%）上升至 2015 年的 112 所（59.89%），仅针对重点部门推广的比例由 2010 年的 30 所（16.04%）下降为 24 所（12.83%）。

2）关注微生物室药敏检测报告单去除"天然耐药的抗菌药物"情况

由于微生物全自动药敏分析仪自动分析药敏报告单未对病原菌天然耐药情况进行剔除，临床微生物室发报告时需要关注这一现象，否则容易误导临床医生选择抗菌药物。本次调研发现 2010 年与 2016 年相比，从 44 家（23.53%）的微生物室检测报告单中"去除天然耐药的抗菌药物"上升至 100 家（53.48%）。

（三）临床微生物检验在医院感染控制工作取得的成就

1. 临床微生物室飞速发展为感染控制奠定了基石

（1）人员结构的变迁及检测技术不断提升

随着临床微生物室学科的发展，在世界华人微生物协会、中华医学会微生物与免疫学分会临床微生物学组的学术引领之下，一批具有高学历的或经国外培训的高素质人才加盟微生物检验队伍，使院感与微生物的交流更加畅通和深入，如国际性华人汤一韦教授、台湾大学医学院的薛博仁教授等，不断推动我国微生物事业的发展，国内一大批微生物专家及微生物专业技术人员、诊断人员正在不断壮大，微生物学科得到了前所未有的发展。近年来，我国临床微生物检验在自动化、快速化、分子化、大数据化等方面有了长足的发展，对各种病原菌的检测能力有所提升，全自动微生物鉴定仪、TP-spot 仪器、全自动血培养仪等大大提升了微生物室鉴定能力，微生物质谱分析仪的使用带来了划时代的意义，感染的病原菌在一天内得以诊断成为现实。

（2）信息化系统的建立，优化工作流程

随着信息化的发展，多数医院开放 LIS 系统，部分医院还实现了医院感染管理实时监控平台对接，使得临床、微生物室、感染管理科之间的沟通得以实现，能及时了解与感染性疾病有关的病原微生物情况，同时利于微生物室收集相关信息，建立数据库，对病原菌的检出、细菌耐药性等进行定期分析统计。借此平台，医院感染管理从宏观向微观涉入，精准化感控发展路线，使得医院感染防控能力得到进一步的提升。

（3）微生物室越来越受到医院的重视

随着各级医院的发展及经济水平的提高，越来越多的医院逐渐在扩建，这样也会使得微生物室的建设越来越精细。本次调查显示微生物实验室的面积有了较大的改善，超过80%的医院微生物室均划分了不同的区域，如标本接收区、标本接种区、抗酸染色处理区、医疗废物处理区、配置培养基的清洁区等，做到合理优化布局，严格划分污染区和清洁区。同时各种硬件设备的引用，从全自动微生物鉴定仪、全自动血培养仪的快速普及，到新一代快速检测设备微生物质谱分析仪的引进，及时、快速鉴定，给临床抗感染治疗带来了福音。同时关注医务人员职业安全，配备了生物安全柜、洗眼装置等设施设备，消除了工作中的安全隐患，能在服务临床的工作中更加投入。

（4）微生物室标本检测质量控制得到提升

临床微生物室参与室内质评与室间质评，提高了检验的准确性，规范化和标准化操作技术的推行让医院感染监测更加规范、数据更加可信。

2. 微生物室积极参与医院感染管理工作

（1）规范医院感染管理小组工作职责

越来越多的医院建立及完善微生物室医院感染管理小组，制定医院感染管理相关规章制度及流程，约90%医院建立了手卫生制度、职业暴露处置制度、生物安全管理制度、危急值报告制度、病原体培养基等医疗废物管理制度。并积极开展医院感染管理自查工作、发现问题及时整改，实现PDCA管理模式。

（2）临床微生物室实现步入临床，加强与临床的沟通与合作

越来越多的医院临床微生物室参与临床医院感染病例会诊工作，从常规解读报告单逐步结合到科室参与感染性疾病会诊，结合患者临床症状与体征，了解标本采集与运送过程，综合分析定植菌、感染菌与污染菌。微生物室逐步关注临床标本的采集与运送，积极到临床开展定期或不定期培训，标本的前期质控得到了前所未有的关注。对医院感染诊断有着划时代的意义。

（3）微生物室完善感控相关检测，有效推动医院感染管理的发展

微生物室积极参与疑似医院感染暴发及医院感染暴发调查，开展同源性鉴定，有利于医院感染暴发的鉴别。同时微生物室还参与了医院环境卫生学及消毒灭菌效果监测，包括医院环境清洁消毒、器械清洗质量及内镜、手卫生、灭菌器快速生物监测等，使用MDRO显色鉴定培养皿对重点部门高危环境进行MDRO主动筛查，有利于发现环境中存在的MDRO，给予临床直观视觉冲击，有利于推进环境的清洁消毒管理。

（4）逐步实现MDRO无缝管理对接，规范MDRO管理

随着2009年《医院感染监测规范》的下发，各医院逐步重视MDRO防控管理，逐步形成了多学科协作管理体系，临床微生物室积极主动参与MDRO管理，一方面严把标本检测关，另一方面发现目标监测MDRO后，微生物室立即采用各种方式通知临床医生，本次

调研已达到100%覆盖率，而且部分单位还把MDRO列入危急值管理体系。通过这样的路径，临床能在第一时间知晓，积极采取接触隔离预防控制措施，最大化减少MDRO的传播。

此外，越来越多的微生物室参与了向临床科室反馈多重耐药菌的工作，每季度一次的数据反馈频次逐渐趋于常态化。信息化系统的使用及普及使反馈频次更加紧密，很多单位实现了每日预警，正如贵州省人民医院实现了每日晨交班及每周汇报制度，此项工作得到长足的发展。

（5）促进抗菌药物合理使用

2011年世界卫生组织提出"今年不采取行动，明天将无药可用"的口号，全球都密切关注抗菌药物合理使用问题，临床微生物室及时准确将本院药敏信息及时反馈临床，季度反馈已形成常态化，特别自从2012年等级评审工作开始后，增加了对重点部门前五位病原体的分析项目，而且注重医院感染与社区感染病原谱的变化及药敏趋势分析。较为可喜的是越来越多的单位重视了报告单的质量，本次调研发现53.48%的临床微生物室能去除"细菌天然耐药的抗菌药物"，正确指导临床选用抗菌药物，尽可能减少细菌耐药现象。

3. 越来越重视标本的质量控制与管理

标本前期质量控制是检验结果正确的保障。87.17%微生物室开展痰标本培养前涂片的检验，74.33%的单位实行血培养双侧双份的检验，这些方法的实施，提升了标本的检测阳性率，同时也为后期分析感染菌、定植菌或污染菌提供了线索。同时，在各学科的共同努力和倡导下，临床关注了肺泡灌洗液、纤维支气管镜毛刷等意义较大的下呼吸道标本，血标本等无菌体液标本送检比例有所上升，有助于临床发现有意义的感染病原菌，从而合理指导临床治疗。

（4）临床微生物检验在医院感染控制工作中存在的问题与对策

1. 检验专职人员及设施设备资源分布不均

人力资源及设施设备的配备是保证完成各项医疗工作的基础。经过30年的努力，我国在检验工作中的人力资源配备上已经取得了很大进步，但距离国际上临床微生物室仍存在较大差距。检验科专业人员配备不足，微生物检验医师匮乏，特别是在二级医院，临床微生物室未得到足够的重视，检验科工作人员兼职从事微生物室工作，学科发展受到一定的限制，部分二级医院未购置全自动药敏鉴定分析仪及血培养仪，仍然手工检测，仅少数先进发达城市微生物室购置基质辅助激光解吸电离飞行时间质谱。多数微生物室未开展艰难梭菌、支原体、衣原体、寄生虫等检测项目。建筑面积也是如此，某些微生物室建筑面积为10平方米，某些能上百平方米，微生物室配备一次性外科口罩，然而有些仍然在使用纱布口罩。

医院应注重临床微生物室学科的发展，加大人力及物力的投入，客观评估微生物的工作量，配备相应数量的专业人员及设施设备，保证检测质量。

2. 临床微生物室参与感控监测中存在知识面不足的问题

1）医院环境物体表面（物表）及消毒灭菌效果监测从本次调研数据显示，161所医院（86.10%）微生物室承担此项工作，但是只有44所微生物人员参与采样，且并非所有微生物室进行接种及结果判定工作，部分工作由感染管理科承担，这就存在采样、接种与结果判定的脱节现象，前后信息未能联系，不利于进行临床指导。而且较为严重的是大多数微生物室工作人员缺乏医院感染管理相关知识的更新，学习积极性不高，对监测方法及结果判定存在一定的误区。包括对采样时机、采样液的选择、采样时的注意事项、接种方法、结果判断、报告书写等缺乏精准的把控。

2）仅少数微生物室具备同源性鉴定能力。在疑似医院感染暴发和医院感染暴发调查中，比较重要的是进行目标菌的同源性鉴定，本次调研仅有 26 所临床微生物室具备同源性鉴定能力，大多数实验室不具备条件开展此项工作。

检验人员尚需要加强学习医院感染管理相关知识及分子生物学知识，参与医院感染管理相关知识培训班，与中心实验室或其他实验室合作，开展同源性鉴定等，积极配合感控开展各种监测工作。

3. 信息化建设广度及精度尚需进一步加强

信息化的建设对临床微生物室的发展至关重要，通过信息平台可以进行各类数据的分析统计，同时可以通过干预或信息栏备注等方式与临床进行沟通，本次调研显示 83.42% 的医院的临床微生物室使用 LIS 系统，仍有部分医院没有引进 LIS 系统，仅有 13.90% 微生物室与医院感染实时监控软件对接，23.53% 的微生物室仍在使用手工统计来分析药敏结果。说明信息化建设尚未达到 100% 覆盖率，特别在西部地区二级医院，由于缺乏信息化手段导致各种数据无法进行分析，一方面对临床的反馈不及时，不能与同地区或同级别或全国数据进行比较分析，另一方面降低了与临床沟通的效率。

信息化建设是各项工作得以开展的保障，也是行业发展趋势，医院应该加大投入。

4. 微生物室与临床科室的互动沟通需要加强

从本次调研数据来看，187 所医院中，21.94% 的微生物室未常规开展对临床的培训工作，40.11% 的微生物室未推广血培养双侧双份，48.66% 的微生物室不参与临床医院感染病例会诊工作，然而标本前期质控是后期标本检测质量的有力保障，因此应该多到临床宣讲标本的正确采集与送检，倡导临床多送检有意义的无菌体液标本，血标本应双侧双份。检验结果的解读或是参与临床会诊工作，无论对学科建设还是对感染病例的防治都有着很好的推动作用。

临床微生物室参与医院感染教育和培训工作包括：讲解临床微生物标本的采集、保存、运送的要求和注意事项，对标本采集前要求病人应该做哪些准备，采集标本应选择的时机、部位，采集次数、频率、采集量以及采样部位应该如何消毒等。还包括对正常菌群、定植菌、污染菌和感染菌等内容进行培训及解读；以及对各种细菌耐药酶的检测及其含义和在选用抗菌药物方面的意义与临床进行沟通等。可以采取：讲座、讨论会、简讯、墙报园地甚至参与查房等形式，也可以融合到医院感染管理的继续教育培训项目之中。

微生物室工作人员必须加强自身内涵建设，学习抗菌药物相关知识、了解临床疾病治疗与转归，打造微生物检验医师专业队伍，注重学科建设，不断壮大，逐步走出实验室，走向临床，与医生进行沟通与交流。

5. 微生物室参与 MDRO 管理及抗菌药物管理覆盖面需要加大

MDRO 多学科协作越来越受到重视，但是未达到 100% 的覆盖率，8.02% 的微生物室未参与此项工作，5.88% 的微生物室未开展病原微生物药敏结果反馈工作。

微生物室工作人员应该加入到医院感染管理委员会及抗菌药物管理委员会中，定期向各管委会及临床汇报相关数据，协助临床合理使用抗菌药物。

6. 微生物室内部质量的控制及管理需要加强

虽说微生物室都参与室间质评或室内质评，但是在实际工作中，会出现疏漏现象，如标本采集与运送的把关、国内目前痰标本培养前涂片质控事宜，尚未达到100%的覆盖率，而且对于涂片结果描述，仅有102所（54.55%）描述 WBC 是否吞噬或伴行革兰阳性或阴性菌或真菌等情况，提供给临床的信息尚未丰满。

微生物室质控管理小组加强管理，制定相关制度流程及考核机制，狠抓质量建设，保障检测水平，为临床合理使用抗菌药物提供依据。

四、临床微生物检验在医院感染控制工作中的作用的展望

临床微生物检验的发展推动着医院感染管理的发展，是医院感染的哨兵，对医院感染控制精准化发展起着重要的作用！

（一）高通量技术的发展，对感染性疾病的诊治有着较大的推动作用

现代临床检验医学发展将伴随着现代化检验技术的发展而发展，特别随着高通量技术的进步，分子生物学技术已经成为了医学检测中必不可少的重要科学技术手段。对于那些难培养和不可能培养的微生物，例如结核分枝杆菌或非结核分枝杆菌、艰难梭菌、病毒等病原微生物，可直接通过获得基因信息而被快速、准确地检测。如基因芯片技术的应用和开发，必将提高医院感染病原学诊断的水平。随着医院感染诊断与临床检验的融合，医院感染诊断及鉴别诊断、病原体的确定等方面将会取得长足的进步。

（二）POCT 检测手段将会成为感控领域最好的推手

POCT（Point of Care Testing），即时检测技术，在靠近病人的地方以极短的时间以混合型实验室的形式获得准确测量结果的装置与仪器，属于靠近患者床旁进行的快速检测分析技术，它能在床旁、病房或中心实验室之外的其他地方开展。

随着基础医学的深入研究，高科技引入检验医学实践，特别是化学、酶、酶免疫、免疫层析、免疫标记、电极、色谱、光谱、生物传感器及光电分析等技术在 POCT 中的应用，使医学检验在临床和社区医疗中发挥重要的作用。POCT 成为全球医疗器械及医学诊断产业中增长率最高的产品，其中量子点荧光将属于革命性的 POCT 平台，其结果重复性极佳、灵敏度高、可达 pg 级、自带定量校正系统、精准定量，可运用于 PCT、CRP 等的检测中。对于抗感染治疗有着较好的指引作用。

医院感染监测涉及环境微生物学及消毒灭菌效果监测，如手卫生、环境物表、压力蒸汽灭菌器生物监测、内镜等消毒物品监测、器械清洗质量监测等，我们寄希望这样的 POCT 产品运用于医院感染监测领域，达到即时监测、现场反馈及整改的效果。在未来的 5~10 年内，POCT 应该达到检查的 70%~80% 以上，基本改变目前的检验医学格局，也将改变医院感染监测的格局。

（三）信息化逐步普及，移动式监测及培训将不是梦想

信息化手段的进步势必促进监测的发展。医院感染的监测信息化手段，如实时监控系统与检验的 LIS 系统完成整合，并应用于临床工作中，可以提高感染信息的及时沟通。且随着移动式信息系统的逐步发展，使得医院感染的移动式监测得以实现，感控医生在家也能监测当日高危预警病例，随时关注本院医院感染情况。

包括远程控制，让移动培训梦想从理想走进现实，通过远程的控制，各临床医生实现在办公室、家里观看微生物室的培训，可利用手机 APP 随时随地学习，微生物室仅需将相关课件进行录制，通过信息化手段随时分享。同时实现在线电子试卷的考核，考评学习的效果。

（四）以大数据为中心，打造示范性精准医疗平台

未来 20～30 年，大数据将实现全国乃至全球数据共享，逐步打造示范性精准医疗平台，随着云计算的发展，使得医院感染监控的各项工作趋于向大数据方向发展，对于医院感染信息的提取和筛选提供便捷方式，利于微生物室获取、分析及反馈数据，甚至可以实现国际间医院感染监测数据的共享，避开目前工作中的孤岛现象，使数据得以共享。资源的丰富，使得医院感染及检验相关工作更贴近于临床，能更方便地服务于临床。

（五）未来学科将实现精准化感染控制梦想

精准化感控是每一位感控人的梦想，微生物室通过临床会诊，结合信息化系统、远程医疗系统等各种方式，针对感染病人个体化进行分析、协助临床医生制定抗感染治疗策略，实现患者的全程追踪及管理。

（六）微生物室亚专业分工，精细化发展，提升病原体的检测能力与水平

随着微生物检验学科的发展、人才储备及设施设备的引进，微生物学科将会朝着细化亚专业的分工方向发展，细化微生物检验的各个专业，包括：细菌学、药敏检测、厌氧菌、真菌、寄生虫、血清学、病毒学专业，显著提高专科检验水平，对于感染性疾病寻找病原体有着重要的意义。

（七）检验医师将参与"诊断性报告"，向临床迈进

检验医师将承担着较大的作用，为微生物室学科发展做出一定的贡献，相信未来一大批高素质的检验医师将会出现，承担着临床会诊、宣教及对检验报告单进行分析评价，结合患者临床症状体征及各种相关辅助检查、标本采集及运送过程，判定感染菌、定植菌或污染菌，与临床药师、临床医师共同协商，提出患者的治疗方案，微生物室工作人员将逐步走出实验室、走向临床。

（八）临床医师轮流至微生物室学习、参观及交流

临床医师应轮转、安排到微生物室进行学习，参与医院感染环境卫生学及消毒灭菌效

果采样及分析、反馈过程，了解微生物的特性、规范化标本采集及运送流程、强化意识，对于临床抗感染治疗有着较大意义。

　　展望未来，中国临床微生物实验室需要顶层设计，应将现有的细菌室与血清学和分子生物实验室整合，促进学科朝着精细化方向发展，各种先进技术的引进，实现即时检验；在大数据时代的推动下，信息化手段不断普及，资源得到共享，实现移动式的监测梦想；通过各种渠道加强与临床医生和感控人员的沟通，将临床微生物检验结果用到感染性疾病的诊疗和防控中去，实现实验室人员真正步入临床、结合临床进行诊断性报告；逐步实现精准化医疗与精准化感控梦想。

（杨　怀　徐　艳　陈黎媛　朱艳秋　杨廷秀　张　曼　张　满）

参 考 文 献

[1] Vanhee LME, Meersseman W, Lagrou K, et al. Rapid and direct quantification of viable candida species in whole blood by use of immunomagnetic separation and solid-phase cytometry. Journal of Clinical Microbiology, 2010, 48 (4): 1126-1131.

[2] Park Y, Cho Y H, Jee Y, et al. Immunomagnetic separation combined with real-time reverse transcriptase PCR assays for detection of Norovirus in contaminated food. Applied and Environmental Microbiology, 2008, 74 (13): 4226-4230.

[3] Wang L, Shi L, Alam M J, et al. Specific and rapid detection of foodborne salmonella by loop-mediated isothermal amplification method. Food Research International, 2008, 41 (1): 69-74.

[4] Lalande V, et al. Evaluation of a loop-mediated isothermal amplification assay for diagnosis of clostridium difficile infections. Journal of Clinical Microbiology, 2011, 49 (7): 2714-2716.

[5] David P, et al. Strategies to prevent methicillin-resistant staphylococcus aureus transmission and infection in acute care hospitals 2014 update. Infection Control and Hospital Epidemiology, 2014, 35 (7): 772-796.

[6] Batchelor M, Hopkins KL, Liebana E, et al. Development of a miniaturised microarray-based assay for the rapid identification of antimicrobial resistance genes in Gram-negative bacteria. International Journal of Antimicrobial Agents, 2008, 31 (5): 440-451.

[7] Naas T, Cuzon G, Truong H, et al. Evaluation of a DNA microarray, the check-points ESBL／KPC array, for rapid detection of TEM, SHV, and CTX-M extended-spectrum-lactamases and KPC carbapenemases. Antimicrobial Agents and Chemotherapy, 2010, 54 (8): 3086-3092.

[8] Creamer E, Galvin S, Dolan A, et al. Evaluation of screening risk and nonrisk patients for methicillin—resistant Staphylococcus aureus on admission in an acute care hospital. Am J Infect Control, 2012, 40 (5): 411-415.

[9] 顾兵, 潘世扬, 童明庆. 美国加州大学洛杉矶分校临床微生物学实验室访问有感. 中华检验医学杂志, 2013, 36 (7): 667-668.

[10] Struelens MJ, DeGheldre Y, Deplano A. Comparative and library epidemiological typing systems: Outbreak investigations versus surveillance systems. Infect Control Hosp Epidemiol, 1998, 19 (8): 565-569.

[11] Ecker JA, Massire C, Hall TA, et al. Identification of Acinetobacter species and genotyping of Acinetobacter baumannii by multilocus PCR and mass spectrometry. Journal of Clinical Microbiology, 2006, 44 (8): 2921-2932.

[12] 中华人民共和国国家质量监督检验检疫总局, 中国国家标准化管理委员会. 临床实验室室间质量评

价要求 GB/T 20470-2006 ［Z］. 2006.

［13］裴世静，马斌国. 2008—2011 年山西省临床化学室间质量评价结果分析. 山西医药杂志，2013，42
　　　（2）：211-212.

［14］徐艳，牟霞，杨怀，等. 医院环境多药耐药菌同源性鉴定与分析. 中华医院感染学杂志，2014
　　　（03）：554-556.

［15］赵霞，王力红，张京利，等. 多药耐药鲍氏不动杆菌的同源性鉴定与控制. 中华医院感染学杂志，
　　　2012（12）：2492-2494.

［16］龚杰，周燕飞，张治. 铜绿假单胞菌引起医院感染暴发流行的调查研究. 中华实验和临床感染病杂
　　　志，2015，9（2）：78-80.

［17］韩志伟，廖雪梅，李小红. 一起中心静脉置管后菌血症暴发的调查. 中国微生态学杂志，2009
　　　（11）：1025-1026.

［18］赵辉，贾楠，徐茶，等. 产 NDM-1 肺炎克雷伯杆菌引起的新生儿感染及其同源性检测. 中华医院感
　　　染学杂志，2016，26（10）：2357-2360.

第七章

专科医院与基层医疗机构的医院感染管理

第一节　儿童医院的医院感染管理

一、儿童医院感染管理工作开展的背景意义

儿童医院收治新生儿至18周岁的儿童，涉及其生长发育的新生儿期、婴儿期、幼儿期、学龄前期、学龄期及青春期。和普通综合医院相比，其医院感染的发生有其特殊性。儿童由于生理性发育不健全、消化道发育不健全，免疫功能生理性低下等原因，再加上原发性疾病等因素，使儿童更容易发生医院感染。

在我国医院感染管理工作起步初期，由于对感染控制缺乏足够的重视和认识，我国儿童及新生儿医院感染暴发及造成死亡的事件不断出现，如1989年10月，合肥市妇幼保健院婴儿室发生一起新生儿鼠伤寒沙门氏菌医院感染暴发，历时近两个月，58名婴儿22人发病，发病率38%。起因是一名产妇在入院前为鼠伤寒沙门氏菌带菌者，在分娩过程中通过产道将病原菌传染给新生儿，由于未做好消毒隔离工作导致其他婴儿感染而暴发。1992年10月北京某妇产医院发生一起新生儿柯萨奇病毒B3感染暴发流行。全月发病35例，占同期新生儿的12.2%。临床表现以上呼吸道感染、心肌损害为主。其中24例转院治疗，死亡2例，尸检证实为急性弥漫性非化脓性心肌炎。部分病例经病毒分离和聚合酶链反应试验确定病原体为柯萨奇病毒B3。2008年9月3日起，西安某大学附属医院新生儿科9名新生儿相继出现发热、心率加快、肝脾大等症状，其中8名新生儿于9月5日—15日间相继死亡，一名新生儿经医院治疗好转。原卫生部专家调查组指出，该事件为医院感染所致，是一起严重的医院感染事件。2009年3月，天津市蓟县某妇幼保健院发生新生儿医院感染事件，6例重症感染患儿中有5例患儿死亡。这些事件给患儿及家庭都造成了极大的痛苦甚至导致患者死亡，在医疗领域和社会上造成了恶劣的影响，原卫生部对这些事件都进行了详细的调查并在全国进行了通报。血的经验和教训告诉我们，儿童医院感染管理再不能被忽视。

通过以上事例，我们每一位医务工作者都会感到痛心疾首，但面对已经发生的事件，我们只有从中吸取教训，才能把"坏事变成好事"才能够不断总结经验。另一方面，这些事件的发生引起了卫生行政部门领导对医院感染管理的重视，促进了医院感染管理法律法规、指南、规范的制定和实施。1994年原卫生部下发了《医院感染管理规范（试行）》（卫医发〔1994〕第36号），使新生儿感染暴发得到遏制。由于连续出现新生儿院感暴发事件，1994年原卫生部下发了《关于进一步加强医院感染管理工作的紧急通知》。2008年和2009年先后出现的西安交大和天津蓟县新生儿院感死亡事件后，2009年原卫生部颁布实施了《医院感染暴发报告及处置管理规范》《新生儿病室建设与管理指南（试行）》，这些事件引起了卫生行政部门的高度重视，有力推动了医院感染管理规范和制度的建设，也标志着我国医院感染管理工作开始进入了规范化管理的时期。

我国儿童医院感染管理的成绩显著，近年来医院感染暴发事件较医院感染管理开展的初期阶段已经有了明显的减少，但仍不能放松要求。因此，我们要依法科学防控，健全相关法律法规，完善工作体制和机制，加强队伍建设，建立有效防控医院感染暴发的应急体系，提高医院感染暴发快速有效的应对能力，为保障儿童的健康和医疗安全，维护社会稳定，促进医院感染管理专业持续健康发展做出努力。

二、国际儿童医院感染管理的历史与现状

国外发达国家开展医院感染控制研究工作开始于20世纪50年代，形成了一门涉及基础医学、临床医学、预防医学、医院管理学等的独立学科，但实际是近30~40年才开始重视院内感染的防控。现就以下几个方面就国外儿童医院感染控制发展历史做一综述。

（一）医院感染监测网络发展史

国外众多医疗机构医院感染计算机应用起步较早，如美国、英国、澳大利亚、日本、韩国等。医院感染监测系统主要是整合在医院的信息系统上，通过监控某个地区的医院感染患者医疗情况，对可能发生疫情的区域设立警报系统，可快速采取控制措施。

美国早在1970年已经开始启动国家的NNIS（National Nosocomial Infection Surveillance）系统，用于院内感染及耐药性流行病学趋势调查，院内感染率发生的比较研究。1987年通过这个系统研究发现儿童和青少年的医院感染发生率高[1]。1997年，美国CDC（美国疾病控制和预防中心）又建立了PPN（儿童预防网络）。

NHSN（National Healthcare Safety Network）成立于2005年，整合了美国CDC下设的包括NNIS在内的三个系统。2008年开始全美所有医疗机构均可申请加入NHSN。该网络每年针对系统上报的监测数据进行分析，得到发展趋势，以便对下一年进行指导。同时，为了能从任何一家医院得到具有可比性的调查数据，NHSN对调查方法的指标进行了严格的定义，保证了数据的质量和可信度，同时也可以作为核准的依据[2]。

美国NACHRI（全国儿童医院及相关机构联盟）与CDC合作，截至2001年有194所儿科医院参与，重点关注特定感染数据的收集。2006年，NACHRI的一项27所儿科医院参与的研究，提出消除导管相关血流感染以降低血流感染率，结果表明减低了41%的导管相关血流感染[3]。

英国在20世纪80年代成立了官方的医院感染监测网，挂靠在全国疾病预防与控制中心（CDC）监控系统上。德国医院感染监测系统建于1996年，包括儿科患者。西班牙1999年也启动了医院感染监测，但未使用儿科特定的诊断标准。

在发达国家，大多数儿科机构的医院感染监测使用美国CDC标准化定义。即通常是入院时没有，入院48h后发生的感染，被定义为医院感染。这一定义来源于成人，并不完全适用于儿科人群[4]。

美国有很多官方机构及感染控制专业协会，如CDC、NHSN、美国医院感染控制实践顾问委员会（HICPAC）、美国传染病协会（IDSA）、感染控制及流行病学专家委员会

（APIC）、美国流行病学协会（SHEA）等，定期公开医院感染相关统计数据及更新专业指南，而我国至今不能提供一个可供使用的感染相关准确数据库，与美国等发达国家尚有一定的差距。

（二）医院感染管理组织机构建设

美国有健全的医院感染管理组织体系：医院流行病学感染控制科（Department of Hospital Epidemiology and Infection Control）和感染预防控制科（Department of Infection Prevention and Control）。医院流行病学感染控制科医生主要的职责是负责全院感染性疾病会诊、感染疾病门诊及医院感染管理，要求有丰富的经验能够解决感染控制工作中的问题，有良好的沟通协调能力。医疗质量管理委员会下设医院感染管理委员会，医院感染管理委员会能充分发挥其主导作用。医院感染管理委员会主席是感染预防控制科主任，通常是由护理人员担当。感染控制护士称为 nurse epidemiologist，即流行病学护士，其职责主要是医院感染监测；观察和评估效果；职业暴露和暴发的调查；咨询和联络。美国的感染控制护士的资质要求也非常高。而发展中国家医院感染控制护士的入职门槛低，亟待优化医院感染人才队伍结构，确保队伍稳定[4]。

感染控制小组（ICT）必须由一个感染控制护士和一个临床新生儿学专家/医生及一个微生物学家一起组成，积极参与探讨医院感染控制管理和医院感染暴发控制策略问题。

在发达国家，临床微生物学家和临床儿科医生之间建立了紧密联络，而在发展中国家，由于儿科医院感染发病率低，儿科总体规模较小，这种做法还没有被广泛认可，其中一个原因可能是实验室技术的滞后使微生物结果报告延迟，迫使临床医生事先没有咨询微生物学家即采取经验性治疗决策。实际上临床微生物学家与儿科专家之间的沟通对抑制医院感染的发生大有帮助[5]。

医院感染预防控制是一门涉及面广的综合性边缘学科，而我国当前学科体系还不健全，大学本科阶段也没有设立该专业。从业人员主要是临床医学、护理人员、预防医学等，而且护理人员占大多数。由于各自的专业知识的限制，加之其他因素，使得该学科的发展很不平衡。

（三）国外儿童医院感染特点的演变

1. 感染重点部门

长期以来，新生儿重症监护病房（NICU）、儿童重症监护病房（PICU）和血液肿瘤病房被公认为是儿童医院感染的高危科室。国外报道，PICU 医院感染率 6% ~ 12%，NICU 为 10.0% ~ 32.7%。且随着医疗技术的不断发展，大量介入性诊断、治疗技术普遍应用于临床，放疗、化疗以及抗菌药物广泛应用，加之疾病谱的变化和生殖技术的不断发展，使得医院感染的感染源、感染途径和易感人群等方面都发生了很大改变。以 NICU 为例，美国在 90 年代，随着体外授精技术的提高、生命救护技术更加广泛有效。例如：外源性表面活性物质的采用、体外膜肺的采用及对坏死性小肠结肠炎及复杂先天性畸形的外科手术，使更多的早产儿和足月的先天异常婴儿能够存活下来，这些进展导致脓毒血症的发生率上升，尤其是极低出生体重儿和超低出生体重儿的感染率在上升。

2. 感染类型

儿童的感染部位和病原体的分布随年龄及环境呈现不同。国外 NICU 医院感染类型以血行感染（catheter related blood stream infection, CRBSI）最常见，呼吸机相关性肺炎（ventilator-associated pneumonia, VAP）次之[6]。经外周静脉穿刺中心静脉置管（peripheral inserted central catheter, PICC）使 CRBSI 风险增大 9.3 倍，且感染风险随留置时间延长而升高，50 d 后可升高 5 倍[7]。NICU 新生儿机械通气则使 CRBSI 的风险增加 3.7 倍[8]。儿科 ICU 除了泌尿道插管，置管率并不比成人 ICU 低[9]。儿童 CRBSI 高于成人（7.3‰ vs 3.1‰）。VAP 及导尿管相关尿路感染发生率较成人 ICU 低。特别重要的是，病毒感染特别容易在儿童间引起传播，这些感染的数据往往由于病原体难以检测而被低估。但在我国及发展中国家，NICU 最常见的医院内感染为呼吸系统感染。

美国 NNIS 采用标准化的监测方法对多个中心的 NICU 医院内感染进行监测，使用标准化定义，NNIS 报道在 1986—1994 年，99 个 NICU 的 10296 例新生儿中共发生 13179 次医院内感染，最常见的医院内感染为导管相关性血流感染，发生率在出生体重>1500g 的早产儿中为<5/1000 个导管（脐血管或中心血管）日，但在超低出生体重儿的早产儿中为 10/1000 个导管日。1999 年 PPN 进行了多中心 NICU 医院内感染的点发病率（point prevalence）调查，纳入的 29 个 NICU 827 例新生儿中，有 94 例（11.4%）在调查时间点存在感染，其中菌血症 53%，下呼吸道感染、耳鼻喉感染、泌尿道感染分别为 13%、13%、9%。与 NICU 相比，婴儿室健康新生儿医院内感染发生率为 0.3% ~ 1.7%，一般为较轻的感染，如结膜炎[10]。

3. 感染病原体变迁：20 世纪 50—60 年代，金黄色葡萄球菌与不少新生儿室院内感染大流行有关，60 年代末出现 G⁻菌引发的医院感染，包括大肠埃希氏菌、假单胞菌属、克雷伯菌属等；近 10 余年，包括耐甲氧西林金黄色葡萄球菌、凝固酶阴性葡萄球菌、肠球菌及 B 族溶血性链球菌（group B Streptococcus, GBS）等 G⁺菌引起的医院感染有增多趋势。另外约 1% 的 NICU 医院感染与病毒相关，最常见的是肠病毒（副肠病毒属）病毒感染，可引起暴发流行，且病死率高[12]。

4. 儿科患者抗菌药物耐药性问题

与成人患者相比，耐药菌的出现及播散在儿科患者中同样严峻。ICU 耐药菌流行监测项目及 NNIS 的数据显示，第三代头孢菌素是迄今为止成人和儿童最常用的抗菌药物，其次是万古霉素、第一代头孢菌素、氨苄西林（阿莫西林）。美国 PPN 监测了 31 所医院 2647 名儿科患者也发现类似的结果：第一代头孢菌素和第三代头孢菌素和万古霉素在儿科 ICU 中最常用。第一代头孢菌素增多是由于头孢唑啉常作为围手术期预防用药。在 NICU 的病人，最常用的抗生素为庆大霉素、氨苄西林和万古霉素。儿科实体器官移植及干细胞移植患者 MRSA、VRE 等多重耐药菌流行率有所增加。美国有两项前瞻性研究 ICU 菌血症病原体中 MRSA 分离率为 16%，耐万古霉素屎肠球菌为 11%，耐万古霉素粪肠球菌为 1%。另有一项欧洲 8 个国家 17 家医院的研究显示 MRSA 分离率为 18%，ESBL⁺肠杆菌科细菌也是主要耐药菌。耐药菌主要发生在 ICU，与成人相似。G⁻杆菌主要在血液科和肿瘤科。真菌耐药也日益增加。未来儿科感染控制的关键问题是社区获得性 MRSA 的显著增加及耐青霉素或耐碳青霉烯的肺炎链球菌增加。目前降低耐药菌的主要措施有：①改进的感染控制措施，如手卫生、适当的手套使用、组合措施避免交叉感染；②调整抗菌药物使用，避免抗菌药物耐药[3]。

（四）儿童医院感染预防与控制措施

（1）加强手卫生：手卫生是预防交叉感染和医院感染最简单、最有效的方法。Schelonka 等的研究表明，对医生、护士进行感染控制措施的教育（主要是手卫生）及提高血管内导管的护理，可明显降低新生儿凝固酶阴性葡萄球菌感染率（46% 的下降，$P<0.001$）。另外的几项研究表明，NICU 中的凝固酶阴性葡萄球菌暴发，被证实病原体是通过医务人员手引起传播的，通过加强感染控制措施可以预防[3]。

2007 年世界卫生组织（WHO）颁布了由 WHO 咨询专家组、WHO 顾问委员会和手卫生项目起草者共同编写的《WHO 医疗机构手卫生指南》。该指南对当时我国落后的手卫生设施带来不小的冲击，也给当时医务人员手卫生理念带来了重大变革。2009 年由原国家卫生部制定并颁布了我国《医务人员手卫生规范》，从此，手卫生工作落实在各家医院全面展开。

（2）标准预防措施：标准预防对于孩子与成人类似。然而，住院孩子们大多数是病毒感染，尤其是在冬季，飞沫隔离预防措施和"呼吸礼仪"是必需的。在儿科医疗机构，过度拥挤和缺少集中照护频繁被报道是医院感染暴发的原因。考虑到个人获得多重耐药菌风险，强烈建议儿童要减少在等候区和公共房间的停留时间[3]。

（3）强调常规环境保洁，反对滥用消毒剂。研究证实，用消毒液处理空气和物品表面的方法与常规的肥皂清水清洁的方法相比差异无统计学意义，常规的物理清洁比化学消毒更可行。同时，消毒液会对婴幼儿有潜在的危害，有些会引起患儿过敏等，同时滥用也加重了环境污染。所以，不用消毒液喷洒、少用消毒液浸泡的观点已被广泛接受。

（4）规范使用抗菌药物，监测耐药菌株的变化。国外感染控制管理机构都制定了全面的用药指南，根据医院感染和社区感染病原的监测，分别给予不同的抗菌药物推荐。住院患儿在使用抗菌药物前要求作药敏试验，根据结果选择有效抗菌药物。耐药监测资料均输入计算机监测网络，特别注意耐甲氧西林金黄色葡萄球菌（MRSA）的监测。一旦发现该患者即转入 MRSA 病房。在患者床边、病历贴有特殊标记，提示做好隔离措施。有些医院还定期监测新生儿、ICU 病房医护人员的鼻咽部耐药菌携带、定值状况，避免对患儿的影响。

（5）疫苗：预防儿童医院感染发生的简单有效的方法是建议给儿童接种疫苗，如百日咳、流感、流感嗜血杆菌 B、甲肝、乙肝和轮状病毒及水痘等均可通过接种疫苗进行免疫。接种疫苗能大大降低相关疾病的医院感染率[3]。

（6）访视者筛查：对访视者进行预防医院感染的宣教很重要。教育访视者在医院如何采取措施避免将病原体带给患儿。

目前亟待有针对儿童的防控指南出台。矛盾的是，未来挑战与现代医学进展密切相关。在过去的 10 年中，复杂的生命技术发展导致了易发生感染的极低出生体重儿的增加，这个数字未来会进一步增加；当今医学技术使器官移植者存活率增加了，从而使免疫抑制患儿数量也在增加；此外，感染 HIV 成人所生的 HIV 阳性孩子也在增多。医学进步使儿童感染风险和控制措施也变得更加复杂了。这一高危人群对发现和实施更好的预防策略是一个很大的挑战。

三、中国儿童医院感染管理开展的历史沿革与现状

（一）中国儿童医院感染管理开展情况的历史沿革及各时期的特点

我国医院感染管理工作起步较晚，最初始于1983年原卫生部发出的《关于医疗单位加强预防工作，防止交叉感染的通知》，到1985年原卫生部医政司将医院感染质量管理纳入主要的工作日程。1986年10月，当时原卫生部选派了全国16家医疗机构的32位学员，参加了原卫生部医政司在北京组织的医院感染监控培训班。培训完成后，学员们在试点医院的部分病区启动了中国医院感染发病情况的摸底调查，调查结果为制定不同级别医院的医院感染控制的相关标准提供参考。同时还组建了有17所医院组成的卫生部全国医院感染监控网，当时只有一家儿童医院加入到监控网。监测网从最初的9省（市）16所医院参加医院感染监测工作，到1990年103所医院，1994年扩大到134所医院，都有部分儿童医院参与其中。

1. 儿童医院感染管理的起步阶段（1986—1994年）　初期有8所（40.0%）医院设立院感科时属于二级科室，分别隶属于医务部、护理部和预防保健科，科主任由这些科室的主任兼任。在1994年之后，这8所医院逐步将院感科独立设置。有12所（60.0%）医院在1990年之后直接独立设置院感科，从事医院感染管理工作。

在1986年到1988年间，北京、天津、江苏、辽宁、安徽、河南、贵州等地均有沙门菌造成新生儿医院感染的聚集病例，引起了医务人员对新生儿医院感染的重视。婴儿室的管理和新生儿室消毒隔离，儿科病室空气消毒等引起了医疗机构的重视。特别值得一提的是，Shann F 和吴荫云1987年在《国际护理学杂志》发表文章"赞颂洗手"，文章通过对在新西兰汉密尔顿新生儿ICU发生的流行性黏质沙雷菌感染的分析。指出了病人间细菌的传播大多是通过医护人员的手，预防病原菌传播最重要的方法是仔细地洗手。即使是一次非常简短的洗手，亦似乎是很有效果。强调了洗手与其他消毒隔离措施同等重要，指出了在接触患者后，医生、护士洗手的重要性。

1988年11月，原卫生部颁布了《建立健全医院感染管理组织的暂行办法》，要求在300张床以上医院设医院感染管理委员会；300张床以下医院设医院感染管理小组，在院长领导下，全面负责医院感染的监控管理工作。委员会（小组）一般设主任（组长）1人，由主管业务工作的副院长兼任；副主任（副组长）1至2人，分别由预防保健科科长、护理部主任兼任。适当配备专职人员：人数以300张床以下1人；300至500张床2人；500张床以上3人为宜，在医院总编制数内调剂解决。在这个文件的推动下，各级儿童医院才开始建立委员会、配备专职人员，多在预防保健科或护理部管理下开展工作。

1989年原卫生部颁发《医院分级管理评审标准》中将医院感染管理列为其中一项评审指标，开始引起了各级各类医院对医院感染管理工作的广泛关注。

但是，在部分综合医院以及儿童、妇儿医院，不断暴发了新生儿医院感染聚集事件。1991年11月，某医院发生新生儿鼠伤寒沙门菌暴发流行，55人发病，23名死亡[3]。1992

年9月，某医院发生痢疾志贺菌暴发，26人感染，10名死亡。1993年3月，某市医院14名新生儿柯萨奇B型病毒感染，10名死亡。1993年，某市妇婴医院44名新生儿柯萨奇B型病毒感染，15名死亡[14]。原卫生部组织5个专家组对各省进行专项检查，发现很多触目惊心的问题，引发了人们对医院感控的关注。

这个时期主要开展的工作是：①建立组织机构、制定职责：在暂行办法的推动下，部分医疗机构开始组建了三级的医院感染监测系统，同时制订了各级各类人员职责。②学习培训：各机构选派人员赴北京、上海参加医院感染管理学习班，学习结束后在本单位开展医院感染管理知识培训。③开展了基础的医院感染监测：如空气、物表等环境卫生学监测，紫外线强度监测，常用消毒液消毒效果的监测以及灭菌效果的监测等。强化了无菌操作和无菌物品的管理。④建立医院感监测报告机制：由病区监控医士（或专职人员）填写"医院感染病例登记表"由院监控专职人员回收调查表。

2. 儿童医院感染管理的发展阶段（1995—2002年）　这个时期，在规范的要求下，医疗机构领导认识到医院感染管理是现代医院管理的重要内容，是医疗护理质量的综合体现。对医院感染组织的不断健全、医院感染控制工作有了一定的推动作用。

部分儿童医院开始成立独立的医院感染管理科，在前期的基础上，对全院感染管理工作进行全程监控，会同相关部门建立了医院感染管理的考评制度。从医务人员的无菌操作、消毒隔离、环境监测、一次性医疗用品的管理入手开展了督导检查，对检查后发现的问题及时上报给感染管理委员会。设立医院感染管理监控组，完善科室院感网络，明确医院感染管理网络各级人员的职责；制定考核标准，推出奖罚措施。特别是加强了教育培训，提高各级人员院感防控的意识和素质。医院感染管理制度化、规范化，基本做到工作质量有标准、检查考核有依据，切实把医院感染监测管理工作落到了实处。在医院感染监测上开展了现患率调查，回顾性总结医院感染病例，对医院感染的危险因素进行分析，建立医院感染发病率基线，开展多重耐药菌的监测等。

但全国范围内新生儿医院感染聚集发生事件仍有发生，如鼠伤寒沙门菌、痢疾志贺菌、金黄色葡萄球菌等感染事件，这些事件引起了儿童医院对新生儿病房、婴儿室、母婴同室的医院感染控制、消毒隔离措施与管理的关注，有关这方面论文的发表逐渐增多。接受以往的教训更加重视了环境监测、空气监测、沐浴室的管理。

1998年4月至5月，深圳市妇儿医院发生了严重的医院感染暴发事件，该院1998年4月3日至5月27日，共计手术292例，至8月20日止，发生感染166例，切口感染率为56.85%，感染者向该院索赔2600多万元，造成国际性不良影响，对儿童医院的医院感染管理再次敲响了警钟。该事件进一步促进了消毒灭菌的管理，尤其是手术器械的灭菌改为高温压力灭菌，医疗用品的浸泡消毒也改为灭菌并4h定时更换。

在管理方法上也引进、学习国外的管理意识，如美国高危婴儿室新生儿的医院感染管理。医务人员开始逐步接受医院感染控制的理念，医院感染密切与临床结合，逐步开展了目标监测。抗菌药物与医院感染的相关性受到重视，开展了儿童、新生儿抗菌药物临床应用的调查分析，强调了临床医生合理使用抗菌药物的重要性。医院感染的经济损失和法律问题也受到关注。

3. 儿童医院感染管理的快速发展提高阶段（2003年至今）　2003年在我国发生了

SARS暴发流行事件，波及24个省、自治区、直辖市。这一事件为中国感控敲响了"警钟"，使国家乃至各级卫生部门领导都更加重视了医院感染管理工作，这次事件也真正地促进了我们重新审视、定位医院感染管理工作，助推了儿童医院感染管理工作的快速发展。

在2003年前后，各地区都建立了"医院感染质量控制中心"，儿童医院感控人员作为各省（市）质控中心的委员，参与其中的工作。2008年西安交通大学附属第一医院、2009年天津蓟县妇幼保健院两起新生儿院感暴发事件的通报，对于儿童医院的管理者来说是个警示，新生儿医院感染控制越来越受到重视。原卫生部于2009年制定了《新生儿病室建设与管理指南（试行）》，中国医师协会儿科医师分会的领导，非常重视儿童的医院感染控制工作，在2010年率先成立医院感染管理学组，2013年换届时更名为医院感染管理专家委员会，全国近30个儿童医院参加，委员会编写出版了《儿童医院感染管理》专著，填补了儿童医院感染管理的空白。近两年连续开展了全国儿童医院现患率的调查，以系统地了解全国儿童医院医院感染的现状。2015年中华预防医学会医院感染管理专业委员会成立了新生儿与儿科感染防控学组。2016年中国医师协会儿科医师分会医院感染管理专家委员会，进行了换届，有50所儿童、妇幼保健院参加，再次更名为医院感染管理专业委员会，这些儿童专科院感委员会、学组的建立，为针对性地开展儿童医院感染控制的系统研究、多中心合作研究提供了有利的平台。

在做好基础工作的同时，进一步健全了制度，制定了院感管理的SOP。重视了过程管理，100.0%的医院都开展了消毒灭菌的监测工作。开展了以全面监测为基础的目标监测。85.0%的医院参与临床感染会诊，指导院感的控制。参与医院改扩建的设计。院感培训结合临床实际，更加个性化。20所被调查医院有18所（90.0%）使用了医院感染监控系统，发现和报告院感病例。开展了抗菌药物使用与耐药菌监测。手卫生得到高度重视，设施设备逐步改善，到2015年有95.0%的医院都配备了快速手消毒剂、干手纸巾。医院对院感的投入逐渐加大。80.8%的医院能够开展院感科研活动。各项规范的要求得到了落实。儿童医院感染管理工作得到了切实的重视，走上了持续发展的轨道。

（二）中国儿童医院感染管理工作的现状

1. 医院感染发生率

通常儿童医院感染率比成人低，但随着医学诊疗技术的发展，如器官移植，出现大量免疫受损儿童，特别是儿科ICU病房，感染率甚至超过成人。文献报告，国内综合医院平均的医院感染发病率约为9.72%[15]，国内一些儿童医院及我国医院感染监测网报道儿科医院感染发生率在1.72%~5.80%，略高于国外报道。2005—2007年7月同期调查儿科住院患者共35135例，发生医院感染919例，平均医院感染发生率2.62%，调查新生儿住院患者共9241例，发生医院感染362例，平均医院感染发生率3.92%[16]。2015年调查了17所儿童医院13227例住院患儿，医院感染发生率为2.72%；新生儿1468例，感染率2.79%。可见，我国儿童及新生儿医院感染率近十年来处在平稳的较低水平。

2. 医院感染主要部位

国内监测网及各家儿童医院的监测显示，儿童医院感染部位以呼吸道感染、胃肠道感染为主。2005 年—2007 年 7 月同期调查儿科医院感染 963 例次，感染部位前 5 位的构成比为胃肠道 20.35%，上呼吸道为 6.85%，皮肤软组织为 5.82%，血流为 4.05%，下呼吸道为 1.25%。调查新生儿医院感染 383 例次，感染部位前 5 位的构成比为下呼吸道为 22.45%。胃肠道为 10.70%，血流为 7.05%，皮肤软组织为 6.27%，上呼吸道为 4.96%[16]。2015 年调查了 17 所儿童医院 919 例感染患儿，感染部位前 5 位的为上呼吸道为 25.0%，下呼吸道为 23.37%，血流为 14.17%，胃肠道为 8.06%，手术切口为 5.56%。新生儿医院感染为 76 例，感染前 5 位为血流为 27.63%，下呼吸道为 25.0%，胃肠道为 11.84%，上呼吸道为 7.89%，呼吸机肺炎 6.58%。我国儿童及新生儿医院感染部位有所变化，近年来，呼吸机肺炎、手术切口感染有所增加。

3. 医院感染病原体

2015 年调查 17 所儿童医院感染患儿病原体，革兰氏阴性菌占 50.7%，居前 5 位的为肺炎克雷伯菌、铜绿假单胞菌、大肠埃希菌、鲍氏不动杆菌、嗜麦芽糖假单胞菌。革兰氏阳性菌占 20.8%，以金黄色葡萄球菌、表皮葡萄球菌、粪肠球菌、溶血葡萄球菌、肺炎链球菌居前 5 位。其余为轮状病毒、流感病毒以及真菌。革兰氏阴性耐药菌前 5 位的为大肠埃希菌、肺炎克雷伯菌、鲍氏不动杆菌、铜绿假单胞菌、阴沟肠杆菌。革兰氏阳性耐药菌同革兰氏阳性菌一致。从原卫生部全国细菌耐药监测网近年报道，我国细菌抗生素耐药率高并呈现普遍耐药趋势。国内方峰报道儿科鲍曼不动杆菌检出率呈持续增高趋势，由 2004 年的 13.3% 逐渐上升至 2014 年上半年的 83.4%。这些耐药菌感染的高危人群主要是手术后或免疫低下的住院患者，其高危因素包括各种侵袭性操作，而抗生素不合理应用已被公认为是导致耐药性增加的主要原因[17]。

轮状病毒也是引起儿童院内感染的重要病原体，院内获得性轮状病毒（RV）感染占 RV 感染总数的 14.30% ~50.8%，曾玫等报道轮状病毒在上海、杭州、广州、重庆和天津市门诊腹泻患儿中总检出率 30.7%，是我国城市儿童腹泻最常见的病毒致病原。有文献报道不同病原体导致医院感染时间分布有差异，可能与环境温度影响病原体的生长繁殖有关，轮状病毒导致的医院感染就有显著季节性，多发生在冬季。

4. 医院感染影响因素

医院感染易感因素的多少与医院感染的发生率呈正相关，患儿涉及的影响因素越多，发生医院感染的可能性就越大。杨国平在回顾性调查中发现：不同临床科室患者、不同疾病类型对医院感染发病率有影响；年龄（<2 岁）、泌尿道插管、动静脉插管、免疫抑制剂、激素、化疗及气管切开等对医院感染发病有统计学意义。其结论与 2015 年我们调查的 17 所儿童医院院感危险因素一致。医院感染的影响因素除了病人本身的疾病、侵入性诊断治疗方式、采取的设备、使用的药物等，还包括手卫生依从性及周围环境的清洁程度。医院感染的病原体主要是通过接触方式（医护人员的手、无生命的物体表面如医疗器械表面、患者周围环境的表面等）进行传播，大量的研究表明，医护人员的手是病原菌传播的主要媒介，手卫生依从性提高能有效降低 30% ~50% 的医院感染发生率。而环境清洁现在越来越被重视，大量研究证据表明，医院感染的暴发流行与环境中病原微生物的存在，并长时间存活有关联。改善环境卫生质量可以减少医院感染的发生、终止院内感染的暴发流行。

5. 我国儿童及新生儿医院感染暴发事件。具体见表 7-1-1

表 7-1-1　我国儿童及新生儿医院感染暴发事件

时间	地点	暴发事件	原因	后果
1989 年 10 月	合肥市妇幼保健院	新生儿鼠伤寒沙门氏菌医院感染暴发	一名产妇在入院前为鼠伤寒沙门氏菌带菌者，在分娩过程中通过产道将病原菌传染给新生儿，由于未做好消毒隔离工作导致其他婴儿感染而暴发	暴发历时近两个月，58 名婴儿 22 人发病
1990 年 10 月	四川省某附属医院	婴儿室发生新生儿鼠伤寒医院感染暴发	该院产科的见习医生为该菌传染源，用一块擦油片给多个婴儿的腹股沟、肛门等处擦油．多人共用	鼠伤寒沙门菌暴发，共发病 7 例，死亡 2 例
1990 年 5 月	山东省利津县医院	德尔卑沙门氏菌致医院内婴幼儿腹泻暴发流行	由于患儿在同一地方晾晒尿布引起的交叉感染及同室患儿之间的相互传播	68 名婴幼儿发生腹泻（均检出德尔卑沙门菌），罹患率为 27.9%
1990 年 12 月	上海第二医科大学附属新华医院	产婴室发生葡萄球菌感染暴发流行	产婴室工作人员手有 4 例金黄色葡萄球菌阳性，产婴室工作人员的双手和环境污染较为严重，考虑为手接触传播	历时 17 天，共发病 51 例，罹患率 29.1%。患儿以皮肤脓胞疮为主要表现。出院后有 2 例发生并发症，1 例为皮下坏疽，1 例为败血症、肺炎、气胸
1991 年 7 月	福建省立医院	婴儿室鼠伤寒沙门氏菌感染暴发流行	一剖宫产的产妇粪便中分离出 4 株相同的鼠伤寒沙门氏菌	22 例新生儿除 1 例败血症外，21 例为急性胃肠炎型
1992 年 7 月	浙江省嘉兴市妇女保健院	新生儿室发生柯萨奇 B1 病毒（CoxB1）流行	早期发病的 8 例患儿经病毒分离和中和抗体检测证实同为感染了柯萨奇 B1 病毒	17 例患儿中死亡 2 例，1 例因并发心肌炎死于心力衰竭，另 1 例死于弥散性血管内凝血所致的大出血
1992 年 9 月	昆明市延安医院妇产科	产婴室发生新生儿痢疾志贺菌 C 群 13 型暴发感染	在 1 名产妇肛拭培养中发现 1 株鲍氏志贺菌属 C 群 13 型和 5 名病婴的肛拭和咽拭中找出 5 株相同的致病菌	发病 23 例，感染率 10.74%，死亡 10 例，死亡率 43.47%
1992 年 10 月	北京某妇产医院	新生儿柯萨奇病毒 B3 感染暴发流行	部分病例经病毒分离和聚合酶链反应试验确定病原体为柯萨奇病毒 B3	全月发病 35 例，占同期新生儿的 12.2%。其中 24 例转院治疗，死亡 2 例
1993 年 3—4 月间	安徽省黄山市某医院	柯萨奇 B 组病毒引起的新生儿感染暴发流行	有 1 例产妇产前高烧 39℃，且伴有腹泻，造成柯萨奇 B3 病毒交叉感染引起暴发流行	14 例发病，10 例死亡，病死率 71.4%。

时间	地点	暴发事件	原因	后果
1993 年 9 月	沈阳市某妇婴医院	新生儿柯萨奇病毒 B 组引起的暴发流行	2 例患儿母亲检测 IgM 阳性,考虑为母亲及医院人员的接触传播	其中 49 名新生儿感染柯萨奇病毒 B 组,感染率 20.1%,并有 15 例死于 DIC 及多脏器功能衰竭,病死率 30.6%
1993 年 9 月	广西南宁市区直属某医院	金黄色葡萄球菌新生儿医院感染暴发流行	产、婴室环境卫生条件差、布局不合理、无防护设施,消毒隔离管理制度不落实和医护人员无菌观念不强。产、婴室空气细菌总数超标严重,医护人员金葡菌带菌率高	发病 11 例,死亡 4 例,流行历时 15 天
1993 年 11 月	山东胜利石油管理局胜利医院	产科新生儿室发生一起婴儿急性腹泻的暴发	细菌学检验及鉴定,此次感染系由布洛克兰沙门氏菌引起,原因是由产妇带菌入院引起,致使环境和物品污染,而导致其他患儿发病	共 27 名新生儿先后发病。均在发病后 10 日内痊愈,便培养 2 次阴性后康复出院
1994 年 4 月	甘肃省某地区医院	新生儿发生鼠伤寒医院感染暴发	因一名感染鼠伤寒沙门氏菌的产妇产下一女婴,该女婴同时感染,由于未能及时隔离,与其他婴儿同室,造成婴儿室的交叉感染而引起暴发	共出生新生儿 50 人,发病 44 人,罹患率为 75.00%,死亡 7 人,死亡率 15.91%,病死率为 21.21%
1995 年 2 月	河北医科大学第二医院	医院儿科病房发生鼠伤寒沙门氏菌感染暴发流行	因腹泻患儿入院后未隔离治疗,经接触传播引起其他 8 人发病	8 人发病,经治疗未发生并发症等严重后果
2004 年 7 月	陕西省某院	新生儿鼠伤寒沙门菌感染	新生儿配奶、喂养、清洁及护理过程中未按工作程序严格操作,病区隔离消毒措施执行不力,腹泻患儿与其他疾病新生儿混住一室,床单位污染	7 月 1 日—24 日,发病患儿 28 例,占同期收治新生儿患者（115 例）的 24.3%
2006 年 1 月 22 日	宁波市妇女儿童医院	发生新生儿轮状病毒腹泻	由腹泻患儿携带的轮状病毒通过医务人员的接触传播,引起的院内感染暴发	共 23 名患儿出现腹泻症状,呈黄色或黄绿色蛋花汤样,均有不同程度的脱水和酸中毒表现
2006 年 7 月	沧州市人民医院	发生肺炎克雷伯感染	新生儿室奶嘴容器不能每次消毒时应更换；暖箱水终末消毒不彻底；暖箱过滤网未能一用一消毒；吸痰器、鼻导管不能定期消毒	在 10 d 内相继出现 3 例肺炎克雷伯菌上呼吸道感染、肺部感染

续表

时间	地点	暴发事件	原因	后果
2008 年 9 月	西安交通大学医学院第一附属医院	新生儿感染	布局和工作流程不合理，人流与物流相互交叉；对部分新生儿使用的物品和器具采用了错误的消毒方法；医务人员没有规范地进行手卫生；肝素封管液无使用时间标识。部分医务人员的手、病房物体表面、新生儿使用的奶瓶和奶嘴、新生儿暖箱注水口等进行检测，发现细菌超标严重，有金黄色葡萄球菌、肺炎克雷伯杆菌的明显污染	9 月 3 日起患儿相继出现发热、心率加快、肝脾大等临床症状，其中 8 名新生儿于 9 月 5 日—5 日间发生弥散性血管内凝血相继死亡，1 名新生儿经医院治疗好转
2009 年 3 月	天津市蓟县妇幼保健院	新生儿阴沟肠杆菌感染	建筑布局及工作流程不符合环境卫生学和感染控制的要求，基本设备、设施配备不全，医务人员数量不足，不能保证规章制度和工作措施落实到位。新生儿科未设新生儿专用的洗澡和配奶区域。	18 日、19 日，有 6 例重症患儿转到北京市儿童医院治疗，其中 5 名患儿死亡。3 例患儿诊断为新生儿败血症，血培养结果均为阴沟肠杆菌阳性
2009 年 11 月 14 日	连云港赣榆瑞慈医院	新生儿弗劳地枸橼酸杆菌感染	医院感染管理工作没有专职人员负责。制度不健全，没有全面落实消毒隔离制度、监督检查制度及监测制度。内、儿科病区没有分开设置，医务人员也未分科设置。手卫生设施不完善，医务人员没有规范地执行手卫生。消毒液配制浓度概念不清。没有做到一床一巾一消毒，清洁用具污迹斑斑。瓶撬、砂轮不清洁且未消毒	5 名新生儿自 14 日中午起相继出现发热、血象高等临床症状，4 名出现循环衰竭、呼吸骤停，其中 4 名患儿血培养为弗劳地枸橼酸杆菌生长、高度耐药，只对泰能敏感
2011 年 12 月 29 日—2012 年 1 月 13 日	武汉市儿童医院	新生儿伦敦沙门菌感染	污染的环境和手是造成沙门菌属感染传播的重要途径，暴露于 ICU、食用早产儿奶、接触护理人员是危险因素	该次事件共持续 16 d，调查病例 108 例，发现感染病例 33 例，罹患率为 30.56%
2014 年 5 月	仙游县某医院	麻疹医院感染暴发	首例患儿就诊时就已出现麻疹相应症状，因未被及时确诊而未采取隔离治疗，是造成麻疹医院感染暴发的原因	暴发 7 例 IgM 抗体均阳性，续发 6 例

　　这些事件共同的特点是：① 医院领导对医院感染管理工作缺乏认识，医院感染管理组织不健全，责任不落实。医院感染管理委员会成员、各科室兼职监控人员没有落实，医院感染管理委员会形同虚设，工作不到位。② 对有关医院感染管理的各项规定执行不力。部分医护人员违反消毒隔离技术的基本原则，医院感染预防意识淡薄，在医院感染监测和

控制措施等环节存在严重疏漏，违反了医院感染管理的相关规范、指南等。③有关工作人员严重缺乏对病人负责的精神、缺乏职业道德。

6. 儿童医院医院感染的防控

健全的感染管理体系是做好院内感染控制的重要保证，快速准确的预检分诊是做好院内感染控制的核心，削峰填谷、降低人流聚集是控制院内感染的有效措施，加强手卫生管理是做好院内感染控制的关键，落实消毒隔离制度是做好院内感染控制的基础。

（1）布局合理，符合功能需要。建筑布局应符合国家《医院建筑设计规范》的要求。不同的科室虽然要求不同，但室内布局流程，要遵守从洁到污，无交叉反复。如无菌物品存放区宜设置在相对清洁区，病床要保证一定的床间距，医疗废物处置区宜设置在污染区。治疗室、输液室应配备洗手、干手设施，不仅数量足够，还要方便医务人员使用等。

（2）建立健全医院感染防控制度，发挥科室院感小组作用。建立并完善各项感控制度和标准操作规程，使其符合国家、地方和行业协会的法律、法规、标准和操作流程，并能结合本单位实际情况，具有可操作性。依据循证原则，及时予以更新、修订，以降低院感发生率。

院感标准操作手册是降低院感发生率的重要制度，尤其对于高风险目标如呼吸机相关性肺炎、导尿管相关性尿路感染、导管相关性血流感染和手术部位感染等，如果操作不符合院感要求，院感发生率将明显升高。因此必须建立符合院感控制要求、具有可操作性的详细操作流程来规范实际操作过程[18]。

在制度、规程落实的过程中，充分发挥科室院感小组的作用，通过有效的培训及开展"品管圈"等活动，强化执行力，把制度落实到位。

（3）采取有效的清洁、消毒隔离措施。针对不同年龄的患儿和科室，结合发生院感的高危因素，对环境和医疗器械进行有效的清洁消毒和对患者执行合理的隔离措施，将明显降低院感发生率。合理、正确使用消毒剂在标准预防的基础上，依据疾病的传播途径（接触传播、空气传播、飞沫传播和其他途径传播），结合医院实际情况，采取相应的隔离措施。需要指出的是对于免疫低下或缺陷患者应采取保护性隔离措施，避免院内感染的发生。

（4）耐药菌隔离。耐药菌的感染与传播，越来越成为一个全球性的院感问题。目前，我们采取的院感措施多为在培养出耐药菌后再执行接触隔离，如此就可能导致采取措施前耐药菌的传播。为进一步控制耐药菌传播，宜对每个入住的患者，在入住第一时间采集鼻咽拭子、发际或腋下皮肤、粪、痰等标本进行耐药菌筛查，证实是耐药菌，采取接触隔离措施，排除耐药菌按常规安置患者。如能在培养阳性的第一时间，通过信息技术将阳性结果和处置要求通知临床，将更有利于预防和控制耐药菌的传播。

（5）提高手卫生依从性，严格执行无菌操作技术。按原卫生部手卫生规范要求，执行手卫生制度。定期检查手卫生依从性，将结果反馈给临床。按无菌技术操作规范要求，院感科现场查看医护人员操作过程，指出不规范之处，对于共性问题与医务处或护理部协商沟通进行全员培训，以建立正确的操作方式，避免院感发生。

由于采用监测手段来提高手卫生依从性，可能导致ICU人员产生有意识的抵抗，拒绝洗手。因此，在采取监测方法时，需要考虑被监测人员的心理感受，避免产生强烈的焦虑和压迫感，降低逆反心理，提高手卫生依从性。

（6）合理使用抗菌药物，建立细菌耐药性监测系统。依据循证原则经验性用药，初期选择抗菌谱能覆盖临床可能的常见细菌的抗生素，抗菌药物治疗 48～72h 后，根据治疗反应判断是否续用或更换抗生素。要求在治疗开始时即送检各种微生物标本，以明确病原菌，并根据检验结果改用敏感的、针对性强的窄谱抗菌药物。在抗生素治疗过程中应反复多次评估抗生素疗效，在保证疗效的前提下，尽量缩短疗程。避免滥用抗生素（如无指证联合用药，未按要求预防用药，不按药物的药代动力学给药，给药剂量过大或不足，疗程不够等）。为指导临床合理用药和有助于对用药合理性的监控，建立细菌耐药性监测系统，定期分析反馈全院和感染高发部门的细菌种类及耐药性变化，发布抗生素耐药预警信息。

（7）建立患者探视制度，严格限制和规范非医务人员的探访。重症监护病房原则上不探视，如需要探视，应限制探视人数。探视者应更衣、换鞋、戴帽子、口罩，与病人接触前后要洗手。如为可传播的感染性疾病暴发流行期间，应谢绝探视。

（8）利用信息系统建立院感预警机制。医院感染策略的实施，有赖于科学监控得来的数据，没有真实正确的数据就无法达到预防控制院感发生的目标，因此必需建立良好的院感监控体系。目前大多数医院已经建立的人工或部分信息化的院感监测系统，不仅需要耗费院感人员大量的时间和精力，而且不能做到及时、完整和准确，院感信息往往缺失、滞后，不利于院感防控和避免院感暴发。

（9）加强培训，提高工作人员职业防护意识。通过培训向工作人员宣传职业暴露风险、血源性传播疾病的危害，个人防护用品的使用方法，标准预防和职业暴露处置原则。

在接触污染器械时戴手套，在清洗污染器械时戴护目镜、口罩、帽子，必要时戴防护面屏，穿防水隔离衣和胶鞋。严格执行《医务人员手卫生规范》（WS/T313-2009），在脱去手套后，接触清洁、无菌物品或包装操作前，卫生整理后，进行洗手或手消毒。避免锐器伤、热烫伤和化学消毒剂伤害等职业损伤。发生锐器伤和皮肤黏膜暴露后，应正确处理暴露部位并及时上报医院感染部门，做好随访追踪，保护医务人员自身健康。

（10）合理处置医疗废弃物。严格执行《医疗废物管理条例》《医疗卫生机构医疗废物管理办法》等要求，做好医疗废物的分类、收集、登记工作，避免锐器伤和医疗废物播散引起的感染。

五、儿童医院感染管理工作存在的问题与对策

1. 应进一步加强医疗机构领导的重视和临床科室的配合。调查中发现，有些医院对院感科的作用未给予足够的重视，如未能对医院改扩建、新建工程方案提出医院感染管理的要求。有些医院未召开医院感染管理委员会议或者召开频度过低，使得医院感染问题协调、解决、落实不利，医院感染委员会的职能发挥不利。医院感染管理部门在医院的位置比较模糊，虽然在 2003 年原卫生部发布进一步加强医院感染管理工作，明确医院感染管理科为具有一定职能的业务科室，但由于尴尬定位以及专业建设的不明确性，其监测与管理水平相对薄弱，话语权不足，一些建议意见不能被关注，管理力度不足。医院感染管理人员在面对紧张、繁忙医院感染管理工作同时，还承担着其他工作。临床科室医务人员对

院感控制工作还不理解、不配合。

在谈到医院管理重要性的时候，很多医院的院长都能够侃侃而谈。但在感染管理科人员配置、专职人员的学习培训、需要为感控增加投资等具体问题的时候，总是不能顺利落实。院长要学会算帐，算一算医院感染的"成本"；要下大力气解决院感存在的问题；要使医院感染三级管理结构有名有实，并舍得投入；要使全院明白一个道理：有效防控医院感染既反映了医疗技术水平，又反映服务水平，还体现道德水平。因此，落实法人责任是做好医院感染控制的关键。要强化医疗机构和法人代表在医院感染控制上的责任意识，促进他们转变观念，切实落实院感规范的要求，支持感染控制工作，加强对医疗机构领导的院感培训、考核。

2. 院感专职人员数量配备不足。调查显示，大于 1000 张床的医院有 42.7% 专职人员配备不足，20 所被调查的医院有 60% 认为，专职人员不足是主要问题。在 2001 年原卫生部试行的《医院感染管理规范》中要求，300 张床位以上的医院设医院感染管理科，300张床位以下的医院应配备医院感染管理专职人员。医院感染管理专职人员的配备，1000 张床位以上的大型医院不得少于 5 人，500 张床位以上的医院不得少于 3 人；300-500 张床位的医院不得少于 2 人；300 张床位以下的医院不少于 1 人。可见人员的配置当时是以床位数为依据的，规范废除后，再没有关于院感专职人员配备的明确要求。随着医学和医院的发展，院感管理的内容越来越多，层次越来越深入，要求越来越高，与院感工作起步发展的阶段发生了天壤之别的变化。医院仍按照之前的要求配备人员，甚至还没有达到以前的要求，显然会使院感工作受到影响。

卫生行政部门应重新测算人员的配置，明确提出合理配置的要求，并把落实人员作为强制的标准。只有这样才能促使医疗机构，真正落实人员，保障院感工作的正常、有序的开展。

3. 院感专职人员缺乏国际学术业务交流机会。在访谈中院感科主任表示真正的面向基层院感人员的出国学习交流的机会很少，对国外的院感工作不了解，无法学习到国外发达国家院感工作的理念和做法，仅凭文献和讲座显然不能满足持续增加的需求。使医院感染管理工作向广度、深度发展受限，管理水平和工作质量有待提高。稳定医院感染管理队伍，开拓院感专职人员的眼界，加强专业队伍人员素质建设，走出去学习国外同行的做法，是专职人员的迫切要求。

卫生行政部门、国家院感质控中心加强与 WHO、国际医院感染联合会及发达国家医院感染管理组织、某些院感工作水平好的医疗机构的联系。把国内的院感人员送出去学习医院感染管理的新进展、新成果。或组团参加国际会议，满足基层院感人员提升专业水平的需求。

4. 清洗、灭菌设备配备、更新较慢。清洗、灭菌器也随着时代的变迁，发生了很大的变化，其灭菌参数和质量控制体系越来越完善。增加、更新医院的清洗、灭菌设备势必要增加医院的支出，所以在器械的配备上比较缓慢。从调查中可以看出，高压气枪、水枪、纯水生成系统目前的配备还没有达到 100.0%；有些医院还没有配备低温灭菌设备，还在使用浸泡灭菌等。由于清洗不彻底有可能使器械的表面形成生物膜，阻止消毒因子的穿透造成灭菌失败。灭菌设备不足势必会影响灭菌效果，成为医疗安全的隐患。

建议制定不同层次医疗机构的消毒供应管理规范，根据机构开展业务的范围，明确提出基本消毒灭菌设备的配置要求，做强制标准执行。

5. 医院感染管理快速检测仪器的配备还没有被充分重视。随着我国对医院感染控制的重视和要求不断提高，原卫生部制定和修订了关于医院感染控制的规范、指南不断增多，新的技术、新的理念和新的思维引入医学感染控制领域，清洁、消毒、灭菌的监测手段也不断增加。一些快速简便、效率高、成本低的检测仪器逐渐被应用，为医院感染的监督、监测提供了直观、便利的手段。调查看，60.0%的医院配备了紫外线强度检测仪，55.0%的医院配备了快速生物指示培养器，有35.0%的医院配备了ATP检测仪，空气采样器配备最少，有10.0%。在相关的规范中提出了监测要求，但没有提出感染管理必备的检测设备，使得各级医院的感染管理科在提出配备相关仪器时，难度都很大。除了领导的重视程度外，在相关规范中完善这方面的要求，才能真正促进监测仪器的配备。在院感监测中使用快速检测仪势在必行，这不仅是管理制度的要求，更是实际工作的需要。

快速监测仪的配备虽然会增加部分投入，但它的作用不可小视。它为医院感染监督摆脱经验型管理方式，用"数据说话"而提高了监督监测的技术含量。将会对提高医院感染管理水平，保证医疗安全起到极大的推动作用。

6. 儿童医院感染控制的科研还很薄弱。医院感染控制在我国长时间没有引起广泛足够的重视，真正开展医院感染监控、防治的综合研究起步较晚，所以目前这方面的工作虽然已经搭起框架，但与先进国家的研究水平还有相当距离。院感控制是基础和临床相结合的学科，其实施的措施需要科研数据、结论的支持。但院感控制申请科研经费的支持难度比较大，其一是科研管理部门以及参与科研课题评审的专家，对院感科研还不够重视。没有设立院感研究的专项经费，如果与医学的其他学科一同参加科研课题申报，中标的几率很小。第二，目前院感研究的课题仍缺乏设计严谨、多中心、方法科学可靠的临床研究报告，水平参差不齐。因此，有必要开展一系列随机对照、设计实施良好的临床试验，设计研究的项目、参数标准统一，使将来的系统评估能真正有证可循，以更好地为临床解决问题。可见，开展科研活动还促使专业人员不断更新知识，增强能力，提高医院感染管理水平。加强医院感染控制的研究是必不可缺的，包括对医院感染控制的监测方法、控制措施、医院感染的发病机制以及成本效益与成本效果的研究等。这些科研成果的转化，必将对医院感染控制减少成本、提高效率起到积极的作用。

卫生行政部门、科研基金等机构，应该从学科建设的角度，设立儿童院感专项科研基金和课题，不但可以锻炼学科带头人，也可以锻炼队伍、提高层次，这对学科建设有利、对医院有利、对专职人员的自身成长也有利。

六、我国儿童医院感染管理工作的展望

1. 加强院感人员的能力建设。感染控制专业是在我国起步较晚的一个边缘性学科，它涉及管理和临床业务的知识比较广泛，包括基础医学、临床医学、微生物学、预防医学、流行病学、卫生学、护理学、医院建筑学、药学、统计学、病案学、管理学等诸多学科；这就要求院感控制人员要具备感染预防监控的能力、突发院感事件的处理能力、培训

教育的能力、科学研究等实际工作能力。从长远发展考虑，建议在医学院校设立医院感染管理专业，将医院感染专业人才的培养延伸到高校，使人才的培养规范化、系统化、科学化。促进医院感染专职人员向感染预防专家转变[20]。

2. 加强细菌谱的变迁及耐药菌的监测。近年来，引起医院感染的常见病原菌种类增多，包括病毒、细菌、真菌、立克次体及寄生虫等。医院感染的类型和引起感染的细菌有了明显变化，由非致病菌、弱毒菌和条件致病菌致感染，以及正常菌群形成的内源性感染明显增多，感染菌已呈明显多样化。抗生素的普遍使用和不断开发，使耐药菌株和多重耐药菌明显增多，为临床感染性疾病的治疗带来许多困难。因此，预防和控制多重耐药菌的传播有着非常重要的意义。

3. 重视微生物检验手段提高及监测预警的作用。医院感染的诊断治疗都离不开病原学检验提供的依据，而目前的检验方法，主要还是采用传统的分类细菌学中的常规方法进行检验，所需时间较长，常因取得的信息过晚而失去了临床诊疗的意义。在微生物检验报告上"无致病菌"的报告，也不能适应医院感染菌谱的变化，使真正造成医院感染的条件致病菌，没有被检查出来。因此，细菌的分离、培养和鉴定尽量采取快速方法，结合医院感染的特点对检验结果进行定性、定量及定位的分析，准确判断该微生物是否是引起感染的病原菌，以及时指导临床合理使用抗菌药物，为合理治疗赢得宝贵时机。

同时微生物实验室起着重要的预警作用，感染管理专职人员应经常性地与微生物实验室进行沟通和联系，及时得到细菌学监测信息，从而能够有效地指导临床合理防控医院感染。

4. 制定儿童医院感染诊断标准。目前医院感染疾病的诊断依据是原卫生部2001年发布的《医院感染诊断标准（试行）》。此标准是根据美国疾病预防与控制中心（CDC）制定的《医院感染诊断标准（1998年版）》修订而来的。在CDC标准里12月龄的婴儿患者医院感染疾病诊断标准是单独列出的，与成人患者不同；而在原卫生部标准中除了心血管和神经系统感染的诊断标准对12月龄的婴儿单列，与成人患者标准不同外，其余诊断标准均为同一标准。实际上，新生儿、儿童的感染诊断在临床表现、病原学、检验标准上都有许多差异，建立一套适合我国儿童医院感染的诊断标准，势在必行。

5. 应用计算机网络系统进行医院感染监测。随着现代医院HIS、LIS等系统的不断健全和发展，用计算机信息系统提高监测效率已成为可能。通过研发医院感染实时监控系统，实现感染病例的智能诊断和实时预警，提高了医院感染监控信息化水平。通过互联网所提供的大数据及时、客观、全面、系统地为院感管理和控制提供循证、可靠的依据，为制定或改进防治措施，并对防治措施进行评价以达到控制医院感染的目的，有效地促进医院感染防控工作及持续改进。

6. 建立体现儿童医院感染管理特点的管理理念和评价标准。全面引进质量管理（TQC）的技术指标和管理方式，使医院感染管理真正成为管理科学。运用计划—执行—检查—总结（PDCA）循环法，循环一周都实现一定的质量目标，达到一个新水平。大力宣传对医院感染实行"零容忍"的理念，以提高医疗质量，节省医疗成本。尝试改变以结果评价为主的管理向过程管理转变。比如，手部卫生清洁管理的理念，不单是要求洗手后手部带菌量达标，而应关注具体执行的过程是否有改变。

　　建立适合儿童医院的感染管理评价体系标准。近年来，儿童医院发展很快，病床增加很多，亚专业学科发展较完整。作为医疗质量管理重要内容之一，应建立适合儿童医院的感染管理评价体系标准，突出儿童的特点。如近年来，儿童的手术近 60% 使用内镜技术，目前手术切口目标监测，就缺乏统一的手术选择。在评价中应发挥儿科医师分会院感专业委员会的作用，制定规范合理，体现儿童专业特点的考评标准，有利于儿童医院感染管理工作持续改进。

　　循证医学是以非经验、非直觉、非偏见，基于新技术与研究实践及可重复为特征的学科，把循证医学的理念引入医院感染控制中，形成循证医院感染控制的理念，其对医疗过程意义重大。医院感染控制是一个系统工程，并非仅是专业科室的业务工作。它与临床医疗系统的联系，将从简单的数据统计向良性互动的方向发展。因此，用系统的观点，综合医学、管理科学、经济学、行为科学等各学科、专业，相互渗透交叉，是将医院感染管理学科做精、做强的必然趋势。

　　7. 加强儿童医院感染管理的文化建设。医院文化融会了医院的经营理念、管理方式、价值观念、群体意识和道德规范等许多方面，而院感控制是医务人员道德水平的体现。医院感染控制的理念贯穿于医务、工勤人员的日常工作中。医务人员在诊疗护理过程中，如果不严格执行消毒隔离制度，不执行无菌操作规程，不落实标准预防的措施，久之必将给患者及者医护人员自身造成严重的后果，医疗活动中因一时疏忽而造成不可挽回的严重后果的事件屡见不鲜。院感文化就是"慎独文化"，所谓"慎独"就是在工作中，在自我状态下，在无他人监督和相伴的情况下，独自、认真、圆满完成本职工作的特殊品格和能力。院感文化是医院文化的一部分，医院感染控制不应仅仅成为制度和规范，它应该是全体医护人员都思想重视，克服侥幸心理，在无人监督的时候一丝不苟的工作，并严格按操作规程执行，减少工作中医院感染的危险因素。对医院感染要有"零容忍"的态度，对发生的每一个医院感染都要当作它永远不该发生那样去追溯原因，应尽可能避免每个可预防的医院感染的发生；而不是迫于形势的要求，应付检查而不得不做的态度。院感文化的建设和发展，是与医院整体文化建设相辅相成的，必将对医疗机构的各项发展，起到积极的推动作用。

（秦小平　吕华　陈宝敏　刘坤　于磊）

参 考 文 献

［1］Mello MJG, et al. Risk factors for healthcare-associated infection in pediatric intensive care units: A systematic review. Cad. Saúde Pública, Rio de Janeiro, 2009, 25 (S3): S373-S391.

［2］Edwards et al. National Healthcare Safety Network (NHSN) Report, data summary for 2006, issued June 2007. AJIC, 2007, 35 (5): 290-301.

［3］Klara M Posfay-Barbe, Danielle M Zerr, Didier Pittet. Infection control in paediatrics. Lancet Infect Dis, 2008. 8: 19-31.

［4］www. fineprint. cn: 徐敏，易文婷. 美国医院感染管理运行机制及启示.

［5］Srivastava S, Shetty N. Healthcare-associated infections in neonatal units: Lessons from contrasting worlds. Journal of Hospital Infection, 2007, 65: 292-306.

［6］Tekin R，Dal T，Pirinccioglu H，et al. A 4-year surveillance of device-associated nosocomial infections in a neonatal intensive care unit. Pediatr Neonatol，2013，54（5）：303-308.

［7］Milstone AM，Reich NG，Advani S，et al. Catheter dwell time and CLABSIs in neonates with PICCs：A multicenter cohort study. Pediatrics，2013，132（6）：e1609-e1615.

［8］Perlman SE，Saiman L，Larson EL. Risk factors for late onset health care-associated bloodstream infection in patients in neonatal intensive care units. Am J Infect Control，2007，35（3）：177-182.

［9］Ceballos K，Waterman K，Hulett T，et al. Nurse-driven quality improvement interventions to reduce hospital-acquired infection in the NICU. Adv Neonatal Care，2013，13（3）：154-163.

［10］Sohn AH，Garrett DO，Sinkowita-Cochran RL，et al. Prevalence of nosocomial infections in neonatal intensive care unit patients：Results from the first national point-prevalence survey. J Pediatr，2001，139：821-827.

［11］Stoll BJ，Hansen N，Fanaroff AA，et al. Late-onset sepsis in very low birth weight neonates：The experience of the NICHD neonatal research network. Pediatrics，2002，110（2pt1）：285-291.

［12］Verboon-Maciolek MA，Krediet TG，Gerards LJ，et al. Clinical and epidemiologic characteristics of viral infections in a neonatal intensive care unit during a 12-year period. Pediatr Infect Dis J，2005，24（10）：901-904.

［13］李端宇，李凤娣，朱德苏. 新生儿鼠伤寒医院感染暴发的控制与体会. 中华医院感染学杂志，1996，6（1）：55-56.

［14］陈萍，刘丁. 中国近30年医院感染暴发事件的流行特征与对策. 中国感染控制杂志，2010，9（6）：89.

［15］李积恩，严铭，刘民，等. 德尔卑沙门氏菌医院内婴幼儿腹泻暴发调查. 中华医院感染学杂志，1995，5（3）：38-40.

［16］吴安华，易霞云，文细毛，等. 全国医院感染监控网络医院感染管理的调查. 中华医院感染学杂志，2007，17（11）：342-344.

［17］秦小平主编. 儿童医院感染管理. 北京：人民军医出版社，2015：13.

［18］王燕儿，章伟芳. 省儿童医院1998—2002年医院感染监测. 浙江预防医学，2004，16˙（9）：13-14.

［19］吕华，王燕儿，吴秀英. 儿童医院不同专科的医院感染特点分析及护理对策护理与康复，2009，8（9）：790-792.

［20］朱士俊，郭燕，红韩黎，等. 对我国医院感染管理现状及发展趋势分析. 中华医院管理杂志，2005，21（12）：819-820

第二节 基层医疗机构的医院感染管理

一、基层医疗机构医院感染管理工作及发展历史

(一) 基本概念和工作范围

基层医疗卫生机构的医院是指社区卫生服务中心（站）、诊所、乡镇卫生院、村卫生室等基层医疗机构，主要工作是向本机构服务区域的居民提供医疗服务。显然，基层医疗卫生机构是指各种组织中最低的一层和最小的行政区划分级别的医疗机构，它跟群众的联系最直接，提供基本公共卫生服务和基本医疗服务，是提供公共卫生与基本医疗服务的重要载体。基层医疗卫生机构更加贴近居民群众，熟悉社区、村镇情况，具备一定的卫生服务能力，在为城乡居民提供安全、方便、质优、价廉的基本医疗卫生服务方面具有不可替代的作用。

医院感染是指住院病人在医院内获得的感染，包括在住院期间发生的感染和在医院内获得出院后发生的感染，但不包括入院前已开始或者入院时已处于潜伏期的感染。工作人员在医院内获得的感染也属于医院感染。医院感染可根据病人在医院中获得病原体的来源不同，分为外源性感染和内源性感染。基层医疗机构感染管理是基层医疗机构针对诊疗活动中存在的医源性感染及相关的危险因素运用相关理论与方法，总结医院感染的发生规律，并为降低医院感染而进行的有组织、有计划的预防、诊疗和控制活动。医院感染管理的主要内容包括：成立医院感染管理组织，明确职责，并根据国家相关医院感染预防控制法规，结合医院的实际情况，建立医院感染管理规章制度，对医疗机构各类人员进行医院感染预防与控制知识培训，对医院感染及其相关危险因素进行监测、分析及反馈，针对存在的问题提出控制措施，及时发现和控制医院感染暴发，落实医院感染控制等措施，包括：合理使用抗菌药物，严格清洁、消毒灭菌与隔离，加强无菌技术操作、可重复使用医疗器械的管理、一次性使用医疗用品的管理、医疗废物的管理，以及规范医院感染高危部门、重点环节和无菌操作的管理等，开展医务人员的职业卫生安全防护工作。

基层医疗机构是医疗卫生服务体系的重要组成部分，承担着医疗服务的重要任务。2012年原卫生部发布《关于加强基层医疗机构监管工作的通知》，《通知》要求各级卫生行政部门要高度重视基层医疗机构的监管工作，健全基层医疗机构监管体系，完善监管人员，增强监管力度，规范医疗服务行为。增强上级医疗机构对基层医疗机构的帮扶力度，加大基层医务人员的培训，积极开展医疗质量和安全，组织法律法规、合理用药、医院感染、诊疗技能和医患沟通等方面的培训，增强基层医务人员医疗风险和安全责任意识，提升医疗服务水平。2013年颁布的《基层医疗机构医院感染管理基本要求》，要求强化组织管理，健全医疗机构医院感染管理体系，医院感染实行主要负责人负责制，配备医院感染

管理专职人员担任医院感染管理工作，制定与基层医院单位实际相符合的医院感染管理规章制度。《基层医疗机构医院感染管理基本要求》内容包括清洁消毒、隔离、手卫生、医源性感染的预防与控制措施、医源性感染监测、医源性感染暴发报告制度、一次性使用无菌医疗器械管理、医务人员职业卫生安全防护、医疗废物管理等内容。强化医院感染管理人员培训和感染管理基础设施建设。2014 年国家卫计委下发《关于开展基层医疗机构医院感染管理培训工作的通知》，要求全面加强基层医疗机构医院感染管理培训工作，施行多渠道开展人员培训，由国家卫计委组织省级师资培训，培训骨干力量。各省级卫生计生行政部门和医院感染质量控制中心安排经费开展基层卫生人员医院感染管理现场培训。并结合基层医疗机构人员地理分散特征，利用现代化网络技术，开展远程医院感染管理教育，着实解决基层医疗机构人员集中培训难的问题。网络培训设有注册登录系统，用户进行简单注册后就可以免费学习，自行参加在线考试，考试合格者可以申请继续医学教育学分。

（二）发展历史

我国医院感染管理起步较晚，始于 1986 年，经过 30 年的发展，医院感染管理取得了很大的发展。1990 年实施《医院分级管理评审标准》中，将医院感染管理列为考核医疗质量的一项内容。1994 年原卫生部颁发了《医院感染管理规范》，2006 年开始实施《医院感染管理办法》，我国各级医院的医院感染管理从萌芽阶段进入到全面启动阶段和迅速发展阶段。2003 年 SARS 疫情暴发后，各级各类医疗机构开始意识到医院感染管理的重要性，不断加大管理力度，然而在基层医疗机构医院感染管理中仍存在较多问题，如果解决不好，将有损人民的健康，造成社会资源的浪费。近年来虽然我国医院感染管理发展迅速，政策制定和体系形成逐步靠近国外先进水平，但其中存在的问题仍不容小觑，比如防控不规范，执行不彻底，管理不全面，观念不先进，监管有漏洞等。而这些问题在基层医院更加突出[1]。

医院感染管理工作的历史发展大致经历了起始阶段、探索阶段、规范管理阶段三大历程。

1. 医院感染管理的起始阶段（20 世纪 80 年代中期到 90 年代初期）

我国医院感染研究起始于 80 年代初期，1986 年为了增强和提高医院感染管理水平，成立了医院感染监控管理协调组，开始组建我国医院感染监测控制体系。初始阶段医院感染管理得到初步发展，但医院感染管理中医院感染的预防和控制措施没有实质性的进展，科学、全面、系统的医院感染预防控制理念和行动计划并没有真正建立。

2. 医院感染管理的探索阶段（20 世纪 90 年代中期到 21 世纪初期）

1994 年原卫生部颁布了《医院感染管理规范》，对医院感染管理组织、监测和管理措施做出了详细规定，明确指出医院感染的监控任务和专职人员的职责，详细阐述了医院感染预防、控制的基本原则和具体方法，标志着我国医院感染管理工作开始进入了规范化管理的新时期。2000 年原卫生部对《医院感染管理规范》进行了修改，对医院感染管理提出更深层次的要求。

3. 医院感染科学规范化管理阶段（21 世纪以来）

2003 年 SARS 暴发后医院感染管理工作加快了法制建设的进程，《中华人民共和国传染病防治法》将医院感染管理纳入其中，国务院颁布实施《医疗废物管理条例》。2006—2010 五年间，医院感染管理进一步走向法制化管理及全面提升的发展道路，先后颁布了《医院隔离技术规范》《医务人员手卫生规范》《医院感染监测规范》《医院消毒供应中心管理规范》等数十个规范性文件。特别是《医院感染管理办法》原卫生部 48 号文件的颁布实施，在管理层面进一步明确医院在预防和控制医院感染方面的责任、义务及应遵循的原则，强调国家卫生行政部门的监管职责。各级卫生行政部门、疾病控制机构和卫生监督机构对医院感染管理工作的重视程度增高，卫生行政部门对各级医疗机构进行质量检查，增强各级医疗机构医院感染管理的质量。但是，基层医疗机构的感染管理工作仍然较为薄弱。

虽然我国医院感染管理体系逐步完善，预防与控制能力不断增强，基层医疗卫生服务体系的投入力度逐年提高，基层医疗机构从硬件建设到日常服务能力都得到了大幅度的提升，部分基层医疗结构设立了专业的医院感染管理小组，但与大医院相比仍有很多地方需要改善，例如，监督工作不到位、组织系统不完善、人员技术不精湛、医院感染监测体系及方法不完备等均是基层医疗机构医院感染防控与管理工作中存在的问题。

近些年，我国也经历了医院感染和传染病暴发的风风雨雨。如 2003 年的 SARS，虽然给我国医务人员带来很大的损失，但是也促进了我国医院感染事业的快速发展，使广大医务人员对医院感染更加重视，并使人民大众对传染病的预防意识得到空前的提升。2009 年的手足口事件，更促进了基层医疗机构主要包括社区卫生服务中心（站）、诊所、乡镇卫生院、村卫生室医院感染防控与管理的发展，尤其 2013 年 H7N9 禽流感暴发事件，使医院感染事业取得了突飞猛进的发展。直到 2016 年，我国的医院感染管理工作已走过 30 年。在这 30 年里，我国的医院感染管理工作，整体上是一步一步迈上了新的台阶。但是基层医疗机构医院感染管理现状仍然不容乐观，加强基层医疗机构的医院感染管理工作仍是医疗卫生事业的重中之重。

二、基层医疗机构医院感染管理的现状、存在问题与对策

我国的医院感染控制工作相较临床其他学科而言起步晚，但发展较快，从 1986 年原卫生部医政司成立医院感染监控研究协调小组至今的 30 多年里，医院感染控制与管理在组织建设、法规的颁布、工作水平、科研能力、学科发展等方面都取得了长足进步，大大缩小了与国际先进水平的差距。随着院感事业的进步和发展，医院感染控制工作已经由传统的全面覆盖向关注于医院感染管理重点问题、重点环节转变，并开始注重控制措施的效果评价和持续质量改进，基层医疗机构医院感染管理工作也越来越受到重视，特别是 2013 年国家卫计委颁布了"基层医疗机构医院感染管理工作基本要求"后，改变了我国医务人员的一些不科学的行为习惯，使我国的医院感染控制与管理工作更加科学规范，使得基层医疗机构的医院感染管理工作开始逐步走向正规。

值得注意的是，近年来基层医疗机构医院感染重大事件多次发生，使日益紧张的医患关系又增加了新的矛盾点，基层医疗机构医院感染已成为困扰医疗机构管理工作的突出问题。

目前我国80%的人口都居住在农村和小城市，因此，重视基层医疗机构的院感控制工作非常重要。但是由于我国的基本国情和人口众多问题，加上医院感染的管理工作具体情况还不明朗，基础设施配备不到位，管理不达标，消毒隔离不规范，医疗废物处理不当，多重耐药菌的流行越来越严峻等问题，使得大部分基层医疗机构仍存在很大的薄弱环节。于是，未来提高基层医疗机构的医院感染管理工作成为国家工作的重要一环。据调查，我国抗生素不合理使用的情况十分严重，尤其是在基层医疗机构，导致多重耐药菌的产生甚至是"超级细菌"出现。例如社区内的居民因"发烧、感冒"到乡镇卫生院就诊，医护人员首先选用大剂量的广谱抗菌药物，在村诊室这种现象则更加严重，导致很多患者一旦发生感染，而基层医疗机构又无法控制，当转到上级医院时已发现多重耐药菌感染，给治疗带来很大的困难。因此，加强基层医疗机构的医院感染管理工作是具有重要意义的。基层医疗机构存在的另一个较为严重的问题是患者医院感染的发生率较高。首先是基层医疗机构医院感染管理工作不到位，对其危害性认识不够；其次是医护人员的工作习惯不良，例如手卫生设施不到位，手卫生依从性不高；最重要的是医疗器械清洗、消毒、灭菌不规范，不符合流程。在基层医疗机构中，首当其冲受影响的是在基层医疗机构工作的医护人员，其健康问题不能得到保障，处于不良的医疗环境中；然后是在基层医疗机构就诊的患者，一旦发生医院感染，会增加家庭生活及经济压力，甚至造成更大的家庭负担，大的方面来讲，影响整个社会乃至一个国家的发展。例如2003年的SARS，因医院感染工作不到位，使一大批医护人员发生了医院感染，在社会上造成了很大的影响，引起国家对医院感染管理工作的重视。另外基层医疗机构的医疗废物管理也存在严重问题，很多基层医疗机构对医疗废物不规范管理，大量医疗废物被当做生活垃圾处理，甚至在社会上进行二次利用，给人们生活带来很大危害。因此做好基层医疗机构医院感染管理工作不仅仅是对患者负责，也是对医务人员自己负责，更是对社会、对国家负责。做好基层医疗机构感染管理工作的同时也促进了全球化发展。例如艾滋病目前仍然是世界性难题，可以说是谈"艾"色变。而艾滋病传染最重要的传播途径就是血液传播，由于在基层医疗机构献血过程中对一次性注射器重复使用和献血设备没有经过严格消毒等，使得艾滋病病毒在人群中大量传播，例如河南省上蔡县的"艾滋病村"。因此做好基层医疗机构医院感染管理工作不仅能有效阻断艾滋病传播，也可以阻断手足口、麻疹等传染病的传播[2]。

（一）基层医疗机构医院感染工作现状调查

1.2016年以前国内基层医疗机构医院感染工作调查情况

近年来，针对基层医疗机构医院感染工作的科研工作也开始起步。牟霞等（2003年）调查了贵州省19所基层医疗卫生机构，其中9所为社区卫生服务中心，10所为乡镇卫生院。调查发现，有47.4%的医疗机构中的医院感染管理部门由医疗、护理、质量管理部门兼职人员负责；94.7%的医疗机构有自行制定的消毒隔离制度，26.3%的医院有感染质量管理与控制制度；10.5%的医院有医院感染防控重点部门及关键岗位的感染控制职责。消毒供应部门消毒灭菌设备、设施符合规范合格者为0；抽查器械清洗效果，抽查灭菌包，合格率均为0；其47.4%出现抽取溶媒针头共用现象。操作时着装及过程合格率中位数为60.0%，操作区域、环境消毒处理合格率为0，操作器械、用品消毒灭菌合格率中位数为

5.0%。洗手设施配备符合规范合格率中位数为 30.0%，相关岗位人员对手卫生知识知晓率中位数为 10.0%，手卫生依从率、正确率中位数均为 10.0%。围手术期预防性抗生素应用合格率为 0。医护人员对医院感染定义知晓率中位数为 30.0%，对传染病报告要求知晓率中位数为 50.0%。基层医疗机构由于在医院感染管理上缺少相关部门有效的指导和监管，多数基层医疗机构在医院感染管理上尚处于盲区，甚至有些为了节约成本，出现了管理空白。基层医疗机构的院领导普遍不重视医院感染管理工作，这与我国现行的医疗体制对基层医疗机构的医院感染管理缺乏有效监管有关，使得基层医疗机构成为医院感染管理的盲区；而医疗废物管理等长期有卫生监督局监督，则工作就开展得相对规范得多[3]。

聂素梅等（2007 年）对安徽省蚌埠市 132 所基层医疗机构的医院感染管理，包括组织制度及管理、消毒灭菌、一次性医疗用品的使用和处理情况进行调查，其中一级医院 20 家、社区卫生服务站和单位卫生所 29 家、个体诊所 42 家、村卫生室 41 家，结果显示 132 家基层医疗机构的医院感染均未设专人进行管理。调查显示有 72.30% 的工作人员将医院感染与消毒隔离混为一谈，概念不清。一级医疗机构接受过培训的有 12 家，卫生服务站或单位医疗机构接受培训的有 3 家，个体诊所有 1 家，乡村卫生室没有一家接受过培训。医院感染重点科室，如手术室、人流室、治疗室等大多采用紫外线灯照射消毒，只有 4 家医院手术室使用臭氧或甲醛进行熏蒸消毒。对 132 家单位的 209 盏紫外线灯辐射强度进行监测，合格 161 盏，合格率 77.03%；查 13 家设口腔科的单位和牙科诊所，其中使用高压灭菌消毒设备的有 5 家，占 38.46%；使用不合格消毒设备有 6 家，占 46.15%，还有 2 家没有任何高压灭菌器。调查发现，不少基层医疗机构对医院感染缺乏重视，认识不足，组织制度不健全。基层医疗机构对医务人员感染专业知识培训不够，医务人员对医院感染知之甚少。此外，基层医疗单位的消毒以及管理状况令人担心。并且基层医疗单位普遍存在一次性医疗用品索证以及使用后处理不规范的问题[4]。

李燕等（2014 年）对广州市所属区县及社区和乡镇基层医疗机构医院感染管理现状和存在的问题进行调查，共调查广州市所属基层医疗机构 25 家，发现设有医院感染专职或兼职管理人员的机构占 84.00%。基层医疗机构消毒药械和手卫生装置配备基本到位，但有 44.00% 的基层医疗机构没有医疗污水处理设备或有设备而不能正常运行。25 家基层医疗机构消毒监测结果总合格率为 83.94%。本次对广州市 25 个基层医疗机构的调查结果显示，在医院感染管理组织建设方面和消毒器械配备方面均比相关文献报道要好。但基层医疗机构在医院感染防控的各个方面均不容乐观。在医院感染管理最重要的措施，即医务人员手卫生管理方面尚有明显欠缺，如手卫生设施不足，快速手消毒剂和干手器材都严重缺乏，手卫生质量距离《医务人员手卫生规范》的要求相差较远，基层医疗机构在医疗废弃物管理方面存在的问题比较突出。无菌物品灭菌保证水平与国际标准有很大差距[5]。

杨俊华等（2014 年）对成都市某区 118 所基层民营医疗机构进行现场走访和问卷调查，发现仅 2 所医疗机构配备医院感染管理人员，4 所医疗机构有医院感染管理制度。治疗室与诊室有洗手设施的机构仅占 22.03%，37.29% 的医疗机构无菌物品存放规范，55.93% 的机构医疗废物直接交处置中心处置，99.15% 的医疗机构由使用部门自行处置复用物品。本调查显示该区域基层民营医疗机构医疗废物管理比较规范，但多数医疗机构无菌物品存放不规范，所有门诊部与诊所均未建立医院感染管理制度，更未设置明确的专、兼职医院感染管理人员。大多数门诊部缺少洗手设施，近九成诊所缺少洗手设施设置，洗手设施、洗手用品配置不到位，手卫生知识不知晓，无职业防护相关理念，医务人员手卫生难以规范。门诊部及诊所的院感管理急需加强[6]。

这些调查研究显示我国现在的基层医疗机构医院感染管理依然落后，尤其是诊所和村卫生室更是令人忧心，目前医院感染管理存在着各个方面的问题，如：医院感染管理体系不健全，手卫生意识较低，消毒隔离不到位，医疗废物处理不规范，人员培训不到位、抗菌药物等问题都亟待加强[7]。

2. 2016 年国内基层医疗机构医院感染管理现状调查

2016 年对全国 5 个省份的 95 所基层医疗机构进行问卷调查或现场走访调查。该调查显示了基层医疗机构医院感染管理方面存在的问题与亮点，对我们了解基层医疗机构医院感染的现状提供了资料。现将对基层医疗机构医院感染工作调查结果进行分析如下。

（1）基层医疗机构医院感染组织管理

5 个省份的 95 家基层医疗机构中，建立医院感染管理小组的为 82 家（86.32%），河南、北京基层医疗机构医院感染管理小组建设落后于山西、贵州、新疆等省和自治区；在调查的 5 个省份的 95 家基层医疗机构中，在 2000 年以前，95 家基层医疗机构中一共只有不到 10 家开展手卫生专项管理工作，2013 年，该项目达到 58 家（61.05%），2016 年有手卫生管理制度的为 69 家（72.63%）；在本单位进行手卫生相关知识全员培训的为 79 家（83.16%）；有医院感染预防与控制措施制度的为 79 家（83.16%）；有医院感染暴发报告制度的为 73 家（76.84%），有医务人员职业卫生安全防护制度的为 76 家（80.00%）；在调查的 5 个省份的 95 家基层医疗机构的医院感染管理规章制度中，有清洁消毒与灭菌隔离制度的为 87 家（91.58%），基层医疗机构清洁消毒与灭菌隔离制度在全国各省份得到全面开展；有一次性无菌医疗器械的管理制度的为 87 家（91.56%），河南、山西、贵州、新疆及北京等地基层医疗机构中设有一次性无菌医疗器械管理制度率均超过 85%，由此可见，全国各省份基层医疗机构均非常重视一次性无菌医疗器械的使用，对一次性无菌医疗器械的管理非常严格；清洁消毒与灭菌隔离制度、一次性无菌医疗器械管理制度在各省市基层医疗机构得到广泛建立。在调查的 5 个省份的 95 家基层医疗机构医疗废物管理中，有医疗废物管理制度的为 93 家（95.88%），医疗废物管理制度在基层医疗机构中得到广泛落实（表 7-2-1）。2010 年之前，仅有 37 家基层医疗机构建立一次性使用医疗器械管理制度，2013 年，国家卫生计生委办公室印发了《基层医疗机构医院感染管理基本要求》，（国卫办医发［2013］40 号）该要求针对社区卫生服务中心（站）、诊所、乡镇卫生院、村卫生室等基层医疗机构，加强基层医疗机构医院感染管理工作，提高院感预防和控制水平，基层医疗机构医院感染管理发展迅速。

由本项目组研究数据可以看出，清洁消毒与灭菌隔离制度、一次性无菌医疗器械管理制度及医疗废物管理制度在各省市基层医疗机构得到广泛建立。医院感染预防与控制措施、医院感染暴发报告制度及医务人员职业卫生安全防护制度建设匮乏，凸显出基层医疗机构对医务人员自身健康保护重视度不足，医院感染应急措施薄弱，医院感染管理存在隐患。

（2）基层医疗机构医院感染管理相关知识人员培训

在调查的 5 个省份的 95 家基层医疗机构中，医院感染管理专业人员接受知识培训情况为：专职人员接受国家级培训为 4 次 （4.21%），接受省级培训为 37 次 （38.95%），接受地市级培训为 61 次 （64.21%）；手卫生相关知识进行全员培训为 89 次 （92.87%），医院感染管理科对本单位员工进行培训为 79 次 （83.16%）；进行医疗废物分类及管理培训的为 91 家 （95.79%）。现阶段国家级、省级和地市级基层医疗机构医院感染管理人员知识培训力度匮乏，上级部门对医院感染人员知识培训落实差，需按照相关法律规范，强化规章制度落实情况。各省市级 95.79% 的基层医疗单位开展了医疗废物分类及管理培训工作，95.88% 的基层医疗机构设立了医疗废物管理制度，基层医疗机构非常重视医疗废物管理，两者相辅相成，共同促进了基层医疗机构医疗废物的科学、合理、规范化处理 （表 7-2-1）。

表 7-2-1　2016 年社区卫生服务中心 （站）、诊所、乡镇卫生院、
村卫生室等基层医疗机构感染知识的培训情况

省份（n）	专职人员接受国家级医院管理知识培训	专职人员接受省级医院管理知识培训	专职人员接受地市级医院管理知识培训	对本单位员工手卫生相关知识进行培训	对本单位员工进行培训	医疗废物管理培训
河南 （36）	2	6	21	31	25	32
山西 （16）	0	8	10	15	14	16
贵州 （13）	0	5	5	13	12	13
新疆 （17）	2	5	14	17	17	17
北京 （13）	0	13	11	13	11	13
合计 （95）	4	37	61	89	79	91
P 值	0.353	0.000	0.059	0.172	0.034	0.142

（P<0.05 有统计学意义）

山西省、河南省、贵州省、新疆与北京市基层医院省级医院感染管理知识培训卡方检验 （χ^2） 分析，均有 $P<0.05$，北京市基层医院省级医院感染管理知识培训率达 100%，山西省、河南省、贵州省、新疆上级机构对基层医院培训欠缺。

（3） 基层医疗机构手卫生管理

在调查的 5 个省份的 95 家基层医疗机构中，全院医务人员知晓手卫生方法和时机的为 87 家 （91.56%）；使用非手触式水龙头为 54 家 （56.84%），河南、山西、贵州和新疆基层医院中配备非手触式水龙头不超过 70%；配备速干手消毒液为 77 家 （81.05%），河南省 36 家有 20 家配备速干手消毒液 （55.56%），山西、新疆、北京、贵州超过 84.62% 的基层医院配备速干手消毒液。各省份 91.56% 基层医院医务人员知晓手卫生方法，但大多医院未配备非手触式水龙头、配备速干手消毒液等常用设施，数据显示各医院手卫生理论学习欠佳，硬件设施配备不到位，操作过程中难以保证手卫生，各基层医疗机构需强化硬件设施建设，理论与实践并行，确实保证工作中医务人员的手部卫生。

（4） 基层医疗机构消毒隔离

95 家基层医疗机构调查中使用压力蒸汽法进行耐热、耐湿的手术器械消毒方法的为 75 家 （78.95%）；浸泡法行耐热、耐湿的手术器械消毒方法的为 16 家 （16.84%）；进入

人体组织、器官的医疗器械、器具和物品到达灭菌水平的基层医疗机构有73家（76.84%）；接触皮肤、黏膜的医疗器械、器具和物品达到消毒水平的有92家（96.84%）；各种用于注射、穿刺、采血等有创操作的医疗器具达到一用一灭菌的为83家（87.37%）；一次性使用的医疗器械、器具不重复使用的有93家，仅有2家（2.11%）基层医疗机构目前仍重复使用一次性医疗器械。部分基层医疗机构消毒、灭菌方式落后，对进入人体组织、器官的医疗器械、器具和物品的灭菌不严格，有待完善。

（5）基层医疗机构医疗废物管理

95家基层医疗机构中有医疗废物集中处置的为90家（94.74%），有医疗废物分类收集的为92家（96.84%）；医疗废物暂存处与集中处置单位有交接登记的为89家（93.68%）；医院有污水处理设施，并设专/兼职人员负责的为46家（48.42%），基层医院医疗废物分类处理、集中处置度达90%以上，与上述基层医院重视医疗废物管理培训及建立医疗废物管理制度数据相一致，显示知识培训与管理制度的重要性。（表7-2-2）。2010年之前，95家基层医疗机构中开展医疗废物分类管理的仅有43家（45.26%），随着2012年原卫生部《关于加强基层医疗机构监管工作的通知》、2013年《基层医疗机构医院感染管理基本要求》的颁布，国家对基层医疗机构感染管理关注度不断增强，基层医疗机构以政策为导向，以规范为准则，加快医院感染管理建设，医疗废物管理是基层医疗机构感染管理的重点内容，2014年已经有92家基层医疗机构开展了医疗废物分类管理（96.84%），与2010年相比增长了51.58%。

表7-2-2　2016年社区卫生服务中心（站）、诊所、乡镇卫生院、村卫生室等
基层医疗机构医疗废物管理情况

省份 （n）	医疗废物集中处置	医疗废物分类收集	医疗废物暂存处与集中处置单位有交接登记	医院有污水处理设施，并设专/兼职人员负责
河南（36）	33	33	32	15
山西（16）	16	16	16	4
贵州（13）	11	13	11	2
新疆（17）	17	17	17	12
北京（13）	13	13	13	13
合计（95）	90	92	89	46
P值	0.206	0.279	0.177	<0.001

注：$P<0.05$具有统计学意义

山西省、贵州省、河南省与北京市基层医院基层医院有污水处理设施配置行卡方检验（X^2）分析，均有$P<0.05$，说明山西省和贵州省污水处理设施配置，政府需增加政策扶持，不断完善基础设施等硬件建设

（6）基层医疗机构抗菌药物管理

95家基层医疗机构中有抗菌药物管理部门的为65家（68.42%），新疆有94.12%的基层医疗机构中设有抗菌药物管理部门，河南、山西、贵州、北京不超过70%，大部分省市在抗菌药物管理部门建设中存在严重不足。配备抗菌药物专兼职人员的为87家

（91.56%）。全国大部分省份虽非常重视抗菌药物管理并配备专（兼）职人员，但未严格建立抗菌药物管理部门，抗菌药物管理缺乏科学、规范管理。

2010年以前，95家基层医疗机构中开展抗菌药物管理部门的有27家（28.42%），绝大部分基层医疗机构未建立独立抗菌药物管理监管部门，2012年原卫生部颁布《抗菌药物临床应用管理办法》，《抗菌药物临床应用管理办法》要求医疗机构应当设立抗菌药物管理工作机构或配备专（兼）职人员负责本机构的抗菌药物管理工作，并建立本机构抗菌药物管理工作制度。2013年《基层医疗机构医院感染管理基本要求》再次强调强化组织管理，健全基层医疗机构医院感染管理体系。4年间基层医疗机构医院感染管理得到了快速发展，到2013年，95家基层医疗机构中开展抗菌药物管理部门增加到76家（占83.18%），同比增长36.07%。到2016年，基层医疗机构中抗菌药物管理部门已达到65所（占68.42%），但同市级医院之间仍存在较大差距。

（7）基层医疗机构医院感染管理监测情况

95家基层医疗机构中进行全面感染监测的为16家（16.84%），进行目标性监测的为27家（28.42%），在全面综合监测的基础上开展目标监测的为9家（9.47%）；有医院感染管理质量控制指标的为50家（52.63%）；将医院感染管理质量控制指标纳入全院对科室的医疗质量管理与考核范围的基层医院有50家（52.63%）；开展环境卫生学或消毒灭菌效果监测项目的医院为46家（48.42%）；仅有10家（11.58%）基层医疗机构根据医院感染管理科和医院工作需要开展适宜的科研活动或项目。可以看出，基层医疗机构医疗感染管理监测情况与省、市级医院存在较大差距。

（二）基层医疗机构医院感染管理工作存在的问题

根据上述国内基层医疗机构医院感染管理的文献和我们研究的现状分析，可以得出，虽然基层医疗机构在医院感染管理方面进步很快，但是不可否认在组织管理、培训、综合监测、手卫生、清洗、消毒、灭菌工作及设备购置等问题上都存在比较多的问题。总结如下：

1. 基层医疗机构医院感染组织管理体系不健全

基层医疗机构医院感染管理大多以业务管理和自我管理为主，很少主动地去改善医院的医院感染管理工作。基层医疗机构医务人员乃至医院领导对医院感染管理缺乏足够认识，不了解目前医院感染管理的发展水平和进展，对医院感染管理工作不够重视；医院感染管理制度不健全或落实不到位，未建立医院感染管理三级管理网络或管理组织形同虚设，不履行职责，未开展相应工作；未设独立的医院感染管理部门或隶属关系不明确，无医院感染管理专职人员，感染管理人员得不到保障，不利于医院感染管理工作的开展。基层医疗机构医院感染管理专（兼）职人员对重点部门、重点环节缺乏监管或监管不到位，不能按规范要求开展医院感染病例监测、消毒灭菌效果监测等工作，使得对监测情况不能进行有效的汇总分析和反馈，不能及时发现医院感染的危险因素[8]。由我们的研究也可看出：部分基层医疗机构未设立医院感染管理部门，多挂靠在医务、护理等管理部门，也未配备医院感染管理专职人员；部分基层医疗机构虽然成立了医院感染管理小组，但岗位职责不明确或未能有效履行职责。医院感染工作事件频发，造成工作人员心理压力大，所以很难找到人员担任医院感染管理工作，医院感染专业队伍极不稳定[9]。

2. 基层医疗机构基础设施差

由于经济和设计水平原因，部分基层医疗机构工作用房面积不足，规模较小，基础设施陈旧，财力物力有限，再加上部分基层医疗机构领导不舍得投入，缺乏必备的仪器设备和工作条件，导致重点部门的布局、配置以及管理不符合相关规范要求。不能严格区分限制区、半限制区和非限制区；往往房屋布局欠合理，设计不科学，采光通风欠佳，防护设施差，化验室没有生物安全柜，也没有超净工作台，缺少洗眼器和紧急喷淋设备，以致遇到职业暴露发生时难以达到科学的防护，医用废弃物无害化处理不规范[10]。

3. 基层医疗机构对医护人员培训不到位

部分基层医疗机构未能及时开展全员医院感染防控知识和技能培训，培训的内容也较为单一。对医护人员的继续教育工作开展得不够，基础医疗机构人员学历较低，或由于资金等原因，使学习受到限制，导致知识更新慢，医院感染专职人员外出学习较少，对本单位医护人员培训在低水平阶段徘徊。对新规范的学习、理解、掌握不够，制约了基层医疗机构医院感染工作的持续改进、发展。部分医护人员认为医院感染管理是医院感染管理科的事，与己无关[11]。对医院感染防控、手卫生、消毒隔离、消毒器械及一次性医疗用品的正确选择与使用、无菌技术操作等基本知识与技能掌握不全面，操作亦不够熟练和规范。缺乏医院感染管理防控的意识，日常工作中按照自己的习惯、感觉做工作，忽视了医院感染管理防控知识的学习和补充。同时医护人员的医院感染的意识不足，有的医护人员在工作场所进食、饮水、吸烟习以为常，甚至穿着污染的工作服进入休息间或者到其他科室串门。少数医务人员消毒隔离观念模糊，有时给传染病患者诊治后未来得及做好自身清洗消毒，又去诊治其他患者，容易引起交叉感染，给医院感染管理带来极大的隐患[12]。

4. 基层医疗机构医务人员医院感染防控意识淡薄

基层医疗机构人员流动性大，对机构内部规章制度不能有效执行，且工作人员学习积极性和主动性不高。医院感染管理人员专业水平不高。目前我国医学院校尚未设立医院感染管理专业，医务人员在医学院校接受的医院感染相关知识的教育较少，再加上基层医疗机构信息流通不畅，网络资源有限，外出学习机会少，未建立医院感染培训制度，缺乏对医院感染防控新知识、新方法的了解，普遍存在观念落后，医院感染防控意识淡薄。医院感染管理专（兼）职人员专业构成较复杂，人员专业素质参差不齐，且专（兼）职人员流动性大，医院感染管理工作指导和处置能力不高。

5. 基层医疗机构医护人员手卫生意识不足

少数医护人员在工作中不按消毒隔离制度规范操作。图方便不戴工作帽、口罩和手套工作，有的用接触传染源的手接听公用电话，个别医院手卫生的设施设备不健全，手卫生的培训不到位，手卫生的正确率低、依从性差，手卫生设施未按要求配备非触摸式水龙头、洗手液、洗手图及干手设施，快速手消毒剂配备亦不能满足临床工作的需求[13]。

6. 基层医疗机构医疗器械处置不规范

部分基层医疗机构没有落实手术器械集中供应的要求规范，如手术器械清洗没有清洗酶，没有超声清洗设备和高压水、气枪。有的甚至没有刷洗管腔器械的毛刷，管腔内极脏，器械锈迹斑斑。灭菌包布脏、破损，器械包装方法错误，使用湿包、散包、超重、超大包等不合格器械包等。部分基层医疗机构的治疗室与换药室区域划分不明确。个别医务人员无菌观念较差，穿刺部位皮肤消毒不符合要求或方法不正确。消毒液存放容器无灭菌标识、无消毒液的名称和浓度的标识。个别机构使用过期的一次性物品和消毒液，重复使用一次性用品；有的存在针灸部位皮肤消毒使用一个酒精棉球消毒多个穿刺部位。绝大多数基层医疗机构的消毒供应中心不能实现集中清洗、消毒、灭菌管理。中心布局和工作流程不科学，人流、物流有交叉。压力蒸汽灭菌器设施简陋，均为手提式或卧式小型压力蒸汽灭菌器。可重复使用的诊疗器械无专业人员清洗、包装，且清洗设备配备不全，无酶洗、去离子水等。包布破损有污渍，包内器械有血迹、锈迹、污迹、器械老化等问题。生物监测不规范，大部分机构半年或 3 个月监测一次，甚至个别机构从不开展生物学监测。部分基层医疗机构设置口腔科，有的医护人员对国家有关口腔科管理、相关诊疗操作、可复用诊疗器械及器具清洗、消毒、灭菌知识欠缺，甚至个别基层医疗机构口腔科牙钻等器械配置较少，不能完全做到一人一用一灭菌[14]。

7. 基层医疗机构医疗废物处理不当

医疗废物分类不规范，存在混装现象；医疗废物包装袋、装放容器、利器盒配置警示标识及使用不规范；个别基层医疗机构医疗废物露天存放；医疗废物交接记录双向签字不落实，交接不及时。各医疗机构虽都有院感的规章制度，但制度陈旧，对临床的指导性、可操作性差，缺乏新规范、新技术、新知识的补充。以上现状均为医院感染的重大隐患，必须加大力度加以整改[15]。

8. 基层医疗机构医生未经过抗菌药物合理使用相关培训

基层医院的部分医护人员不能区分限制级和非限制级抗菌药物，对常用抗菌药物的适应证和禁忌证了解不够，抗菌药物使用比例较高，不合理使用抗菌药物现象较严重。

（三）针对基层医疗机构感染管理现状的对策

1. 建立健全基层医疗机构医院感染管理的组织管理体系

卫生行政部门应加大对基层医疗机构行政监管的力度，制定政策设立独立的医院感染管理部门，按要求配备医院感染管理专（兼）职人员，建立完善的医院感染管理组织网络和健全医院感染管理制度，发挥医院感染管理组织的作用，以保障医院感染防控措施落实到位。加强监管、认真落实医院感染监测规范，建立医院感染管理长效机制，定期组织对重点部门进行医院感染管理的专项检查，检查标准要有可操作性，目标要量化，不搞一刀切；改变检查模式，事先下发检查标准，基层医疗机构对照标准查漏补缺，检查时专家以指导督查为主，多提整改建议，每次检查之后再组织"回头看"，重在整改建议的落实和持续改进，对未按要求整改的医疗机构应给予严肃处理，利用卫生行政手段推动基层医疗机构医院感染管理工作的落实。有效的医院感染监测是预防和控制医院感染的主要措施之一，基层医疗机构应重视医院感染监测，在全面综合性监测和前瞻性监测的基础上，积极开展目标性监测、消毒灭菌效果监测等重点项目监测，并将医院感染监测情况进行分析汇总和反馈，及时发现医院感染危险因素，减少医院感染的发生。

2. 改善基层医疗机构基础设施

基层医疗机构服务范围广，与广大人民群众医疗保健息息相关。在经济状况较差、基础设施薄弱、人才短缺，特别是牵涉公共健康的医院感染管理、传染病防治及公共卫生方面，政府应给予资金、技术的扶持。建议政府部门可统一配备部分基础设施，建立二、三级医院对口帮扶工作，帮助基层医疗机构逐步规范医院感染预防与控制工作，借助外力实现感控技术、设施等资源共享。近年来随着医院感染管理相关法律法规的出台，基层医疗机构设施设备的配置逐渐向规范要求靠拢，但尚有一定距离，除了医院自身加大投入外，卫生行政部门乃至政府的行政和财力支持至关重要，借助外力，依托上级医院或合法机构实现资源共享，才能较好地解决基层医疗机构因财力和物力不足造成的相关设施设备配置问题。此外，基层医疗机构还应积极寻求上级医院的医院感染管理技术支持。在卫生行政部门的大力支持下建立三级医院结对二级医院、二级医院结对一级医院的感控结对帮扶模式，综合性大医院既要帮扶地方医院硬件，也要帮扶其软件，既要输出专家人才也要输出管理方法，使其医院感染管理不断提高。

3. 加强对基层医疗机构医护人员医院感染管理知识和技能培训

建立以卫生局为平台的三级医院感染管理体系：一级为县医院，二级为各社区卫生服务中心和各乡镇卫生院，三级各社区卫生服务中心所辖社区卫生服务站、医务室、诊所、门诊部和各乡镇卫生院所辖村卫生室。加大政府引导监管力度，开展行之有效的知识培训。每年组织医院感染管理专家进行专项培训，对象为社区卫生机构负责人，传达医院感染监、管、控新理念；各机构内部建章立制、规范工作流程，定期考核并有奖惩机制；对新入院的职工充分利用岗前培训的时机，加强感染管理知识和技能的培训；以此层层递进，增强医院感染预防控制意识。提高医院感染管理效能是一项全员、全方位的管理工作，需要广大医务人员共同参与，共同努力。医院领导要从医疗质量管理的高度上认识医院感染管理，按要求建设医院感染管理队伍，从财力、物力上大力支持，支持医院感染管理人员外出学习，并安排时间进行讲座。医院管理人员要认识到自己肩负的责任，学习和更新自己的管理知识，努力工作，提高医院感染管理的水平，并能将学到的新知识以讲座的形式培训医务工作者，使他们也能认识到医院感染管理的重要性，把医院感染管理工作作为自己的日常工作对待。建立健全医院感染管理体制坚持以法规意识、质量意识、服务意识为宗旨，从组织落实、质量监控、严格管理三个环节入手，逐步完善医院感染管理工作的软硬件设施，使医院感染管理逐步迈入科学化、标准化、规范化道路。

4. 提高基层医疗机构医务人员医院感染防控意识

加大宣传力度，向基层医疗机构医疗工作人员印发国家相关的文件，如《基层医疗机构医院感染管理基本要求》，定期组织开展共同学习活动或专项会议，并可根据情况适时以考核的形式来检验相关工作人员的学习成果。积极组织上级医院医院感染管理专业人员去地方基层办讲座，监督指导其医务人员医院感染防控工作，解决相关问题，并将重点突出问题及时上报反映。同时也要积极派遣基层医务人员去上级医院进修学习。院领导要重视基层医院感染管理项目，指派相关领导全职（或视情况兼职）管理医院感染。做到每日去相关科室或区域巡视检查，及时发现相关医院感染管理问题和整改，对防控工作不合格、态度不重视的人员要给予批评教育。对相关科室也要设置科室感染管理领导，从上到下逐渐加强大家的医院感染防控意识，端正态度。

5. 加强基层医疗机构医护人员手卫生管理

医务人员的手污染是交叉感染的重要传播途径。基层医疗机构在重点科室和关键环节均应配置有效、便捷的手卫生设备和设施，如快速手消毒剂、非手触式水龙头、洗手液、干手物品等。在全员培训医务人员手卫生规范的基础上，严格按照洗手指征、正确的手卫生方法实施手卫生。对手卫生实施监管，按照质控标准对医务人员手卫生依从性进行监管，对重点部门执行手卫生消毒效果的监测。提高医务人员手卫生依从性。医务人员的手是医源性感染最重要的传播媒介，手卫生是预防和控制医院感染最重要、最简单、最有效、最经济的措施。据报道，由于医务人员洗手不彻底，导致病原菌传播而造成的医院感染占 30.00%。基层医疗机构要高度重视手卫生知识宣传教育，强调洗手的重要性，各诊室、治疗室要安装非手触式水龙头，配齐洗手设施，水池上方张贴 6 步洗手法，重点部门配备速干手消毒剂，建立手卫生长效管理机制。

6. 加强基层医疗机构消毒隔离制度的落实工作

根据《医院感染管理规范》《医院消毒技术规范》，基层医疗机构结合自身实际，制订消毒隔离、医疗废物管理，一次性医疗用品使用等质控评分标准，医务处、护理部与医院感染管理科互相配合，采用定期与不定期突击检查相结合，口头提问与现场操作相结合等方法进行质控考核，并将考核结果与绩效挂钩。对空气及物品表面、医务人员的手、消毒剂等进行环境卫生学或生物学监测，对紫外线灯管照射强度、动态空气消毒机等进行定期监测，确保消毒、灭菌的质量，确保患者使用的物品与就医环境的安全，减少医院感染病例的发生。对于监测不合格的项目，使用人员应及时分析原因，医院感染管理专（兼）职人员应指导并监督相关医护人员落实整改措施，使预防和控制医院感染管理工作取得良好效果。

7. 加强基层医疗机构医疗废物管理

医疗废物管理应按照如下措施进行：规范医疗废物暂存处的管理与设施配置；选择合适的暂存处，并设置明显的医疗废物警示标志；加强培训，提高工作人员对医疗废物管理的认识；定期组织医院全员学习《医疗机构医疗废物管理条例》及相关文件，使每位员工主动、自觉地去执行各项规定；加强对清洁工及暂存处人员的管理，使他们认识到医疗废物管理的重要性，主动自觉地配合工作；医院感染管理人员不定期抽查，并将存在问题与经济挂钩，督促清洁工及专管人员认真做好医疗废物收集转运中每个环节的工作，使医疗废物的分类、包装、收集、登记和交接符合要求；消耗性物品一次性使用，不再回收；医疗废物的产出、分类、收集、转运、焚烧及处理应严格按照《医疗废物管理条例》执行。

8. 规范基层医疗机构医护人员抗菌药物使用

针对基层医疗机构存在不规范使用抗菌药物的现象，通过开展专项培训、聘请专家授课指导抗菌药物的使用原则等措施，对不合理使用抗菌药物者，给予干预指导；长期反复感染者，转至上级医院治疗；规范抗菌药物采购流通渠道，建立抗菌药物应用的监测系统；杜绝滥用抗菌药物，严格规范抗菌药物使用条例。现代医院感染管理工作提倡精准治疗、个体化用药的医疗理念。要想做到患者在诊疗期间不发生医院感染，核心是人与微生物的斗争，立足微生物层面的感染控制实践。做到精准感控，应制定针对不同病原菌的防控指南，为今后医院感染的微生物思维、临床思维、循证思维做好铺垫。微生物、药学、临床等学科团结协作、共同促进感染控制事业的发展，医院感染专职人员防控能力需要不断地提升[16]。

三、基层医疗机构医院感染管理工作发展趋势及提升措施

1. 中国基层医疗机构医院感染管理工作的发展趋势

回顾过去30年取得的成绩，结合国内基层医疗机构医院感染管理工作的现状，对中国基层医疗机构医院感染管理工作进行展望，有以下发展趋势：

（1）在国家大力发展农村医疗卫生服务体系的政策指导下，农村基层医疗机构的建设将进入快速增长期，在当地就医的患者将会越来越多，基层医疗机构收治患者的压力将会增加，不可避免地会增加感染防控压力。

（2）在坚持非营利性医疗机构为主体、营利性医疗机构为补充，公立医疗机构为主导、非公立医疗机构共同发展的办医原则指引下，医院性质多元化模式将会改变人们的就医习惯。

（3）人们对基层医疗机构的医疗安全期望增加：患者一方面想就近就医，一方面想保证医疗安全，这就要求基层医疗机构在医疗、护理、感控等方面提高水平，这将对基层感控提出新的挑战，同时也将促进感控工作的改进。

（4）转诊模式的改变：正在逐步实行的双向转诊模式也要求基层医疗机构加强感控工作，以便于与大医院更好地对接。

（5）医源性感染病例聚集事件的不断发生，也会迫使基层医疗机构加强感控工作。

（6）向公众报告：一些西方国家都以不同形式将医疗机构的医院感染发生率向公众公开，不排除将来我国也采用类似的方式公布感染的发生率，这也将迫使基层医疗机构更加重视感染防控工作[17]。

2. 在这些发展趋势下，可采取以下措施提升基层医疗机构医院感染管理水平，做好医院感染防控工作：

（1）建立健全基层医疗机构医院感染管理组织体系，加强医院感染管理工作

建立健全以县级（区级）医院为龙头、乡镇卫生院为骨干、村卫生室（社区卫生服务中心）为基础的三级医院感染管理网络。县级（区级）医院作为县（区）域内的医疗卫生中心，主要负责医源性感染病例聚集事件的上报及处置，并承担对乡村卫生机构的医院感染管理指导和乡村卫生人员的进修培训；乡镇卫生院负责对村卫生室进行医院感染管理指导工作，并负责收集村卫生室上报的医源性感染病例，并上报给县医院；村卫生室负责收集医源性感染病例并上报给乡镇卫生院。上述三级医院感染管理网络建设至关重要，但需要国家卫生行政部门进行顶层设计，并组织实施，以尽早发现医源性感染病例，采取干预阻断措施，做到早发现、早干预、早阻断，避免医源性感染病例聚集事件及防止医源性感染暴发的发生。

（2）建立区域性消毒供应中心，保证可重复使用的医疗器械的消毒灭菌效果

在县级（区级）医院建立区域性消毒供应中心，负责本辖区内基层医疗机构可重复使用医疗器械的清洗、消毒、灭菌、下收上送工作，但这项工作需要各级卫生行政部门进行规划，并组织实施，以保证可重复使用医疗器械的消毒灭菌效果。

（3）建立健全基层医疗机构内部的医院感染管理组织体系及工作制度

　　基层医疗机构应成立医院感染管理委员会或领导小组，基层医疗机构法定代表人担任主任委员或小组组长，由主任委员或小组组长、医院感染管理部门（办公室或主管部门）、临床及医技科室负责人、监控医师和监控护士组成的三级管理组织体系；按照医疗机构的规模，配备符合《医院感染管理办法》要求的专（兼）职人员，隶属主任委员或小组组长领导，并承担本单位医院感染管理理论和业务技术培训、指导、咨询工作；医院感染管理委员会或领导小组建立会议制度，每半年召开一次工作会议，研究、协调和解决本单位有关医院感染管理工作的具体事宜；遇有特殊情况可随时召开；结合本单位实际制定医院感染管理相关工作制度、措施、流程并执行。

　　（4）落实《医务人员手卫生规范》

　　在基层医疗机构配置手卫生设施，提高医务人员手卫生知识的知晓率、执行率等，特别是在诊断、治疗、护理等操作前后严格遵守手卫生规范要求，减少接触传播疾病的发生[18]。

　　（5）合理使用抗菌药物

　　医护人员应严格执行抗菌药物分级管理制度，掌握抗菌药物临床应用的基本原则，规范抗菌药物的种类、剂量、给药时间和途径，严格遵循"能口服的不注射，能肌内注射的不静脉注射"的用药原则，减少耐药性菌株的出现。

　　（6）加强基层医疗机构医务人员职业卫生安全防护工作

　　为改善我国基层医疗机构医务人员工作条件、帮助预防和控制医疗卫生工作场所的职业危害，积极推动我国医务人员职业卫生向规范化、专业化和日常化发展，为使医务人员发生职业接触后能够得到有效的处理，降低传染性疾病感染的危险，保障工作人员的职业安全，应在基层医疗机构配备专（兼）职人员负责职业安全卫生防护工作，开展医务人员职业性有害因素的教育和培训，对工作场所职业性有害因素定期识别和评估，采取相应的预防控制措施。

　　（7）建立规范化基层医疗机构医务人员感控培训和教育体系

　　建立以县级（区级）医院为龙头、乡镇卫生院为骨干、村卫生室（社区卫生服务中心）为基础的三级医院感控培训和教育体系。县级（区级）医院作为县（区）域内的医疗卫生中心，主要负责对乡镇卫生机构的医院感染管理知识培训和教育；乡镇卫生院负责对村卫生室进行医院感染管理知识培训和教育，使之掌握与本职工作相关的医院感染预防与控制知识。

　　（8）建立区域性医疗废物处置中心，加强基层医疗机构医疗废物的规范化管理

　　建立区域性医疗废物处置中心，负责本辖区内基层医疗机构医疗废物的收集、处置工作，配置专用封闭转运车或周转箱（标示规范、防遗撒、防渗漏）；收集、暂存、转运、登记和交接（登记内容应项目齐全，包括：医疗废物的来源、种类、重量或数量、交接时间、最终去向及经办人签名等），并与医疗废物集中处置中心进行交接登记，记录单至少保存 3 年。

（文建国　刘彩红　李俊艳　刘欣健　韩中将　汪玺正　花朝阳　李延伟）

参 考 文 献

[1] 徐瑞妙. 医院感染管理中的主要矛盾与化解策略. 中外医疗, 2013, 30: 25-26.

[2] 陈琼. 新形势下基层医院感染管理存在的问题及对策. 中国实用医药, 2012, 30: 269-270.

[3] 牟霞, 徐艳, 王建怡, 等. 贵州省19所基层医疗机构医院感染管理现状调查. 中华医院管理杂志, 2014, 30 (11) 861-863.

[4] 聂素梅. 132家基层医疗机构医院感染现状及对策. 中国公共卫生管理, 2009 (1): 66-68.

[5] 李燕, 梁颖茹, 贺征, 等. 25所基层医疗机构医院感染管理现况调查. 中国消毒学杂志, 2015, 32 (11): 1094-1096.

[6] 杨俊华, 王雪, 彭丽蒙, 等. 118所基层民营医疗机构医院感染管理现状. 中国感染控制杂志, 2015, 14 (10): 688-690.

[7] 贾红军, 庄英杰, 秦玉玲, 等. 埃博拉出血热疫情防控及医院感染应对. 解放军医院管理杂志, 2015, 06: 516-518.

[8] Lim YH, Tiemann KM, Hunstad DA, Elsabahy M, Wooley KL. Polymeric nanoparticles in development for pulmonary infectious disease. Wiley Interdiscip Rev Nanomed Nanobiotechnol, 2016, 11 (4): 234-249.

[9] 王金玉. 基层医疗机构医院感染管理现状与应对. 现代妇女: 医学前沿, 2015 (1): 221-222.

[10] 姚红, 金鹏, 刘飞. 中美两国医院感染管理体系的比较分析. 中国医院管理, 2011, 31 (12): 33-34.

[11] 殷群芳. 新形势下基层医疗机构医院感染管理工作难点及对策. 江苏卫生事业管理, 2015, 26 (3): 61-62.

[12] 熊德华, 李晓艳. 45所基层医疗机构消毒灭菌状况分析. 护理研究, 2014, 28 (1): 98-100.

[13] 郑敏娣. 基层医疗机构医院感染管理的薄弱环节及整改措施. 当代医学, 2011, 17 (4): 25.

[14] 李六亿, 巩玉秀, 张朝阳. 全国医院感染管理规范 (试行) 执行情况抽查调查报告. 中华医院管理杂志, 2000, 16 (9): 13-17.

[15] 许燕卿, 左亚沙, 徐昕. 预防与控制SARS医院感染的体会. 中华医院感染学杂志, 2003, 13 (11): 1023-1025.

[16] 刘灿兰, 赵琳娜, 秦元安. 手足口病及其医院感染控制. 中国感染控制杂志, 2005, 4 (4): 331-332.

[17] 钟昱文, 康敏, 郑小凌, 周仕丹, 陈惠珍, 王冰姝, 王雅静, 邹钦, 宋铁. 我国首例输入性中东呼吸综合征医院感染控制措施及其效果评价. 中国消毒学杂志, 2015, 32 (11): 1070-1073.

[18] LI Yu, WAN Yian-chun (No. 1 Hospital of Huaian Affiliated with Nanjing Medical University, Huaian Jiangsu 223300, China). Community health centers family bed hospital infection management problems and solutions [A]. 中国医院协会医院感染管理专业委员会 (Hospital Infection Management Committee, CHA). 中国医院协会第十七届全国医院感染管理学术年会暨第九届东亚国际感染预防与控制会议程序及摘要集 [C]. 中国医院协会医院感染管理专业委员会 (Hospital Infection Management Committee, CHA), 2010: 1.

中国医院协会医院感染管理工作三十年总结调研方案

2016 年为我国政府有组织地开展医院感染管理工作 30 周年。为了系统、全面、深入地总结 30 年来我国医院感染管理工作，中国医院协会医院感染管理专业委员会本着"回顾、传承、创新、展望"的理念，将在全国范围内开展"医院感染管理工作三十年总结"专题的调查。通过调查，旨在总结 30 年来我国各项医院感染管理工作的历史沿革、取得的成绩与亮点，分析现状及存在的问题，对我国未来的医院感染管理工作进行展望，并提出政策建议。

本次将在全国 7 大地区（东北、华北、华中、华东、华南、西北、西南）抽取 14 个省（市、自治区、直辖市）及军队开展调查。每个省（市、自治区）及军队抽取 3 个地区，共 12 所综合性医院，具体的抽样方案详见附件。

2016 年是我国院感工作"回首、传承、创新、展望"的关键一年。在此，中国医院协会医院感染管理专业委员会衷心地感谢各单位的辛勤付出和大力支持，让我们共同开启中国医院感染管理事业的新篇章！

中国医院协会医院感染管理专业委员会

2016 年 4 月 6 日

附件："中国医院感染管理工作30周年总结系列课题" 抽样方案

一、省（市、自治区）医院的抽样方式

每个省（自治区、直辖市）抽取 3 个地区，共调查 12 所综合性医院，其中省会城市（首府）必须参与调查，另外抽取该省（市、自治区）经济中等和经济不发达地级市各一个。省会（首府）城市医院抽样方法：抽取省（部）级综合性医院 3 所（如部属部管医院、省级医院、医学院校的附属医院）、地（市）级综合性医院 1 所、县（区）级综合性医院 2 所。

二、军队医院抽样方式

共抽取 12 所综合性医院，按中、东、西区域，抽取区域内省份，力求均衡。

三、以下两个调研课题的抽样方式

1. 医院感染管理卫生经济学评价：每个省仅抽取 3 所医院，其中省部级 1 所，地市级 1 所，县区级 1 所；

2. 中国医院新生儿病房医院感染管理工作的总结回顾与展望：在按照上述一、二的抽查方案基础上，需要在每省再增加 3 所儿童医院或妇幼保健院，其中省部级 1 所，地市级 1 所，县区级 1 所，即共调查 15 所医院。

四、调查省负责人及项目秘书组人员及信息见表 1

项目总负责人：李六亿，电子邮箱：Lucyliuyi@ 263. net。
项目秘书组组长：徐艳，电子邮箱：xywsw@ 163. com。

表 1 调查省负责人及项目秘书组人员及信息

调研省负责人信息				项目秘书
省份	姓名	电子邮箱	医院	
湖南	吴安华	dr_ wuanhua@ sina. com	中南大学湘雅医院	李春辉
广东	侯铁英	houtieying001@ 126. com	广东省人民医院	
新疆	丁丽丽	dinglili505@ 126. com	新疆医科大学第一附属医院	梅卫玲
山西	杨 芸	syyyyang@ 163. com	山西大医院	
江苏	张卫红	kittyzhang65@ vip. sina. com	江苏省人民医院	乔 甫
北京	武迎宏	wuyinghong0659@ 163. com	北京大学人民医院	

续表

调研省负责人信息				项目秘书
省份	姓名	电子邮箱	医院	
安徽	马红秋	hefeimhq@126.com	安徽医科大学第一附属医院	谢多双
江西	罗晓黎	lxl681@126.com	江西省儿童医院	
山东	李卫光	emlwg@sina.com	山东省立医院	徐亚青
黑龙江	林玲	linling1961@126.com	黑龙江省疾控中心	
内蒙古	刘卫平	lwpcdc@126.com	内蒙古自治区人民医院	刘晓
河北省	邢亚威	jysygk@163.com	河北医科大学第四医院	
河南	文建国	jgwen@zzu.edu.cn	郑州大学第一附属医院	孟黎辉
贵州	杨怀	syygkhy@126.com	贵州省人民医院	徐艳
军队	刘运喜	liuyunxi301@qq.com	解放军总医院	姚希

附录二

致　　谢

感谢参与"中国医院协会医院感染管理工作三十年总结项目"的 405 所医疗机构。

一、参与全部调查的医疗机构 173 所（排名不分先后）

省份　医疗机构名称
安徽省　安徽省立医院
安徽省　安徽医科大学第一附属医院
安徽省　当涂县人民医院
安徽省　繁昌县人民医院
安徽省　肥东县人民医院
安徽省　肥西县医院
安徽省　阜南县人民医院
安徽省　阜阳市第二人民医院
安徽省　含山县人民医院
安徽省　合肥市第三人民医院
安徽省　马鞍山市人民医院
安徽省　南陵县医院
安徽省　泗县人民医院
安徽省　太和县人民医院
安徽省　皖医弋矶山医院
安徽省　芜湖市第二人民医院
安徽省　宿州市第一人民医院
安徽省　宿州市立医院
北京　北京安贞医院
北京　北京大学第一医院
北京　北京市延庆区医院
北京　首都医科大学附属北京同仁医院
北京　首都医科大学附属北京友谊医院
北京　首都医科大学宣武医院
广东省　东莞市中医院
广东省　广东省人民医院
广东省　广州市白云区人民医院

广东省 广州市第一人民医院
广东省 广州医科大学附属第一医院
广东省 深圳恒生医院
广东省 深圳市宝安区沙井人民医院
广东省 深圳市妇幼保健院
广东省 深圳市光明新区人民医院
广东省 深圳市龙岗区妇幼保健院
广东省 深圳市龙岗中心医院
广东省 深圳市罗湖区妇幼保健院
广东省 深圳市南山区蛇口人民医院
广东省 深圳市盐田区人民医院
广东省 阳春市中医院
广东省 阳江市第三人民医院
广东省 阳江市江城区人民医院
广东省 阳江市阳东区人民医院
广东省 中山大学孙逸仙医院
广东省 中山市陈星海医院
广东省 中山市东凤人民医院
广东省 中山市黄圃人民医院
广东省 中山市三乡医院
广东省 中山市沙溪隆都医院
广东省 中山市小榄人民医院
贵州省 安龙县人民医院
贵州省 凤冈县人民医院
贵州省 贵阳市白云区医院
贵州省 贵阳市第二人民医院
贵州省 贵阳乌当区人民医院
贵州省 贵州省人民医院
贵州省 贵州医科大学附属医院
贵州省 黔西南州人民医院
贵州省 兴义市人民医院
贵州省 遵义市第一人民医院
贵州省 遵义县人民医院
贵州省 遵义医学院附属医院
河北省 承德市中心医院
河北省 承德县医院
河北省 藁城县人民医院
河北省 邯郸市中心医院

河北省　河北省人民医院

河北省　河北医科大学第四医院

河北省　河北医科大学第一医院

河北省　宽城县医院

河北省　石家庄市第三医院

河北省　武安市第一人民医院

河北省　新乐县医院

河北省　永年县第一医院

河南省　巩义市人民医院

河南省　河南省人民医院

河南省　郑州大学第一附属医院

河南省　郑州市第一人民医院

黑龙江　大庆油田总医院

黑龙江　哈尔滨二四二医院

黑龙江　哈尔滨市儿童医院

黑龙江　哈尔滨医科大学附属第二医院

黑龙江　哈尔滨医科大学附属第四医院

黑龙江　哈尔滨医科大学附属第一医院

黑龙江　齐齐哈尔市第一医院

黑龙江　齐齐哈尔市龙江县医院

黑龙江　齐齐哈尔市泰来县人民医院

湖南省　湖南省人民医院

湖南省　怀化市第一人民医院

湖南省　怀化新晃县人民医院

湖南省　怀化溆浦县人民医院

湖南省　浏阳市人民医院

湖南省　宁乡县人民医院

湖南省　平江县人民医院

湖南省　湘阴县人民医院

湖南省　岳阳市二医院

湖南省　长沙市一医院

湖南省　长沙市中心医院

湖南省　中南大学湘雅医院

江西省　赣州市人民医院

江西省　江西省人民医院

江西省　进贤县人民医院

江西省　九江市第一人民医院

江西省　九江县人民医院

江西省 南昌大学第二附属医院
江西省 南昌大学第一附属医院
江西省 南昌市第一医院
江西省 南昌县人民医院
江西省 信丰县人民医院
江西省 修水县第一人民医院
江西省 于都县人民医院
军队 广州军区广州总医院
军队 济南军区33分部第159中心医院
军队 解放军307医院
军队 空军总医院
军队 南京军区南京总医院
军队 沈阳军区总医院
军队 中国人民解放军火箭军总医院
军队 中国武警总医院
内蒙古 巴彦淖尔市医院
内蒙古 包钢医院
内蒙古 包头医学院第二附属医院
内蒙古 赤峰市第二医院
内蒙古 赤峰学院附属医院
内蒙古 呼伦贝尔市人民医院
内蒙古 内蒙古林业总医院
内蒙古 内蒙古自治区人民医院
内蒙古 通辽市医院
内蒙古 乌海市人民医院
内蒙古 乌兰察布市中心医院
内蒙古 兴安盟人民医院
山东省 滨州医学院附属医院
山东省 济南市中心医院
山东省 聊城市东阿县人民医院
山东省 聊城市高唐县人民医院
山东省 聊城市人民医院
山东省 山东大学第二医院
山东省 山东省济南千佛山医院
山东省 山东省济南市平阴县人民医院
山东省 山东省济南市章丘市人民医院
山东省 山东省立医院
山东省 烟台市北海医院

山东省　烟台市福山区医院
山东省　烟台市莱阳中心医院
山东省　烟台市莱州市人民医院
山东省　烟台市龙口人民医院
山东省　烟台市烟台山医院
山东省　烟台市招远市人民医院
山东省　烟台市芝罘医院
山东省　烟台毓璜顶医院
山西省　晋中市第一人民医院
山西省　清徐县人民医院
山西省　山西大医院
山西省　山西省人民医院
山西省　山西医科大学第一医院
山西省　寿阳县人民 医院
山西省　太钢总医院
山西省　襄垣县人民医院
山西省　阳曲县人民医院
山西省　榆次区人民医院
山西省　长治市第二人民医院
山西省　长子县人民医院
新疆　额敏县人民医院
新疆　克拉玛依市第二人民医院
新疆　克拉玛依市独山子医院
新疆　克拉玛依市人民医院
新疆　克拉玛依市中心医院
新疆　塔城地区人民医院
新疆　塔城地区沙湾县医院
新疆　乌鲁木齐第一人民医院分院
新疆　乌鲁木齐市友谊医院
新疆　乌苏人民医院
新疆　新疆医科大学第二附属医院
新疆　新疆医科大学第一附属医院

二、参与部分调查的医疗机构 119 所（排名不分先后）

省份　医疗机构名称
安徽省　安徽儿童医院
安徽省　安徽省立儿童医院

安徽省　安徽医科大学第二附属医院

安徽省　蚌埠医学院第一附属医院

安徽省　东至县人民医院

安徽省　阜阳妇幼保健院

安徽省　合肥市妇幼保健院

安徽省　界首市人民医院

安徽省　马鞍山市妇幼保健院

安徽省　铜陵市妇幼保健院

安徽省　芜湖市妇幼保健院

北京　北京电力医院

北京　北京儿童医院保定分院

北京　北京华信医院

北京　北京积水潭医院

北京　北京市大兴区妇幼保健院

北京　首都儿科研究所附属儿童医院

北京　首都医科大学附属北京地坛医院

北京　通州潞河医院

北京　中日医院

甘肃省　甘肃省人民医院

广东省　广东省妇幼保健院

广东省　广州儿童医院

广东省　深圳儿童医院

广东省　中山大学附属第三医院

贵州省　安顺西秀区人民医院

贵州省　丹寨县人民医院

贵州省　贵州省（贵阳市）妇幼保健院

贵州省　贵州医科大第三附属医院

贵州省　赫章县人民医院

贵州省　黔东南州人民医院

贵州省　铜仁市妇幼保健院

贵州省　铜仁市人民医院

贵州省　威宁县人民医院

贵州省　织金县妇幼保健院

海南省　海南省人民医院

河北省　保定市第五医院

河北省　保定市第一中心医院

河北省　邯钢医院

河北省　河北省儿童医院

河北省　河北省儿童医院
河北省　石家庄市妇幼保健院
河北省　赵县妇幼保健院
河南省　范县人民医院
河南省　固始县人民医院
河南省　河南中医药大学第一附属医院
河南省　武陟县人民医院
河南省　舞钢市人民医院
河南省　新郑市人民医院
河南省　信阳市中心医院
河南省　郑州儿童医院
河南省　郑州市儿童医院
河南省　郑州市妇幼保健院
河南省　中牟妇幼保健院
河南省　驻马店中心医院
黑龙江　大庆市泰康县医院
黑龙江　大庆市肇州县医院
黑龙江　哈尔滨道里区人民医院
黑龙江　哈尔滨市阿城区人民医院
黑龙江　黑龙江省疾控中心
黑龙江　鸡西市妇幼保健院
湖北省　武汉市儿童医院
湖北省　武汉协和医院
湖南省　湖南省儿童医院
湖南省　湖南省妇幼保健院
湖南省　浏阳市妇幼保健院
湖南省　长沙市妇幼保健院
湖南省　中南大学湘雅二医院
湖南省　中南大学湘雅三医院
湖南省　株洲市中心医院
湖南省　株洲县第一人民医院
江苏省　常州市第二人民医院
江苏省　高淳区人民医院
江苏省　江宁区医院
江苏省　江苏省人民医院
江苏省　江阴市人民医院
江苏省　靖江市人民医院
江苏省　南京儿童医院

江苏省 南京儿童医院

江苏省 南京市鼓楼医院

江苏省 南通大学附属医院

江苏省 启东市人民医院

江苏省 苏北人民医院

江苏省 苏州大学第一附属医院

江苏省 苏州市立医院北区

江苏省 泰兴市人民医院

江苏省 泰州市人民医院

江苏省 无锡市第三人民医院

江苏省 无锡市惠山区人民医院

江苏省 无锡市人民医院

江苏省 宿迁市泗洪县人民医院

江苏省 徐医附院

江西省 赣州市妇幼保健院

江西省 江西儿童医院

江西省 江西省儿童医院

江西省 乐平市妇幼保健院

内蒙古 赤峰市妇幼保健院

内蒙古 临河区妇幼保健院

内蒙古 内蒙古妇幼保健院

山西省 壶关县妇幼保健院

山西省 山西省儿童医院

山西省 太原市妇幼保健院

陕西省 西安交大附属二院

陕西省 西安儿童医院

上海市 上海儿童医疗中心

四川省 成都儿童医院

新疆 阿勒泰地区人民医院

新疆 哈密地区医院

新疆 喀什地区第一人民医院

新疆 乌鲁木齐儿童医院

新疆 新疆建设兵团

新疆 新疆乌鲁木齐儿童医院

新疆 新疆维吾尔族自治区人民医院

新疆 伊犁奎屯医院

浙江省 温州儿童医院

浙江省 浙江大学附属儿童医院

浙江省　浙江大学附属二院
重庆市　第三军医大学大坪医院
重庆市　重庆儿童医院

三、参加基层调查的医疗机构 113 所（排名不分先后）

省份　医疗机构名称
北京　北下关社区服务中心
北京　大红门社区服务中心
北京　甘家口社区服务中心
北京　怀柔区医院
北京　潞河医院
北京　平谷区医院
北京　平谷镇社区卫生服务中心
北京　顺义城区社区服务中心
北京　望京社区服务中心
北京　西四北六条社区服务中心
北京　延庆区医院
北京　亦庄医院
北京　张镇社区服务中心
贵州省　毕节市七星关区市西社区卫生服务中心
贵州省　毕节市黔西县林泉镇卫生院
贵州省　贵阳白云区麦架镇卫生院
贵州省　贵阳市观山湖区世纪城社区卫生服务中心
贵州省　贵阳市花溪区溪北社区卫生服务中心
贵州省　贵阳市南明区市府路社区卫生服务中心
贵州省　贵阳市乌当区新天社区卫生服务中心
贵州省　贵阳市云岩区北京路社区卫生服务中心
贵州省　六盘水市钟山区黄土坡社区卫生服务中心
贵州省　黔东南州凯里市西门社区卫生服务中心
贵州省　黔南州独山县上司镇中心卫生院
贵州省　黔西南州义龙实验区德卧镇卫生院
贵州省　遵义市汇川区大连办社区卫生服务中心
贵州省　遵义市遵义县枫香镇中心卫生院
河南省　安平镇中心卫生院
河南省　蔡店乡卫生院
河南省　慈圣镇中心卫生院
河南省　大孟镇卫生院

河南省　东方社区卫生服务中心

河南省　芳林南路社区卫生服务站

河南省　关林社区卫生服务中心

河南省　郭村镇卫生院西街分院

河南省　横水卫生院

河南省　横水镇文公村卫生所

河南省　胡襄镇卫生院

河南省　黄河东路社区卫生服务中心

河南省　开元东社区卫生服务中心

河南省　李口镇中心卫生院

河南省　李庄乡卫生院

河南省　南李村镇卫生院

河南省　南阳新村社区卫生服务中心

河南省　起台镇中心卫生院

河南省　前杜楼村卫生室

河南省　上店镇桂柳村卫生所

河南省　社区卫生服务站

河南省　涉村卫生院

河南省　申桥乡中心卫生院

河南省　狮子庙村卫生所

河南省　狮子庙乡中心卫生院

河南省　石渠卫生室

河南省　市府院社区卫生服务中心

河南省　睢县蓼堤镇中心卫生院

河南省　文化社区卫生服务中心

河南省　小关卫生院

河南省　孝义街道社区卫生服务中心

河南省　新城社区卫生服务中心

河南省　偃师市高龙镇卫生院

河南省　长征社区卫生服务中心

河南省　中峰乡卫生院

河南省　中州社区卫生服务中心

湖南省　长沙蓝盾医院

湖南省　长沙普惠医院

湖南省　长沙三真康复医院

湖南省　长沙雨花区东塘街道社区卫生服务中心

湖南省　长沙正和骨科医院

湖南省　株洲市董家塅街道社区卫生服务中心

湖南省　株洲市淦田中心卫生院
湖南省　株洲市荷塘区宋家桥街道社区卫生服务中心
湖南省　株洲市荷塘区仙庾镇卫生院
湖南省　株洲市栗雨街道社区卫生服务中心
湖南省　株洲市芦淞区龙泉街道社区卫生服务中心
湖南省　株洲市渌口镇（仙井）卫生院
湖南省　株洲市沔渡中心卫生院
湖南省　株洲市天元区泰山街道社区卫生服务中心
湖南省　株洲市霞阳卫生院
湖南省　株洲市新市中心卫生院
湖南省　株洲市攸县皇图岭中心卫生院
山西省　临汾市水塔社区卫生服务中心
山西省　临汾市水塔社区卫生服务中心
山西省　临汾市水塔社区卫生服务中心
山西省　临汾市尧庙镇卫生院
山西省　吕梁市梧桐中心卫生院
山西省　吕梁市新义社区卫生服务中心
山西省　太原市坝陵桥社区卫生服务中心
山西省　太原市北营社区卫生服务中心
山西省　太原市敦化坊社区卫生服务中心
山西省　太原市高新社区卫生服务中心
山西省　太原市晋源社区卫生服务中心
山西省　太原市坞城社区卫生服务中心
山西省　运城市嵋阳镇卫生院
山西省　运城市庙上乡卫生院
山西省　运城市盐湖区站前社区卫生服务站
山西省　运城市盐湖区中城社区卫生服务中心
新疆　北京路社区服务中心
新疆　昌吉市北京南路社区中心
新疆　昌吉市建国路社区卫生服务中心
新疆　昌吉市绿洲路社区卫生服务中心
新疆　昌吉市延北社区卫生服务中心
新疆　昌吉市中山路社区卫生服务中心
新疆　乌鲁木齐水磨沟社区服务中心
新疆　伊宁市巴彦岱镇卫生院
新疆　伊宁市边境经济合作区社区卫生服务中心
新疆　伊宁市达乡卫生院
新疆　伊宁市墩买里街道社区卫生服务中心

新疆　伊宁市汉宾乡卫生院
新疆　伊宁市解放路街道社区卫生服务中心
新疆　伊宁市喀尔墩乡卫生院
新疆　伊宁市萨依布依街道社区卫生服务中心
新疆　伊宁市塔什科瑞克乡卫生院
新疆　伊宁市伊犁河路街道社区卫生服务中心